Pädiatrische Endokrinologie

# Pädiatrische Endokrinologie

Herausgegeben von
Klaus Kruse

Mit Beiträgen von
H.-G. Dörr
A. Grüters
R. Holl
W. Kiess
K. Kruse
G. H. G. Sinnecker

2., neubearbeitete Auflage

107 Abbildungen
in 115 Einzeldarstellungen
71 Tabellen

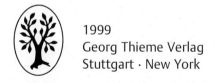

1999
Georg Thieme Verlag
Stuttgart · New York

*Die Deutsche Bibliothek –*
*CIP-Einheitsaufnahme*

**Pädiatrische Endokrinologie** : 71 Tabellen /
hrsg. von Klaus Kruse. Mit Beitr. von: H.-G. Dörr
... – 2., neubearb. Aufl. – Stuttgart ; New York :
Thieme, 1999
  (Bücherei des Pädiaters ; Bd. 97)

1. Aufl.   **Bücherei des Pädiaters** : Beihefte zur
       Zeitschrift „Klinische Pädiatrie". –
       Stuttgart ; New York : Thieme
         Früher Schriftenreihe. – Teilw. im
         Verl. Enke, Stuttgart
         Reihe Bücherei des Pädiaters zu:
         Klinische Pädiatrie
         ISSN 0373-3165
         Bd. 97. Pädiatrische Endokrinologie.
         – 2., neubearb. Aufl. – 1999

**Wichtiger Hinweis:** Wie jede Wissenschaft ist die
Medizin ständigen Entwicklungen unterworfen.
Forschung und klinische Erfahrung erweitern
unsere Erkenntnisse, insbesondere was Behandlung und medikamentöse Therapie anbelangt.
Soweit in diesem Werk eine Dosierung oder
eine Applikation erwähnt wird, darf der Leser
zwar darauf vertrauen, daß Autoren, Heraus-
geber und Verlag große Sorgfalt darauf verwandt
haben, daß diese Angabe **dem Wissensstand bei
Fertigstellung des Werkes** entspricht.

Für Angaben über Dosierungsanweisungen
und Applikationsformen kann vom Verlag jedoch
keine Gewähr übernommen werden. **Jeder Benutzer ist angehalten**, durch sorgfältige Prüfung
der Beipackzettel der verwendeten Präparate
und gegebenenfalls nach Konsultation eines
Spezialisten festzustellen, ob die dort gegebene
Empfehlung für Dosierungen oder die Beachtung
von Kontraindikationen gegenüber der Angabe in
diesem Buch abweicht. Eine solche Prüfung ist
besonders wichtig bei selten verwendeten Präparaten oder solchen, die neu auf den Markt
gebracht worden sind. **Jede Dosierung oder
Applikation erfolgt auf eigene Gefahr des
Benutzers.** Autoren und Verlag appellieren an
jeden Benutzer, ihm etwa auffallende Unge-
nauigkeiten dem Verlag mitzuteilen.

© 1999 Georg Thieme Verlag
Rüdigerstraße 14
D-70469 Stuttgart
Unsere Homepage: http://www.thieme.de

Printed in Germany

Zeichnungen: Melanie Waigand-Brauner,
  Freiburg
Umschlaggrafik: Renate Stockinger, Stuttgart
Satz: Hagedorn Kommunikation, Viernheim
Druck: Druckerei Gutmann, 74388 Talheim

ISBN 3-13-117212-6          1 2 3 4 5

# Vorwort zur 2. Auflage

Nach 6 Jahren erscheint die „Pädiatrische Endokrinologie" in der 2. Auflage. Die 1. Auflage hat Interesse und Anklang gefunden. Die Rezensenten haben den Autoren bestätigt, daß sie das Ziel erreicht haben, mit dem Buch „eine wirksame Hilfe für den Pädiater darzustellen, hormonelle Erkrankungen im Kindes- und Jugendalter besser zu verstehen, leichter zu erkennen und konsequenter zu behandeln".

Seit 1993 haben die Erkenntnisse in der Endokrinologie mit großer Geschwindigkeit weiter zugenommen. Hauptsächlicher Grund dieser Entwicklung ist die Molekularbiologie, die die strukturelle und funktionelle Charakterisierung von Genen und Proteinen in erheblichem Ausmaß vorantreibt.

Die Autoren haben die 1. Auflage grundlegend überarbeitet und aktualisiert und sich weiterhin bemüht, den Charakter der klinisch bezogenen Darstellung beizubehalten.

Dem Thieme Verlag gebührt Dank für die Neugestaltung des Buches, insbesondere bzgl. der Ausstattung mit Abbildungen und Graphiken.

Lübeck,                Klaus Kruse
im Sommer 1999

# Vorwort zur 1. Auflage

In der Endokrinologie sind in den letzten Jahren grundlegende Fortschritte erzielt worden. Eine besondere Entwicklung hat die Pädiatrische Endokrinologie genommen, die sich mit der Aufklärung normaler und krankhafter hormoneller Vorgänge im Kindes- und Jugendalter befaßt. Dies haben wir in erster Linie der Grundlagenforschung, nicht zuletzt auch der Originalität zahlreicher Kliniker zu verdanken, von denen stellvertretend drei herausgegriffen werden sollen:

*Fuller Albright*, der von 1900–1969 lebte und in den 30er und 40er Jahren am berühmten Massachusetts General Hospital in Boston zahlreiche Endokrinopathien des Calcium- und Knochenstoffwechsels, aber auch Störungen der Pubertät aufklärte. Mehrere Syndrome sind nach ihm benannt. Erwähnt werden soll die Albrightsche hereditäre Osteodystrophie im Rahmen des Pseudohypoparathyreoidismus sowie das McCune-Albright-Syndrom, also die Trias aus fibröser Knochendysplasie, großflächigen Café-au-lait-Flecken und vorzeitiger Sexualentwicklung.

*Lawson Wilkins*, der von 1894 bis 1963 lebte und an der John Hopkins University in Baltimore die Pädiatrische Endokrinologie begründete. Er verfaßte 1950 das erste Lehrbuch über Pädiatrische Endokrinologie, das noch immer sehr lesenswert ist. Unter anderem verdanken wir *Lawson Wilkins* die Aufklärung der Pathophysiologie und Einführung der Cortison-Behandlung des adrenogenitalen Syndroms.

*Andrea Prader*, geb. 1919. Er war 1947–1962 zunächst unter Fanconi, 1962–1986 als Direktor an der Universitäts-Kinderklinik Zürich tätig. Er hat sich durch intensive Beschäftigung mit Wachstum und Entwicklung, Intersexualität, Kohlenhydrat- und Vitamin D-Stoffwechselstörungen einen Namen gemacht und war maßgeblich beteiligt an der Beschreibung der hereditären Fruktoseintoleranz, des „Prader-Willi-Syndroms" und speziellen Formen von adrenogenitalem Syndrom, Rachitis und Wachstumshormon-Mangel. Zusammen mit *Tanner* hat er 1962 als

erster das Phänomen des „Catch-up-growth" beschrieben, also das Aufholwachstum nach Therapie einer das Wachstum hemmenden Erkrankung.

Ein Hormon wird in einer Drüse gebildet, gelangt auf dem Blutwege zu seinen Zielzellen und bindet an einen Rezeptor. Dieser ist für Peptidhormone und Katecholamine an der Außenseite der Zellmembran, für Steroidhormone und Schilddrüsenhormone in der Zelle lokalisiert. Dadurch werden Effekte, also die speziellen Hormonwirkungen erzielt, die über einen Rückkoppelungs-Mechanismus Einwirkungen auf die Produktion des Hormons haben.

Klassische Endokrinopathien sind auf eine verminderte Hormonbildung, z. B. beim Morbus Addison oder einen Hormonüberschuß, z. B. beim Morbus Cushing, zurückzuführen.

Erst in den letzten Jahren wurden Endokrinopathien als Folge einer fehlgesteuerten Regulation oder einer Störung der Hormonrezeptoren beschrieben. Möglicherweise gibt es auch Anomalien oder Erkrankungen, die Folge eines Überschusses bestimmter Hormonrezeptoren sind (McCune-Albright-Syndrom?). Durch die Entdeckung der hypothalamischen Releasinghormone TRH, LHRH, CRH und GHRH hat die Pädiatrische Endokrinologie in den letzten Jahren als experimentelles und klinisches Forschungsgebiet erheblich an Attraktivität gewonnen. Innerhalb von 13 Jahren (1969–1982) wurden die entsprechenden Hormone isoliert, strukturell aufgeklärt und synthetisiert.

Die Verbesserung der biochemischen analytischen Labormethoden, der molekularbiologischen Forschung und gentechnischer Verfahrensweisen zur Herstellung von Proteohormonen haben ebenfalls zu den Fortschritten der Diagnostik und Therapie hormoneller Erkrankungen im Kindes- und Jugendalter beigetragen.

In dem vorliegenden Buch geben in der Forschung, Lehre und Krankenversorgung engagierte pädiatrische Endokrinologen eine Übersicht der wichtigsten hormonellen Erkrankungen im Kindes- und Jugendalter. Besonderer Wert wurde auf die praxisnahe Information über physiologische und pathophysiologische Grundlagen sowie auf die Diagnostik und Therapie der wichtigsten Endokrinopathien gelegt. Wir hoffen, daß dieses Buch eine wirksame Hilfe für den Pädiater darstellt, hormonelle Erkrankungen im Kindes- und Jugendalter besser zu verstehen, leichter zu erkennen und konsequent zu behandeln.

Lübeck, im Frühjahr 1993                    Klaus Kruse

# Anschriften

Prof. Dr. med. Helmuth-Günther Dörr
Klinik mit Poliklinik für Kinder
und Jugendliche
Universität Erlangen
Loschgestr. 15
91054 Erlangen

Prof. Dr. med. Annette Grüters
Charité-Virchow-Klinikum
Universitäts-Kinderklinik
Augustenburger Platz 1
13353 Berlin

PD Dr. med. Reinhard Holl
Zentrum Kinderheilkunde
der Justus-Liebig-Universität
Feulgenstr. 12
35292 Gießen

Prof. Dr. med. Wieland Kiess
Universitäts-Kinderklinik
Oststr. 21–25
04317 Leipzig

Prof. Dr. med. Klaus Kruse
Klinik für Pädiatrie der
Medizinischen Universität zu Lübeck
Ratzeburger Allee 160
23538 Lübeck

Prof. Dr. med. Gernot H. G. Sinnecker
Klinik für Kinder- und Jugendmedizin des
Stadtkrankenhauses Wolfsburg
Sauerbruchstr. 7
28440 Wolfsburg

# Abkürzungen

| | | | |
|---|---|---|---|
| A., Aa. | Arteria, Arteriae | C-Peptid | Connecting-Peptid |
| AASH | Adenal androgen-stimulating hormone | CRH | Corticotropin releasing hormone |
| AC | Adenylatzyklase | CSF | Colony-stimulating factor |
| ACTH | adrenokortikotropes Hormon | DAX | D = Dosage-sensitive sex |
| ADA | Amerikanische Diabetes Assoziation | | reversal region, A = Adrenal hypoplasia congenita, |
| ADCC | antikörperabhängige zellver-mittelte Zytotoxizität | | X = X-Chromosom |
| ADH | antidiuretisches Hormon; auto-somal dominate Hyperkalzämie | DBP | Vitamin-D-Bindungsprotein |
| | | DCCT | Diabetes Control and Complication Trial |
| AGE | Advanced glycosylation end products | DDAVP | 1-Desamino-D-Arginin-Vasopressin |
| AGS | adrenogenitales Syndrom | DHEA | Dehydroepiandosteron |
| AHO | Albright-Osteodystrophie | DHT | Dihydrotestosteron |
| AIDS | Aquired immune deficiency syndrome | DIDMOAD | Diabetes insipidus, Diabetes mellitus, Optikusatrophie, Taubheit |
| AIS | Androgen-Intensivitäts-Syndrom | DIT | Diiodtyrosin |
| ALD | Adrenoleukodystrophie | DOC | Desoxycorticosteron |
| ALS | Acide-labile subunit | DTDST | diastrophische Dysplasie-Sulfat-Transporter |
| AMN | Adrenomyeloneuropathie | | |
| AP | alkalische Phosphatase | EGF | Epidermal growth factor; epidermaler Wachstumsfaktor |
| APC | Antigen-presenting cell; antigenpräsentierende Zelle | ELISA | Enzyme-linked immunosorbent assay |
| APECED | Autoimmun-Polyendokrino-pathie-Candidiasis-ektodermale Dysplasie | EMG-Syndrom | Exomphalos-Makroglossie-Gigantismus-Syndrom |
| AVP | Arginin-Vasopressin | EPH | Ödeme, Proteinurie, Hypertoniesyndrom |
| BCG | Bacille-Calmette-Guérin | | |
| BE | Broteinheit | FGF | Fibroblast growth factor |
| BGP | Bone-Gla-Protein | FGFR | Fibroblast growth factor receptor |
| BZ | Blutzucker | | |
| CaBP/Ca-BP | Calciumbindungsprotein | FHH | familiäre hypokalziurische Hyperkalzämie |
| cAMP | zyklisches Adenosinmono-phosphat | FISH | Fluoreszenz-In-situ-Hybridisierung |
| CaR | Calciumrezeptor | | |
| CASH | Cortical androgen-stimulating hormone | FSH | follikelstimulierendes Hormon |
| CT | Computertomographie | GAD | Glutaminsäuredecarboxylase |
| CLIP | corticotropin-like intermediate lobe peptide | GBY | Gonadoblastom Locus auf Y |
| | | GH | Wachstumshormon |
| COMP | Cartilage oligomeric matrix protein | GHRH | Growth hormone releasing hormone |

| | | | | |
|---|---|---|---|---|
| GHRP | Growth hormone releasing peptides | IUGR | Intrauterine growth retardation |
| GIP | gastrointestinales Polypeptid-hormon | ivGTT | intravenöser Glucosetoleranz-test |
| GnRH | Gonadotropin-Releasing-Hormon (= LHRH) | kD | Kilodalton |
| | | KEV | konstitutionelle Verzögerung von Wachstum und Entwick-lung |
| GPCR | G-Protein-gekoppelter Rezeptor | | |
| GRH | Glucocorticoid remediable hyperaldosteronism | | |
| | | KOMT | Katechol-O-Methyltransferase |
| GTP | Guanosintriphosphat | LDL | Low density lipoprotein |
| HCG | humanes Choriongonadotropin | LH | luteinisierendes Hormon |
| HDL | High density lipoprotein | LHRH | Luteinising hormone releasing hormone (= GnRH) |
| HELLP | Hämolyse, erhöhte Trans-aminasen- und Bilirubinwerte und niedrige Thrombozyten-zahlen | | |
| | | LPH | lipotropes Hormon |
| | | LTD | Laron-type dwarfism |
| | | M., Mm. | Musculus, Musculi |
| hGH | Human growth hormone; humanes Wachstumshormon | M6P | Mannose-6-Phosphat |
| | | MAO | Monoaminooxidase |
| HHRH | hereditäre hypophosphat-ämische Rachitis mit Hyper-kalziurie | MdE | Minderung der Erwerbs-fähigkeit |
| | | MELAS | Myopathie, Enzephalopathie, Laktatazidose, Stroke-like episodes |
| HLA | Human leucocyte antigen | | |
| HMG | Human menopausal gonado-tropin | | |
| | | MEN | multiple endokrine Neoplasie |
| HNF | Hepatic nuclear factor | MHC | Major histocompatibility complex |
| hpGHRH | humanes pankreatisches GHRH | | |
| hPL | humanes Plazentalaktogen | MIT | Monoiodtyrosin |
| HSP | Hydroxysteroiddehydrogenase | MODY | Maturity onset diabetes of the young |
| IAA | Insulin-Autoantikörper | | |
| ICA | zytoplasmatische Inselzell-Antikörper | MRT | Magnetresonanztomographie |
| | | MSA | Multiplication stimulating activity |
| ICGS | Infancy-childhood growth spurt | | |
| ICP | Infancy-childhood puberty | MSH | melanozytenstimulierendes Hormon |
| ICSA | mit Membranoberfläche der Inselzellen reagierende Anti-körper | | |
| | | N., Nn. | Nervus, Nervi |
| | | NGF | Nerve growth factor; Nervenwachstumsfaktor |
| ICT | intensivierte, konventionelle Insulintherapie | | |
| | | NLG | Nervenleitgeschwindigkeit |
| IDDM | insulinabhängiger Diabetes mellitus | NPH-Insulin | Neutral-Protamin-Hagedorn-Insulin |
| IE | Internationale Einheiten | NSHPT | neonataler schwerer Hyper-parathyreoidismus |
| IFN | Interferon | | |
| Ig | Immunglobulin | NSILA | Nonsuppressible insulin-like activity |
| IGF | Insulin-like growth factor | | |
| IGT | Impaired glucose tolerance | OGT-Test | oraler Glukosetoleranz-Test |
| IL | Interleukin | oGTT | oraler Glucosetoleranztest |
| ILMA | chemiluminometrischer Assay | PCB | polichlorierte Biphenyle |
| IRMA | immunradiometrischer Assay | PCR | Polymerasekettenreaktion |
| IRR | Insulinrezeptor-Related-Rezeptor | PDGF | Platelet derived growth factor |
| | | PEEP | positiver endexspiratorischer Atemwegsdruck |
| IRS | Insulin-Rezeptor-Substrat | | |

| | | | |
|---|---|---|---|
| PHA | primärer Hyperaldostero-nismus | TBG | Thyroxinbindendes Globulin |
| PHEX | Phosphate regulation gene with homologies to endopeptidases located on the X-chromosome | TBII | TSH-bindungsinhibierende Immunglobuline |
| | | Tc | Technetium |
| | | TDF | testisdeterminierender Faktor |
| POMC | Proopiomelanocortin | TF | Transkriptionsfaktor |
| PTH | Parathormon | TG | Thyreoglobulin |
| PTHrP | PTH-related peptide | TGF | Transforming growth factor |
| PTU | Propylthiouracil | THE | Tetrahydrocortison |
| PVP | Polivinylpyrrolidon | THF | Tetrahydrocortisol |
| R., Rr. | Ramus, Rami | TNF | Tumornekrosefaktor |
| RES | redikuloendotheliales System | TNSALP | Tissue-nonspecific alkaline phosphatases |
| RFLP | Restriktions-Fragment-Längen-Polymorphismen | TPO | Schilddrüsenperoxidase |
| | | TRE | Schilddrüsenhormonresponsive Elemente |
| RIA | Radioimmunoassay | | |
| RXR | Retinoid-X-Rezeptor | TSH | thyroideastimulierendes Hormon |
| SDN-POA | Sexually dimorphic nucleus of the preoptic area | TSI | schilddrüsenstimulierende Immunglobuline |
| SHBG | Sexualhormon bindendes Globulin | V., Vv. | Vena, Venae |
| SIADH | Syndrome of inappropriate ADH-secretion = Schwartz-Bartter-Syndrom | VDAR | Vitamin-D-abhängige Rachitis |
| | | VDR | Vitamin-D-Rezeptor |
| | | VDRE | Vitamin-D-responsives Element |
| SMC | Somatomedin (= J6F-I) | | |
| SSW | Schwangerschaftswoche | ZNS | Zentralnervensystem |
| StAR-Protein | Steroidgenic-acute-regulatory-Protein | | |

# Inhaltsverzeichnis

# 7 Diabetes mellitus im Kindesalter . . . . . . . . . . . . . . . . . . . . . . . . . . . 271

# 1 Hypophysäre Störungen

R. W. Holl

## Physiologische Grundlagen

Die Hypophyse befindet sich in einer Knochenta-sche an der Schädelbasis, der Sella turcica. Über den Hypophysenstiel ist sie mit dem Hypothala-mus verbunden, der die hypophysäre Sekretion steuert. Morphologisch und funktionell besteht die Hypophyse aus 2 Teilen:

- Die *Adenohypophyse (Hypophysenvorderlap-pen)* reguliert als übergeordnete Hormon-drüse des Körpers die Sekretion von Schild-drüse, Gonaden und Nebennierenrinde. Außerdem werden Wachstumshormon und Prolaktin ausgeschüttet, die direkt auf peri-phere Zielorgane wirken (Abb. 1.**1**).
- Die *Neurohypophyse (Hypophysenhinterlap-pen)* dagegen besteht aus den Axonen hypo-thalamischer Neuronen. Die Hormone Adiure-tin (ADH = Arginin-Vasopressin = AVP) und Oxytocin werden im Nucleus supraopticus und im Nucleus paraventricularis syntheti-siert, in den Axonen transportiert und vom Hypophysenhinterlappen sezerniert.

Entwicklungsgeschichtlich entsteht der Hypo-physenvorderlappen aus einer Ausstülpung des Oropharynx, der Rathke-Tasche, die ab der 4. Schwangerschaftswoche (SSW) sichtbar ist. Eine Hormonproduktion kann ab der 8.–10. SSW nachgewiesen werden. Der Hypophy-senhinterlappen dagegen ist neuroektoderma-len Ursprungs, ab der 6. SSW ist eine Verdik-kung am Boden des Dienzephalons vorhanden (29).

Im Vorderlappen der Hypophyse werden 6 ver-schiedene Hormone von mindestens 5 Zelltypen synthetisiert. Das Wachstumshormon (human growth hormone [hGH]) und Prolaktin sind strukturell verwandte Proteine mit 191 bzw. 198 Aminosäuren. ACTH (adrenokortikotropes Hormon) stellt ein Peptid von 39 Aminosäuren dar, welches aus einem Vorläufermolekül (Pro-opiomelanocortin [POMC]) abgespalten wird (Abb. 1.**2**).

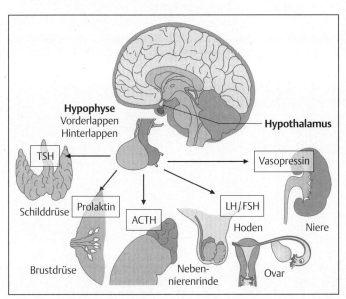

Abb. 1.**1** Schematische Übersicht über hypophysäre Hormone und ihre Zielorgane.

| | |
|---|---|
| ACTH | adrenokortikotropes Hormon |
| FSH | follikelstimulierendes Hormon |
| LH | luteinisierendes Hormon |
| TSH | thyroideastimulierendes Hormon |

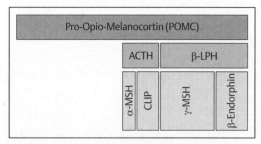

Abb. 1.**2**  Zuordnung der Peptidsequenzen von ACTH, β-Endorphin, α-MSH und β-LPH zum Vorläufermolekül, Pro-Opio-Melanocortin (POMC).
ACTH    adrenokortikotropes Hormon
CLIP    Corticotropin-like intermediate lobe peptide
LPH     lipotropes Hormon
MSH     melanozytenstimulierendes Hormon

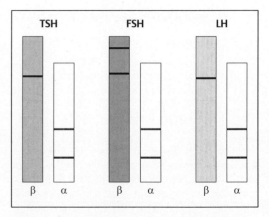

Abb. 1.**3**  Verwandtschaft zwischen den 3 hypophysären Glykoproteinen TSH, LH und FSH. Die α-Kette ist jeweils identisch, die 3 Hormone unterscheiden sich in ihrer β-Kette. Die schwarzen horizontalen Balken zeigen die Ansatzstellen der Zuckerseitenketten (nach Chew u. Grossman).

Aus diesem Vorläufermolekül entstehen zusätzlich weitere biologisch aktive Moleküle wie β-Endorphin, β-LPH (lipotropes Hormon; lipolytisch wirksam), α-MSH (melanozytenstimulierendes Hormon) und möglicherweise eine Substanz, die die Androgene der Nebennierenrinde stimuliert (AASH [adrenal androgen-stimulating hormone] oder CASH [cortical androgen-stimulating hormone] = POMC 79–96). LH (luteinisierendes Hormon), FSH (follikelstimulierendes Hormon) und TSH (thyroideastimulierendes Hormon) sind Glykoproteine, die aus 2 Ketten aufgebaut sind: Die α-Kette ist jeweils identisch, während jedes Hormon eine spezifische β-Kette besitzt (Abb. 1.**3**).

HCG (humanes Choriongonadotropin) wird in der Plazenta gebildet. LH und FSH werden von einer Zellart synthetisiert, die Regulation ist jedoch differentiell, da Inhibin aus den Sertoli- bzw. Granulosazellen vorwiegend die Ausschüttung von FSH hemmt. Es bestehen Beziehungen zwischen Hypophyse und Immunsystem: Hypophysenhormone werden z. B. auch in peripheren Lymphozyten gefunden.

Vom Hypothalamus aus wird die Hypophyse über sog. *„Releasing-Hormone"* bzw. *„Release-inhibiting-Hormone"* gesteuert (Tab. 1.**1**).

Diese werden im Bereich der Eminentia mediana in das Portalvenensystem der Hypophyse sezerniert und erreichen so in hoher Konzentra-

Tabelle 1.**1**  Überblick über die Hormone der Hypophyse sowie Zielorgane und wichtige Regulatoren der Sekretion (Erläuterung der Abkürzungen s. Text)

| Hypophysäres Hormon | Zielorgan | Stimulatoren | Inhibitoren |
|---|---|---|---|
| hGH | Leber, Knorpel, Muskeln, Fett | GHRH GHRP | Somatostatin IGF-I |
| PRL | Brustdrüse | TRH | Dopamin |
| ACTH | Nebennierenrinde | CRH, AVP | Cortisol |
| LH/FSH | Gonaden | LHRH | Testosteron Estradiol Inhibin |
| TSH | Schilddrüse | TRH | Somatostatin |
| Vasopressin | Nierentubulus | | Neurotransmitter |
| Oxytocin | Uterus, Brustdrüse | | |

tion und auf kurzem Weg die Zellen des Hypophysenvorderlappens. Zusätzlich wird die hypophysäre Sekretion durch zahlreiche weitere humorale und parakrine Einflüsse reguliert, so daß ein kompliziertes Interaktionsnetz entsteht. Die Wachstumshormonsekretion wird sowohl über Rezeptoren für GHRH (growth hormone releasing hormone) als auch über GHRP-(growth hormone releasing peptide)Rezeptoren stimuliert, diese beiden Rezeptoren sind mit unterschiedlichen intrazellulären Übertragungssystemen gekoppelt, die gleichzeitige Aktivierung beider Rezeptoren führt zu einer Potenzierung der Hormonsekretion. Der endogene Agonist für den GHRP-Rezeptor ist bisher jedoch nicht bekannt, ein Hexapeptid (GHRP-6) oder ein Nichtpeptidanalogon, die vom Enkephalinmolekül abgeleitet wurden, aktivieren den GHRP-Rezeptor und stimulieren die Wachstumshormonsekretion.

Bei einer *primären Unterfunktion* von Schilddrüse, Gonaden oder Nebennierenrinde liegt die Störung in der jeweiligen peripheren Hormondrüse. Bei einer *sekundären Insuffizienz* dagegen liegt eine Störung der Hypophyse mit verminderter Sekretion von ACTH, TSH oder LH/ FSH vor, so daß die periphere endokrine Drüse nur eine niedrige Hormonsyntheserate unterhält. Analog liegt bei *tertiärer Unterfunktion* eine Störung im Hypothalamus mit verminderter Produktion oder gestörter Regulation der Releasing-Hormone vor.

Durch ein System von negativen *Rückkopplungsregelkreisen* hemmen die peripheren Hormone sowohl auf hypophysärer als auch hypothalamischer Ebene die weitere Ausschüttung. So vermindert z.B. IGF-I die hypothalamische Wachstumshormonsekretion und die hGH-Synthese der Hypophyse, Wachstumshormon selbst hemmt die GHRH- und stimuliert die Somatostatinbildung (short loop feedback). Entsprechende Regelkreise sind für alle Hypophysenhormone bekannt.

Hypophysäre Hormone werden *pulsatil sezerniert*. Beim Wachstumshormon wird dies durch die beiden hypothalamischen Gegenspieler GHRH und Somatostatin bewirkt: Eine Verminderung der Somatostatinhemmung bei gleichzeitiger GHRH-Ausschüttung führt zu einer vermehrten hGH-Sekretion. Eine Störung dieses Zusammenspiels kann zur „neuro-sekretorischen Dysfunktion" (S. 8) führen. Die Bedeutung der pulsatilen Sekretion der Gonadotropine ist lange bekannt: Eine kontinuierliche Gabe von LHRH (luteinising hormone releasing hormone) vermindert die hypophysäre Ausschüttung von LH und FSH. Auch therapeutisch wird deshalb eine pulsatile Gabe von LHRH angewandt (S. 12). Auch ACTH, TSH und Prolaktin werden pulsatil ausgeschüttet. Als praktische Konsequenz dieser spontanen Schwankungen der Serumkonzentration ergibt sich, daß die Bestimmung eines einzelnen Hormonwerts oft wenig hilfreich ist. Die Erstellung von Hormonprofilen mit multiplen Blutentnahmen ist dagegen sehr aufwendig und erfordert spezielle Auswerteverfahren (objektive Pulsanalyse durch Computer, Dekonvolutionsmethoden usw.).

Die *periphere Wirkung* von ACTH, TSH, LH und FSH besteht in der Stimulation von Nebenniere, Schilddrüse bzw. Gonaden. LH stimuliert die Leydig-Zellen (Testosteronbildung) bzw. die Hormonsynthese im Corpus luteum, ein hoher LH-Peak in der Zyklusmitte löst die Ovulation aus. FSH beeinflußt die Sertoli-Zellen (Spermatogenese) bzw. die Granulosazellen (Follikelentwicklung, Östrogenbildung). Im Gegensatz dazu ist die Wirkung von Wachstumshormon komplexer; 2 Wege werden beschrieben, deren Verhältnis nicht endgültig geklärt ist. hGH stimuliert die Bildung von Somatomedinen (IGF-I/SMC) in der Leber und anderen Organen (Niere, Magen-Darm-Trakt, Muskel, Knorpelzellen). IGF-I kann sowohl auf systemischem Weg (*endokrin*) die Zielzellen erreichen als auch lokale (*parakrine*) Effekte ausüben. Daneben sind auch direkte Wirkungen von hGH beschrieben, z.B. bei der Differenzierung von Prächondrozyten. Auch Prolaktin greift direkt am Zielorgan (Brustdrüse) an.

Die Hypophysenhinterlappenhormone Vasopressin = antidiuretisches Hormon (AVP, ADH) sowie Oxytocin werden im Hypothalamus über Vorläuferpeptide synthetisiert, aus welchen die aktiven Hormone und zusätzliche Transportproteine, Neurophysin I bzw. II, abgespalten werden. Die Stimulation der Vasopressinsekretion erfolgt über Osmorezeptoren im Bereich des Hypothalamus. Ein Anstieg der Serumosmolarität führt zur ADH-Freisetzung und damit zu einer vermehrten tubulären Rückresorption von Wasser in der Niere. Außerdem wird über das hypothalamische Durstzentrum die Flüssigkeitsaufnahme erhöht. Für die Hemmung der Vasopressinausschüttung sind Volumenrezeptoren im linken Vorhof, im Sinus caroticus sowie im Aortenbogen vorhanden. Oxytocin fördert die Kontraktion des Uterus während der Geburt sowie die Milchejektion. Weder ein Mangel noch eine Übersekretion des Hormons haben in der Pädiatrie ein klinisches Korrelat.

Peptid- und Glykoproteinhormone liegen im Serum als *heterogene Moleküle* vor. Beim hGH finden sich durch alternatives Splicing 2 Varianten (22 kD, 191 Aminosäuren und 20 kD, 176 Aminosäuren), zusätzlich werden Dimere und Oligomere gebildet und ein Teil des Hormons an ein spezifisches hGH-Bindungsprotein gebunden. Ein verwandtes Gen, hGH-V, wird nur in der Plazenta exprimiert. Dieses plazentare Wachstumshormon unterscheidet sich in 13 Aminosäuren vom hypophysären hGH. Für LH und FSH sind die Verhältnisse noch komplexer: unterschiedliche Glykosylierung führt zu zahlreichen Formen, die durch isoelektrische Fokussierung getrennt werden können. Die Bioaktivität von LH kann über die Testosteronsynthese von Ratteninterstitiumzellen, die FSH-Bioaktivität durch die Induktion der Aromataseaktivität und damit Estradiolbildung der Sertoli-Zellen gemessen werden. Diese Heterogenität muß bei der Interpretation von Hormonbestimmungen berücksichtigt werden, die ja im Radioimmunoassay (RIA), im immunoradiometrischen Assay (IRMA) oder im Enzyme-linked immunosorbent assay (ELISA) über epitopspezifische Antikörper erfolgt. So steigt z. B. während der Pubertät bioaktives LH wesentlich stärker an als immunologisch bestimmtes LH, und die Bioaktivität von LH ist bei Männern größer als bei Frauen, bei denen sie in Zyklusmitte wiederum ansteigt (6).

## Unterfunktion

Alle Partialfunktionen der Hypophyse können einzeln oder in Kombination gestört sein, isolierte Ausfälle betreffen meist das Wachstumshormon oder die Gonadotropine.

Häufig kann bei der ersten Untersuchung eines Patienten nicht sicher entschieden werden, ob ein isolierter oder aber ein kombinierter Hormonmangel vorliegt: Zum einen können weitere Partialfunktionen erst später ausfallen, zum anderen kann ein Mangel der Gonadotropine bei Kindern vor der Pubertät nicht bewiesen werden (S. 11).

Für die klinische Praxis ist es wenig relevant, zwischen hypophysären Ausfällen im engeren Sinne (*sekundäre Störungen*) und hypothalamisch bedingten Ausfällen (*tertiäre Störungen*) zu differenzieren.

Ein Prolaktinmangel hat in der Pädiatrie kein klinisches Korrelat, bei erwachsenen Frauen können Schwierigkeiten beim Stillen sowie eine Lutealinsuffizienz auftreten. Das gleiche gilt für einen Mangel an Oxytocin.

Wichtig ist die Unterscheidung zwischen *idiopathischen* und *organisch bedingten Ausfällen*. Letztere führen häufig zum kombinierten Mangel mehrerer Hormone, auf die Ursachen wird deshalb auf S. 17 eingegangen. Auch ein Ausfall nur eines hypophysären Hormons kann jedoch sehr wohl organische Ursachen haben, so daß eine morphologische Diagnostik notwendig ist. Vor allem ein Diabetes insipidus deutet oft auf einen Prozeß im hypothalamohypophysären Gebiet hin.

Beim *Syndrom der leeren Sella* kommt es infolge eines Defekts im Diaphragma sellae zu einer Ausstülpung des Subarachnoidalraums mit Verlagerung oder Mißbildung der Hypophyse. Dieses radiologische Bild kann ohne endokrine Störungen vorliegen oder aber zu neuroendokrinen Ausfällen und Wachstumsverzögerung führen.

Insbesondere bei jungen Frauen und während der Schwangerschaft kann eine Hypophyseninsuffizienz durch eine *lymphozytäre Hypophysitis* bedingt sein. Im CT bzw. im MRT zeigt sich eine intraselläre Raumforderung, nach histologischer Sicherung ist eine Therapie mit Glucocorticoiden zu erwägen, der Prozeß ist oft auch spontan reversibel. Das Krankheitsbild ist auch im Erwachsenenalter selten.

# Isolierter Wachstumshormon-(hGH-)Mangel

**Ätiologie/Pathogenese.** Früher wurden die meisten Fälle als *idiopathisch* eingestuft. Bei bis zu 50 % der Patienten mit hGH-Mangel läßt sich jedoch ein *perinatales Trauma* (Geburt aus Beckenendlage, Forzeps) nachweisen. Besteht ein *Mittelliniendefekt* (septooptische Dysplasie, Lippen-Kiefer-Gaumen-Spalte, Balkenmangel, einzelner Schneidezahn), so muß immer an die Möglichkeit eines hGH-Mangels gedacht werden. Aber auch andere organische Ursachen einer Hypophyseninsuffizienz (S. 17) können sich als isolierter hGH-Mangel manifestieren.

In seltenen Fällen liegt ein *familiärer hGH-Mangel* vor, wobei manchmal eine Deletion des Wachstumshormongens nachgewiesen werden konnte (Typ IA: autosomal rezessiv vererbt, hier finden sich meist Deletionen im GH-N-Gen). Bei diesen Patienten liegt die hGH-Konzentration im Serum immer unter der Nachweisgrenze, die Therapie ist sehr schwierig, da exogene hGH-Gaben rasch zur Bildung von Antikörpern führen. In diesen Fällen kann eine Therapie mit IGF-I erwogen werden. Bei anderen familiären Formen (Typ IB: autosomal rezessiv; Typ II: autosomal dominant) wurden verschiedene Splicing-Mutationen beschrieben, die Symptomatik ist milder und variabler. Mutationen im GHRH-Gen wurden bisher nicht gefunden, jedoch wiederholt Mutationen im GHRH-Rezeptor, die zu einem autosomal rezessiv vererbten Kleinwuchs führen (97). Der Typ III wird X-chromosomal vererbt, häufig in Kombination mit einer Agammaglobulinämie. Der molekulargenetische Defekt ist bisher nicht bekannt.

Bei *nichtfamiliärem hGH-Mangel* ist ein molekulargenetisches Screening wohl wenig effizient, allerdings wurden Gendeletionen bei chinesischen und jüdischen Kindern gefunden (42, 59).

Bei klinischem Verdacht auf hGH-Mangel mit niedrigem IGF-I, jedoch unerwartet hohen hGH-Werten, muß an einen *Laron-Minderwuchs* (Wachstumshormoninsensitivitätssyndrom, LTD [Laron-type dwarfism]) gedacht werden (49). Dieser Störung, die meist bei jüdischen Patienten auftritt, liegt eine Mutation im Gen des GH-Rezeptors zugrunde. Meist ist das GH-bindende Protein im Serum, welches dem extrazellulären Anteil des GH-Rezeptors entspricht, erniedrigt. Jedoch sind auch Mutationen im intrazellulären Anteil des Rezeptors bekannt, bei denen das GH-bindende Protein im Serum normal bis erhöht ausfällt (44).

Ein *bioinaktives Wachstumshormon* als Ursache eines Minderwuchses wurde seit langem postuliert, erst kürzlich wurde der erste Patient mit einer Missense-Mutation im hGH-Gen beschrieben (87). Unklar an diesem Fall bleibt, daß der Vater des Patienten dieselbe Mutation aufwies, jedoch nicht minderwüchsig ist.

**Klinik.** Zuverlässige anthropometrische Daten müssen vor evtl. Hormonbestimmungen erhoben werden. Bei Diagnose eines seit der Geburt bestehenden hGH-Mangels liegt die Körpergröße meist unter der 3. Perzentile, wobei die genetische Komponente (Eltern und Geschwister) berücksichtigt werden muß. Auch die Wachstumsgeschwindigkeit (Beobachtungszeitraum 6–12 Monate) ist für das Alter vermindert (< 25. Perzentile). Ein Kind mit einer Körpergröße auf der 3. Perzentile und einer Wachstumsgeschwindigkeit auf der 25. Perzentile wird gegenüber Gleichaltrigen weiter zurückfallen.

> Das Knochenalter ist immer signifikant vermindert. Dagegen ist die Geburtsgröße auch bei Kindern mit intrauterin bestehendem hGH-Mangel weitgehend normal, da das fetale Wachstum nicht über hGH und IGF-I reguliert wird.

Ein typisches Symptom bei Neugeborenen mit hGH-Mangel (vor allem bei gleichzeitigem Ausfall von ACTH) sind *Hypoglykämien*, die oft zu Krampfanfällen führen.

Bei Kindern mit ausgeprägtem hGH-Mangel zeigen sich folgende typische Merkmale:

- puppenartiges Gesicht,
- kleine Hände und Füße,
- die Patienten sind meist relativ übergewichtig,
- die Muskulatur ist schwach ausgebildet,
- bei Jungen besteht oft ein Mikropenis, nicht nur bei gleichzeitigem Gonadotropinmangel.

Bei Kindern mit partiellem hGH-Mangel sind diese Merkmale weniger ausgebildet.

**Diagnostik.** *IGF-I* (Synonym: Somatomedin C) erlaubt bei älteren Kindern ein Screening auf das Vorliegen eines hGH-Mangels. Die Bestimmung im Plasma ist nur nach Extraktion zuverlässig, die Normalwerte steigen mit dem Alter an, in der Pubertät liegen sie deutlich über dem Erwachsenenbereich. Allerdings ist die Diskriminierung zwischen gesunden Kindern und Patienten mit hGH-Mangel unter etwa 5 Jahren unzureichend und auch bei älteren Kindern reicht diese Bestimmung alleine für den Nachweis des hGH-Mangels nicht aus. Eine ähnliche Aussage, mit möglicherweise besserer Trennschärfe bei jungen Kindern, erlaubt die Bestimmung des hGH-abhängigen Bindungsproteins *IGFBP-3* (8). Die Bestimmung des freien IGF im Serum scheint keine Vorteile zu bieten (41), die Bestimmung der säureempfindlichen Untereinheit (ALS [acid-labile subunit]) ist noch in Erprobung. In einigen Kliniken wird die *Messung der hGH-Ausscheidung im Urin* als vorgeschalteter nichtinvasiver Screeningtest eingesetzt, die Zuverlässigkeit dieser Bestimmung ist jedoch begrenzt.

**hGH-Bestimmung**:
Aufgrund der pulsatilen Sekretion sind Einzelwerte selten verwertbar, da bei gesunden Kindern während des Tages die Serumkonzentration häufig unter der Nachweisgrenze liegt.

Folgende Punkte sind für die korrekte Durchführung von hGH-Stimulationstests wichtig:

- Für die hGH-Synthese wird Schilddrüsenhormon benötigt, bei Hypothyreose wird deshalb ein hGH-Mangel vorgetäuscht. In dieser Situation muß zunächst mit L-Thyroxin substituiert werden.
- Alle Stimulationstests müssen am nüchternen Patienten durchgeführt werden, da Kohlenhydrate die hGH-Sekretion hemmen. Sexualsteroide erhöhen die hGH-Sekretion, dies erklärt zumindest teilweise den Anstieg der hGH-Ausschüttung in der Pubertät (54).

Häufig verwendete hGH-Stimulationstests (Tab. 6.**3**):

- Die hGH-Bestimmung vor und nach *körperlicher Belastung* stellt den einfachsten Stimulationstest dar. Die Kinder müssen für 10–15 Minuten Treppen steigen oder fahrradfahren, eine Blutentnahme erfolgt vor und 15 Minuten nach Ende der Belastung. Bei gesunden Kinder steigt hGH oft über 10 ng/ml an, so daß dann ein hGH-Mangel durch dieses Screening ausgeschlossen werden kann. Bei unzureichender Stimulation müssen 2 weitere, pharmakologische Tests durchgeführt werden.
- *Arginin* (Argininhydrochlorid 21%) wird in einer Dosis von 0,5 g/kg (maximal 30 g) über 30 Minuten infundiert, die Blutentnahmen erfolgen zum Zeitpunkt 0, 15, 30, 45, 60 und 90 Minuten.
- *Insulinhypoglykämie* durch intravenöse Injektion von 0,1 E Altinsulin pro kg, Blutentnahme basal und nach 15, 30, 45, 60, 90 und 120 Minuten. Ein negativer Test kann nur verwertet werden, wenn eine ausreichende Hypoglykämie erreicht wurde (BZ < 40 mg/dl oder Abfall um mehr als 50% des Ausgangswerts); evtl. muß der Test mit 0,15 E Altinsulin wiederholt werden.

Aufgrund der Gefahr hypoglykämisch bedingter Bewußtlosigkeit/Krämpfe (vor allem bei Kindern mit ACTH-Mangel, evtl. niedrigere Dosis) muß stets Glucoselösung zur Injektion bereitstehen.

- Arginin- und Insulinstimulation können sequentiell ausgeführt werden (Insulininjektion 60 Minuten nach Beginn der Arginininfusion), wobei dann eine niedrigere Insulindosis (0,05–0,075 E/kg) verwandt werden sollte.
- *Glukagon*: 0,5 mg werden intramuskulär injiziert, die Blutentnahme erfolgt basal und nach 30, 60, 90, 120 und 180 Minuten. Häufig kommt es zu Schwindel, Übelkeit oder Erbrechen. Manche Kliniken verabreichen Propranolol (Dociton, 0,5 mg/kg) 2 Stunden vor dem Test.
- *Clonidin* (Catapresan) wird oral in einer Dosis von 0,15 mg/m$^2$ verabreicht, Blutentnahmen erfolgen nach 30, 60, 90, 120 und 150 Minuten. Als Nebenwirkung tritt ein Blutdruckabfall auf, der manchmal zu Schwindelgefühl führt.

- *L-Dopa* wird ebenfalls oral verabreicht (10 mg/kg, Maximum 500 mg), Blut wird basal und nach 30, 60, 90, 120, 150 und 180 Minuten entnommen. Häufig treten Übelkeit, Brechreiz oder ein Blutdruckabfall auf. Manche Protokolle empfehlen eine Gabe von Propranolol 2 Stunden vor dem Test (s. Glukagontest).
- Beim *GHRH-Test* wird 1 µg/kg hpGHRH 1–44 (GHRH Ferring) intravenös injiziert; GHRH 1–40 und GHRH 1–29 sind gleich wirksam. Blutentnahmen werden basal und nach 15, 30, 60, 90 und 120 Minuten durchgeführt. Dieser Test zählt *nicht* zu den klassischen pharmakologischen Stimulationstests. Bei den meisten Kindern mit hGH-Mangel liegt ein hypothalamischer Defekt vor, so daß GHRH einen normalen Anstieg bewirken kann. Ein zunächst verminderter Anstieg normalisiert sich nach wiederholter Gabe (Priming). Da die Resultate sehr variieren und eine Lokalisation des Defekts (hypophysär oder hypothalamisch) keine therapeutische Relevanz hat, kann der GHRH-Test als primäre Untersuchung bei Verdacht auf hGH-Mangel nicht empfohlen werden.
- Die Kombination *Arginin + GHRH* wurde besonders propagiert, da sich beide Substanzen potenzieren und eine starke Stimulation der hGH-Sekretion bewirken (28).

Ein schwieriges Problem stellt die Beurteilung der Ergebnisse dar:

Die Grenzwerte für den hGH-Anstieg schwanken in der Literatur zwischen 3,5 und 5 ng/ml für den *kompletten* und bis zu 10 ng/ml für einen *partiellen* hGH-Mangel (für Standards, die auf extrahiertem hypophysärem hGH basieren, gilt 1 ng/ml = 2 mE/l) (76). Während früher nur RIA mit polyklonalen Antikörpern verfügbar waren, werden heute zahlreiche Bestimmungsmethoden kommerziell angeboten. Die Ergebnisse sind keineswegs vergleichbar, der Unterschied kann bis zu 300 % betragen. Aufgrund der Heterogenität der hGH-Moleküle im Serum (S. 4) besteht auch kein linearer Zusammenhang, so daß eine einfache Umrechnung nicht möglich ist. So wird z. B. die 20-kD-Variante des hGH, die knapp 15 % der Serumkonzentration ausmacht, nur von einigen Assays erkannt. Eine verbindliche Referenzpräparation fehlt, in den Unterlagen der Hersteller finden sich meist keine Angaben über die Art des verwendeten Standards.

> Als Konsequenz ergibt sich, daß jedes Labor für den verwendeten Assay eigene Normalwerte unter Berücksichtigung der Altersabhängigkeit bestimmen muß (106). Eine Beurteilung von Testergebnissen ohne Kenntnis des verwendeten Assays ist nicht möglich.

Kooperative Therapiestudien sind nur sinnvoll, wenn derselbe Assay-Kit verwendet wird, am besten werden alle Proben in einem Labor bestimmt.

Da auch gesunde Kinder nicht auf jeden Stimulus mit einem Anstieg von hGH reagieren, wird zur Diagnose eines „*klassischen*" hGH-Mangels zusätzlich zu den anthropometrischen Kriterien eine verminderte Sekretion auf 2 unterschiedliche pharmakologische Stimuli gefordert. Die große Variabilität der Tests muß beachtet werden. So fand sich bei Wiederholung innerhalb von 3 Wochen ein Variationskoeffizient von 77 % für den Arginintest, 88 % für L-Dopa und 30–40 % für die nächtliche hGH-Ausschüttung (78, 89).

Einen subnormalen hGH-Anstieg findet man nicht selten bei präadoleszenten Patienten mit *konstitutioneller Entwicklungsverzögerung (KEV)*. Wird bei diesen Kindern der Test nach einer kurzdauernden Gabe von Sexualsteroiden (sog. Priming) wiederholt, so normalisiert sich der hGH-Anstieg völlig. Man verabreicht bei Jungen 100 mg Testosteron (Testoviron) einmalig intramuskulär 3–5 Tage vor dem Test, Mädchen erhalten 100 µg Ethinylestradiol (Progynon C) täglich per os für 3 Tage. Nach klassischer Auffassung benötigen diese Patienten keine hGH-Therapie, allerdings wird heute davon ausgegangen, daß ein kontinuierliches Spektrum der Sekretion von hGH zwischen Patienten mit isoliertem hGH-Mangel und Patienten mit KEV besteht.

Eine *verminderte hGH-Sekretion* findet sich bei adipösen Kindern, bei Hypothyreose, bei Kindern mit psychosozialem Minderwuchs, chronisch entzündlichen Darmerkrankungen, Zöliakie oder Thalassämie. *Hohe hGH-Konzentrationen mit niedrigen IGF-I-Werten* im Serum lassen an chronische Unterernährung, Anorexia nervosa, chronische Lebererkrankungen oder einen hGH-Rezeptormangel (Laron-Zwergwuchs) denken. In Zukunft mag die Therapie mit rekombinantem IGF-I hier neue Möglichkeiten eröffnen (98). Auch bei bioinaktivem hGH wären hohe radioimmunologisch gemessene hGH-Werte und niedrige IGF-I-Konzentrationen zu erwarten. Solche Patienten sollten auf eine exogene hGH-Gabe ansprechen.

**Neurosekretorische Dysfunktion:**
Im Gegensatz zum oben definierten klassischen hGH-Mangel wurden in den letzten Jahren wiederholt kleinwüchsige, entwicklungsretardierte Kinder beschrieben, die in pharmakologischen Tests normal reagieren, deren spontane hGH-Sekretion jedoch vermindert ist. Diese Störung wurde als neurosekretorische Dysfunktion oder *nichtklassischer hGH-Mangel* bezeichnet (15, 84). Zum Nachweis dieser Störung ist ein hGH-Profil mit wiederholten Blutentnahmen nötig. Bisher haben sich aber keine standardisierten Testprotokolle etabliert, meist wird hGH alle 20 Minuten gemessen. Dies erfolgt entweder nur während der Nacht, da hGH vorwiegend während des Tiefschlafs sezerniert wird, oder über 24 Stunden. Auch eine kontinuierliche Blutentnahme mittels heparinisierter Katheter und einer tragbaren Pumpe wird propagiert. Zur Beurteilung werden entweder Anzahl, Höhe und Fläche der einzelnen Hormonpulse verwandt oder das Integral der hGH-Sekretion über die Zeitdauer der Untersuchung. Ein 24-Stunden-Mittelwert unter 3 ng/ml wird oft als untere Grenze angegeben, wiederum müssen aufgrund der unterschiedlichen Meßmethoden laboreigene, altersabhängige Normalwerte aufgestellt werden (54).

> Selbst durch diese aufwendige Methode werden nicht alle kleinwüchsigen Kinder identifiziert, die von einer hGH-Behandlung profitieren würden. Auch läßt sich das Ansprechen auf eine hGH-Therapie durch die Untersuchung der spontanen hGH-Sekretion nicht vorhersagen (51).

Ob weitere Laborparameter wie Prokollagen III, Stimulation von IGF-I durch hGH, Knochenphosphatase oder Osteocalcin usw. hier weiterhelfen, ist gegenwärtig noch unklar. In Therapiestudien

zeigt sich, daß unter hGH-Gabe bei vielen kleinwüchsigen Kindern die Wachstumsgeschwindigkeit zunächst ansteigt, was allerdings nicht mit einer Erhöhung der Endgröße gleichgesetzt werden kann. Es ist zu hoffen, daß aufgrund gegenwärtig laufender Studien über die hGH-Behandlung von Kindern ohne hGH-Mangel (short normal, KEV) in Zukunft die Indikationsstellung für diese Therapie rationaler erfolgen kann. Unabhängig davon sollten Kinder mit klassischem hGH-Mangel nach den oben dargelegten Richtlinien diagnostiziert und dann therapiert werden.

**Therapie.** Seit 1957 wurde aus Leichenhypophysen extrahiertes hGH eingesetzt. Bei einigen Patienten führte dies zur Übertragung einer Creutzfeld-Jakob-Erkrankung, weshalb diese Präparationen 1985 zurückgezogen wurden. Heute steht biosynthetisches hGH (1 E = 0,35 mg) in theoretisch unbegrenzter Menge zur Verfügung (Genotropin, Humatrope, Norditropin, Saizen, Zomacton).

> hGH wird täglich abends vor dem Schlafengehen subkutan injiziert, die Wochendosis soll 12–14 E pro $m^2$ Körperoberfläche betragen.

Manche Autoren empfehlen, die Dosis während der Pubertät um 50 % zu erhöhen, um den physiologischen Anstieg zu imitieren. Injektionshilfen (Pens) können die Behandlung vereinfachen. Die jährlichen Therapiekosten betrugen 1997 bei einem 20 kg schweren Kind etwa 23.000 DM. Bisher sind in Deutschland hGH-Präparationen auf dem Markt, bei denen die lyophilisierte Substanz vom Patienten aufgelöst werden muß, die Lösung ist dann für einige Tage im Kühlschrank stabil. Fertig gelöste hGH-Präparationen befinden sich im Zulassungsprozeß.

**Unerwünschte Wirkungen.** hGH wirkt diabetogen und erhöht die Insulinsekretion, ein Diabetes mellitus wird unter den obigen Dosen jedoch kaum beobachtet (35). Selten treten Ödeme auf. Aufgrund der mitogenen Wirkung des hGH in vitro muß an ein erhöhtes Malignitätsrisiko gedacht werden. Zwar konnte dies in mehreren retrospektiven Untersuchungen nicht nachgewiesen werden, jedoch liegen Berichte über das gehäufte Auftreten von Leukämien bei hGHbehandelten Kindern aus Japan vor (85). Es ist umstritten, ob maligne Tumoren bei Patienten mit Akromegalie gehäuft auftreten (4, 24).

> Insbesondere bei Syndromen mit großer Entartungstendenz, wie z. B. Bloom-Syndrom oder Fanconi-Anämie, sollte hGH sehr zurückhaltend eingesetzt werden (14).

Bei Verwendung der verfügbaren Präparationen von rekombinantem hGH treten Antikörper während der Therapie nur sehr selten auf und beeinträchtigen das Längenwachstum nicht. Eine Ausnahme stellen Patienten mit Gendeletionen (Typ IA) dar. Bei Patienten mit isoliertem hGH-Mangel kann unter hGH-Therapie ein Abfall der peripheren Schilddrüsenwerte auftreten, der eine entsprechende Substitution erfordert. Dies ist teilweise reversibel und könnte durch eine vermehrte Somatostatinsekretion (Rückkopplung) erklärt werden.

Im ersten Jahr nach Einleitung der Therapie ist meist die Wachstumsgeschwindigkeit für das Alter erhöht (*Aufholwachstum*). Unter Therapie kann die Bestimmung von IGF-I zur Kontrolle der Compliance durchgeführt werden, der Wert korreliert jedoch nicht mit der Wachstumsgeschwindigkeit. Das Knochenalter sollte unter Therapie nicht überproportional voranschreiten (jährliche Kontrollen).

> Während der Therapie wird nicht nur das Längenwachstum beschleunigt, sondern die Knochendichte und die fettfreie Körpermasse nehmen zu und die Serumlipidwerte werden positiv beeinflußt (11).

Der Therapieerfolg bei Patienten mit isoliertem hGH-Mangel ist ungünstiger verglichen mit kombinierten Hypophysenausfällen. Dies wird auf das Einsetzen der Pubertät und den früheren Schluß der Epiphysenfugen zurückgeführt. Deshalb wurde versucht, den Pubertätsbeginn zu verzögern, z. B. mit einem LHRH-Superagonisten oder dem Antiandrogen Cyproteronacetat, der Erfolg wird allerdings unterschiedlich beurteilt (77). Über den Zeitpunkt zur Beendigung der Therapie muß individuell in Abhängigkeit von der erreichten Größe entschieden werden; bei einem Knochenalter von 15–16 Jahren bei Mädchen bzw. 17–18 Jahren bei Jungen ist eine wei-

tere Therapie mit dem Ziel einer Wachstumssteigerung nicht sinnvoll.

Auch nach Abschluß des Längenwachstums entfaltet hGH physiologische Wirkungen, so daß es logisch erscheint, auch *Erwachsene mit komplettem hGH-Mangel* zu substituieren. Bei Erwachsenen mit hGH-Mangel zeigt sich ein erhöhter Körperfettanteil, eine verminderte Leistungsfähigkeit, eine Verminderung der Knochendichte und der Erythropoese, eine Kardiomyopathie sowie eine Hypercholesterinämie (74). Unter hGH-Therapie sind diese Veränderungen mindestens z. T. reversibel. Die Diagnose hGH-Mangel muß im Erwachsenenalter erneut bestätigt werden, da nicht selten im Erwachsenenalter eine normale hGH-Sekretion gefunden wird, obwohl im Kindesalter ein klassischer hGH-Mangel diagnostiziert und behandelt worden war (40). Für die Bestätigung der Diagnose im Erwachsenenalter sollte vorzugsweise der Insulinhypoglykämietest eingesetzt werden. Wenn hierbei die hGH-Konzentration nicht über 3 ng/ml ansteigt, liegt ein schwerer Wachstumshormonmangel vor (19).

> Im Gegensatz zu Kindern schließt bei Erwachsenen ein normales IGF-I einen hGH-Mangel nicht aus.

Diese Therapie wird mittlerweile von den Krankenkassen übernommen. Die Dosierung muß einschleichend erfolgen: Beginn mit 0,5 E pro Tag, dann langsame Dosissteigerung, die maximale Erhaltungsdosis liegt bei 10 E pro m² und Woche. Insbesondere eine Flüssigkeitsretention als Nebenwirkung der Therapie tritt bei Erwachsenen häufiger auf als bei Kindern. Um eine Überdosierung zu vermeiden, sollte das IGF-I nicht über den Bereich gesunder Erwachsener erhöht sein. Ob hGH bei Adipositas oder im Alter eine therapeutische Rolle hat, ist Gegenstand von Untersuchungen.

Als Alternative zur hGH-Gabe wurde bei hypothalamisch bedingtem hGH-Mangel eine Therapie mit GHRH durchgeführt. Gegenwärtig bietet dies jedoch keine Vorteile, in Zukunft könnte die nasale Applikation oder eine Slow-release-Präparation neue Möglichkeiten eröffnen.

Bei partiellem hGH-Mangel kann versucht werden, die spontane Sekretion von hGH medikamentös zu erhöhen. Clonidin, Pyridostigmin, L-Dopa und Bromocriptin wurden eingesetzt, die Erfolge einiger Arbeitsgruppen ließen sich jedoch nicht bestätigen. Ein neuentwickeltes Hexapeptid (GHRP, Tab. 1.**1**), stimuliert die hGH-Sekretion und könnte in Zukunft eine Alternative darstellen (12). Auch ein oral resorbierbares Nichtpeptidanalogon dieser Substanz wird zur Zeit getestet.

## Hypogonadotroper Hypogonadismus

**Ätiologie/Pathogenese.** Ein hypogonadotroper Hypogonadismus kann hypophysär (Ausfall von LH und/oder FSH) oder durch fehlende hypothalamische LHRH-Pulse und damit fehlende Stimulation der gonadotropen Zellen der Hypophyse bedingt sein. Die Störung tritt bei Patienten mit Mittelliniendefekten gehäuft auf. Ein Defekt im LHRH-Gen konnte bisher nicht gefunden werden, jedoch Mutationen im LHRH-Rezeptor. Darüber hinaus sind bei Patienten mit hypogonadotropem Hypogonadismus sowohl Mutationen im LH-Gen, die zu einem inaktiven Molekül führen, als auch Mutationen im FSH-Gen, die zu einer gestörten Bindung der β- und α-Untereinheit führen, beschrieben worden (50, 99).

Das *Kallmann-Syndrom* ist die Kombination eines tertiären Hypogonadismus mit Anosmie, die typischerweise familiär auftritt. Die Kombination erklärt sich aus der Ontogenese, da die LHRH-Neurone aus der Region der Riechhirns stammen und in den Hypothalamus einwandern. Die Störung des Geruchsempfindens ist oft diskret, im MRT findet sich eine Aplasie bzw. Hypoplasie des Rhinenzephalons (95). Penishypoplasie und Kryptorchismus sowie Augenanomalien (Kolobome), sind häufig, ebenso eine einseitige Nierenaplasie (30, 93). Männer sind 5mal häufiger betroffen, was auf eine X-chromosomale Vererbung hindeutet. Ein Defekt des KAL-1-Gens auf dem X-Chromosom wurde beschrieben (7). Kombinationen des Kallmann-Syndroms mit Kleinhirnataxie sowie mit Haut- und Knorpelveränderungen (Chondrodysplasia punctata) oder Nierenmißbildungen kommen vor (55). Neben der X-chromosomalen Form wurde auch eine autosomal dominante und eine autosomal rezessive Vererbung beschrie-

ben, so daß auch Frauen betroffen sein können. Die genetische Grundlage dieser Formen ist bisher unklar.

Der Kombination aus *hypogonadotropem Hypogonadismus und angeborener Hypoplasie der Nebennierenrinde*, die X-chromosomal vererbt wird, liegt eine Mutation im DAX-1-Gen zugrunde. (DAX [D = dosage-sensitive sex-reversal region, A = adrenal hypoplasia congenita, X = X-Chromosom]). DAX-1 kodiert für einen nukleären Hormonrezeptor, im Gegensatz zu anderen nukleären Hormonrezeptoren fehlt die typische Zink-Finger-DNA-Bindungsregion. DAX-1 wird in Hypothalamus und Hypophyse, in der Nebennierenrinde, aber auch in Hoden und Ovar exprimiert, DAX-1 reguliert u.a. die Transkription von StAR (steroidogenic acute regulatory protein) (108). Punktmutationen/Deletionen im DAX-1-Gen führen zu sekundärem oder tertiärem Hypogonadismus und einer Hypoplasie der Nebennierenrinde, wenn ausgeprägtere Deletionen in der Region Xp21 vorliegen wird das Bild durch eine Duchenne-Muskeldystrophie und/oder einen Glycerolkinasemangel ergänzt (46, 60).

Während meist beide Gonadotropine fehlen, sind einzelne Patienten mit isoliertem LH-Mangel (*„fertile Eunuchen"*, sog. *Pasqualini-Syndrom*) bekannt. Hier steht der Androgenmangel im Vordergrund, Spermien können produziert werden. Auch Patienten mit *isoliertem FSH-Mangel* (fehlende Spermatogenese bei normalem LH und Testosteron) wurden beschrieben.

> Wichtig ist bei Patienten mit hypogonadotropem Hypogonadismus der Ausschluß von Störungen weiterer hypophysärer Hormone, die vor allem bei anatomischen Defekten im Hypothalamus (Tumoren!) vorliegen können (S. 17).

**Differentialdiagnose.** Eine primäre Schädigung der Gonade (*hypergonadotroper Hypogonadismus*) muß abgegrenzt werden. Bei Jungen ist an konnatale Anorchie, Bestrahlung, Mumpsorchitis, traumatische Schädigung nach Leistenhernienoperation oder an ein Klinefelter-Syndrom zu denken. Bei Mädchen muß eine isolierte oder im Rahmen eines Ullrich-Turner-Syndroms vorliegende Gonadendysgenesie ausgeschlossen werden. Dies kann bei Jugendlichen durch

Bestimmung der basalen Gonadotropinwerte erfolgen. Wenn nötig, wird zusätzlich ein LHRH-Test durchgeführt. Auch inaktivierende Mutationen im LH- oder FSH-Rezeptor führen zum hypergonadotropen Hypogonadismus. Wichtig ist die Unterscheidung zur *Pubertas tarda im Rahmen einer KEV*, die oft familiär bedingt ist (Anamnese, Knochenalter). Ausfälle anderer Hypophysenhormone oder das Vorliegen eines Mikropenis bei Jungen sprechen für einen Hypogonadismus. Auch Allgemeinerkrankungen (Morbus Crohn, Kolitis, Zöliakie, Thalassämie) bedingen eine Entwicklungsverzögerung, ebenso wie Anorexia nervosa oder bestimmte Formen von Leistungssport (vor allem bei Mädchen). Ein Hypogonadismus findet sich auch beim *Prader-Willi*- und *Laurence-Moon-Bardet-Biedl-Syndrom*. Schließlich sollte eine *Hyperprolaktinämie* ausgeschlossen werden.

**Klinik.** Typischerweise stellen sich die Patienten wegen fehlender Pubertätsentwicklung vor, die physiologische Breite des Pubertätsbeginns sowie familiäre Faktoren (KEV) müssen berücksichtigt werden. Eine diagnostische Abklärung der fehlenden Pubertätsentwicklung ist bei Jungen ab einem Alter von etwa 14 Jahren und bei Mädchen ab einem Alter von 13 Jahren indiziert, ein spontaner Pubertätsbeginn nach dem 16. (Mädchen) bzw. 18. Lebensjahr (Jungen) ist sehr selten. Das alleinige Auftreten von Schambehaarung läßt nicht auf eine funktionierende Hypophysen-Gonaden-Achse schließen, da die Pubarche meist auf Androgenen der Nebennierenrinde basiert. Der fehlende Epiphysenschluß führt zu eunuchoiden Proportionen. Da Testosteron die Erythropoese steigert, findet sich bei Jungen mit Hypogonadismus oft eine leichte Anämie. In der Langzeitbetreuung von Patienten mit Hypogonadismus sollten auch Kontrollen der Knochendichte durchgeführt werden, da diese ohne Therapie vermindert ist. In Einzelfällen kann die Pubertätsentwicklung zwar beginnen, dann aber ein Stillstand auftreten (*partieller Hypogonadismus*).

**Diagnostik.** *Serumtestosteron* bzw. *Estradiol* sind für das Alter erniedrigt. Die Sekretion der Gonadotropine LH und FSH steigt mit Pubertätsbeginn an, aufgrund der pulsatilen Ausschüttung erlaubt ein Basalwert nicht die Diagnose eines hypophysären Hypogonadismus. Dagegen finden sich bei primärem Hypogonadismus meist schon basal deutlich erhöhte Werte. Auf die Heterogenität der Gonadotropine und die Abhängigkeit der Meßwerte von Standardpräparation und Assay wurde bereits hingewiesen.

*LHRH-Test:* Der Patient muß zu Durchführung dieses Tests nicht nüchtern sein. 2,5 µg LHRH pro kg Körpergewicht (Relefact LH-RH, Maximum 100 µg; bei Mädchen werden teilweise nur 25 µg empfohlen) werden intravenös injiziert, die zweite Blutentnahme erfolgt nach 45 Minuten oder es werden Blutentnahmen zu den Zeitpunkten 15, 30, 60 und 120 Minuten durchgeführt.

> Die Testergebnisse variieren stark, so daß keine sichere Unterscheidung zwischen verzögerter Pubertät (KEV) und hypogonadotropem Hypogonadismus möglich ist (86).

Bei präpubertären Kindern ist ein fehlender Anstieg der Gonadotropine normal. Ein langwirkender *LHRH-Agonist* erlaubt möglicherweise eine bessere Differenzierung (27): Bei hypogonaden Patienten lagen nach Gabe von Nafarelin (1 µg/kg subkutan) LH, FSH und Testosteron deutlich unter den Werten, die bei KEV beobachtet wurden.

Bei hypogonadotropem Hypogonadismus ist der Testosteronanstieg nach *hCG-Stimulation* vermindert, wobei kein Unterschied zwischen einer einzelnen Injektion (5000 E/m², Testosteron an Tag 0 und 4) und 4 aufeinanderfolgenden Injektionen (Tag 1, 3, 8 und 10; Testosteronbestimmung an Tag 0 und 15) besteht.

Nach *pulsatiler Gabe von LHRH* (Zyklomat-Pumpe, Ferring; 25 ng/kg oder 2–20 µg pro Puls, alle 90 Minuten subkutan oder intravenös) steigen bei Patienten mit KEV die Ansprechbarkeit im LHRH-Test und die Serumtestosteronkonzentration rascher an als bei Jugendlichen mit hypothalamischem Hypogonadismus. Nach 36 Stunden bestand keine Überlappung der beiden Gruppen (67). Eine 10tägige LHRH-Gabe kann bei KEV die Pubertätsentwicklung einleiten, die anschließend meist spontan weiterläuft.

Als erste laborchemisch nachweisbare Veränderung, bereits 1–2 Jahre vor Auftreten der

Pubertätsentwicklung, findet sich eine nächtliche pulsatile Sekretion von LH. Ein vermehrter Anstieg im LHRH-Test tritt dagegen erst mit Pubertätsbeginn auf (104). In unklaren Fällen kann durch ein *LHRH-Profil* (Blutentnahme alle 20 Minuten während der Nacht) die Diagnose einer verzögerten, jedoch wahrscheinlich normal ablaufenden Pubertät gestellt werden. Diese aufwendige Methode ist nur selten indiziert, erlaubt jedoch wissenschaftliche Untersuchungen über die Hypophysen-Gonaden-Regulation.

**Therapie:**
*Therapeutisches Vorgehen bei Jungen*: Prinzipiell stehen folgende 3 Behandlungsmöglichkeiten zur Verfügung:

- Substitution mit Testosteron,
- Behandlung mit HCG,
- LHRH-Pumpentherapie – nur bei den hypothalamischen Formen.

Mit dem Patienten ist deshalb zunächst der gewünschte Therapieerfolg, d. h. Pubertätsentwicklung, Hodenwachstum oder Fertilität, zu besprechen.

Die Gabe von *Testosteron* stellt für die meisten pädiatrischen Patienten die Methode der Wahl dar und kann z. B. als intramuskuläre Injektion von Testosteronenantat erfolgen. Entsprechend dem normalen Pubertätsverlauf wird einschleichend dosiert (Testoviron-Depot-250, zu Beginn 50 mg/Monat, nach 1 Jahr Erhöhung auf 100 mg/Monat, nach 2 Jahren Erhöhung auf 250 mg Testoviron-Depot alle 2–4 Wochen; Testoviron-Depot-50 und -100 enthalten eine Mischung aus Testosteronpropionat und Testosteronenantat). Die orale Gabe von Testosteronundecanoat (Andriol) stellt eine Alternative dar: Beginn mit 40 mg/Tag, nach 1–2 Jahren Erhöhung auf 2 × 40 mg, danach 3 × 40 mg pro Tag. Einnahme der Kapseln mit der Mahlzeit, die stark schwankende Resorption spricht jedoch gegen diese Applikationsform. Auch eine transdermale Testosteronapplikation (Testoderm, 4 oder 6 mg/d, 1 Skrotalpflaster pro Tag oder Androderm, 2 Pflaster von je 25 mg abends auf die Haut außerhalb des Genitalbereichs) ist möglich. Oft tritt die Virilisierung für die Patienten zu langsam ein, hier muß auf die Zeitspanne der physiologischen Pubertätsentwicklung hingewiesen

werden. Die Knochendichte normalisiert sich während der Therapie, eine Zunahme aggressiven Verhalten ist bekannt (25).

Wenn eine Stimulierung des Hodenwachstums aus psychologischer Indikation gewünscht wird, kann eine Therapie mit *HCG* (Predalon, Pregnesin, Primogonyl) erfolgen. 2–3 Injektionen pro Woche subkutan oder intramuskulär von zunächst 500–1000 E, später Erhöhung auf 2 500–5 000 E, können vom Patienten selbst durchgeführt werden. Die Dosis wird anhand des klinischen Erfolgs sowie des Serumtestosteronwerts gesteuert. Bei Fertilitätswunsch ist meist zusätzlich *HMG* (human menopausal gonadotropin; Pergonal) notwendig (pro Woche 3 Injektionen von 1/2–2 Ampullen von je 75 E, ebenfalls intramuskulär oder subkutan gemeinsam mit HCG). Dies empfiehlt sich auch, wenn unter alleiniger HCG-Gabe kein ausreichendes Hodenwachstum erfolgt. Als häufige Nebenwirkung tritt unter HCG eine Gynäkomastie auf. Einige Zentren ziehen zur Pubertätseinleitung HCG gegenüber Testosteron vor mit dem Argument, später eine bessere Fertilität zu erreichen. Dies ist jedoch nicht bewiesen (63).

Die dritte Möglichkeit zur Therapie eines isolierten hypothalamischen Hypogonadismus stellt die *pulsatile LHRH-Gabe* (alle 2 Stunden 4 µg subkutan, evtl. Steigerung bis 20 µg) dar. Dieses physiologische Verfahren ist sehr aufwendig und in der Kinderheilkunde kaum sinnvoll, als Indikationen gelten Induktion der Spermatogenese bei Versagen der HCG-/HMG-Therapie bzw. Ovulationsauslösung bei Kinderwunsch (100, 102). Bei Kinderwunsch muß die Therapie oft für 1–2 Jahre durchgeführt werden, bis ausreichende Spermienkonzentrationen erreicht werden und eine Gravidität bei der Partnerin eintritt. In der Regel wird dann wieder auf die Substitutionstherapie mit Testosteron gewechselt.

Bei Säuglingen und Kleinkindern mit einem Mikropenis aufgrund eines isolierten Gonadotropinmangels oder eines Panhypopituitarismus kann ein Peniswachstum durch 3 intramuskuläre Injektionen in monatlichem Abstand von jeweils 25 mg Testosteronenantat (0,1 ml Testoviron-Depot-250) induziert werden. Wenn kein Peniswachstum erfolgt, sollte ein Wechsel vom männlichen zum weiblichen Geschlecht erwogen werden.

*Therapeutisches Vorgehen bei Mädchen*: Zur Pubertätsinduktion bei Mädchen sollte etwa im Alter von 13 Jahren eine niedrigdosierte Östrogentherapie begonnen werden: Estradiolvalerat (Progynova Tropfen, 1 Tropfen =100 µg), Beginn mit 2–3 Tropfen oder konjugierte Östrogene (Presomen), Beginn mit 0,3 mg, nach 6–12 Monaten schrittweise Erhöhung der Dosis auf 1 mg Estradiolvalerat (Progynova mite) oder Presomen 0,6 mg und Zusatz eines Gestagens in der 4. Woche (z. B. Medroxyprogesteronacetat = Clinofem; Norethisteron = Primolut-Nor-5; Lynestrenol = Orgametril, Chlormadinon = Gestafortin). Zur Vereinfachung kann auch auf ein Sequenzpräparat (Cyclo-Progynova, Presomen 0,6 compositum) gewechselt werden. Die transdermale Östrogengabe (Estraderm TTS, Beginn mit einem Pflaster von je 25 mg alle 3 Tage) ist ebenfalls geeignet (36).

## Sekundäre/tertiäre Hypothyreose

**Ätiologie/Pathogenese.** Im Gegensatz zur primären konnatalen Hypothyreose, die in einer Häufigkeit von ca. 1:4000 auftritt, wird die konnatale sekundäre (hypophysäre) oder tertiäre (hypothalamische) Hypothyreose im TSH-Screening nicht entdeckt.

Da *isolierte* Störungen sehr selten sind (1:100.000), muß immer an eine *kombinierte* Hypophysenstörung gedacht werden und ein organischer Prozeß im Bereich Hypophyse/Hypothalamus ausgeschlossen werden (S. 17).

Bei Patienten mit isoliertem hGH-Mangel kann während der hGH-Therapie eine sekundäre Hypothyreose auftreten (S. 9).

**Klinik.** Dank der basalen Restsekretion der Schilddrüse ist die Symptomatik nicht so ausgeprägt wie bei der primären Hypothyreose, insbesondere sind schwere neurologische Probleme bei Neugeborenen selten. Bei älteren Kindern finden sich Ermüdbarkeit, trockene Haut, struppige Haare, Verstopfung, Kälteintoleranz sowie Kleinwuchs mit Knochenalterretardierung. Meist liegen zusätzlich weitere endokrine Ausfälle vor, so daß sich die Symptome kombinieren.

**Diagnostik.** Die peripheren Schilddrüsenwerte $T_3$ und $T_4$ sind erniedrigt oder im unteren Normbereich (basale Sekretion). Meist diskriminiert bereits der *TSH-Basalwert* zwischen primärer Hypothyreose (TSH deutlich erhöht) und sekundärer Hypothyreose (TSH im Normbereich trotz niedriger Schilddrüsenwerte). Bei schweren Allgemeinerkrankungen findet sich die gleiche Laborkonstellation.

*TRH-Test*: Ein intravenöser TRH-Bolus von 5 µg/kg (maximal 200 µg; Antepan, Relefact TRH) wird verabreicht, die Blutentnahme erfolgt vor sowie 20 Minuten nach der Injektion. Bei Verdacht auf tertiäre Hypothyreose sind weitere Meßwerte (30, 60, 90 und 120 Minuten) notwendig. Von manchen Autoren werden höhere TRH-Dosen (7 µg/kg, maximal 400 µg) empfohlen, ebenso ist ein oraler oder nasaler TRH-Test möglich. Bei sekundärer Hypothyreose ist der TSH-Anstieg vermindert, bei tertiärer (hypothalamischer) Hypothyreose finden sich sehr unterschiedliche Reaktionsmuster, u. a. ein verspätetes und erhöhtes Maximum (45–90 Minuten statt 20–30 Minuten), in Einzelfällen auch leicht erhöhte Basalwerte.

Ein sicherer Nachweis des hypothalamischen TRH-Mangels ist schwierig. Als neue diagnostische Möglichkeit für wissenschaftliche Fragestellungen wurde ein *verminderter nächtlicher Anstieg von TSH* beschrieben (73).

**Therapie.** Die Substitution mit Levothyroxin (L-Thyroxin Henning, Euthyrox) wird in einer täglichen Dosis von etwa 100 µg/m² durchgeführt, analog zur primären Hypothyreose. Die Therapiekontrolle erfolgt anhand der peripheren Schilddrüsenwerte ($T_3$ und $T_4$ im oberen Normbereich).

## Isolierter ACTH-Mangel

**Ätiologie/Pathogenese.** Ein isolierter Ausfall der ACTH-Sekretion hat meist eine hypophysäre Ursache, in einigen Fällen fanden sich Antikörper gegen Hypophysenvorderlappenzellen als Hinweis auf eine *Autoimmunerkrankung*. Die Störung kann auch im Rahmen einer Polyautoimmunendokrinopathie auftreten. Ein transitorischer ACTH-Mangel besteht nach der operativen Entfernung eines Hypophysenadenoms bei Morbus Cushing.

**Differentialdiagnose.** Differentialdiagnostisch muß eine *primäre Nebennierenrindenunterfunktion* (Morbus Addison: Autoimmungenese, Adrenoleukodystrophie, Blutung, Tuberkulose) abgegrenzt werden, bei hypophysärer Ursache müssen auch die anderen Partialfunktionen der Hypophyse überprüft werden (S. 17).

**Klinik.** Die Symptome entsprechen dem Morbus Addison:

- Gewichtsabnahme,
- Schwäche,
- Hypotonie,
- Haarausfall und Anämie,
- selten Übelkeit und Erbrechen, Hyponatriämie, psychische Veränderungen,
- die Hyperpigmentation fehlt dagegen.

*Hypoglykämien* im Säuglingsalter sind beim isolierten ACTH-Mangel sowie bei Patienten mit kombiniertem ACTH- und hGH-Mangel häufig nachweisbar. Eine gesteigerte ADH-Sekretion kann die Hyponatriämie verstärken, dies normalisiert sich unter Hydrocortisontherapie (64).

**Diagnostik.** Im Serum sind die Cortisolwerte erniedrigt (morgens < 5 µg/dl) bei nicht meßbar niedriger ACTH-Konzentration. Auch die Urinausscheidung von freiem Cortisol ist vermindert. Im ACTH-Test findet sich ein normaler oder verminderter Anstieg von Cortisol, da sich insbesondere bei langer Dauer der Störung eine Atrophie der Nebennierenrinde einstellen kann. Nach Insulinhypoglykämie (Durchführung s. S. 6; *Cave*: nur 0,05 E Altinsulin/kg wegen der Gefahr schwerer Hypoglykämien) fehlender Anstieg von ACTH und Cortisol, ebenso im Metyrapontest (*Cave*: akute Insuffizienz der Nebennierenrinde). Zur Differenzierung von hypophysärer und hypothalamischer Genese wurde früher Lysin-Vasopressin verwendet. Aussagefähiger ist die Injektion von CRH (S. 87; 1 µg/kg CRH Ferring) mit Bestimmung von ACTH und Cortisol im Plasma. Renin und Aldosteron liegen im Normbereich.

**Therapie.** Über die Substitution mit Glucocorticoiden muß abhängig von der Symptomatik entschieden werden, z. B. Hydrocortison (Hydrocortison Hoechst) in einer Dosis von 10 mg/m² Körperoberfläche in 2- bis 3täglichen Dosen.

> Besonders bei gleichzeitigem hGH-Mangel sollte die Steroidgabe möglichst niedrig dosiert werden, um das Längenwachstum nicht zu hemmen. Viele präpubertäre Patienten kommen ohne Substitution aus.

Eine zusätzliche Gabe von Mineralocorticoiden ist nicht indiziert. Aufgrund der Gefahr der Überdosierung sollten in der Pädiatrie hochpotente, synthetische Steroide (Dexamethason, Prednisolon) nicht angewandt werden. Eine Erhöhung der Dosis auf das 3fache bei Streß (Operationen, fieberhafte Infekte) muß sichergestellt werden (Notfallausweis, SOS-Kapsel).

## Zentraler Diabetes insipidus

**Ätiologie/Pathogenese.** Am häufigsten ist die verminderte Sekretion von Vasopressin (= antidiuretisches Hormon [ADH]) durch *organische Schäden* im Hypothalamus oder Hypophysenhinterlappen bedingt. In Frage kommen hierbei:

- Tumoren: Kraniopharyngeome, Pinealome, Histiozytose usw.,
- Granulome: Sarkoidose, Tuberkulose,
- Aneurysmen der Hirnbasisarterien,
- traumatische Schäden: Schädelbasisfrakturen, operative Schädigungen von Hypothalamus oder Hypophyse,
- angeborene Mißbildungen.

Daneben gibt es auch eine *idiopathische Form*, bei der z. T. Autoantikörper gegen ADH-sezernierende Zellen nachgewiesen werden können. Bei allen Patienten mit „idiopathischem" Diabetes insipidus müssen wiederholte MRT der Hypothalamus-Hypophysen-Region durchgeführt werden, um eine wachsenden Tumor oder eine Histiocytosis X zu erkennen, da die endokrinologische Störung nicht selten dem morphologischen Nachweis des Tumors um Jahre vorausgeht. Selten tritt ein Diabetes insipidus centralis *familiär* auf (autosomal dominant), hier wurden

Mutationen im Neurophysin-II-Gen, dem Carrierprotein des ADH, gefunden (37).

Der Defekt kann primär die Synthese von ADH betreffen, aber auch durch eine Störung der Osmorezeptoren bedingt sein. Die Kombination von Diabetes mellitus, Diabetes insipidus, Optikusatrophie und Innenohrschwerhörigkeit ist als *Wolfram-* oder *DIDMOAD-Syndrom* bekannt. Abgegrenzt werden muß eine verminderte ADH-Wirkung an der Niere (Diabetes insipidus renalis, s. unten).

**Klinik.** Ständige *Polyurie* einschließlich *Nykturie* sowie exzessiver *Durst*, der zur Aufnahme von bis zu 20 l Flüssigkeit pro Tag führt, sind wegweisend. Wird dagegen nur tagsüber vermehrt Flüssigkeit getrunken, spricht dies gegen einen Diabetes insipidus. Die chronische Dehydratation führt zu Müdigkeit, Fieber, Gedeihstörung und Erbrechen, die Polyurie kann eine Dilatation der Harnwege bewirken. Insbesondere bei Säuglingen besteht bei einer zu geringen Flüssigkeitszufuhr die Gefahr der hypernatriämischen Dehydratation. Ein gleichzeitiger ACTH-Mangel kann die Polyurie maskieren.

**Diagnostik.** Als erster Schritt sollten Serumelektrolyte und -osmolalität (normal unter 300 mosm/kg $H_2O$) sowie Urinosmolalität bzw. spezifisches Gewicht bestimmt werden. Ein Wert im Urin über 750 mosm/kg $H_2O$ bzw. 1,015 schließt einen Diabetes insipidus aus. Die normale oder gestörte Beziehung zwischen Serum und Urinosmolalität kann an einem Diagramm abgelesen werden. Wenn der Basalwert keine sichere Differenzierung zuläßt, wird dies meist nach 2–3 Stunden dursten möglich.

Zum sicheren Nachweis/Ausschluß der Diagnose wird unter stationären Bedingungen der klassische *Durstversuch* durchgeführt, der am besten am Abend begonnen wird. Serum- und Urinosmolalität werden basal sowie nach 4, 8, 12 und maximal 16 Stunden bestimmt (Intervalle und Dauer sind abhängig vom Alter des Kindes). Der Test wird abgebrochen, wenn eine Urinosmolalität über 750 mosm/kg $H_2O$ erreicht wird, wenn das Körpergewicht um 3–5% abnimmt oder wenn das Serumnatrium über 145 mmol/l bzw. die Serumosmolalität über 290 mosm/kg ansteigen. Das Verhältnis von Urin- zu Serumosmolali-

tät steigt bei Gesunden während des Durstens auf Werte über 2 an, die Urinproduktion nimmt ab. Bei Diabetes insipidus dagegen bleibt die Urinosmolalität kleiner als die Plasmaosmolalität.

Wenn die *Bestimmung von ADH im Serum* möglich ist, lassen sich Patienten mit Diabetes insipidus anhand eines Nomogramms für Serumosmolalität und ADH-Konzentration erkennen (71). Eine zuverlässige Bestimmung dieses Hormons ist jedoch nur an wenigen spezialisierten Kliniken verfügbar und für die Diagnose nicht unbedingt notwendig. Zahlreiche Medikamente sowie Nikotin und Alkohol beeinflussen die ADH-Sekretion ebenso wie Übelkeit oder Blutdruckabfall.

Zur Differentialdiagnose zwischen zentralem und nephrogenem Diabetes insipidus sowie zum Nachweis partieller Formen kann an den Durstversuch ein *DDAVP-Test* angeschlossen werden. Bei der zentralen Form führt die Gabe von 5–20 µg nasal bzw. 0,08 µg/kg intramuskulär/subkutan zu einem Anstieg von Urinosmolalität bzw. spezifischem Gewicht um mindestens 50% bei gleichzeitigem Abfall der Serumosmolalität. Bei partiellen Formen des Diabetes insipidus centralis liegt zwar die Urinosmolalität nach dem Dursten über der Plasmaosmolalität, die Gabe von DDAVP (1-Desamino-D-Arginin-Vasopressin) bewirkt jedoch einen signifikanten weiteren Anstieg um mindestens 10%. In diesen Fällen sollte die Diagnose durch ADH-Bestimmung abgesichert werden (96). Eine isolierte Störung der Osmorezeptoren, oft verbunden mit gestörtem Durstmechanismus, kann durch fehlende Antidiurese nach Infusion hypertoner Kochsalzlösung nachgewiesen werden (9).

Bei zentralem Diabetes insipidus sollte eine *MRT der Hypophysenregion* durchgeführt werden. Im T1-gewichteten Bild läßt sich normalerweise die Neurohypophyse als signalintensiver Bereich abgrenzen. Bei zentralem Diabetes insipidus fehlt dieses Signal häufig, außerdem müssen Tumoren oder eine Histiocytosis X ausgeschlossen werden.

Bei vielen Kindern, die aufgrund des Verdachts auf Diabetes insipidus untersucht werden, liegt eine *habituelle Polydipsie* vor. Bei älteren Jugendlichen/Erwachsenen muß an psychiatrische Erkrankungen gedacht werden, außerdem kann eine Störung des Durstmechanismus vorliegen. Ein Diabetes mellitus oder eine renale Schädigung (Elektrolytentgleisung) als Ursache einer Polyurie sind meist leicht abzugrenzen.

**Therapie.** Mit einer nasalen Gabe des Vasopressinanalogons DDAVP (1-Desamino-D-Arginin-Vasopressin = Desmopressin = Minirin), einer Substanz mit längerer Wirkungsdauer und geringerer Gefäßkonstriktion (selektiver $V_2$-Agonist), läßt sich die Störung meist ohne Probleme behandeln (31). 2 tägliche Dosen von 2,5–20 µg werden intranasal verabreicht, wobei dies individuell (Diurese, Serumelektrolyte) gesteuert werden muß, manchmal genügt eine abendliche Dosis. Überdosierung kann zur hyponatriämischen Hyperhydratation führen. Neu ist die orale Gabe von DDAVP in Tablettenform (DDAVP 0,1 mg/Minirin 0,2 mg; Beginn mit 2–3 × 0,1 mg, evtl. steigern bis maximal 3 × 0,3 mg). Für spezielle Situationen (z.B. nach transsphenoidalen Operationen) steht eine injizierbare Lösung (Minirin parenteral, 1 Ampulle = 4 µg; Dosierung: 2 × 0,08 µg/kg subkutan) zur Verfügung. Bei partiellem Diabetes insipidus kann das orale Antidiabetikum Chlorpropamid die ADH-Wirkung an der Niere verstärken.

## ▧ Diabetes insipidus renalis

**Ätiologie/Pathogenese.** Vom zentralen Diabetes insipidus muß eine verminderte ADH-Wirkung an der Niere (Diabetes insipidus renalis) abgegrenzt werden. Bei den meisten Patienten liegt eine X-chromosomal rezessiv vererbte Mutation im Vasopressin-$V_2$-Rezeptor vor, weibliche Carrier können dabei asymptomatisch sein oder aber eine milde Symptomatik zeigen. Auch autosomale Vererbung wurde beschrieben. Bei diesen Patienten liegt eine Mutation im Aquaporin-2-Gen vor, welches ein Wasserkanalprotein in der Niere kodiert (62, 94). Mittlerweile sind 6 Aquaporine bekannt. Darüber hinaus kann ein Diabetes insipidus renalis auch im Rahmen einer komplexeren tubulären Nierenschädigung auftreten, z.B. bei obstruktiver Uropathie, Zystinose, Amyloidose oder beim De-Toni-Debré-Fanconi-Syndrom.

**Klinik.** Typischerweise beginnt die Symptomatik in den ersten Lebensmonaten mit unklarem Fieber, Gewichtsverlust, Gedeihstörung und Erbrechen. Akute Dehydratationsereignisse können mit intrazerebralen Blutungen einhergehen, eine bleibende mentale Retardierung dieser Kinder ist leider nicht selten. Nach dem Säuglingsalter, mit freiem Zugang der Kinder zu Flüssigkeit, beschränkt sich die Symptomatik oft auf Polydipsie und Polyurie. Trotz Behandlung bleiben ältere Kinder mit renalem Diabetes insipidus jedoch oft kleinwüchsig. Hydronephrose und Blasendilatation sind häufige Folgen der Polyurie.

**Diagnostik.** Ein Beginn der Erkrankung im 1. Lebensjahr, ein Polyhydramnion sowie die Familiarität (betroffene männliche Verwandte in der Familie der Mutter) sollten den Verdacht auf einen Diabetes insipidus renalis erwecken. Häufig berichtet die Mutter (Carrier) über Polydypsie und Polyurie während der Schwangerschaft. Im Gegensatz zum zentralen Diabetes insipidus findet sich bei Betroffenen kein Anstieg der Urinosmolalität im DDAVP-Test (s. oben). Weibliche Carrier zeigen oft einen intermediären Anstieg.

**Therapie.** Es muß für eine ausreichende Flüssigkeitszufuhr gesorgt werden, wobei die Eiweiß- und Natriumzufuhr begrenzt werden muß, um die harnpflichtigen Substanzen zu reduzieren (möglichst alleinige Ernährung mit Muttermilch für 6 Monate, alternativ volladaptierte Säuglingsmilch). Teilweise ist eine nächtliche Dauersondierung zur Wasserzufuhr notwendig. Zur Reduktion der Polyurie werden medikamentös Diuretika (Hydrochlorothiazid, Esidrix, 1–2 mg/kg, verteilt auf 2 oder 3 Dosen) und Indometacin (Amuno, 0,5–2 mg/kg verteilt auf 3 Dosen) eingesetzt, wobei die Kombination eine bessere Wirkung ergibt als eine Monotherapie mit einer der Substanzen. Das Serumkalium muß überwacht werden, orale Kaliumsubstitution oder die Gabe von Triamteren (Jatropur, 1–2 mg/kg) sind oft notwendig. Die Diuretikatherapie scheint zu einer Hypovolämie mit Hyponatriämie zu führen und damit die proximale tubuläre Natriumresorption zu verstärken (81). Eine Restriktion der Natriumzufuhr unterstützt deshalb die Wirkung der Diuretika.

# Kombinierte Ausfälle/ Panhypopituitarismus

**Ätiologie/Pathogenese.** Alle Kombinationen von Ausfällen einzelner Partialfunktionen können auftreten, am häufigsten findet sich ein hGH-Mangel zusammen mit einem Mangel an TSH und/oder Gonadotropinen. Während der hypothalamisch bedingte Panhypopituitarismus früher oft als *idiopathisch* eingestuft wurde, fand sich in einer Untersuchung mit MRT fast immer ein morphologisches Korrelat (16, 92). Häufig lassen sich *perinatale Traumen* (z.B. Geburt aus Beckenendlage) eruieren, durch Verbesserungen der Geburtshilfe scheint diese Form der Hypophyseninsuffizienz seltener zu werden. Weiterhin muß an einen *hypothalamischen Tumor* gedacht werden, im Kindesalter meist ein Kraniopharyngeom, aber auch Neurofibrome, Ependymome, Germinome, Astrozytome, Hamartome oder Arachnoidalzysten. Auf einer seitlichen Röntgenaufnahme des Schädels sind beim Kraniopharyngeom typische Verkalkungen in etwa 80 % der Fälle zu sehen. *Adenome der Hypophyse* führen durch Druck zur Zerstörung des umliegenden, normalen Gewebes. Akute Einblutungen in ein Adenom können durch Hypophysenapoplex eine akute Krise auslösen.

Weitere Ursachen sind:

- Infektionen bzw. Infiltrationen (Tuberkulose, Histiocytosis X, Sarkoidose, Meningitis oder Enzephalitis),
- Traumen (Schädelbasisfrakturen mit Hypophysenstielabriß oder Hypothalamusbeteiligung),
- iatrogene Schäden nach Operationen oder ZNS-Bestrahlung dar (ab etwa 20 Gy vor allem hGH-Mangel und Gonadotropinmangel) (18).

Auch *angeborene Mißbildungen* können Störungen der hypothalamohypophysären Achse bedingen, vor allem *Mittelliniensyndrome* (Lippen-Kiefer-Gaumen-Spalte, isolierter Schneidezahn, septooptische Dysplasie). Die *lymphozytäre Hypophysitis* tritt meist unter dem Bild einer Hypophyseninsuffizienz bei Frauen in/nach der Schwangerschaft sowie bei Patienten mit Autoimmunerkrankungen auf. Im CT bzw. im MRT ist die Hypophyse vergrößert, so daß differentialdiagnostisch ein Adenom zu erwägen ist. Eine histologische Sicherung sollte angestrebt werden, während der konservativen Therapie (Steroide) zeigt sich oft eine rasche Besserung (91). Das *Sheehan-Syndrom* (postpartaler Hypophysenapoplex) sollte ebenfalls erwähnt werden.

Mutationen im hypophysenspezifischen Transkriptionsfaktor PIT-1 führen zu der Kombination hGH-Mangel, Hypothyreose (variabel) und Prolaktinmangel (69). Die Vererbung kann hierbei dominant oder rezessiv sein, je nachdem ob das mutierte Protein an den Promoter bindet oder nicht (Abb. 1.**4**).

Mutationen in einem nur während der Fetalzeit exprimierten Transkriptionsfaktor (Prop1), führen zum kombinierten Ausfall von hGH, TSH, Prolaktin und Gonadotropinen (105).

**Klinik.** Das Erscheinungsbild ergibt sich aus der Kombination der jeweiligen Ausfälle.

Charakteristisch sind:

- Minderwuchs,
- vermehrtes Fettgewebe,
- pigmentarme Haut,
- trockene, struppige Haare,
- fehlende Pubertätsentwicklung.

Bei Neugeborenen mit komplettem Hypophysenausfall sind Hypoglykämien häufig, bei Jungen ist oft ein Mikropenis wegweisend. Bei erworbener Hypophyseninsuffizienz zeigt sich ein Knick in der Wachstumskurve, d. h. die Perzentilen werden nach unten gekreuzt. Bei Tumoren oder Infiltrationen sind zusätzlich lokale Symptome (Sehstörungen, Hirndruck, Kopfschmerz usw.) zu erwarten.

Bei Hypophyseninsuffizienz und ausgeprägter Streßbelastung (Infektionen, Operationen) kann als Folge einer Insuffizienz der Nebennierenrinde und einer Hypothyreose ein *hypophysäres Koma* mit Hypothermie, Hypoventilation, Elektrolytentgleisungen, Hypoglykämie sowie neurologischen Veränderungen auftreten.

**Diagnostik.** Hypophysenkombinationstests vereinfachen die Diagnostik. So erlaubt z.B. die gleichzeitige Injektion von Insulin, TRH und LHRH, evtl. im Anschluß an eine Arginininfusion,

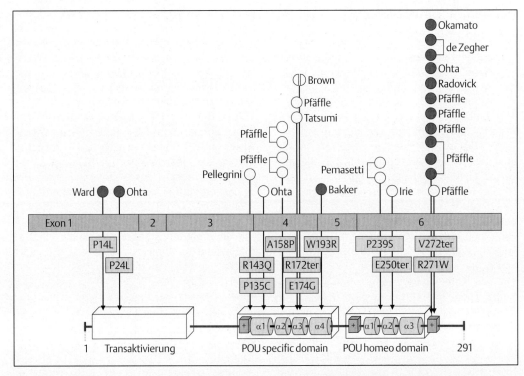

**Abb. 1.4**  Struktur des Pit-1-Gens mit 6 Exons. Bisher bekannte Mutationen im Gen sind mit Angabe der Position und des Aminosäureaustauschs eingetragen. Die meisten Mutationen fallen in die DNA-bindende Region (POU specific domain und POU homeo domain).

Im oberen Teil der Abbildung sind die bisher beschriebenen Patienten jeweils mit dem Erstautor der Publikation aufgeführt: Offene Kreise beziehen sich auf autosomal rezessive Vererbung, gefüllte Kreise auf autosomal dominante Vererbung (nach Pfäffle u. Mitarb.).

die Untersuchung aller Partialfunktionen der Hypophyse. Auch die 4 Releasing-Hormone TRH, LHRH, CRH (Corticotropin releasing hormone) und GHRH können gleichzeitig injiziert werden (34). Wie auf S. 7 erwähnt, ist der GHRH-Test alleine zur Diagnose eines hGH-Mangels problematisch, da hypothalamische Ausfälle nicht sicher erfaßt werden. Die Gabe aller 4 Releasing-Hormone ist aufgrund geringer Nebenwirkungen besonders geeignet, um eine isolierte hypophysäre Störung nachzuweisen (z. B. Kontrolle nach Operationen).

Da insbesondere bei kombinierten Ausfällen immer an eine organische Ursache (Tumor) gedacht werden muß, ist die Durchführung einer CT oder vorzugsweise einer MRT unbedingt notwendig. Oft lassen sich auch bei sog. idiopathischen Ausfällen Veränderungen nachweisen,

z. B. eine verkleinerte Hypophyse, ein scheinbares Fehlen des Hypophysenstiels oder ein ektop gelegener Hypophysenhinterlappen (1, 13).

**Therapie.** Bei organischen Ursachen steht zunächst die spezifische Therapie im Vordergrund. Ein Kraniopharyngeom sollte neurochirurgisch entfernt und bei Tumorresten nachbestrahlt werden. Bereits perioperativ sollte eine Substitution mit Hydrocortison und L-Thyroxin durchgeführt werden, ein Diabetes insipidus manifestiert sich häufig erst postoperativ. Trotz hGH-Mangels wachsen viele Patienten mit einem Kraniopharyngeom zunächst sehr gut, eine hGH-Therapie ist deshalb erst beim Abfall der Wachstumsgeschwindigkeit indiziert.

Die endokrine Therapie der Hypophyseninsuffizienz besteht in einer Substitution, wie auf

S. 5–16 für die einzelnen Partialfunktionen angegeben. Um das Längenwachstum nicht zu gefährden, sollte die Substitution der Nebennierenrinde möglichst niedrig dosiert werden (5–10 mg/m$^2$ Hydrocortison in 2–3 Dosen), einige präpubertäre Patienten benötigen keine Dauertherapie (103). Eine ausreichende Substitution in Streßsituationen (Operationen, fieberhafte Erkrankungen) muß sichergestellt werden.

Die Entscheidung über den Zeitpunkt der Pubertätsinduktion muß individuell erfolgen: Eine zu frühe Gabe von Sexualsteroiden kann über die Beschleunigung der Knochenreifung die Endgröße vermindern. Eine späte Gabe dagegen stellt eine psychische Belastung für die betroffenen Jugendlichen dar. Außerdem könnte die Knochendichte vermindert sein und damit die Gefahr einer späteren Osteoporose bestehen. Ein Beginn im Alter von 13 Jahren bei Mädchen und im Alter von 14 Jahren bei Jungen ist meist sinnvoll. Häufig wird empfohlen, während der Pubertätseinleitung bei Patienten mit kombinierten Ausfällen die hGH-Dosis zu erhöhen.

## Überfunktion

Adenome des Hypophysenvorderlappens sind im Kindesalter selten.

> Bei Erwachsenen produzieren Adenome des Hypophysenvorderlappens meist Prolaktin (30 %), gefolgt von hGH (18 %), ACTH (8 %), LH/FSH (6 %) und TSH (1 %).

Etwa 30 % der Adenome gehen nicht mit einer vermehrten Sekretion eines Hormons einher. Bei Kindern und Jugendlichen stehen Prolaktinome (häufiger bei Mädchen) und hGH-produzierende Adenome im Vordergrund, während endokrin inaktive Tumoren deutlich seltener als bei Erwachsenen diagnostiziert werden (43, 57). Ein interessantes Phänomen stellen Hypophysenadenome dar, die mehrere Hormone sezernieren. Am häufigsten werden hGH und Prolaktin gemeinsam ausgeschüttet. Auch in normalen Hypophysen sind „somatomammotrope Zellen" zu finden, die beide Hormone produzieren.

Hypophysenadenome können auch im Rahmen einer *multiplen endokrinen Neoplasie (MEN) Typ I (Wermer-Syndrom)* auftreten (ungefähr bei 50 % der Patienten, meist Prolaktin oder hGH, selten ACTH). Im Rahmen des *McCune-Albright-Syndroms* kommen Hypophysenadenome vor, pathogenetisch liegen dem Krankheitsbild aktivierende Mutationen im $G_{s\alpha}$-Protein zugrunde. Die pathogenetische Rolle von Onkogenen und Tumorsupressorgenen bei Hypophysenadenomen wird zur Zeit untersucht (80), bei einigen Patienten wurde auch eine Trisomie von Chromosom 12 beschrieben (88). Ebenso liegen Befunde über eine Beteiligung des die hypophysäre Adenylatzyklase aktivierenden Polypeptids, von Interleukin-1 oder -6 und von Wachstumsfaktoren (FGF, TGF) vor.

Hypophysenadenome können sich hämorrhagisch infarzieren („*Hypophysenapoplex*"). Dabei treten plötzlich Kopfschmerzen, Sehstörungen und Erbrechen sowie eine Hypophyseninsuffizienz durch akuten Druck auf das normale Hypophysengewebe auf. Dies kann auch während eines Funktionstests auftreten und stellt eine akute Indikation zur neurochirurgischen Intervention dar.

## Hypophysärer Gigantismus/ Akromegalie

**Ätiologie/Pathogenese.** Bei Erwachsenen wird die Inzidenz auf etwa 1,5–4 Fälle pro Million und Jahr geschätzt. Der Manifestationsgipfel liegt im Alter von 40–45 Jahren, pädiatrische Patienten sind sehr selten. Dennoch stellt sich diese Differentialdiagnose gelegentlich bei Jugendlichen mit Hochwuchs.

> Bei 99 % der Patienten mit Akromegalie findet sich ein eosinophiles Adenom der Hypophyse. Tumoren, die gleichzeitig auch Prolaktin sezernieren, treten bei 1/3 der Patienten auf.

Es ist heute immer noch unklar, ob primär das Adenom der Hypophyse entsteht, oder aber zunächst eine hypothalamische Störung mit verändertem Sekretionsmuster von GHRH vorliegt.

Die Monoklonalität der Adenomzellen sowie eine Mutation im $G_{S\alpha}$-Protein der Adenomzellen (gsp-Onkogen), die sich bei manchen Patienten findet, sprechen für eine primär hypophysäre Ursache (2, 33, 56). Maligne Hypophysentumoren sind extrem selten.

Tritt die vermehrte hGH-Sekretion während der Kindheit auf, so führt dies zum hypophysären Riesenwuchs, während nach der Pubertät das Bild der Akromegalie entsteht (79). Ein eosinophiles Hypophysenadenom kann im Rahmen eines *MEN-Typ-I-Syndroms* auftreten, familiäre Fälle einer isolierten Akromegalie wurden ebenfalls beschrieben. In seltenen Fällen liegt nicht ein Adenom vor, sondern eine diffuse Hyperplasie der hGH-produzierenden Hypophysenzellen infolge *Überproduktion des Releasing-Faktors GHRH*, entweder in hypothalamischen Tumoren (z. B. Ganglioneurome), oder ektop in Pankreastumoren oder Karzinoiden. Ein *hGH-bildender Pankreastumor* wurde bei einem 60jährigen Mann beschrieben. Wie auf S. 19 erwähnt, findet sich eine Überproduktion von hGH und/oder Prolaktin nicht selten beim *McCune-Albright-Syndrom*. Wie bei hypophysärem Gigantismus läßt sich die hGH-Sekretion nicht durch Glucose supprimieren, ein Hypophysenadenom findet sich allerdings nur bei der Hälfte der Patienten.

**Klinik.** Serielle Photographien von Erwachsenen mit Akromegalie zeigen, daß der Krankheitsprozeß retrospektiv meist schon viele Jahre vor der Diagnosestellung einsetzte. Im Kindes- und Jugendalter stellt ein *gesteigertes Längenwachstum* ein Leitsymptom dar, welches frühzeitig auf eine vermehrte hGH-Sekretion aufmerksam machen sollte. Differentialdiagnostisch müssen Androgenüberschuß, Pubertas praecox, Adiposogigantismus sowie ein Marfan-, Sotos- oder Klinefelter-Syndrom ausgeschlossen werden (83). Meist ist ein Hochwuchs jedoch familiär bedingt. Diese Differentialdiagnose wird dadurch erschwert, daß in einer finnischen Untersuchung eosinophile Adenome vermehrt in hochwüchsigen Familien gefunden wurden (68). Einige der beschriebenen Patienten weisen einen Makrozephalus und z.T. auch bereits im Jugendalter *akromegale Züge* auf (große, geschwollene Füße und Hände, lange Nase, derbe Gesichtszüge, Makroglossie). Typischerweise findet sich eine *bitemporale Hemianopsie* durch den Druck des

Tumors auf das Chiasma opticum, etwa die Hälfte der Patienten klagt über Kopfschmerzen. Zyklusstörungen, Hypogonadismus oder Gelenkschmerzen.

Weitere Symptome sind:

- Karpaltunnelsyndrom,
- Kyphoskoliose,
- vermehrtes Schwitzen,
- Hypertonie,
- Viszeromegalie (Herz, Niere, Prostatahyperplasie),
- Schlafapnoen.

**Diagnostik.** Die Diagnose bei Akromegalie wird durch endokrinologische Untersuchungen gestellt, erst danach kommen bildgebende Verfahren zum Einsatz. Die Serumkonzentration von IGF-I und IGFBP-3 sind erhöht, wobei zu beachten ist, daß IGF-I-Werte in der Pubertät physiologischerweise deutlich über denen des Erwachsenenbereichs liegen. Diese Untersuchung eignet sich gut zum Screening wie auch zur postoperativen Verlaufskontrolle (107). Adenome, die hGH und Prolaktin sezernieren, sind auch im Kindesalter beschrieben, weshalb eine Prolaktinbestimmung in allen Verdachtsfällen empfehlenswert ist (58). Bei ausgeprägten Fällen liegt die basale hGH-Konzentration im Serum oft über 50 ng/ml. Diese Bestimmung ist jedoch aufgrund der oben beschriebenen pulsatilen Sekretion wenig hilfreich, lediglich ein supprimierter Wert macht die Diagnose unwahrscheinlich.

Als Standardtest zum Ausschluß eines hGH-produzierenden Hypophysenadenoms gilt die *orale Glucosebelastung* mit hGH-Bestimmung im Serum über 3 Stunden (3). Eine Suppression von hGH unter 1 ng/ml im OGT-Test (1,75 g/kg, maximal 75 g Dextro OGT) schließt ein hGH-produzierendes Hypophysenadenom aus, allerdings ist eine fehlende Suppression bei Jugendlichen mit familiärem Hochwuchs häufig. Abhängig von der Klinik sollte in diesen Fällen zunächst der Test in etwa 6 Monaten wiederholt werden. Gleichzeitig wird über die Blutzuckermessung die orale Glucosetoleranz untersucht, die bei Gigantismus bzw. Akromegalie häufig gestört ist (diabetogener Effekt des hGH). Auch die *pathologische hGH-Stimulation nach TRH-Gabe* wird bei hochwüchsigen Adoleszenten häufig gefunden. Die Aussagefähigkeit dieses Tests ist deutlich geringer im Vergleich zum OGT-Test und deshalb als Screeningmethode weniger geeignet. Bei etwa 30 % akromegaler Patienten findet sich ein paradoxer hGH-Anstieg nach Gabe von CRH oder LHRH. Die Reaktion auf GHRH ist sehr variabel und für die Diagnose nicht hilfreich.

In Zweifelsfällen kann ein *hGH-Profil* weiterhelfen mit Bestimmung des Serum-hGH alle 20 Minuten über 24 Stunden. Liegt hierbei kein Wert unter 1 ng/ml, so macht dies die Diagnose wahrscheinlicher. Auch bei Akromegalie besteht keine absolut starre hGH-Sekretion, sondern es sind hochfrequente Pulsationen nachweisbar. Während die meisten Patienten mit Akromegalie konstant hGH-Werte über 10 ng/ml aufweisen, steigt die hGH-Konzentration bei einzelnen Patienten mit typischen Zeichen der Akromegalie kaum über diesen Wert an, fällt jedoch weder spontan noch nach oraler Glucosegabe unter 1 ng/ml ab.

Bei Patienten mit gesicherter Akromegalie sollte eine Bestimmung von *GHRH im Nüchternserum* durchgeführt werden, um eine ektope GHRH-Produktion auszuschließen (90). Ebenfalls muß vor Therapiebeginn die Funktion aller Hypophysenachsen dokumentiert werden (kombinierte Hypophysentests s. S. 17).

Zwar findet sich bei Erwachsenen mit langdauernder Akromegalie in der seitlichen Schädelaufnahme eine Aufweitung der Sella, bei Jugendlichen sollte jedoch unbedingt ein CT (koronare Schichten mit Kontrastmittelgabe) oder ein MRT der Hypophyse durchgeführt werden. Findet sich kein Adenom, jedoch eine insgesamt vergrößerte Hypophyse, muß an eine ektope GHRH-Produktion gedacht werden. Auch bei kleinen Tumoren muß präoperativ eine augenärztliche Untersuchung einschließlich Perimetrie erfolgen.

**Therapie.** Als Therapie der Wahl sollte eine *transsphenoidale Entfernung des Adenoms* angestrebt werden, die jedoch insbesondere bei großen Tumoren mit suprasellarer Ausbreitung schwierig ist und eine transfrontale Operation erfordert. Die Heilungsrate liegt zwischen 60 und 85 %, allerdings kann ein Adenom auch viele Jahre nach der Operation rezidivieren. Als Komplikationen können auftreten:

- Liquorrhö,
- vorrübergehende oder permanente Hypophyseninsuffizienz (5 %),
- Verletzung des Sehnervs mit Erblindung,
- Meningitis (70).

Bei Inoperabilität oder bei Versagen der neurochirurgischen Intervention kann eine Bestrahlung (20 Gy) versucht werden, deren Effekt jedoch oft verzögert (Jahre!) eintritt und nicht selten nach vielen Jahren zur Hypophyseninsuffizienz führt. Auch eine Schädigung des Sehnervs ist bei Bestrahlung möglich.

Als medikamentöse Alternativen stehen Dopaminagonisten und Somatostatinanaloga zur Verfügung. Als langwirkendes Somatostatinanalogon wird Octreotid (Sandostatin) eingesetzt. Allerdings sind hier mehrere tägliche Injektionen (z. B. 2–3 × 50–200 µg subkutan) notwendig. Im Verlauf der Therapie kann auf eine Depotpräparation (Sandostatin LAR-Monatsdepot) gewechselt werden, die Injektion von 10–20 mg erfolgt in 4wöchigen Abständen intramuskulär. Unter der Behandlung verkleinert sich der Tumor oft, so daß die Behandlung z. T. auch vor einer Operation durchgeführt wird. Als Nebenwirkungen treten gastrointestinale Beschwerden und Gallensteine auf (verminderte Motilität). Manche Patienten, vor allem mit Mischtumoren, berichten über eine subjektive Besserung und einen Abfall der hGH-Werte im Serum unter hochdosierter Behandlung mit Dopaminagonisten (Bromocriptin, s. S. 22), meist jedoch ohne Reduktion der Tumorgröße. Die Ansprechraten schwanken zwischen 20 und 70 % (Präparate und Dosierungen s. S. 22). Da mit den medikamentösen Therapieansätzen keine Heilung möglich ist, sollte ein derartiger Versuch nur bei Versagen bzw. Kontraindikationen für Operation und Bestrahlung erwogen werden (72).

Als Therapieziel wird ein hGH-Serumspiegel (morgens nüchtern) unter 5 ng/ml, neuerdings unter 2,5 ng/ml angestrebt; allerdings ist dieses Kriterium alleine infolge der pulsatilen Sekretion inadäquat. Zuverlässiger sind die hGH-Supprimierbarkeit im OGT-Test (< 1 ng/ml) zusammen mit einem normalen Serumspiegel von IGF-I sowie bei Kindern/Jugendlichen eine Normalisierung der Wachstumsgeschwindigkeit (26). Aufgrund der Gefahr von Rezidiven sind regelmäßige Untersuchungen notwendig, die auch die Bestimmung von Prolaktin sowie den Ausschluß einer therapieinduzierten Hypophyseninsuffizienz einschließen sollten.

## Prolaktinom

**Ätiologie/Pathogenese.** Bei Erwachsenen sind Prolaktinome die häufigsten Adenome des Hypophysenvorderlappens, vor der Pubertät wird ein Prolaktinom jedoch nur selten diagnostiziert. Zu unterscheiden sind:

- Mikroprolaktinome (< 1 cm Durchmesser), die über viele Jahre konstant bleiben,
- rasch proliferierende Makroadenome, die durch invasives Wachstum nicht nur zu endokrinologischen, sondern auch zu neurologischen Problemen führen (Gesichtsfeldausfälle durch Druck auf das Chiasma opticum).

Die Diagnose kleiner Tumoren wird bei Frauen aufgrund der früh auftretenden Zyklusanomalien viel häufiger gestellt. Besonders problematisch ist die Diagnostik und Therapie von Prolaktinomen während der Schwangerschaft (Östrogene erhöhen die Prolaktinsekretion).

Differentialdiagnostisch ist zu berücksichtigen, daß erhöhte Prolaktinwerte durch zahlreiche Medikamente verursacht werden. Außerdem kommt es bei vielen hypothalamischen Erkrankungen oder z. B. bei Kompression des Hypophysenstiels zu einem Anstieg von Prolaktin im Serum (verminderte Hemmung durch Dopamin).

**Klinik.** Die Symptome sind weniger auf die vermehrte Prolaktinsekretion (Gynäkomastie, Galaktorrhö) als auf eine Suppression des normalen Hypophysengewebes zurückzuführen. Dies sind

- bei Jugendlichen:
  - Ausbleiben oder Stop der Pubertätsentwicklung,
- bei Frauen:
  - Amenorrhö,
- bei Männern:
  - schwerer objektivierbare Störungen der Potenz,

- bei allen Patienten:
  - lokale Drucksymptome (Kopfschmerzen, Gesichtsfeldausfälle).

Mikroprolaktinome verursachen im Kindesalter kaum Symptome (10, 32).

**Diagnostik.** Die unstimulierten Serumwerte von Prolaktin sind erhöht, ab etwa 100 ng/ml ist ein Prolaktinom wahrscheinlich, während niedrigere Werte meist auf Medikamente (z. B. orale Antikonzeption) zurückzuführen sind. Bei leicht erhöhten Werten (25–40 ng/ml) muß aufgrund der pulsatilen Sekretion die Bestimmung mehrfach wiederholt werden. Die Tumorgröße korreliert mit der Prolaktinkonzentration im Serum, bei Makroprolaktinomen liegt sie meist über 200 ng/ml. Ein zusätzlicher Stimulationstest ist nicht hilfreich.

Bei ungeklärter Hyperprolaktinämie muß ein hochauflösendes CT mit koronaren Schichten und Kontrastmittelgabe oder eine MRT durchgeführt werden, um ein vorhandenes Adenom darzustellen. Bei Makroprolaktinomen kommt der Perimetrie eine wichtige Bedeutung zu.

**Therapie.** *Langwirkende Dopaminagonisten* (Bromocriptin = Pravidel; Lisurid = Dopergin) haben die Behandlung des Prolaktinoms entscheidend verbessert, sie stellen heute die Therapieform der ersten Wahl dar. Es lassen sich nicht nur die erhöhten Prolaktinwerte bei Mikroadenomen senken, sondern auch eine Größenreduktion von Makroprolaktinomen wird in bis zu 90 % der Fälle erreicht. Aufgrund der häufigen Nebenwirkungen (Übelkeit, Erbrechen, Verstopfung, Schwindel, Kopfschmerz, verstopfte Nase, allgemeine Schwäche, Hypotonie, Raynaud-Syndrom) muß einschleichend dosiert werden (Bromocriptin: Beginn mit 1,25 mg abends vor dem Einschlafen, langsame Steigerung der Dosis, in der Regel auf 3 × 2,5 [–5] mg Bromocriptin oder 3 [–4] × 0,2 mg Lisurid). Bei Unverträglichkeit kann auf Quinagolid (Norprolac, Beginn mit 25 µg pro Tag, langsame Dosissteigerung bis 75–150 µg/Tag bei Jugendlichen/Erwachsenen), eine von Apomorphin abgeleitete dopaminerge Substanz oder auf Cabergolin (Dostinex, Beginn mit 2 × 0,25 mg/Woche, nach 4 Wochen Steigerung auf 2 × 0,5 mg/Woche) ausgewichen werden.

Nach Absetzen der Therapie steigt die Prolaktinsekretion jedoch häufig wieder an. Ein Auslaßversuch kann bei Mikroprolaktinomen nach 2 Jahren, bei Makroprolaktinomen frühestens nach 4 Jahren versucht werden (101). Da während der Therapie mit Dopaminagonisten ovulatorische Zyklen zurückkehren, ist evtl. eine Antikonzeption einzuleiten.

Die Indikation zur *Operation* muß heute nur noch selten gestellt werden, z. B. große Tumoren mit lokalen Komplikationen und fehlendes Ansprechen auf die medikamentöse Therapie. Wenn weder medikamentös noch operativ ein Erfolg zu erzielen ist, steht eine *Bestrahlung* als weitere Therapieform zur Verfügung.

## Morbus Cushing (S. 84 ff.)

**Ätiologie/Pathogenese.** Unter Morbus Cushing wird die hypophysär bedingte (ACTH-abhängige) Überfunktion der Nebennierenrinde verstanden, im Gegensatz zum Cushing-Syndrom (Tab. 1.2).

Bei Patienten mit Morbus Cushing findet sich meist ein basophiles oder chromophobes Adenom der Hypophyse. Bei Erwachsenen mit Cushing-Syndrom ist die *ektope ACTH-Produktion* nicht selten (z. B. kleinzelliges Bronchialkarzinom), bei Kindern wurden nur wenige Fälle (Thymome, Pankreastumoren, Wilms-Tumoren oder Neuroblastome) beschrieben. Eine *ektope CRH-Produktion* ist extrem selten. Beim *zyklischen Cushing-Syndrom* wechseln Phasen des Hyperkortizismus mit solchen ohne nachweisbare Auffälligkeiten ab.

Im Gegensatz zu Erwachsenen ist eine *primäre Überfunktion der Nebennierenrinde* (Karzinom der Nebennierenrinde, Adenom der Nebennierenrinde, primäre mikronoduläre oder makronoduläre Dysplasie der Nebennierenrinde, z. T. familiär als Carney-Komplex) im Kindesalter häufiger als der zentral bedingte Morbus Cushing (Tab. 1.2). Ausgeprägte Virilisierung oder Mineralocorticoidwirkung (Hypokaliämie, metabolische Azidose) sprechen für Tumoren der Nebennierenrinde.

**Klinik:**

Wegweisende Symptome sind meist *Wachstumsstörung* und *Adipositas*, allerdings bei Kindern nicht immer als typische Stammfettsucht mit Atrophie der Extremitätenmuskulatur. Während Kinder mit alimentärer Adipositas eine Wachstumsbeschleunigung zeigen, sind Kinder mit einem Cushing-Syndrom kleinwüchsig und die *Wachstumsgeschwindigkeit* ist *erniedrigt* (52).

Meist ist die *Pubertätsentwicklung* bei Jugendlichen mit Cushing-Syndrom verzögert. Amenor-

Tabelle 1.**2**  Ursachen des Hyperkortizismus (Cushing-Syndrom). Die Angaben beziehen sich auf 312 Patienten der Mayo-Klinik und 26 pädiatrische Patienten aus einer Umfrage der ESPE (48)

| | Häufigkeit | |
| --- | --- | --- |
| | Erwachsene | Kinder |
| ACTH-abhängig: | | |
| • Hypophysenadenom (Morbus Cushing) | 72,4 % | 43 % |
| • ektope ACTH-Produktion | 10,9 % | – |
| • ektope CRH-Produktion | – | – |
| • Pseudo-Cushing-Syndrom, z. B. bei Alkoholismus | – | – |
| ACTH-unabhängig: | | |
| • Adenom der Nebennierenrinde | 7,4 % | 23 % |
| • Karzinom der Nebennierenrinde | 5,8 % | 33 % |
| • Dysplasie der Nebennierenrinde (mikro-/makronodulär) | 3,5 % | – |
| • Therapie mit Corticosteroiden/ACTH | – | – |

rhö bzw. Menstruationsirregularitäten werden bei der Mehrzahl der Mädchen/Frauen gefunden, da Cortisol die Sekretion von LHRH hemmt. Weitere Symptome des Morbus Cushing sind:

- „Vollmondgesicht" mit Plethora,
- „Büffelnacken",
- Striae rubrae et distensae,
- „pergamentartige" Haut mit vielen Hämatomen (Gefäßbrüchigkeit).

Eine geringe *Hyperpigmentierung* sowie *Akne* oder vermehrte Behaarung sind nicht ungewöhnlich, eine ausgeprägte Virilisierung spricht dagegen eher für ein Karzinom der Nebennierenrinde. Eine *Hypertonie* besteht bei mindestens der Hälfte der Patienten, auch *Muskelschwäche* und *Osteoporose* sowie eine *gestörte Glucosetoleranz* sind für ausgeprägte Fälle typisch. Die bei Erwachsenen häufigen *Depressionen* oder *Stimmungsschwankungen* finden sich bei weniger als der Hälfte der Kinder.

**Diagnostik.** Notwendig sind Tests zum Nachweis oder Ausschluß eines Hyperkortizismus, anschließend muß die Unterscheidung zwischen hypothalmohypophysären Störungen (Morbus Cushing) und einer primären Cortisolüberproduktion der Nebennierenrinde getroffen werden (53). Die Diagnostik ist auf S. 85 ff. dargestellt. Hypophysenadenome bei Morbus Cushing sind oft nur wenige Millimeter groß und lassen sich auch im MRT nicht immer darstellen (45). Die Katheterisierung des Sinus petrosus inferior mit seitengetrennter ACTH-Bestimmung vor und nach CRH-Injektion wird von einigen Zentren erfolgreich eingesetzt. (65).

**Therapie.** Als Methode der Wahl gilt heute die *selektive transsphenoidale Mikroadenomektomie* (21). Die Erfolgsraten liegen bei erfahrenen Operateuren zwischen 66 und 89%. Die Adenome sind meist nur wenige Millimeter groß und deshalb schwer zu lokalisieren. Bei eindeutigen Seitenhinweisen im Sinus-petrosus-Katheter, aber operativ nicht auffindbarem Adenom, wird eine *Hemihypophysektomie* der betroffenen Seite durchgeführt. Eine postoperative Gabe von Hydrocortison, zunächst in hohen Dosen von etwa 100 mg/m$^2$, dann allmähliche Reduktion

über 3 Wochen auf eine Substitutionsdosis von 10–15 mg/m$^2$, ist unbedingt notwendig (Notfallausweis!).

Eine wenig angewandte Alternative, z. B. für erfolglos operierte Patienten, stellt die *externe Bestrahlung* der Hypophyse dar, wobei aber die Gefahr einer iatrogenen Hypophyseninsuffizienz besteht. Die früher übliche *bilaterale Adrenalektomie* wird heute nur in Einzelfällen bei Versagen der neurochirurgischen Therapie angewandt, neuerdings wird diese Operation auch endoskopisch durchgeführt. Durch die maximale Stimulation der ACTH-Ausschüttung kommt es danach oft zur Entstehung großer Hypophysentumoren (*Nelson-Syndrom*), die klinisch durch eine zunehmende Hyperpigmentation sowie durch Sehstörungen mit Einschränkung des Gesichtsfelds, erhebliche Probleme bereiten können. In einzelnen Fällen wurde eine medikamentöse Therapie mit Bromocriptin versucht. Auch Hemmer der Sekretion der Nebennierenrinde wie Metyrapon, o'p'DDD (Mitotan), Aminogluthetimid und Cyproheptadin wurden eingesetzt, neuerdings auch Ketokonazol (Nizoral) (39).

## TSH-/LH-/FSH-sezernierende Adenome, endokrin stumme Adenome

**Ätiologie/Pathogenese.** Glykoproteinsezernierende Adenome der Hypophyse sind selten, teilweise werden gleichzeitig weitere Hormone (hGH, Prolaktin) sezerniert. Es besteht oft eine Diskrepanz zwischen der Sekretion in vivo und in vitro. So findet sich in zahlreichen „endokrinologisch stummen" Adenomen mRNA für α- oder β-LH, oft ist auch die α-Untereinheit im Serum erhöht (66). Gonadotropinsezernierende Tumoren wurden meist bei älteren Männern beschrieben und sezernieren häufig FSH alleine oder in Kombination mit der α-Untereinheit, kindliche Fälle sind extrem selten.

**Klinik und Diagnostik.** An ein TSH-sezernierendes Adenom muß gedacht werden, wenn erhöhte Schilddrüsenwerte sowie eine Struma vorliegen und Serum-TSH im Gegensatz zum Morbus Basedow nicht supprimiert ist (5). Der basale TSH-Wert kann dabei im Normbereich liegen, oft ist die α-Untereinheit stärker erhöht als Gesamt-TSH. Differentialdiagnostisch muß bei Hyperthyreose mit erhöhtem TSH-Wert eine *isolierte T₃-Resistenz der Hypophyse* ausgeschlossen werden (22).

Einen Sonderfall einer TSH-Überproduktion stellt die langdauernde, unbehandelte *primäre Hypothyreose* dar. Die Hyperplasie der TSH-Zellen führt zu einer Vergrößerung der Hypophyse. Da auch Prolaktin durch TRH stimuliert wird, finden sich erhöhte Serumprolaktinwerte. Manchmal tritt eine Pubertas praecox auf: Durch die chemische Ähnlichkeit führen massiv erhöhte TSH-Werte zur Stimulation von LH- und FSH-Rezeptoren.

Bei Gonadotropinsezernierenden Tumoren sowie bei nicht endokrin aktiven Tumoren stehen meist Kopfschmerzen, Gesichtsfelddefekte, N.-occulomotorius-Paresen sowie eine Hypophyseninsuffizienz als Folge der Zerstörung des normalen Hypophysengewebes im Vordergrund (47). Da es sich meist um große Adenome handelt, sind diese im CT bzw. MRT gut sichtbar. Teils sind bereits die basalen Konzentrationen von LH, FSH oder α-Untereinheit erhöht, teils findet sich ein pathologischer Anstieg nach TRH-Gabe (20).

**Therapie.** Primär sollte eine chirurgische Adenomektomie versucht werden. TSH-produzierende Adenome sprechen gut auf Somatostatinanaloga an, FSH-/α-Untereinheit-sezernierende Tumoren in Einzelfällen auf Bromocriptin.

# SIADH-Syndrom (syndrome of inappropriate ADH-secretion) = Schwartz-Bartter-Syndrom

**Ätiologie/Pathogenese.** Das SIADH-Syndrom, bei dem ADH vermehrt sezerniert wird, wurde zunächst bei erwachsenen Patienten mit malignen Tumoren (*paraneoplastische Hormonproduktion*, u. a. durch Lungentumore, Thymome, Lymphome) beschrieben. Im Kindesalter findet sich das SIADH-Syndrom jedoch meist bei *Pneumonien* und *zerebralen Erkrankungen* wie Meningitis, Enzephalitis oder Hirntraumen sowie bei intensivpflichtigen Neugeborenen mit bronchopulmonaler Dysplasie und Patienten unter

PEEP-(positiver endexspiratorischer Atemwegsdruck-)Beatmung. Auch Medikamente wie Carbamazepin, Chlorpropamid, Morphin, Nikotin, Barbiturate, Vincristin und Cyclophosphamid führen zu einer vermehrten ADH-Sekretion bzw. potenzieren die ADH-Wirkung auf die Nierentubuli. Eine *Hypophyseninsuffizienz*, speziell ein ACTH-Mangel, kann ebenfalls ein SIADH-Syndrom bedingen (64).

**Klinik.** Die vermehrte Wasserretention führt zu:

- Gewichtszunahme,
- Schwindel,
- Übelkeit,
- Somnolenz,
- in schweren Fällen zu zerebralen Krämpfen und Koma.

**Diagnostik.** Serumnatrium und -osmolalität sind erniedrigt, dennoch ist die Urinosmolalität immer über 100 mosm/kg H₂O, meist sogar größer als die Serumosmolalität, da die renale Natriumausscheidung vermehrt ist. Die Bestimmung von ADH ist zur Diagnose des Syndroms nicht notwendig und auch akut nicht verfügbar. Außerdem muß beachtet werden, daß zahlreiche nichtosmotische Stimuli (Erbrechen, Schwindel, Schmerz) eine massive ADH-Ausschüttung hervorrufen. Die Plasma-Renin-Aktivität ist im Gegensatz zu Patienten mit hypovolämischer Hyponatriämie (Erbrechen, Durchfall, Diuretika, Insuffizienz der Nebennierenrinde) erniedrigt. Differentialdiagnostisch muß an tubuläre Nierenerkrankungen mit gestörter Natriumrückresorption oder an eine Insuffizienz der Nebennierenrinde gedacht werden, aber auch an eine hyponatriämische Dehydratation bei enteralem Natriumverlust, Wasserintoxikation bei hypotoner Infusion oder Herzinsuffizienz (75).

**Therapie.** Durch Flüssigkeitsrestriktion um etwa die Hälfte des Bedarfs normalisieren sich sowohl die klinischen Symptome als auch die Serumosmolalität. Ein Zusatz von Natrium zur Infusionslösung muß vorsichtig erfolgen, das Serumnatrium sollte nicht schneller als 2 mmol/l pro Stunde ansteigen. Bei chronischen Formen können Furosemid (Lasix) oder Demeclocyclin, welches einen renalen Diabetes insipidus erzeugt, versucht werden (82).

## Literatur

1 Abrahams, J.J ., E. Trefelner, S. D. Boulware: Idiopathic growth hormone deficiency: MR findings in 35 patients. Amer. J. Radiol. 156 (1991) 599

2 Adams, E. F., T. Lei, M. Buchfelder, B. Petersen, R. Fahlbusch: Biochemical characteristics of pituitary somatotropinomas with and without gsp mutations. J. clin. Endocrinol. 80 (1995) 2077

3 Althoff, P.-H., H. Rau, K. Schmidt, K.-H. Usadel: Diagnostik der Akromegalie. Dtsch. med. Wschr. 116 (1991) 941

4 Barzilay, J., G. H. Heatley, G. W. Cushing: Benign and malignant tumors in patients with acromegaly. Arch. intern. Med. 151 (1991) 1629

5 Beckers, A., R. Abs, C. Mahler et al.: Thyreotropinsecreting pituitary adenomas. J. clin. Endocrinol. 72 (1991) 477

6 Beitins, I. Z., V. Padmanabhan: Bioactivity of gonadotropins. Endocrinol. Metab. Clin. N. Amer. 20 (1991) 85

7 Bick, D, B. Franco, R. J. Sherins et al.: Intragenic deletion of the KALIG-1 gene in Kallmann's syndrome. New Engl. J. Med. 326 (1992) 1752

8 Blum, W. F., M. B. Ranke, K. Kietzmann, E. Gauggel, H.J . Zeisel, J. R. Bierich: A specific radioimmunoassay for the growth hormone (GH) dependent somatomedin binding protein: its use for diagnosis of GH deficiency. J. clin. Endocrinol. 70 (1990) 1292

9 Bode, H. H.: Disorders of the posterior pituitary. In Kaplan, S. A.: Clinical Pediatric Endocrinology. Saunders, Philadelphia 1990 (p. 63)

10 Böhles, H., R. Fahlbusch, H. Becker, W. B. Schill, K. Stehr: Ein Prolaktin produzierendes Mikroadenom als Ursache von Galaktorrhoe und Pubertas tarda eines adoleszenten Knaben. Mschr. Kinderheilk. 131 (1983) 736

11 Boot, A. M., M. Engels, G. Boerma, E. Krenning, #. de Muinck, S. Keizer-Schrama.: Changes in bone mineral densitsy, body composition, and lipid metabolism during growth hormone (GH) treatment in children with GH deficiency. J. clin. Endocrinol. 82 (1997) 2423

12 Bowers, C. Y., G. A. Reynolds, D. Durham, C. M. Barrera, S. S. Pezzoli, M. O.T horner: Growth hormone (GH)-releasing peptide stimulates GH release in normal men and acts synergistically with GH-releasing hormone. J. clin. Endocrinol. 70 (1990) 975

13 Bressani, N., B. di Natale, C. Pellini, F.Triulzi, G. Scotti, G. Chiumello: Evidence of morphological and functional abnormalities in the hypothalamus of growth-hormone-deficient children: a combined magnetic resonance imaging and endocrine study. Horm. Res. 34 (1990) 189

14 Brock, P., F.Zegher, M. Casteels-vanDaele, M. Vanderschueren-Lodeweyckx: Malignant disease in Bloom's syndrome children treated with growth hormone. Lancet 337 (1991) 1345

15 Butenandt, O.: Nächtliche Wachstumshormonsekretion bei Kindern mit konstitutioneller und erworbener Entwicklungsverzögerung. Mschr Kinderheilk. 138 (1990) 198

16 Cacciari, E., S. Zucchini, G. Carla et al.: Endocrine function and morphological findings in patients with disorders of the hypothalamo-pituitary area: a study with magnetic resonance. Arch. Dis.Childh. 65 (1990) 1199

17 Chew, S. L., A. B.Grossman: Anatomy and physiology of the hypothalamopituitary axis. In Brook, C.G.D.: Clinical Pediatric Endocrinology. Blackwell, Oxford, 1996 (pp. 310–319)

18 Clayton, P. E., S. M.Shalet: Dose dependency of time of onset of radiation-induced growth hormone deficiency. J. Pediat. 118 (1991) 226

19 Consensus Guidelines for the diagnosis and treatment oaf adults with growth hormone deficiency: summary statement of the Growth Hormone Research Society Workshop on Adult Growth Hormone deficiency. J. clin. Endocrinol. 83 (1998) 379

20 Daneshdoost, L., T. A.Gennerelli, H. M.Bashey et al.: Recognition of gonadotroph adenomas in women. New Engl. J. Med. 324 (1991) 589

21 Devoe, D.J ., W. L. Miller, F. A. Conte et al.: Long-term outcome in children and adolescents after transsphenoidal surgery for Cushing's disease. J. clin. Endocrinol. 82 (1997) 3196

22 Dorey, F., G. Strauch, J. P. Gayno: Thyrotoxicosis due to pituitary resistance to thyroid hormones. Successful control with D-thyroxine: a study in three patients. Clin. Endocrinol. Metabol. 32 (1990) 221

23 Eversmann, T., U. Lüdeke, R. Fahlbusch, K. von Werder: TRH-stimulierte Wachstumshormon-sekretion bei Akromegalie. Dtsch. med. Wschr. 111 (1986) 1091

24 Ezzat, S., S. Melmed: Are patients with acromegaly at increased risk for neoplasia? J. clin. Endocrinol. 72 (1991) 245

25 Finkelstein, J. W., E. J. Susman, V. M.Chinchilli et al.: Estrogen or testosterone increases self-reported aggressive behaviors in hypogonadal adolescents. J. clin. Endocrinol. 82 (1997) 2423

26 Frohman, L. A.: Therapeutic options in acromegaly. J. clin. Endocrinol. 72 (1991) 1175

27 Ghai, K., J. F. Cara, R. L. Rosenfield: Gonadotropin releasing hormone agonist (Nafarelin) test to differentiate gonadotropin deficiency from constitutionally delayed puberty in teen-age boys. J. clin. Endocrinol. 80 (1995) 2980

28 Ghigo, E., S. Goffi, M. Nicolosi et al.: Growth hormone (GH) responsiveness to combined administration of arginine and GH-releasing hormone does not vary with age in man. J. clin. Endocrinol. 71 (1990) 1481

29 Goodyer, D. G.: Ontogeny of pituitary hormone secretion. In Collu, R., J. R. Ducharme, H. J. Guyda: Pediatric Endocrinology, 2nd ed. Raven, New York 1989

30 Hardelin, J . P., J. Levilliers, S. Banchard et al.: Heterogeneity in the mutations responsible for X chromosome-linked Kallmann syndrome. Hum. Mol. Genet. 2 (1993) 373

31 Harris, A. S.: Clinical experience with desmopressin: efficacy and safety in central diabetes insipidus and other conditions. J. Pediat. 114 (1989) 711

32 Heidemann, P. H., P. Stubbe: Hypophysäres Mikroprolaktinom als Ursache einer Pubertäts-verzögerung. Mschr Kinderheilk. 137 (1989) 743

33 Herman, V., J. Fagin, R. Gonsky, K. Kovacs, S. Melmed: Clonal origins of pituitary adenomas. J. clin. Endocrinol. 71 (1990) 1427

34 Holl, R. W., H. L. Fehm, W. D. Hetzel, E. Heinze, K. H. Voigt: Globaler Hypophysenstimulationstest mit Releasing-Hormonen. Dtsch. med. Wschr. 110 (1985) 953

35 Holl, R. W., R. Wössner, W. Sorgo, E. Heinze, J. Homoki, W. M. Teller: Hyperinsulinismus während der Therapie mit STH bei STH-Mangel und UTS. Mschr. Kinderheilk. 145 (1997) 249

36 Illig, R., C. DeCampo, M. R.Lang-Muritano et al.: A physiological mode of puberty induction in hypogonadal girls by low dose transdermal 17ß-oestradiol. Europ. J. Pediat. 150 (1990) 86

37 Ito, M, Y. Mori, Y. Oiso, H. Saito: A single base substitution in the coding region for neurophysin II associated with familial central diabetes insipidus. J. clin. Invest. 87 (1991) 725

38 Joergensen, J. O. L., S. A. Pedersen, L. Thuesen et al.: Beneficial effects of growth hormone treatment in GH-deficient adults. Lancet I (1989) 1221

39 Jones, K. L.: The Cushing syndromes. Pediat. Clin. N. Amer. 37 (1990) 1313

40 Juul, A., K. W. Kastrup, S. A. Pedersen, N. E. Skakkebaek: GH provocative retesting of 108 young adults with childhood-onset GH deficiency and the diagnostic value of IGF-I and IGF-BP-3. J. clin. Endocrinol. 82 (1997) 1195

41 Juul, A., K. Holm, K. W. Kastrup et al.: Free insulin-like growth factor I serum levels in 1430 healthy children and adults, and its diagnostic value in patients suspected of GH deficiency. J. clin. Endocrinol. 82 (1997) 2497

42 Kamijo, T., J. A. Phillips III, M. Ogawa, L. Yuan, Y. Shi, X. Bao: Screening for growth hormone gene deletions in patients with isolated growth hormone deficiency. J. Pediat. 118 (1991) 245

43 Kane, L. A., M. C. Leinung, B. W. Scheithauer et al.: Pituitary adenomas in childhood and adolescence. J. clin. Endocrinol. 79 (1994) 1135

44 Kanety, H., A. Silbergeld, B. Klinger, A. Karasik, R. C. Baxter, Z. Laron: Long-term effects of insulin-like growth factor on serum IGF-I, IGF-binding protein-3 and acid labile subunit in Laron syndrome with normal growth hormone binding protein. Europ. J. Endocrinol. 137 (1997) 626

45 Kaye, T. B., L. Crapo: The Cushing syndrome: an update on diagnostic tests. Ann. intern. Med. 112 (1990) 434

46 Kinoshita, E., M. Yoshimoto, K. Motomura et al.: Dax-1 gene mutations and deleteions in Japanese patients with adrenal hypoplasia congenita and hypogonadotropic hypogonadism. Horm. Res. 48 (1997) 29

47 Klibanski, A., N. T. Zervas: Diagnosis and management of hormone-secreting pituitary adenomas. New Engl. J. Med. 324 (1991) 822

48 Korth-Schütz, S.: Cushing's syndrome and adrenocortical carcinoma in childhood. In New, M. I., L. S. Levin: Adrenal diseases in childhood. Pediat. adolesc. Endocrinol. 13 (1984) 185

49 Laron, Z.: Prismatic cases: Laron syndrome (primary growth hormone resistance) from patient to laboratory to patient. J. clin. Endocrinol. 80 (1995) 1526

50 Layman, L. C., E. J. Lee, D. B. Peak et al.: Delayed puberty and hypogonadism caused by mutations in the FSH-ß-subunit gene. New Engl. J. Med. 337 (1997) 607

51 Lin, T.-H., R. T. Kirkland, B. M. Sherman, J. L. Kirkland: Growth hormone testing in short children and their response to growth hormone therapy. J. Pediat. 115 (1989) 57

52 Magiakon, M. A., G. Matorakos, E. H. Oldfield et al.: Cushing's syndrome in children and adolescents. New Engl. J. Med. 331 (1994) 629

53 Margioris, A. N., G. P.Chrousos: Cushing's syndrome: diagnostic evaluation. In Biglieri, G., J. C. Melby: Endocrine Hypertension. Raven, New York 1990 (p. 99)

54 Martha, P. M. Jr., E. O. Reiter: Pubertal growth and growth hormone secretion. Endocrinol. Metab. Clin. N. Amer. 20 (1991) 165

55 Martul, P., J. Pineda, J. Levilliers: Hypogonadotrophic hypogonadism with hyposmia, X-linked ichthyosis and renal malformation syndrdome. Clin. Endocrinol. 42 (1995) 121

56 Melmed, S., K. Ho, A. Klibanski, S. Reichlin, M. Throner: Recent advances in pathogenesis, diagnosis and management of acromegaly. J. clin. Endocrinol. 80 (1995) 3395

57 Mindermann, T., C. B. Wilson: Pituitary adenomas in childhood and adolescence. J. Pediat. Endocrinol. Metab. 8 (1995) 79

58 Moran, A., S. L. Asa, K. Kovacs et al.: Gigantism due to pituitary mammosomatotroph hyperplasia. New Engl. J. Med. 323 (1990) 322

59 Mullis, P., M. Patel, P. M. Brickell, C. G. D. Brook. Isolated growth hormone deficiency: Analysis of the growth hormone (GH)-releasing hormone gene and the GH gene cluster. J. clin. Endocrinol. 70 (1990) 187

60 Muscatelli, F., T. M. Storm, A. P. Walker et al.: Mutations in the DAX-1 gene give rise to both x-linked adrenal hypoplasia congenita and hypogonadotropic hypogonadism. Nature 372 (1994) 672

61 New, M. I., P. del Balzo, C. Crawford, P. W. Speiser: The adrenal cortex. In Kaplan, S. A.: Clinical Pediatric Endocrinology. Saunders, Philadelphia 1990 (p. 181)

62 Nielsen, S., D. Marples, J. Froklaer, M. Knepper, P. Agre: The aquaporin family of water channels in kidney: an update on physiology and pathophysiology of aquaporin-2. Kidney int. 49 (1996) 1718

63 Nieschlag, E., G. Brabant, J. Schopohl, W. Sippell: Männliche Gonaden: Hypogonadismus, Infertilität, Pubertätsstörungen. In Deutsche Gesellschaft für Endokrinologie: Rationelle Therapie in der Endokrinologie. Thieme, Stuttgart 1997

64 Oelkers, W: Hyponatremia and inappropriate secretion of vasopressin (antidiuretic hormone) in patients with hypopituitarism. New Engl. J. Med. 321 (1989) 492

65 Oldfield, E. H., J. L. Doppman, L. K. Nieman et al.: Petrosal sinus sampling with and without corticotropin-releasing hormone for the differential diagnosis of Cushing's syndrome. New Engl. J. Med. 325 (1991) 897

66 Oppenheim, D. S., A. R. Kana, J. S. Sangha, A. Klibanski: Prevalence of α-subunit hypersecretion in patients with pituitary tumors: clinically nonfunctioning and somatotroph adenomas. J. clin. Endocrinol. 70 (1990) 859

67 Partsch, C.-J., M. Hermanussen, W. G. Sippell: Differentiation of male hypogonadotropic hypogonadism and constitutional delay of puberty by pulsatile administration of gonadotropin-releasing hormone. J. clin. Endocrinol. 60 (1985) 1196

68 Perheentupa, J. H., H. Somersalo, R. Pelkonen: Patients with acromegaly come from tall families. Acta endocrinol. (Kbh.). Suppl. 279 (1986) 434

69 Pfäffle, R. W., R. Martinez, C. Kim et al.: GH and TSH deficiency. Exp. clin. Endocrinol. Diabetes 105, Suppl. 4 (1997) 1

70 Quabbe, H. J., R. Fahlbusch, A. V. zur Mühlen et al.: Hypothalamus und Hypophyse. In Deutsche Gesellschaft für Endokrinologie. Rationelle Therapie in der Endokrinologie. Thieme, Stuttgart 1997

71 Rascher, W., W. Rauh, W. E. Brandeis, K.-H. Huber, K. Schärer: Determinants of plasma arginine-vasopressin in children. Acta paediat. scand. 75 (1986) 111

72 Rau, H., K. Schmidt, P.-H. Althoff: Therapie der Akromegalie. Dtsch. med. Wschr. 116 (1991) 983

73 Rose, S. R., P. K. Manasco, S. Pearce, B. C. Nisula: Hypothyroidism and deficiency of the nocturnal thyrotropin surge in children with hypothalamic pituitary disorders. J. clin. Endocrinol. 70 (1990) 1750

74 Rosen, T., B.-A. Bengtsson: Premature mortality due to cardio-vascular disease in hypopituitarism. Lancet 336 (1990) 285

75 Rosendahl, W., R. Nossal, H. Moeller: Diagnostik und Therapie hyponatriämischer Syndrome. Mschr. Kinderheilk. 136 (1988) 162

76 Rosenfeld, R. G., K. Albertsson-Wikland, F. Cassorla et al.: Diagnostic controversy: the diagnosis of childhood GH deficiency revisited. J. clin. Endocrinol. 80 (1995) 1532

77 Saggese, G., G. Cesaretti, G. Andreani, C. Carlotti: Combined treatment with growth hormone and gonadotropin-releasing hormone analogues in children with isolated woth hormone deficiency. Acta endocrinol. (Khg) 127 (1992) 307

78 Saini, S., P. C. Hindmarsh, D. R. Matthews: Reproducability of 24-hour serum growth hormone profiles in man. Clin. Endocrinol. 34 (1991) 455

79 Shalet, S. M.: Pituitary adenomas in childhood. Acta endocrinol. (Khg). Suppl. 279 (1986) 434

80 Shimon, I., S. Melmed. Pituitary tumor pathogenesis. J. clin. Endocrinol. 82 (1997) 1675

81 Shirley, J., S. J. Walter, J. F. Laycoxk: The antidiuretic effect of chronic hydrochlorothiazide treatment in rats with diabetes insipidus: renal mechanisms. Clin. Sci. 63 (1989) 533

82 Sklar, C., A. Fertig, R. David: Chronic syndrome of inappropriate secretion of antidiuretic hormone in childhood. Amer. J. Dis. Child. 139 (1985) 733

83 Sorgo, W., W. M. Teller: Diagnostik und Therapie des Großwuchses. Klein. Pädiat. 199 (1987) 63

84 Spiliotis, B. E., G. P. August, W. Hung, W. Sonis, W. Mendelson, B. B. Bercu: Growth hormone neurosecretory dysfunction: a treat-able cause of short stature. J. Amer. med. Ass. 251 (1984) 2223

85 Stahnke, N., H. J. Zeisel: Growth hormone therapy and leukaemia. Europ. J. Pediat. 148 (1989) 591

86 Styne, D. M.: Puberty and its disorders in boys. Endocrinol. Metab. Clin. N. Amer. 20 (1991) 43

87 Takahashi, Y., K. Hidesuke, Y. Okimura, K. Goji, H. Abe, K. Chihara: Short stature caused by a mutant growth hormone. New Engl. J. Med. 334 (1996) 432

88 Tanaka, C., K. Yoshimoto, P. Yang, T. Kimura, M. Moritani, T. Sano, M. Itakura: Infrequent mutations of p27[Kip1] gene and trisomy 12 in a subset of human pituitary adenomas. J. clin. Endocrinol. 82 (1997) 3141

89 Tassoni, P., E. Cacciari, M. Cau et al.: Variability of growth hormone response to pharmacological and sleep tests performed twice in short children. J. clin. Endocrinol. 71 (1990) 230

90 Thorner, M. O., L. A. Frohman, D. A. Leong et al.: Extrahypothalamic growth-hormone-releasing factor (GRF) secretion is a rare cause of acromegaly: Plasma GRF levels in 177 acromegalic patients. J. clin. Endocrinol. 59 (1984) 846

91 Thodou, E., S. L. Asa, G. Kontogeorgos, K. Kovacs, E. Horvath, S. Ezzat: Lymphocytic hypophysitis. J. clin. Endocrinol. 80 (1995) 2302

92 Vance, M. L.: Hypopituitarism. New Engl. J. Med. 330 (1994) 1651

93 Van Dop, C. V., S. Burstein, F. A. Conte: Isolated gonadotropin deficiency in boys: clinical characteristics and growth. J. Pediat. 111 (1987) 684

94 Vargas, P. R., L. Forestier, M. D. Dautzenberg, P. Niaudet, M. Dechaux, C. Antignac: Mutations in the vasopressin V2 receptor and aquaporin-2 genes in 12 families with congenital nephrogenic diabetes insipidus. J. Amer. Soc. Nephrol. 8 (1997) 1855

95 Vogl, T. J., J. Stemmler, B. Heye et al.: Kallman syndrome versus idiopathic hypogonadotropic hypogonadism at MR imaging. Radiology 191 (1994) 53

96 Vokes, T. J., G. L. Robertson: Disorders of antidiuretic hormone. Endocrinol. Metab. Clin. N. Amer. 17 (1988) 281

97 Wajurajch, M. P., J. M. Gertner, M. D. Harbison, S. C. J. Chua, R. L. Leibel: Nonsense mutation in the human growth hormone-releasing hormone receptor causes growth failure analogous to the little (lit) mouse. Nat. Genet. 12 (1996) 88

98 Walker, J. L., M. Ginalska-Malinowska, T. E. Romer, J. B. Pucilowska, L. E. Underwood: Effects of the infusion of insulin-like growth factor I in a child with growth hormone insensitivity syndrome (Laron dwarfism). New Engl. J. Med. 324 (1991) 1483

99 Weiss, J., L. Axelrod, R. W. Whitcomb, P. E. Harris, W. F. Crowley, J. L. Jameson: Hypogonadism caused by a single amino-acid substitution in the ß-subunit of luteinizing hormone. New Engl. J. Med. 326 (1992) 179

100 von Werder, K., T. Eversmann: Therapie des männlichen hypogonadotropen Hypogonadismus durch pulsatile Gn-RH-Applikation. Dtsch. med. Wschr. 109 (1984) 1

101 von Werder, K.: Therapie von Mikro- und Makroprolactinomen. Müssen Dopaminagonisten lebenslang gegeben werden? Dtsch. med. Wschr. 116 (1991) 25

102 Whitcomb, R. W., W. F. Crowley: Diagnosis and treatment of isolated gonadotropin-releasing hormone deficiency in men. J. clin. Endocrinol. 70 (1990) 3

103 Witz, L., Z. Josefsberg, H. Kaufman, Z. Laron: When should hydrocortisone therapy be instituted in children with hypopituitarism? Amer. J. Dis. Child. 142 (1988) 881

104 Wu, F. C. W., G. E. Butler, C. J. H. Kelnar, R. E. Sellar: Patterns of pulsatile luteinizing hormone secretion before and during the onset of puberty in boys: a study using an immunoradiometric assay. J. clin. Endocrinol. 70 (1990) 629

105 Wu, W., J. D. Cogan, R. W. Pfäffle et al.: Mutations in PROP1 cause familial combined pituitary hormone deficiency. Nat. Genet. 18 (1998) 147

106 Zadik, Z., S. A. Chalew, A. Kowarski: Assessment of growth hormone secretion in normal stature children using 24-hour integrated concentration of GH and pharmacological stimulation. J. clin. Endocrinol. 71 (1990) 932

107 Zapf, J., E. R. Froesch: Akromegalie und insulinähnliche Wachstumsfaktoren. Schweiz. med. Wschr. 116 (1986) 71

108 Zazopoulos, E., E. Lalli, D. M. Stocco, P. Sassone-Corsi: DNA binding and transcriptional repression by DAX-1 blocks steroidogenesis. Nature 390 (1997) 311

# 2 Störungen der Schilddrüse

A. Grüters

## Physiologische Grundlagen

Die Schilddrüsenerkrankungen gehören zu den häufigsten endokrinen Erkrankungen des Kindesalters. Die Schilddrüsenhormone spielen beim Erwachsenen und beim Kind eine wesentliche Rolle im Energiestoffwechsel, zusätzlich haben sie einen wichtigen Einfluß auf das Wachstum und die Entwicklung. Daher sind die Folgen von Störungen der Schilddrüsenfunktion beim Kind durch Störungen des Wachstums und der mentalen Entwicklung gekennzeichnet.

> Das Fehlen von Schilddrüsenhormonen in der Phase, in der sie eine bedeutende Rolle in der Differenzierung des ZNS spielen, wird somit zu irreversibler mentaler Retardierung führen. Ebenso kann jedoch eine Überfunktion der Schilddrüse in sensiblen Phasen der Gehirnentwicklung das Wachstum und die Funktion des ZNS negativ beeinflussen.

Somit haben die Störungen der Schilddrüsenfunktion im Kindesalter Konsequenzen, die über eine Stoffwechselstörung hinausgehen. Für das Verständnis, insbesondere der angeborenen Störungen der Schilddrüse, die die Organentwicklung und Schilddrüsenhormonsynthese betreffen, ist es notwendig, mit den wichtigsten Grundlagen der Schilddrüsenphysiologie vertraut zu sein.

## Schilddrüsenhormonbiosynthese

Die Schilddrüsenhormone werden in der Schilddrüsenzelle gebildet und an Thyreoglobulin gebunden im Schilddrüsenfollikel gespeichert (Abb. 2.**1**). Die Schilddrüsenfollikel haben engen Kontakt zu den Blut- und Lymphgefäßen sowie dem adrenergen Nervensystem. Zwischen den Follikelzellen liegen die calcitoninproduzierenden C-Zellen. Iod ist der wichtigste Baustein für die Schilddrüsenhormonsynthese, denn 60 % der

Masse des Thyroxins ($T_4$) sind auf die beteiligten Iodidmoleküle zurückzuführen. Das Angebot von Iod in der Nahrung hat somit einen wesentlichen Einfluß auf die Schilddrüsenfunktion.

Die Schilddrüsenhormonbiosynthese umfaßt folgende Schritte:

- Iodaufnahme in die Schilddrüsenzelle,
- Organifikation des Iodids und Koppelung der Iodotyrosine zu Iodothyroninen,
- Thyreoglobulinsynthese,
- Freisetzung der Schilddrüsenhormone durch Hydrolyse,
- Deiodierung von Monoiodotyrosin (MIT) und Diiodotyrosin (DIT) mit Reutilisierung des freiwerdenden Iodids.

### Iodaufnahme

Der erste Schritt in der Schilddrüsenhormonsynthese ist die aktive Aufnahme von Iodid in die Schilddrüsenzelle. Iod als Bestandteil der Ernährung wird im Gastrointestinaltrakt zu Iodid umgewandelt und in das Blutgefäßsystem aufgenommen. Von dort wird es gegen einen Konzentrationsgradienten in die Schilddrüsenzellen transportiert, was dort zu einer 40fachen Anreicherung des Iods führt. Auch in anderen Organen wie den Speicheldrüsen, der Magenschleimhaut, der Brustdrüse und der Plazenta ist dieser Transportmechanismus nachgewiesen worden, wenn auch in diesen Geweben keine Hormonbiosynthese beschrieben ist. Erst kürzlich konnte das Gen für den Natrium-Iod-Symporter identifiziert (111) und die molekulare Struktur des Proteins aufgeklärt werden. Das Gen ist auf dem Chromosom 19p 13.2–12 lokalisiert und umfaßt 15 Exons. Es kodiert für ein Transporterprotein, das nach neuesten Vermutungen durch 13 transmembranäre Helices charakterisiert ist. Sowohl das N-terminale als das C-terminale Ende des Natrium-Iod-Symporters sind extrazellulär lokalisiert

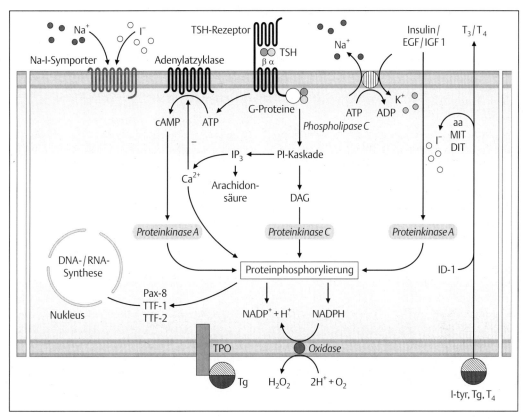

**Abb. 2.1** Schritte der Schilddrüsenhormonbiosynthese mit Darstellung der wesentlichen beteiligten Faktoren (nach Grüters).

(Abb. 2.1). Mutationen des Natrium-Iod-Symporter-Gens, die zu einem Funktionsverlust führen, gehen mit einer Hypothyreose und einer Struma einher (98). Inwieweit Mutationen des Natrium-Iod-Symporter-Gens auch die Neigung zur Entwicklung einer euthyreoten Struma in Iodmangelgebieten beeinflussen, ist noch ungeklärt. Die Iodaufnahme in die Schilddrüse wird durch TSH, stimulierende Immunglobuline sowie durch einen intrathyreoidalen Iodmangel gesteigert. Sie wird durch einen intrathyreoidalen Iodüberschuß sowie verschiedene Anionen wie Bromid ($Br^-$), Nitrit ($NO_2$), Thiocyanat ($SCN^-$),Perchlorat ($CLO_4$) und Technetium ($TcO_4$) gehemmt.

## Iodorganifikation

Nach der Iodaufnahme erfolgt die Oxidation des Iodids und die Iodierung freier Tyrosylgruppen des Thyreoglobulinmoleküls (Iodination) unter Bildung von Monoiodtyrosin (MIT) und Diiodtyrosin (DIT). Beide Schritte werden unter dem Begriff Iodorganifikation zusammengefaßt. Iodoxidation, Iodination und die Koppelung von MIT und DIT zu Thyroxin und Triiodthyronin werden durch die Schilddrüsenperoxidase (TPO) katalysiert. Die Iodination erfordert zusätzlich die Bereitstellung von $H_2O_2$. Die Koppelung zweier DIT-Moleküle führt zur Bildung von Thyroxin ($T_4$) und die Koppelung von einem MIT- und einem DIT-Molekül zur Bildung von Triiodthyronin ($T_3$). Bei Iodmangel ist das Verhältnis von MIT und DIT zugunsten von MIT verschoben, und es kommt zu einer verstärkten Synthese von $T_3$, während ein Überschuß von Iodid zu einer bevorzugten Synthese von DIT und Thyroxin führt. Das 150 kb umfassende Gen für die Schilddrüsenperoxidase, dem Schlüsselenzym der Iodorganifikation, ist auf dem Chromosom 2pter-p12 lokalisiert und hat 11 Exons. Verschiedene Missense- und Nonsense-Mutationen sind beschrieben worden, die zu einem kompletten oder partiellen Verlust der Enzymaktivität führen.

### Thyreoglobulinsynthese

Thyreoglobulin wird exklusiv in der Schilddrüsenzelle synthetisiert und ist ein Glykoprotein mit einem Molekulargewicht von 660 kd und besteht aus 2 12S-Untereinheiten mit je 2 oder 4 Peptidketten. Die Tyrosylreste des Proteins stellen die Akzeptorstellen für das Iod dar und sind zu diesem Zweck räumlich ausgerichtet. Der Iodierungsgrad der Tyrosylreste ist abhängig vom Iodangebot und dem Aktivitätszustand der Schilddrüse. Das Gen für das Thyreoglobulin hat eine Größe von 300 kb und umfaßt 37 Exons. Es ist auf dem Chromosom 8q24.2-q24.3 lokalisiert. In geringem Maße gelangt intaktes Thyreoglobulin über die lymphatische Sekretion in die periphere Zirkulation und ist dort mit radioimmunologischen Methoden nachzuweisen. Die Sekretion intakten Thyreoglobulins wird durch TSH und auch durch stimulierende Immunglobuline gesteigert, und daher sind bei Patienten mit erhöhter Schilddrüsenaktivität, z. B. bei Morbus Basedow, aber auch bei der euthyreoten Struma häufig erhöhte periphere Thyreoglobulinspiegel nachweisbar. Bei Patienten mit papillären und follikulären Schilddrüsenkarzinomen, die eine erhöhte Thyreoglobulinkonzentration aufweisen, dient die Messung des Thyreoglobulins nach thyreoablativer Therapie der Früherkennung von Metastasen oder Rezidiven. Bei Früh- und Neugeborenen sind die Thyreoglobulinspiegel in den ersten Wochen deutlich erhöht und nehmen dann kontinuierlich ab (123).

### Freisetzung der Schilddrüsenhormone

Die Freisetzung der Schilddrüsenhormone erfolgt durch die Proteolyse des Thyreoglobulinmoleküls durch lysosomale Enzyme und anschließende Diffusion in den Blutstrom. Hierzu wird gespeichertes Kolloid durch Endozytose in die Follikelzelle aufgenommen. Aus den bei der Proteolyse freiwerdenden MIT- und DIT-Molekülen wird das Iod durch eine Deiodase entfernt und kann für die Hormonsynthese erneut

verwendet werden. Bei einem Deiodasedefekt werden iodierte Tyrosylketten mit dem Urin ausgeschieden. Es entsteht somit ein Iodmangel trotz adäquater Iodzufuhr (67).

### Deiodierung der Iodotyrosine

Nach der enzymatischen Abspaltung von $T_4$ und $T_3$ aus dem Thyreoglobulinmolekül werden die Hormone in die Kapillaren der Schilddrüse aufgenommen. Iodid wird aus DIT und MIT durch eine molekular noch nicht genau charakterisierte Deiodase entfernt und steht für die weitere intrathyreoidale Hormonsynthese zur Verfügung.

## Schilddrüsenhormonmetabolismus

Der Transport der Schilddrüsenhormone im Blut erfolgt hauptsächlich in eiweißgebundener Form, so daß nur 0,03 % des gesamten Thyroxins und nur 0,3 % des $T_3$ in freier Form zirkulieren. Die Proteinbindung erfolgt hauptsächlich an das thyroxinbindende Globulin (TBG) und in geringerem Maße an thyroxinbindendes Präalbumin (Transthyrein) und Albumin. Erbliche Störungen in der Synthese dieser Proteine (z. B. angeborener TBG-Mangel, familiäre Dysalbuminämie) führen zu starken Veränderungen der Konzentrationen von Gesamt-$T_4$ und Gesamt-$T_3$, nicht jedoch aber der freien Hormone, so daß die betroffenen Patienten trotz veränderter Hormonkonzentrationen im Serum keine Symptome aufweisen. Während die TBG-Spiegel bei Neugeborenen und Säuglingen hoch sind und während der Kindheit und Adoleszenz auf die Erwachsenenwerte abfallen, ist die Transthyretinbindung in der Kindheit niedrig und steigt in der Adoleszenz auf Erwachsenenwerte an (24).

Die Synthese des $T_4$ beträgt das 3fache des $T_3$. Während die Schilddrüsenzelle der einzige Ort der $T_4$-Produktion ist, stammen ca. 80 % des zirkulierenden $T_3$ aus der Konversion von $T_4$ zu $T_3$ in peripheren Geweben, hauptsächlich in der Leber. Diese Konversion wird durch MonoDeiodasen ermöglicht. Die Deiodierung des äußeren Rings (1) des $T_4$-Moleküls führt zur Entstehung des um das biologisch 4fache wirksamere $T_3$, während die Deiodierung des inneren Rings (2) zur Bildung des stoffwechselinaktiven reverse-$T_3$ ($rT_3$) führt (Abb. 2.2).

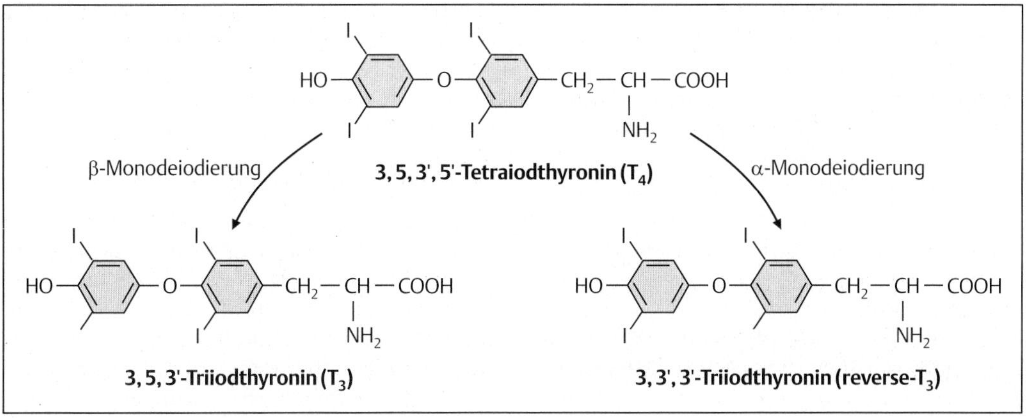

Abb. 2.**2** Monodeiodierung des Thyroxins.

Die Deiodierung der Schilddrüsenhormone durch unterschiedliche Deiodasen erfolgt in folgenden Geweben:

- in der Leber (Deiodase Typ 1),
- in folgenden weiteren Geweben:
  - Plazenta (Deiodase Typ 2),
  - Nieren (Deiodase Typ 1),
  - ZNS (Deiodase Typ 2),
  - Hypophyse (Deiodase Typ 1).

Daher unterliegt das Angebot des stoffwechselaktiven $T_3$ gewebsspezifischen Bedingungen. Das Verhältnis von $T_4$ zu $T_3$ ist nicht grundsätzlich entsprechend dem Verhältnis in der Zirkulation. Dies ist bedeutsam bei Zuständen wie z. B. bei schweren Erkrankungen oder Mangelernährung, bei denen trotz mangelnder $T_3$-Konzentrationen im Serum kein TSH-Anstieg zu beobachten ist. Während eine Hypothyreose zu einer gesteigerten Deiodierung von $T_4$ in der Hypophyse führt, ist bei einer Hyperthyreose die intrahypophysäre Deiodierung verringert.

Der weitere Abbau der Schilddrüsenhormone erfolgt über Desaminierung und Decarboxylierung zu inaktiven Metaboliten. Die Ausscheidung der Schilddrüsenhormone und ihrer Metabolite erfolgt im Urin und in konjugierter (glucuronidierter und sulfatierter) Form auch im Stuhl (31).

## Wirkung der Schilddrüsenhormone

Die Wirkung der Schilddrüsenhormone auf zellulärer Ebene wird durch die Bindung von $T_3$ an nukleäre Rezeptoren vermittelt. Die Schilddrüsenhormonrezeptoren binden an Regionen der DNA, die als schilddrüsenhormonresponsive Elemente (TRE) bezeichnet werden. Sie regulieren so die Transkription der entsprechenden Zielgene. Hierbei ist die Bildung von Dimeren erforderlich, entweder als Homodimere oder als Heterodimere mit dem Retionolsäurerezeptor (RXR). Die Affinität des $T_3$ zu den nukleären Rezeptoren beträgt hierbei das 10fache des $T_{4s}$. Man unterscheidet $\alpha$- und $\beta$- Rezeptoren, die durch unterschiedliche Gene kodiert werden, und 2 TR-$\beta$-Rezeptoren. Das Gen für den klinisch bedeutsamen TR-$\beta_1$-Rezeptor ist auf dem Chromosom 3 lokalisiert (120, 131). Darüber hinaus erfolgt die Bindung von $T_3$ an Mitochondrien, die Plasmamembran und zytosolische Proteine. Die nichtgenomischen Effekte dieser $T_3$-Bindung spielen jedoch gegenüber der nukleären Bindung eine untergeordnete Rolle und sind weitgehend ungeklärt. Neben der Stimulierung wichtiger Stoffwechselwege wie z. B. der Glykolyse, der Gluconeogenese, des Fettabbaus sowie der Stimulierung von Osteoklasten und Osteoblastenaktivität und Thermogenese sind aus pädiatrischer Sicht die Wirkung auf das Wachstum und die Differenzierung, insbesondere auch der Zellen des ZNS, von besonderer Bedeutung. Hierbei werden die Wirkungen auf das somatische

Wachstum z. T. durch eine Stimulation des Wachstumshormons und des IGF-I vermittelt. Die Wirkung der Schilddrüsenhormone auf das Wachstum und die Differenzierung anderer Gewebe scheint durch die schilddrüsenhormonabhängige Stimulation anderer gewebespezifischer Wachstumsfaktoren, z. B. des EGF (epidermaler Wachstumsfaktor) und NGF (Nervenwachstumsfaktor), vermittelt zu werden (47,76).

## Regulation der Schilddrüsenfunktion und des Schilddrüsenwachstums

Die Schilddrüsenhormonsynthese wird zum einen durch einen hypothalamohypophysären Regelkreis, zum anderen durch die Iodzufuhr reguliert.

Die Bindung von hypophysärem TSH an den TSH-Rezeptor, der zur Familie der heptahelikalen transmembranären Rezeptoren gehört, die eine wichtige Rolle in der Vermittlung der Wirkung der unterschiedlichsten Homone und Stoffe spielen, führt zur Kopplung unterschiedlicher G-Proteine. Dieses resultiert in der Bildung von cAMP (zyklisches Adenosinmonophosphat), welches u. a. die Iodaufnahme, die Iodorganifikation, die Thyreoglobulinsynthese, die Glucoseoxidation und die Proliferation der Schilddrüsenzellen stimuliert.

Eine Steigerung der intrathyreoidalen cAMP-Bildung erfolgt auch durch die Bindung von HCG und stimulierenden Immunglobulinen an den TSH-Rezeptor. Die TSH-Bindung an den TSH-Rezeptor stimuliert außerdem den Phosphoinositolmetabolismus der Schilddrüsenzelle. Die funktionelle Bedeutung dieser neben der cAMP-Stimulation zweiten intrazellulären Signaltransduktion ist bislang nicht geklärt. Das Gen für den TSH-Rezeptor ist auf dem Chromosom 14p31 lokalisiert. Es besteht aus 10 Exons, wobei der für die Signalvermittlung wichtigste transmembranäre Abschnitt allein durch das Exon 10 kodiert wird. Der TSH-Rezeptor unterscheidet sich von den anderen Glykoproteinrezeptoren durch eine bereits basale, ohne Ligandenbindung erhöhte Aktivität der Adenylatzyklase. Möglicherweise stellt dieses einen sinnvollen protektiven Effekt dar, da somit auch in Abwesenheit des hypophysären TSH die Basalproduktion des Schilddrüsenhormons gewähr-

leistet ist. Mutationen des TSH-Rezeptors, die zur Inaktivierung führen, gehen mit Hypothyreose oder Hyperthyreotropinämie einher, während Mutationen, die zu einer ehöhten Basalaktivität des Rezeptors führen, eine Hyperthyreose verursachen.

Die Sekretion der hypophysären TSH-Sekretion wird durch die hypothalamische Ausschüttung von TRH stimuliert (Abb. 2.**3**).

Die Sekretion dieses Tripeptids aus dem Hypothalamus wird z. B. durch ein Absinken der Körpertemperatur stimuliert und durch die übergeordnete Sekretion von Neurotransmittern, z. B. von Dopamin, Norepinephrin, Serotonin und durch Somatostatin gehemmt. (99) Auch Glucocorticoide haben einen inhibierenden Effekt auf die TRH-Sekretion. Dieses ist wichtig, da die Gabe von Dopamin oder Glucocorticoiden somit den TSH-Anstieg bei einer hypothyreoten Stoffwechsellage maskieren kann.

Die negative Feedback-Regulation der TSH-Sekretion erfolgt über die Bindung von $T_3$ an nukleäre $T_3$-Rezeptoren der Hypophysenzelle. Diese $T_3$-Bindung führt zu einer Herabsetzung der TRH-Bindung an die Hypophysenzelle (109) und zu einer Verminderung der TSH-Ausschüttung. Hierbei ist es von Bedeutung, daß 80 % des intrahypophysären $T_3$ aus der intrahypophysären Monodeiodierung von $T_4$ und nur 20 % direkt aus der peripheren Zirkulation stammen. Eine Suppression der TSH-Sekretion setzt somit eine intakte intrahypophysäre Monodeiodierung voraus. Die TSH-Ausschüttung im zirkadianen Rhythmus erfolgt pulsatil, wobei die Spitzenspiegel nachts zu beobachten sind.

Während bei Iodmangel die TSH-Sekretion und die Schilddrüsenhormonsynthese stimuliert sind, kommt es bei einem Überangebot von Iod zu einer Drosselung der Schilddrüsenhormonsekretion. Die Freisetzung der Hormone aus dem Thyreoglobinmolekül wird durch eine sofortige Hemmung von Proteasen blockiert. Dieser Mechanismus ist als der auch therapeutisch genutzte Plummer-Effekt bekannt. Bei höheren Iodkonzentrationen kommt es aber auch zu einer Herabsetzung der Schilddrüsenhormonsynthese. Dieser nach den Erstbeschreibern benannte *Wolff-Chaikoff-Effekt* (97, 136) ist charakterisiert durch eine Hemmung des Peroxidasesystems mit mangelnder Iodorganifikation. Diese Blockade hält in der Regel nur wenige

Tage an, da die Schilddrüse nach Absinken der intrathyreoidalen Iodkonzentration die Hormonsynthese wieder aufnimmt (Escape-Phänomen). Dieses gilt jedoch nicht für Neugeborene und junge Säuglinge, bei denen eine hohe Iodzufuhr auch zu einer länger anhaltenden, transienten Hypothyreose führen kann, da im Gegensatz zu älteren Kindern und Erwachsenen keine Hemmung der weiteren Iodaufnahme erfolgt und der intrathyreoidale Iod- und Thyreoglobulingehalt insbesondere bei Frühgeborenen herabgesetzt ist (21).

> Früh- und Neugeborene sind somit besonders anfällig für die Entwicklung einer iodinduzierten Hypothyreose (116).

Faktoren, die das Wachstum von Schilddrüsenzellen stimulieren, sind:

- TSH,
- stimulierende Immunglobuline,
- intrathyreoidaler Iodmangel,
- Wachstumsfaktoren wie z. B. EGF (epidermal growth factor) und IGF-I (insulin-like growth factor I).

Bislang war dem TSH nach klinischen Befunden und experimentellen Daten (28) eine entscheidende Rolle im Schilddrüsenwachstum zugeordnet worden. Neuere Untersuchungen zeigen aber, daß der intrathyreoidale Iodmangel selbst zu einer Stimulation auto- und parakriner Wachstumsfaktoren führt, die dann eine Hyperplasie zur Folge hat, während TSH wohl hauptsächlich eine Zellhypertrophie bewirkt (40). In diesem Zusammenhang ist es interessant, daß die Organogenese der fetalen Schilddrüse in Abwesenheit von TSH erfolgt. Obwohl es Hinweise darauf gibt, daß Immunglobuline das Wachstum von Schilddrüsenzellen stimulieren (25,121) gibt es noch Zweifel, ob die hierbei benutzten Nachweismethoden eine Hyperplasie belegen können (28).

## Entwicklung der Schilddrüse und ihrer Funktion

Die Entwicklung der Anlage der Schilddrüse, die als Epithelknospe am Boden des Schlunddarms erscheint, beginnt in der 3. Woche nach der Konzeption. Zu diesem Zeitpunkt befindet sich die Schilddrüsenanlage in Kontakt mit dem Endothel des sich entwickelnden Herzens und ist über den Ductus thyreoglossus mit dem Schlunddarm verbunden. 30 Tage nach Konzeption ist die bilobäre Struktur des Organs bereits erkennbar und mit 5 Wochen atrophiert der Ductus thyreoglossus. Während der Wanderung der Schilddrüsenanlage nach kaudal bleibt sie in engem Kontakt mit dem Herzen und der Aorta. Mit einem Schwangerschaftsalter von 7 Wochen werden die Ultimobranchialkörper, die den Ursprung der C-Zellen der Schilddrüse darstellen, als laterale Anlage in die beiden Schilddrüsenlappen inkorporiert. Zu diesem Zeitpunkt hat die Schilddrüse ihre definitive Position auf der Höhe des Schildknorpels erreicht. Im weiteren Verlauf der Schwangerschaft nimmt das Organ in dieser Position an Größe zu (110). Interessanterweise erfolgt somit die Proliferation und Differenzierung der Schilddrüsenanlage zunächst in Abwesenheit von TSH, da mütterliches TRH, aber nicht TSH die Plazenta passieren kann und fetales TSH erst ab der 12.–13. Schwangerschaftswoche histochemisch in der fetalen Hypophyse nachweisbar wird (33). Kürzlich wurden bei der Maus Transkriptionsfaktoren identifiziert, die eine wesentliche Rolle in der Differenzierung, der Proliferation und Migration der Schilddrüsenanlage spielen. Hierzu zählen die Transkriptionsfaktoren Hox 3b, Pax-8, TTF-1 und TTF-2, die in einer sequentiellen Abfolge der Expression und durch Regulation unterschiedlicher schilddrüsenspezifischer Zielgene, z.B. des Thyreoglobulins, der Schilddrüsenperoxidase und des TSH-Rezeptors, die Wanderung Differenzierung und Funktion die Organanlage steuern.

Ab der 10.–12. Schwangerschaftswoche beginnt die aktive Iodaufnahme in die fetale Schilddrüse und die fetale Hormonsynthese ist damit möglich. Der TSH-Spiegel im fetalen Plasma steigt in der 18.Schwangerschaftswoche an. Dieser Anstieg reflektiert die zunehmende Reifung des hypothalamohypophysären Regelkreises. Während der Fetalzeit wird TRH außer im Hypothalamus auch im Pankreas und im Darm synthetisiert. Durch Nabelschnurpunktion konnte gezeigt werden, daß die intrauterinen fetalen TSH -Konzentrationen ab der 20.

Schwangerschaftswoche und nachfolgend auch die $T_4$ – Konzentrationen höher liegen als bei Frühgeborenen mit entsprechenden Gestationsaltern (117). Die $T_3$-Konzentrationen sind während der gesamten Schwangerschaftsdauer niedrig, während die $rT_3$-Spiegel erhöht sind, was durch die aktivere Deiodierung des inneren Rings in der Plazenta und der fetalen Leber erklärt ist (Abb 2.**2**).

Die negative Feedback-Regulation, d. h die Hemmug der hypophysären TSH-Sekretion durch die peripheren Schilddrüsenhormonkonzentrationen, ist bereits ab der 30. Schwangerschaftswoche möglich. Ihre völlige Ausreifung erfolgt jedoch erst um den Zeitpunkt der Geburt. (100). Dies ist wesentlich für die Beurteilug der Schilddrüsenfuktion sehr unreifer Frühgeborener.

Die TSH-Spiegel im Blut steigen 30 Minuten nach der Geburt an und fallen im Verlauf der nächsten 24 Stunden wieder auf die Werte im Nabelschnurblut ab. (Abb 2.**3**) Der initiale TSH-Anstieg wird durch den Kältereiz nach der Geburt getriggert und resultiert in den ersten Lebenstagen in einer gesteigerten Schilddrüsenhormonproduktion, so daß die peripheren Serumkonzentrationen im Vergleich zu späteren Lebensaltern im hyperthyreoten Bereich liegen (Tab. 2.**1**).

Während die Schilddrüsenhormone für das postnatale Wachstum eine wichtige Rolle spielen, konnte ein relevanter Einfluß auf das Wachstum von Feten nicht festgestellt werden.

So ist es erstaunlich, daß selbst Neugeborene, die kaum zu einer eigenen Schilddrüsenhormonsynthese in utero fähig waren (z. B. Neugeborene mit Athyreose oder komplettem Organifikationsdefekt), bei der Geburt keine bei der klinischen Untersuchung faßbaren Symptome eines Schilddrüsenhormonmangels aufwiesen und sich bei frühzeitiger Therapie auch mental völlig normal entwickelten. Bei verzögertem Behandlungsbeginn traten jedoch die typischen Zeichen und Folgen des Schilddrüsenhormonmangels wie Kleinwuchs und geistige Retardierung auf.

Letztlich ist noch nicht geklärt, warum eine pränatale und postnatale Hypothyreose unterschiedliche Konsequenzen haben.

Eine Möglichkeit wäre die Unabhängigkeit der Fetalentwicklung vom Schilddrüsenhormon. Da nukleäre Schilddrüsenhormorezeptoren bereits früh in der Gestation nachweisbar und wirksam sind, erscheint diese Erklärung unwahrscheinlich (5). Eine andere Erklärung wäre die Bereitstellung mütterlichen Schilddrüsenhormons zumindest in einem solchen Maße, daß gravierende und irreversible Schäden verhindert werden. Bislang war jedoch die Lehrmeinung, daß die menschliche Plazenta impermeabel für Schilddrüsenhormon sei (46), während bei der Ratte ein signifikanter Transfer nachgewiesen wurde (91). Inzwischen konnte jedoch gezeigt werden, daß bei Neugeborenen mit komplettem Organifikationsdefekt oder Athyreose in den ersten Lebenstagen noch nachweisbare Schilddrüsenhormonspiegel vorhanden sind, die dann aber mit einer Halbwerts-

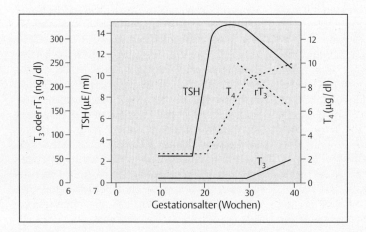

Abb. 2.**3** Ontogenese der Sekretion von TSH, $T_4$, $T_3$ und $rT_3$ beim Menschen (nach Fisher).

Tabelle 2.**1** Normalwerte der Schilddrüsenhormone im Serum bei Berliner Kindern.

| Alter | $T_4$ nmol/l Median | Streu- breite | $fT_4$ pmol/l Median | Streu- breite | $T_3$ nmol/l Median | Streu- breite | TSH E/l Median | Streu- breite |
|---|---|---|---|---|---|---|---|---|
| < 1 Monat | 193 | 122–276 | 41 | 23–54 | 3,3 | 1,95–4,1 | 3,4 | 0,8–8,7 |
| < 1 Jahr | 138 | 106–169 | 22 | 19,8–31 | 2,4 | 1,5–3,3 | 2,3 | 0,4–6,7 |
| 1–5 Jahre | 126 | 95–164 | 21 | 15–32 | 2,3 | 1,4–3,3 | 2,1 | 0,7–6,0 |
| 5–10 Jahre | 115 | 78–156 | 19,8 | 12–30 | 2,2 | 1,28–3,1 | 1,8 | 0,6–5,7 |
| > 10 Jahre | 104 | 68–157 | 16,8 | 11,5–26 | 1,95 | 1,05–2,85 | 1,5 | 0,6–4,7 |

Umrechnungsfaktoren:
- $T_4$ nmol/l $\times$ 0,08 = μg/dl
- $T_3$ nmol/l $\times$ 66,7 = ng/dl

zeit von ca. 3,5 Tagen abfallen (128). Aus diesen Daten und der guten Korrelation mütterlicher und durch Nabelvenenpunktion gewonnnener fetaler Thyroxinspiegel muß gefolgert werden, daß – besonders bei fetaler Hypothyrose – genügend mütterliches $T_4$ die Plazenta passiert, um die Ausbildung der schwerwiegenden Symptome einer Hypothyrose pränatal zu verhindern.

Der freien Passage mütterlicher Schilddrüsenhormone wirkt die aktive Monodeiodase der Plazenta entgegen, die zur Bildung des inaktiven $rT_3$ führt. Hingegen können Thyreostatika und mütterliche Immunglobuline die Plazenta frei passieren und spielen daher eine wichtige Rolle bei den Krankheitsbildern der angeborenen Hyper- und Hypothyrose.

Iod wird über die Plazenta aktiv transportiert, und plazentares HCG und Wachstumsfaktoren spielen eine noch nicht vollständig geklärte Rolle in der Stimulierung des Wachstums und der Funktion der fetalen Schilddrüse.

Aus diesen Daten hinsichtlich der Schilddrüsenentwicklung ergeben sich wichtige Aspekte für die Beurteilung der Schilddrüsenfunktion Frühgeborener. Da die $T_4$-Spiegel erst im Laufe der Schwangerschaft ansteigen, werden bei Frühgeborenen mit einem Gestationsalter von < 30 Schwangerschaftswochen $T_4$-Konzentrationen gemessen (< 8 my;g/dl), die im hypothyreoten Bereich für reife Neugeborene liegen (69). Die freien $T_4$-Spiegel hingegen liegen meistens im untersten Normbereich für reife Neugeborene und ältere Kinder. Sehr unreife Frühgeborene weisen regelhaft $T_4$- und $T_3$-Spiegel im hypothyreoten Bereich auf (124). Da die TSH-Spiegel hierbei im Normalbereich liegen, die TSH-Sekre-

tion auch durch TRH stimulierbar ist ( 68) und sich die Schilddrüsenhormonspiegel im Verlauf der ersten 2 Lebensmonate normalisieren, liegt die Ursache dieser niedrigen Schilddrüsenhormonspiegel wahrscheinlich in der noch fehlenden Ausreifung des hypothalamohypophysären Regelkreises. Die Beurteilung der Schilddrüsenfunktion Frühgeborener und Neugeborener mit intrauteriner Dystrophie wird aber erschwert durch die häufige Malnutrition und die hohe Inzidenz schwerer Erkrankungen wie Atemnotsyndrom, Infektionen und zerebrale Blutungen. Diese Faktoren tragen zu einer Hemmung der Konversion von $T_4$ und $T_3$ bei, so daß die durch Unreife bedingte Minderproduktion von $T_3$ noch verstärkt wird. Hierbei finden sich erhöhte $rT_3$-Spiegel, aber weiterhin normale TSH-Spiegel, so daß auch die Stoffwechsellage dieser Frühgeborenen als euthyreot bezeichnet werden kann. Ähnlich dem Low-$T_3$-Syndrom bei schweren Erkrankungen des Erwachsenen, mag diese Situation Ausdruck eines sinnvollen Energiesparmechanismus sein. So konnten in kontrollierten Studien auch keine positiven Effekte einer Schilddrüsenhormonsubstitution hinsichtlich der Morbidität oder Mortalität von Frühgeborenen nachgewiesen werden (13). Darüber hinaus wurde gezeigt, daß Behandlungsversuche mit Thyroxin zwar zu einem Anstieg der $T_4$- und $rT_3$-Spiegel, aber nicht des stoffwechselaktiven $T_3$-Spiegels führte. (125). Darüber hinaus war auch kein positiver Effekt der Schilddrüsenhormongabe hinsichtlich der Entwicklung Frühgeborener mit einem Gestationsalter von 28 und mehr Schwangerschaftswochen zu verzeichnen. Ungeklärt ist jedoch, warum sehr unreife Frühgeborene auch bei Berücksichtigung des Einflusses anderer schwerer Erkrankungen dann eine schlechtere Prognose hinsichtlich ihrer mentalen und neurologischen Entwicklung aufwiesen, wenn ihre $T_4$-Spiegel am 5. Lebenstag signifikant erniedrigt waren (103). Hieraus ist daher zunächst zu folgern, daß eine Thyroxintherapie von Frühgeborenen bei normalen TSH-Spiegeln nicht indiziert ist. Iodmangel (21) oder eine erhöhte Iodzufuhr durch Desinfektions- oder Kontrastmittel in der neonatalen Intensivpflege (73), die zum Wolff-Chaikoff-Effekt führt, bewirken einen Anstieg der TSH-Spiegel auch bei Frühgeborenen als Ausdruck einer jetzt vorliegenden Hypothyreose, die dann bei anhaltender Dauer (länger als 14 Tage) auch substituiert werden muß. Probleme ergeben sich bei der Be-

urteilung sehr unreifer Früh- und Neugeborener in der Intensivpflege, insbesondere bei der Anwendung von Dopamin oder Glucocorticoiden, da durch die noch nicht ausgereifte bzw. gehemmte Feedback-Regulation kein Anstieg der TSH-Sekretion zu erwarten ist. Daher ist es zwingend notwendig, daß die Beurteilung der Schilddrüsenfunktion (Neugeborenenscreening) nach Absetzen der Medikamentengabe erneut erfolgt.

Bislang ungeklärt ist die Notwendigkeit der Substitution von stoffwechselwirksamem Schilddrüsenhormon ($T_3$) bei sehr unreifen Frühgeborenen (< 28 Schwangerschaftswoche), die in kontrollierten prospektiven Studien evaluiert werden muß.

## Hypothyreose

**Definition.** Der Begriff Hypothyreose beschreibt eine Stoffwechselsituation, bei der der Organismus nicht in der Lage ist, den Bedarf an Schildrüsenhormonen zu decken. Man unterscheidet:

- primäre Hypothyreosen, bei denen die Ursache der Schilddrüsenunterfunktion in der Schilddrüse selbst liegt,
- sekundäre bzw. zentrale Hypothyreosen, bei denen die Ursache der mangelnden Hormonsekretion in einer Störung der hypothalamo-hypophysären Regulation liegt.

Tabelle 2.**2**   Differentialdiagnose der primären angeborenen Hypothyreose

| Schilddrüsendysgenesie: |
| --- |
| • Athyreose |
| • Hypoplasie |
| • Ektopie |
| Störungen der Biosynthese: |
| • Iodaufnahmedefekt (z. B. NaI-Symporter-Defekt) |
| • Organifikationsdefekt (z. B. Schilddrüsenperoxidasedefekt) |
| • Thyreoglobulinmangel |
| • Deiodasemangel |
| Schilddrüsenhormonresistenz (z. B. Mutation des TR-$\beta_1$-Gens) |

Angeborene Hypothyreosen bestehen bereits seit Geburt, während die Schilddrüsenfunktion im Neugeborenenalter bei erworbenen Störungen nachgewiesenermaßen normal war (Tab. 2.**2**).

**Ätiologie und Pathogenese:**
*Primäre angeborene Hypothyreose:*
*Störungen der Organogenese:*
Die Gruppe der permanenten angeborenen Hypothyreose kann in folgende Formen unterteilt werden:

- Formen, die auf einer Entwicklungsstörung des Organs beruhen,
- Formen, denen ein erblicher Defekt der Schilddrüsenhormonbiosynthese zugrundeliegt.

Seltene Störungen sind ein angeborener TSH- oder TRH-Mangel oder eine Schilddrüsenhormonresistenz (54).

> Die häufigste Ursache der angeborenen Hypothyreose (80–90 % der Fälle) ist eine Entwicklungsstörung des Organs.

Bei den Patienten mit sog. Athyreose (40 % aller Patienten) kann mit der Szintigraphie ([99]Tc oder [123]I) kein Schilddrüsengewebe nachgewiesen werden, während mit der Schilddrüsensonogra-

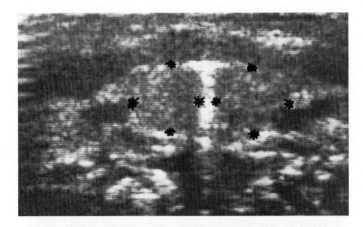

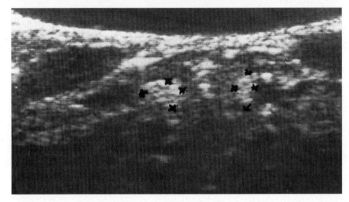

Abb. 2.**4 a,b** Ultraschall-
darstellung der Schilddrüse:
**a** Bei einem gesunden
  Neugeborenen.
**b** Bei einem Neugeborenen mit
  sog. Athyreose (fehlende Iodaufnahme im Szintigramm).

phie häufig wenig echodichtes Gewebe in der typischen Lokalisation der Schilddrüse sichtbar wird. Es ist noch nicht geklärt, ob es sich hierbei um nichtfunktionierendes Restgewebe oder fibröses Ersatzgewebe handelt (Abb. 2.4).

Bei einem anderen Teil der Patienten (35%) wird mit der Szintigraphie Schilddrüsengewebe an nicht üblicher Stelle, zumeist am Zungengrund, nachgewiesen. Patienten mit einer Hypoplasie (2–5%) haben meistens nur hypoplastische Schilddrüsenlappen.

In der Mehrzahl dieser Fälle wird eine defekte Organanlage oder eine Störung in der embryologischen Entwicklung der Schilddrüse als Ursache angenommen. Kürzlich konnte erstmals die molekulare Pathogenese einiger Fälle von Schilddrüsendysgenesie geklärt werden: Autosomal rezessiv vererbbare Mutationen des TSH-Rezeptorgens sowie autosomal dominante oder rezessive Mutationen in den Genen für die Transkriptionsfaktoren TTF-1, TTF-2 und Pax-8 verursa-

chen eine Schilddrüsenhypoplasie mit angeborener Hypothyreose. (6, 14, 23, 85). Darüber hinaus wurde bereits in den 60er Jahren vermutet, daß die angeborene Hypothyreose in einigen Fällen das Ergebnis einer infektiösen oder autoimmunen Zerstörung des primär normal angelegten Organs ist (9). In den letzten Jahren wurden verschiedene Schilddrüsenantikörper (TSH-Rezeptor-Antikörper, wachstumsblockierende Antikörper und zytotoxische Antikörper) im Serum einiger Neugeborener mit angeborener Hypothyreose und ihrer Mütter nachgewiesen (11, 48, 122). Außerdem konnte der kausale Zusammenhang zwischen dem plazentaren Transfer mütterlicher Schilddrüsenantikörper und der angeborenen Hypothyreose bei einem Teil der Kinder wahrscheinlich gemacht werden (122). Die Bestimmung routinemäßig erfaßbarer Schilddrüsenantikörper (TPO- und Thyreoglobulinantikörper) hingegen ergab kein gehäuftes Vorkommen bei Patienten mit angeborener

Hypothyreose (30). Zwar wurde ein familiäres Vorkommen der angeborenen Hypothyreose mit Schilddrüsendysgenesie beschrieben, das Risiko eines familiären Auftretens dieser Erkrankung ist jedoch bislang als sehr gering einzuschätzen. Hierbei muß jedoch in Betracht gezogen werden, daß die Patienten mit angeborener Hypothyreose bei spätem Behandlungsbeginn vor der Einführung der Screeningprogramme gegen Ende der 70er Jahre sicher keine normale Reproduktionsrate hatten. Dieses Phänomen könnte eine potentiell dominante Vererbung der Schilddrüsendysplasie verdecken. Die angeborene Hypothyreose aufgrund einer Mangelentwicklung der Schilddrüse ist bei Mädchen 2- bis 3mal häufiger als bei Jungen, im Gegensatz zu den im folgenden beschriebenen autosomal rezessiv vererbten Enzymdefekten, die eine gleichmäßige Verteilung auf beide Geschlechter zeigen. Dieser epidemiologische Befund könnte durch eine erhöhte Spontanmutationsrate in einem Gen oder den Genen erklärt werden, die bedeutsam für die Entwicklung und Differenzierung der fetalen Schilddrüse sind.

*Primäre angeborene Hypothyreose:*
*Defekte der Schilddrüsenhormonbiosynthese:*

10–20 % aller Neugeborenen mit angeborener Hypothyreose haben Störungen der Schilddrüsenhormonsynthese, die autosomal rezessiv vererbt werden.

- *Defekt der Iodaufnahme*: Neugeborene mit einem Defekt der Iodaufnahme (Iodtrapping-Defekt) haben normal große oder vergrößerte Schilddrüsen an typischer Stelle. Die Aufnahme von $^{123}$I in die Schilddrüse ist bei diesen Patienten stark erniedrigt, und da auch die Iodaufnahme in die Speicheldrüsen blockiert ist, findet sich ein stark erniedrigtes Verhältnis der Iodkonzentration im Speichel zur Iodkonzentration im Serum. Durch die hochdosierte Iodgabe, z. B. in Form von Lugol-Lösung, kann die intrathyreoidale Iodkonzentration durch passive Diffusion erhöht und damit die Schilddrüsenhormonsynthese gesteigert werden (79). Als Ursache dieser Form der angeborenen Hypothyreose wurden kürzlich Mutationen im Natrium-Iod-Symporter identifiziert ( 98).

- *Defekt der Schilddrüsenperoxidase*: Die Diagnose eines Defekts der Schilddrüsenperoxidase (Organifikationsdefekt) mit mangelnder Iodorganifikation wurde bis vor kurzem durch den Nachweis eines erhöhten Verlusts von $^{123}$I aus der Schilddrüse nach der Gabe von Perchlorat gestellt (Perchlorat-Discharge-Test). Sowohl komplette als auch partielle Organifikationsdefekte wurden beschrieben, die aber entweder das Enzym Schilddrüsenperoxidase selbst, aber auch Koenzyme wie das Hämatin oder das Riboflavin betreffen können. Bislang konnte erst in wenigen Fällen ein familiärer oder sporadischer Organifikationsdefekt auf Mutationen im Gen der Schilddrüsenperoxidase zurückgeführt werden (8, 52).

- *Kombination von angeborener Hypothyreose oder Euthyreose mit Struma und Innenohrschwerhörigkeit*: Diese Kombination wurde zuerst von Pendred beschrieben (113). Da die meisten Patienten einen erhöhten Iodverlust nach Perchloratgabe aufweisen (positiver Perchlorat-Discharge-Test), wurde zunächst ebenfalls ein Defekt der Peroxidase vermutet, obwohl auch Patienten mit normalen Ergebnissen des Perchlorat-Discharge-Tests beschrieben worden waren. Nachdem durch molekulargenetische Untersuchungen Mutationen des Schilddrüsenperoxidasegens ausgeschlossen worden waren, konnte durch Linkage-Unterschungen nachgewiesen werden, daß das Pendred-Syndrom durch autosomal rezessive Mutationen in einem neu identifizierten Gen, dem sog. *Pendrin-Gen* verursacht wird (18). Dieses Gen kodiert für einen Iodidtransport, aber die molekulare Pathophysiologie der Schilddrüsenstörung und der Schwerhörigkeit sind noch nicht geklärt.

- *Iodtyrosin-Deiodase-Mangel*: Neugeborene mit einem Iodtyrosin-Deiodase-Mangel kommen mit einer bereits vergrößerten Schilddrüse zur Welt. Da sie nicht in der Lage sind, Iod aus den Verbindungen MIT und DIT herauszulösen und für die Schilddrüsenhormonsynthese zu verwenden, scheiden sie iodiertes MIT und DIT in so hoher Menge im Urin aus, daß es zu einer Iodverarmung der Schilddrüse kommt. Auch bei diesen Patienten kann eine Steigerung des Iodangebots allein zu einer verbesserten Schilddrüsenhormonsynthese führen. Deiodasedefekte sind bislang molekulargenetisch nicht geklärt.

- *Defekt der Thyreoglobulinsynthese*: Ein solcher Defekt muß besonders dann vermutet werden, wenn bei einem Neugeborenen mit angeborener Hypothyreose und normaler oder vergrößerter Schilddrüse, Thyreoglobulin im Serum nicht nachweisbar oder stark erniedrigt ist. Da aber auch ein strukturell verändertes, biologisch inaktives Thyreoglobulin mit unveränderter Immunoreaktivität oder ein Defekt im Thyreoglobulintransport vorliegen kann, konnte die Diagnose bislang nur durch histochemische bzw. biochemische Untersuchungen von Biopsiematerial gesichert werden. Inzwischen sind jedoch auch einzelne Patienten mit Mutationen im Thyreoglobulingen berichtet worden ( 66), dessen Untersuchung aufgrund seiner Größe und Struktur jedoch sehr aufwendig ist.
- *Seltenere Ursachen der angeborenen Hypothyreose*: Seltenere Ursachen sind Syndrome mit einer verminderten Wirksamkeit des Schilddrüsenhormons (86). Patienten mit einer generalisierten Schilddrüsenhormonresistenz weisen erhöhte TSH- und erhöhte Schilddrüsenhormonspiegel mit der Symptomatik einer Hypothyreose auf (102). Das klinische Bild ist äußerst variabel. Ursachen dieser Störungen sind autosomal dominant erbliche Mutationen des TR-$\beta_1$-Gens, das gewebsspezifisch exprimiert wird.

*Transiente Hypothyreose*:

> Die angeborene Hypothyreose bei Iodmangel ist die häufigste angeborene Schilddrüsenerkrankung der Welt.

Die deletären Folgen für die körperliche und geistige Entwicklung dieser Patienten, insbesondere bei schwerem Iodmangel der Mutter während der Schwangerschaft oder bei verspäteter Behandlung, sind häufig irreversibel. Die Hypothyreose ist definitionsgemäß nur transient, da eine Iodsupplementierung in den meisten Fällen die Schilddrüsenhormonsekretion normalisiert. Der Iodmangel wird in einigen Regionen der Erde durch die gleichzeitige Zufuhr von Goitrogenen (z. B. aus Cassava ) verstärkt, die die Iodorganifikation hemmen (22). Es gibt es zwar auch

noch heute Iodmangelgebiete in Europa, in denen noch keine ausreichende Iodsupplementierung erfolgt und zu denen auch teilweise Deutschland gehört. Die typischen schweren Verlaufsformen des endemischen Kretinismus werden hier jedoch nicht beobachtet, wohl aber deutlich höhere Inzidenzen von transienter Hypothyreose und Neugeborenenstruma, die durch Iodprophylaxe während der Schwangerschaft verhindert werden können (115).

In Nordamerika und Europa ist die transiente Hypothyreose ein Krankheitsbild, das erst seit der Einführung von Screeningprogrammen zur Früherkennung der angeborenen Hypothyreose Bedeutung erlangte. Bei Neugeborenen mit transienter Hypothyreose können eine Entwicklungsstörung der Schilddrüse oder ein Enzymdefekt nicht nachgewiesen werden, obwohl in der Neugeborenenzeit erhöhte TSH-Spiegel bei erniedrigten Schilddrüsenhormonspiegeln eine hypothyreote Stoffwechselsituation dokumentieren. Sind nur die TSH-Spiegel bei normalen Schilddrüsenhormonspiegeln erhöht, handelt es sich um eine Hyperthyreotropinämie, die aber auch darauf hindeuten kann, daß eine latente hypothyreote Stoffwechsellage besteht, in der der Bedarf an Schilddrüsenhormonen nur durch eine verstärkte TSH-Sekretion aufrechterhalten werden kann.

> Als häufigste Ursache für eine transiente Hypothyreose oder Hyperthyreotropinämie konnte eine Iodkontamination Neugeborener festgestellt werden (50, 75).

Da sowohl die Plazenta als auch die Brustdrüse Iod aktiv über den NaI-Symporter transportiert, kann eine prä-oder perinatale Iodverabreichung an die Mutter, z. B. in Form iodhaltiger Desinfektionsmittel (PVP-Iod), Sekretolytika (Kaliumiodatum), Kontrastmittel oder Antarrhythmika (Amiodarone), zu einer Anreicherung des Iodids in der Schilddrüse des Fetus über die Plazenta oder des Neugeborenen über die Muttermilch führen. Eine häufige Ursache ist auch die postnatale Anwendung von Desinfektions- oder Kontrastmitteln beim Kind (49). Die Ursache dieser transienten Funktionsstörung liegt in der im Tierversuch bewiesenen höheren Empfindlichkeit der neonatalen Schilddrüse gegenüber sehr hohen Iodidkonzentrationen, die einen lang anhaltenden Wolff-Chaikoff-Effekt auslösen (116). Frühgeborene sind hierbei besonders gefährdet, da einerseits die Autoregulation ihrer Schilddrüse nicht ausgereift ist, sie aber besonders häufig der Anwendung von Kontrast- und Desinfektionsmitteln ausgesetzt sind (73, 112). Bei all den genannten Iodkontaminationen liegt die Ioddosis im Grammbereich. Bei der Iodprophylaxe der Schwangeren, die in der Regel mit 200 µg Iodid/Tag durchgeführt wird, besteht keine Gefahr des Wolff-Chaikoff-Effekts. Eine Anwendung höher dosierter Iodpräparate bei Schwangeren und Neugeborenen sollte vermieden werden. Ist die Verabreichung jedoch unumgänglich, so muß die Schilddrüsenfunktion kontrolliert werden.

Eine seltene Ursache der transienten Hypothyreose ist der transplazentare Übertritt thyreostatischer Medikamente, z.B. während der Behandlung eines mütterlichen Morbus Basedow. Sowohl Propylthiouracil (PTU) als auch Carbimazol kann die Plazenta passieren. Da der Morbus Basedow in der Schwangerschaft zumeist eine deutliche Remission aufweist und eine fetale bzw. neonatale Hypothyreose nur bei Dosierungen von mehr als 15 mg Carbimazol bzw. 200 mg PTU beobachtet werden, ist die thyreostatikainduzierte Hypothyreose des Neugeborenen selten. Weitaus häufiger ist sie durch blockierende Antikörper oder hochdosierte Iodgaben bedingt. Die Gabe von PTU oder Carbimazol in den genannten Dosierungen ist auch während der Stillzeit unbedenklich, da in der Muttermilch keine Konzentrationen erreicht werden, die eine Hypothyreose des Kindes bewirken.

Mütterliche Immunglobuline, die die Schilddrüsenfunktion hemmen, können diplazentar zu einer transienten Hypothyreose des Fetus und des Neugeborenen führen. Es wurde gezeigt, daß einige der betroffenen Kinder eine gestörte Entwicklung wohl aufgrund der bereits pränatal wirksamen Hypothyreose aufwiesen (87). Nach Verschwinden der mütterlichen Immuglobuline aus der kindlichen Zirkulation normalisiert sich die Schilddrüsenfunktion komplett (Tab. 2.**3**).

*Sekundäre Hypothyreose* Bei Patienten mit sekundärer Hypothyreose ist es oft schwierig festzustellen, ob die Ursache der Störung im Hypothalamus oder in der Hypophyse liegt. Die basa-

**Tabelle 2.3**   Differentialdiagnose der transienten Hypothyreose

- Iodkontamination
  (z.B. PVP-Iod, Kontrastmittel, Amiodarone)
- Iodmangel
- Mütterliche Thyreostatika
  (z.B. bei mütterlichem Morbus Basedow)
- Mütterliche blockierende Autoantikörper
  (z.B. bei mütterlicher Autoimmunthyreoiditis)

len Serum-TSH-Konzentrationen sind niedrig, ebenso die Schilddrüsenhormonspiegel. Eine gewisse Differenzierung erlaubt der TRH-Test, der bei einer hypothalamischen Störung einen verzögerten TSH-Anstieg (nach 60–120 Minuten) und bei hypophysärer Läsion häufig keine Stimulation des TSH bewirkt. Ursachen dieser vergleichsweise seltenen Störungen (1:100 000 Neugeborene) sind zumeist Entwicklungsstörungen der Hypophyse, wobei in diesen Fällen auch die Sekretion anderer Hypophysenhormone defekt ist, sowie die sehr seltenen sporadischen oder familiären TRH-oder TSH-Mangelsyndrome. Molekulargenetisch erfaßbare Ursachen sind beim multiplen Ausfall hypophysärer Hormone (TSH, Wachstumshormon, Prolaktin und Gonadotropine) Mutationen der Gene für die Transkriptionsfaktoren pit-1 oder prop-1 (96). Beim isolierten TSH-Mangel wurden Mutationen im β-TSH-Gen (2) und im TRH-Rezeptor-Gen (15) identifiziert. Es wurde zunächst angenommen, daß bei diesen Störungen immer eine Basalsekretion von Schilddrüsenhormonen vorhanden ist, die auf die basale konstitutive Aktivität des TSH-Rezeptors zurückzuführen ist. Schwerwiegende Symptome und Folgen der sekundären Hypothreose wurden daher als unwahrscheinlich angesehen. Die ungünstige Prognose dieser Erkrankungen wird vielmehr zurückgeführt auf das gleichzeitige Fehlen von ACTH und Wachstumshormon, das mit schweren Hypoglykämien einhergeht. Die Identifizierung von Mutationen im β-TSH-Gen bei schwerer konnataler zentraler Hypothyreose machte jedoch deutlich, daß auch ein isolierter TSH-Mangel zu einer schweren neonatalen Symptomatik mit persistierenden Schäden führen kann (7). Eine wichtige Differentialdiagnose dieser zentralen Störungen ist der angeborene TBG-Mangel, bei dem ebenfalls niedrige TSH-Konzen-

**Tabelle 2.4** Differentialdiagnose der zentralen Hypothyreose

- Entwicklungsstörungen von Hypothalamus und Hypophyse:
  - Pit-1-Mutation (GH-, TSH- und Prolaktinmangel)
  - Prop-1-Mutation (GH-,TSH-, Prolaktin- und fakultativ Gonadotropinmangel)
  - Hsex-Mutation (septooptische Dysplasie)
- Isolierter β-TSH-Mangel
- TRH-Rezeptor-Defekt

trationen und gleichzeitig erniedrigte Schilddrüsenhormonspiegel vorliegen, die TSH-Stimulation durch TRH und die freien Hormonspiegel aber normal sind (Tab. 2.**4**).

*Erworbene Hypothyreose*:

Die häufigste Ursache einer erworbenen Hypothyreose im Kindesalter ist eine *Autoimmunthyreoiditis* (101).

Bei diesen Patienten führt die lymphozytäre Infiltration der Schilddrüse über die direkte Zytotoxizität von T-Zellen (114) oder durch eine antikörperabhängige zellvermittelte Zytotoxizität (ADCC) (10) zu einer Zerstörung des Schilddrüsengewebes mit Hypothyreose. Die Autoimmunthyreoiditis im Kindesalter manifestiert sich zumeist mit dem Auftreten einer Struma, die in der Sonographie das typische echoarme Muster aufweist. Die Hypothyreose entwickelt sich häufig langsam über Jahre als Folge einer fibrotischen Umwandlung des entzündeten Schilddrüsengewebes. Ein primäres Myxödem (primär atrophische Autoimmunthyreoiditis) ist im Kindesalter sehr selten. Das Alter bei Manifestation einer Hypothyreose als Folge einer Autoimmunthyreoiditis liegt zumeist jenseits des Kleinkindesalters. Nur selten werden hypothyreote Verlaufsformen einer Autoimmunthyreoiditis auch bei Kleinkindern beobachtet. Die Häufigkeit der Autoimmunthyreoiditis ist regional unterschiedlich und wird in gut iodversorgten Gebieten mit einer Häufigkeit von 5–10% angegeben. Bei Patienten mit Chromosomenanomalien (Ulrich-Turner-Syndrom, Klinefelter-Syndrom, Down-Syndrom) werden hypothyreote Verlaufsformen einer Autoimmunthyreoiditis häufiger beobachtet. Ebenso finden sich bei bis zu 20% aller jugendlichen Patienten mit Diabetes mellitus Typ I Schilddrüsenautoantikörper, die häufig zur Hypothyreose führen, die meist jedoch erst im Erwachsenenalter auftritt (41). Hypothyreosen infolge einer Autoimmunthyreoiditis finden sich auch im Rahmen der Syndrome mit polyglandulärer Insuffizienz. Hierbei können neben der Hypothyreose ein Diabetes mellitus, eine Nebenniereninsuffizienz, ein Hypoparathyreoidismus, eine mukokutane Candidiasis, eine Enteropathie sowie eine perniziöse Anämie und Thrombozytopenie vorkommen.

Eine weitere Ursache der erworbenen Hypothyreose ist die *Zerstörung von Schilddrüsengewebe durch radioaktive Strahlung*. Diese wurde bei der externen Strahlentherapie von malignen Lymphomen und Hämangiomen im Halsbereich beobachtet.

Wie bereits erwähnt, können auch angeborene *Defekte der Schildrüsenhormonsynthese* sowie *ektope Schilddrüsen* erst im Kindesalter dekompensieren und mit den Symptomen einer erworbenen Hypothyreose in Erscheinung treten.

Auch sekundäre Hypothyreosen können erworben werden, so z. B. durch ein *Schädeltrauma* oder bei Vorhandensein *zerebraler Tumoren*, z. B. Kraniopharyngeomen, bzw. durch deren Therapie (Operation oder Bestrahlung).

Weitere seltene Ursachen einer erworbenen Hypothyreose sind die progressive Funktionseinschränkung des Schilddrüsengewebes bei der *Zystinose* oder durch Eisenablagerung bei der Transfusionsbehandlung hämolytischer Anämien wie z. B. der *Thalassämie*.

*Medikamente*, die eine erworbenen Hypothyreose hervorrufen können, sind zum einen iodhaltige Präparate, wie z. B. Amiodarone, Kaliumiodatum, PVP-Iod. Auch die *Interleukin*- bzw. die *Interferonbehandlung* von Patienten nach Knochenmarktransplantation kann über eine Störung der Immunbalance zur Hypothyreose führen.

**Klinik.** Das klinische Bild und die Prognose der angeborenen Hypothyreose werden durch die Beeinträchtigung der mentalen und psychomotorischen Entwicklung bestimmt. Die Entwicklung des menschlichen ZNS erfolgt hauptsächlich postnatal, und zwar besonders schnell in den ersten 6 Lebensmonaten. Die normale Entwicklung des ZNS während dieses kritischen

Zeitraums ist von einer ausreichenden Schilddrüsenhormonzufuhr abhängig. Da die verschiedenen Regionen des Gehirns zu verschiedenen Zeitpunkten reifen, ist das klinische Bild vom zeitlichen Auftreten der Hypothyreose abhängig. Ein in den ersten Lebensmonaten manifester Schilddrüsenhormonmangel bewirkt eine irreversible Störung der Myelinisierung sowie strukturelle und funktionelle Veränderungen der Membranen von Gliazellen. Auf molekularer Ebene wurde gezeigt, daß das Schilddrüsenhormon in der Expression von Genen, die bei vielen Differenzierungsvorgängen bedeutsam sind, eine wesentliche Rolle spielt (94). Das resultierende klinische Bild ist gekennzeichnet durch:

- eine schwere mentale Retardierung,
- eine verzögerte motorische Entwicklung,
- schwere neurologische Störungen wie Ataxie, choreiforme Bewegungsstörungen, Koordinationsstörungen,
- eine Innenohrschwerhörigkeit.

Bei den Patienten mit spät entdeckter, erst klinisch diagnostizierter angeborener Hypothyreose treten weitere Auffälligkeiten wie Kleinwuchs, Antriebsarmut, Müdigkeit, trockene Haut und Obstipation hinter diesen Symptomen in den Hintergrund.

Da aus tierexperimentellen, aber auch aus klinischen Studien bekannt war, daß die deletären Folgen für die geistige Entwicklung bei frühzeitiger Subsitutionstherapie zu verhindern sind, wurden *biochemische Screeningprogramme* zur Früherkennung eingeführt, da sich herausstellte,

daß die Diagnose aufgrund der geringen klinischen Symptomatik im Neugeborenenalter sonst nicht rechtzeitig gestellt werden kann. Klinische Symptome führten bei Patienten mit angeborener Hypothyreose häufig erst ab einem Alter von 3–6 Monaten zur Diagnose. Jetzt fallen folgende Symptome auf:

- vergrößerte Zunge,
- heisere Stimme,
- Nabelhernie,
- Obstipation,
- verzögerte Knochenreifung,
- Muskelhypotonie,
- Bradykardie,
- kühle Haut.

Die Symptome im Alter von 10–14 Tagen beschränken sich bei Neugeborenen mit angeborener Hypothyreose, die durch das Screening entdeckt wurden, auf eine noch offene kleine Fontanelle sowie insbesondere bei Patienten mit Athyreose auf eine verzögerte Skelettreifung, einen häufig noch vorhandenen Ikterus, eine marmorierte Haut sowie ein „typisches Gesicht" mit ödematöser Haut und eingesunkener Nasenwurzel (Abb. 2.5).

Bei einigen Patienten können eine verlängerte Gestationsdauer und ein überdurchschnittliches Geburtsgewicht vorhanden sein. Bei einem Vergleich hypothyreoter und gesunder Neugeborener ergab sich anhand einer Bewertungsskala der Symptome bei den meisten Säuglingen, die in einem Sreeningprogramm erst in einem mittleren Alter von 4 Wochen diagnostiziert wurden,

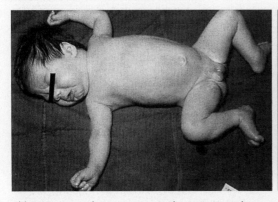
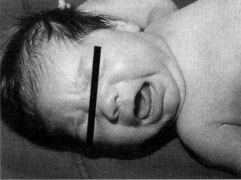

Abb. 2.**5**   Neugeborenes mit angeborener Hypothyreose (Athyreose).

eine signifikante Punktzahl in diesem Scoring (78). Bei hypothyreoten Neugeborenen sind diese Symptome zwar auch in den ersten beiden Lebenswochen vorhanden, aber wesentlich geringer ausgeprägt. So ist es nicht verwunderlich, daß bei der Vorsorgeuntersuchung U2 bei Neugeborenen mit angeborener Hypothyreose nie ein Verdacht auf diese Erkrankung geäußert wurde (51). Das Vorhandensein objektivierbarer Symptome (z. B. retardiertes Knochenalter) in den ersten Lebenstagen belegt außerdem, daß trotz eines geringen diaplazentaren Transfers mütterlichen Schilddrüsenhormons, dieses nicht ausreicht, den Mangel des Fetus komplett auszugleichen und der Zeitraum zwischen maternaler Versorgung und Substitution bei betroffenen Kindern möglichst kurz gehalten werden muß.

Da bei den verschiedenen Screeningprogrammen mit einer Rate von falsch negativen Ergebnissen von bis zu 10 % (99) gerechnet werden muß, die auf Organisationsfehler, menschliches Versagen und seltener auf Labor- oder Entnahmefehler zurückzuführen sind, muß weiterhin bei jedem Säugling mit Icterus prolongatus, offener kleiner Fontanelle, ausgeprägt marmorierter Haut und Hypothermie sowie Muskelhypotonie an eine angeborene Hypothyreose gedacht werden (Tab. 2.5).

Bei älteren Kindern und Jugendlichen mit erworbener Hypothyreose steht der Kleinwuchs im Vordergrund der klinischen Symptomatik. Die Ursache der Wachstumsstörung liegt in der Verringerung der Wachstumshormonsekretion und einer direkten Beeinträchtigung der enchon-

Tabelle 2.5 Symptome der angeborenen Hypothyreose beim Säugling

- Offene kleine Fontanelle
- Hyperbilirubinämie
- Marmorierte Haut
- Retardiertes Skelettalter
- Trinkschwäche
- Große Zunge
- Nabelhernie
- Typisches Gesicht
- Muskelhypotonie
- Obstipation
- Bradykardie
- Hypothermie

dralen Ossifikation. Weitere Zeichen einer erworbenen Hypothyreose wie Obstipation, Müdigkeit, mangelndes Konzentrationsvermögen mit einer Abnahme der Schulleistungen, trockene oder teigig geschwollene Haut, Übergewicht und Hypercholesterinämie manifestieren sich häufig erst nach längerem Bestehen der Endokrinopathie. Manchmal ist der Beginn der Störung an dem zumeist vorangehenden Abflachen der Wachstumskurve festzumachen. Die Skelettreife ist verzögert und entspricht dem Längenalter des Kindes. Die Pubertätsentwicklung ist gemäß der Skelettreife in den meisten Fällen ebenfalls verzögert, jedoch tritt bei einigen Patienten auch eine *Pubertas praecox* auf (65). Bei Mädchen kommt es zur vorzeitigen Brustentwicklung und Menarche, nicht selten auch Galaktorrhö und Vergrößerung der Sella. Die bei diesen Patienten erhöhten Prolaktin- und Gonadotropinspiegel werden auf eine gesteigerte TRH-Sekretion sowie auf einen parakrinen Effekt der stimulierten TSH-produzierenden Zellen auf die anderen Hypophysenzellen zurückgeführt. Nach Substitution mit Schilddrüsenhormon ist die Pubertas praecox wieder rückläufig.

**Diagnose.** In den meisten westlichen Industrienationen wurden Anfang der 80er Jahre Neugeborenenscreeningprogramme zur Früherkennung der angeborenen Hypothyreose eingeführt. Screeningprogramme, die eine hohe Effizienz aufweisen, sind entsprechend internationaler Empfehlungen zentralisiert, so daß die mit den Screeninguntersuchungen befaßten Laboratorien mehr als 50.000 Neugeborene pro Jahr erfassen sollten. Hierbei wird das Hypothyreosescreening zusammen mit Screeninguntersuchungen zur Früherkennung anderer Stoffwechselerkrankungen (z. B Phenylketonurie, Galaktosämie) in getrockneten Blutproben durchgeführt. Das Hypothyreosescreening ist auch im Nabelschnurblut möglich, es sollte aber aus logistischen und ökonomischen Gründen nicht vom Stoffwechselscreening getrennt werden. Mit der zunehmenden Häufigkeit von Frühentlassungen und ambulanten Entbindungen wurde es notwendig zu überprüfen, inwieweit ein TSH-Screening bereits vor dem 5. Lebenstag möglich ist. Mit neuen sensitiven TSH-Screeningmethoden gelingt es jetzt, die angeborene Hypothyreose auch bei früheren Abnahmezeitpunkten ohne eine höhere Rate falsch positiver Ergebnissse sicher zu diagnostizieren. Ein effektives Screeningprogramm ist auch für die Kontrolluntersuchung pathologischer Screeningwerte und die Diagnosesicherung verantwortlich und arbeitet in engem Kontakt mit einem Zentrum für pädiatrische Endokrinologie (60).

Bei jedem Neugeborenen mit einem pathologischen Screeningergebnis sollte eine ausführliche Erhebung der mütterlichen und kindlichen Anamnese unter besonderer Berücksichtigung von familiären Schilddrüsenerkrankungen, Ernährung, Medikamenten und eigenen Erkrankungen erfolgen, da diese Informationen für die Identifizierung von Patienten mit nur transienter Hypothyreose von Bedeutung sind.

Bei der ausführlichen klinischen Untersuchung des Neugeborenen soll nicht nur auf die Symptome der angeborenen Hypothyreose, sondern auch auf angeborene Mißbildungen geachtet werden, da Neugeborene mit angeborener Hypothyreose und anderen Fehlbildungen ein höheres Risiko für eine genetisch begründete Störung haben. Nach den Leitlinien der Arbeitsgemeinschaft für Pädiatrische Endokrinologie sind folgende Maßnahmen zur Diagnosesicherung und zur Klärung der Ätiologie vorgesehen (Abb. 2.6).

Die Kontrolluntersuchung der Schilddrüsenfunktion bei einem pathologischen Screeningergebnis umfaßt immer die Bestimmung von TSH, $T_4$ und $T_3$ im Serum. Ist nicht damit zu rechnen, daß das Ergebnis dieser Kontrolluntersuchung innerhalb von 48 Stunden vorliegt, sollte eine Substitutionstherapie begonnen werden, nachdem das Blut für die Kontrolluntersuchung entnommen wurde. Bestätigt die Kontrolluntersu-

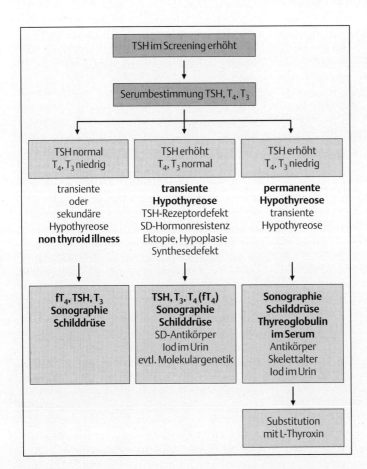

Abb. 2.**6** Leitlinien der Diagnostik bei angeborener Hypothyreose.

chung das Vorliegen einer Hypothyreose durch erhöhte TSH- und erniedrigte Schilddrüsenhormonspiegel, so sollte Blut für die Bestimmung von Thyreoglobulin und Schilddrüsenantikörper entnommen werden. Bei einem fehlenden Nachweis von Thyreoglobulin muß mit einer Athyreose gerechnet werden. TSH-Rezeptor-Antikörper weisen daraufhin, daß möglicherweise nur eine transiente Störung vorliegt. Die Iodbestimmung im Urin erklärt das Vorhandensein einer Iodkontamination. Anschließend wird eine Ultraschalluntersuchung der Schilddrüse sowie eine Bestimmung des Knochenalters anhand einer Röntgenaufnahme oder einer Ultraschalluntersuchung des Fußes und Knies durchgeführt. Ist Schilddrüsengewebe an typischer Stelle nachweisbar, so handelt es sich mit hoher Wahrscheinlichkeit um einen Defekt der Schilddrüsenhormonbiosynthese, sofern eine transiente Hypothyreose ausgeschlossen werden kann. Kann kein Schilddrüsengewebe nachgewiesen werden und ist sowohl die $T_4$ – als auch die Thyreoglobulinkonzentration im Serum niedrig, so ist es unwahrscheinlich, daß funktionieredes Schilddrüsengewebe vorhanden ist. Kann kein Schilddrüsengewebe in loco typico dargestellt werden und sind $T_4$ und Thyreoglobulin meßbar, ist wahrscheinlich Schilddrüsengewebe in ektoper Lage vorhanden. In diesen Fällen kann in einem Auslaßversuch der Substitutionstherapie nach dem 2. Lebensjahr durch Szintigraphie mit $^{123}I$ oder $^{99}Tc$ geklärt werden, ob Gewebe in ektoper Lokalisation vorhanden ist.

Bei dem Verdacht auf eine zentrale Hypothyreose klärt die Bestimmung der freien Hormone und des TBG das Vorliegen eines angeborenen und nicht behandlungsbedürftigen TBG-Mangels ab. Der TRH-Test und die Stimulation anderer Hypophysenhormone, z. B. durch CRF und GHRH, gibt Aufschluß über das Vorhandensein einer multiplen hypothalamohypophysären Insuffizienz, z. B. bei Entwicklungsstörungen der Hypophyse aufgrund einer pit-1- oder prop-1-Mutation oder einer septooptischen Dysplasie.

Die Kontrolle der Substitutionstherapie erfolgt durch die Bestimmung von TSH mit sensitiven Assays, $T_3$ sowie $T_4$ und/oder freien $T_4$ ($fT_4$) (mit letzter Tabletteneinnahme am Tag vor der Kontrolluntersuchung). Hierbei sollen die $T_4$-Spiegel im oberen Normbereich liegen. Die TSH-Spiegel sollen nicht supprimiert sein, son-

dern um 0,5 – 3,0 mE/l liegen, um eine Überbehandlung zu vermeiden. Eine Kontrolluntersuchung der Skelettreife ist nur erforderlich, wenn die Hormonbestimmung pathologische Werte aufweist oder klinische Zeichen einer nicht ausreichenden oder überschießenden Behandlung nachweisbar sind (z. B. Wachstumsretardierung oder -beschleunigung). Mindestens 2mal sollte eine Überprüfung des Hörvermögens mit audiometrschen Testverfahren erfolgen, da Kinder mit einer angeborenen Hypothyreose signifikant häufiger schwerhörig sind. Standardisierte psychometrische Tests sollten in regelmäßigen Abständen durchgeführt werden, da noch bewiesen werden muß, daß sich alle Patienten mit früh behandelter Hypothyreose normal entwickeln, sofern nicht andere negative Einflüsse wirksam werden. Es wurde gezeigt, daß ein besonders niedriger Spiegel der Schilddrüsenhormone bei Geburt die Prognose hinsichtlich der mentalen Entwicklung verschlechtert (118). Andere Untersuchungen bestätigten dies jedoch nicht, wobei in diesen eine höhere Thyroxinsubstitutionsdosis oder ein früherer Behandlungsbeginn zu verzeichnen war (26).

Die Diagnostik der erworbenen Hypothyreose umfaßt neben der Anamnese und der Dokumentation des Wachstumsverlaufs die Serumbestimmung von TSH, $T_4$ ($fT_4$) und $T_3$. Der Nachweis von Schilddrüsenautoantikörpern spricht für das Vorliegen einer Immunthyreoiditis, die auch durch ein echoarmes Muster im Ultraschall belegt wird. Eine Feinnadelbiopsie ist in der Regel nicht erforderlich und bleibt auf die Fälle beschränkt, in denen Sonographie und Antikörperbestimmung keinen aussagekräftigen Befund ergeben.

**Therapie.** Das primäre Ziel der Behandlung Neugeborener mit angeborener Hypothyreose, die durch ein Screening entdeckt wurden, liegt in der raschen, ausreichenden Schilddrüsenhormonsubstitution. Da gezeigt wurde, daß ein transplazentarer Übergang von mütterlichem Schilddrüsenhormon erfolgt, ist das Neugeborene nach der Geburt allein auf die Hormonproduktion der eigenen Schilddrüse angewiesen. Daher muß die Substitutionstherapie möglichst rasch und in ausreichend hoher Dosis erfolgen, um den Zeitraum des absoluten Thyroxinmangels möglichst gering zu halten. Eine Anhebung der Spiegel in den oberen Normbereich ist bei Kindern mit einer Entwicklungsstörung der Schilddrüse oder mit einem komplettem Enzymdefekt auch deshalb erforderlich, weil die fehlende $T_3$-Sekretion der Schilddrüse, die 20 % der Gesamtsekretion ausmacht, durch ein gesteigertes Substratangebot für die hepatische Monodeiodierung kompensiert werden muß. Neuere Arbeiten verweisen darauf, daß die $T_4$-Spiegel so rasch wie möglich in den oberen Normbereich angehoben werden sollten, da eine verzögerte Normalisierung insbesondere bei Patienten mit schwerer angeborener Hypothyreose mit einer schlechteren mentalen und psychomotorischen Entwicklung, vergesellschaftet ist (26, 34, 43).

Die hierfür zu empfehlende Schilddrüsenhormonpräparation ist das synthetische L-Thyroxin, da im ZNS die Bereitstellung von $T_3$ aus der lokalen Deiodierung von $T_4$ erfolgt. Da die Verabreichung des biologisch aktiven $T_3$ schlechter steuerbar ist und häufig mit Überdosierungserscheinungen einhergeht, sollte es nicht zur Substitutionstherapie der Hypothyreose verwendet werden.

Wenn bei reifen Neugeborenen mit einem durchschnittlichen Gewicht von 3,5–4,5 kg eine tägliche Dosis von 10–15 µg/kg verabreicht wird (entprechend einer täglichen Dosis von ca. 50 µg), normalisieren sich die $T_4$- und auch die TSH-Serumspiegel binnen weniger Tage. Werden hingegen nur 6–9 µg/kg/Tag verabreicht, wie es zu Beginn der Erfahrungen bei durch Screening entdeckten Patienten der Fall war, vergehen 2–3 Monate bis zur vollständigen Normalisierung der $T_4$- und TSH-Werte.

Bei einigen Patienten bleiben die TSH-Spiegel trotz dieser $T_4$- Dosis erhöht. Ein Grund mag bei Neugeborenen eine mangelnde Resorption von $T_4$ aus Tablettenform sein, da bei der Verabreichung von löslichen $T_4$-Präparaten offensichtlich geringere Dosen erforderlich sind (119). Da aber bei manchen Patienten die TSH-Spiegel oft über einen längeren Zeitraum erhöht bleiben, wird angenommen, daß bei ihnen außerdem eine pränatale Veränderung des Schwellenwerts für die hypophysäre TSH-Sekretion durch die Hypothyreose erfolgt ist, wobei der Pathomechanismus hierbei ungeklärt ist. Eine Möglichkeit ist die verminderte intrahypophysäre Monodeiodierung von $T_4$ zu $T_3$. Hierfür spricht, daß bei diesen

Patienten eine Normalisierung der erhöhten TSH-Werte durch eine $T_3$-Gabe (40 µg/m$^2$/Tag) oder Erhöhung der $T_4$-Dosis auf >15 µg/kg/Tag erzielt werden kann, ohne daß es zur Entwicklung von Symptomen einer Hyperthyreose kommt (74). Darüber hinaus können bei diesen Patienten Veränderungen des TSH-Rezeptors aufgrund von inaktivierenden Mutationen vorliegen.

Mit zunehmendem Alter erhöht sich die Gesamtdosis des $T_4$, während die Dosis, bezogen auf das Körpergewicht, bis auf 2–3 µg/kg/Tag abnimmt (Tab. 2.**6**).

Die Substitutionstherapie sollte in den ersten 3 Monaten zunächst in 4- bis 6wöchigen Abständen, und bis zum Ende des 2. Lebensjahrs vierteljährlich überprüft werden. Nach Ende des 2. Lebensjahrs sollte nach einem 4wöchigen Auslaß der Substitution geklärt werden, ob immer noch eine hypothyreote Stoffwechsellage vorliegt. Bei Patienten mit fehlendem Nachweis von Schilddrüsengewebe im Ultraschall kann jetzt durch eine Szintigraphie geklärt werden, ob eine ektope Schilddrüsenanlage nachweisbar ist. Eine Szintigraphie im Neugeborenenalter ist nicht sinnvoll, da die $^{123}$I- oder $^{99}$Tc-Aufnahme durch eine Iodkontamination (z. B. bei peripartaler Desinfektion mit PVP-Iod) oder mütterliche Antikörper blockiert sein kann (17). Bei Patienten, bei denen aufgrund des Nachweises mütterlicher TSH-Rezeptor-Antikörper oder einer erhöhten Iodausscheidung im Urin eine nur transiente Hypothyreose wahrscheinlich ist, kann ein Auslaßversuch bereits mit 6–12 Monaten durchgeführt werden.

Tabelle 2.**6**   Substitutionstherapie der angeborenen Hypothyreose mit L-Thyroxin-Tabletten

| Alter | L-Thyroxin µg/kg/Tag | L-Thyroxin µg/Tag |
|---|---|---|
| 0–3 Monate | 10–15 | 50 |
| 4–24 Monate | 8–10 | 50–75 |
| 2–10 Jahre | 4–6 | 75–125 |
| 10–16 Jahre | 3–4 | 100–150 |
| > 16 Jahre | 2–3 | 125–200 |

Wenn diese Richtlinien der Substitutionstherapie berücksichtigt werden, ist das Risiko einer körperlichen und geistigen Retardierung bei früh entdeckter angeborener Hypothyreose nach dem heutigen Stand des Wissens nahezu vollständig gebannt. Bei bis zu 10 % der früh diagnostizierten Fälle von angeborener Hypothyreose bleiben trotz frühzeitiger und ausreichender Therapie unabhängig vom Schweregrad der Hypothyreose Defizite in der Entwicklung feststellbar. Diese Kinder stellen eine Herausforderung dar, da durch eine Erweiterung der Diagnostik und entsprechenden Fördermaßnahmen diesen Defiziten entgegengewirkt werden sollte.

Die Substitution einer erworbenen Hypothyreose im Kindesalter erfolgt in einer entsprechenden Dosierung. Als Anhaltswert kann eine Dosierung von 100 µg/m$^2$ Körperoberfläche gewählt werden. Bei Kindern und Jugendlichen mit einer Autoimmunthyreoiditis sollte auch die Therapie noch kompensierter Formen der Hypothyreose (erhöhtes TSH bei normalen peripheren Schilddrüsenhormonspiegeln) erwogen werden, da hierdurch eine Ausbildung hypothyreoter Symptome vermieden wird. Eine Suppression der Autoantikörperproduktion durch Schilddrüsenhormongabe wird zwar diskutiert, konnte bislang aber nicht bewiesen werden. Vermutlich wird der Verlauf der Erkrankung durch eine Schilddrüsenhormongabe nicht beeinflußt (101). Bei adäquater Substitution kommt es zu einem deutlichen Aufholwachstum. Bei stark verzögertem Therapiebeginn kann die Elternzielgröße allerdings auch deutlich unterschritten werden kann.

# Hyperthyreose

**Definition.** Eine Hyperthyreose wird durch eine gesteigerte Schilddrüsenhormonsekretion und deren Wirkung auf den Organismus definiert. Sie wird im Kindesalter selten beobachtet und beruht zumeist auf einer Stimulation der Schilddrüse durch Autoantikörper (Morbus Basedow oder Autoimmunthyreoiditis). Nur selten ist die Hyperthyreose im Kindesalter das Ergebnis einer autonomen Schilddrüsenhormonsekretion durch ein Adenom oder einer gesteigerten TSH-Sekretion. Kürzlich wurden familiäre und sporadische Fälle von kindlicher Hyperthyreose auf konstitutiv aktivierende Mutationen im TSH-Rezeptorgen zurückgeführt. Die Differentialdiagnose der neonatalen Hyperthyreose umfaßt diese aktivierenden Mutationen und die transiente Hyperthyreose, die durch den transplazentaren Übertritt stimulierender mütterlicher TSH-Rezeptorantikörper verursacht werden, sowie Situationen, in denen zwar vermehrt Schilddrüsenhormone im Serum nachgewiesen werden, die Stoffwechsellage jedoch euthyreot ist (Tab. 2.**7**).

**Ätiologie und Pathogenese:**
*Autoimmunhyperthyreose – Morbus Basedow:* Die Pathogenese der Hyperthyreose beim Morbus Basedow im Kindes-und Erwachsenenalter wird durch Immunglobuline erklärt, die ihre stimulierende Wirkung auf die Schilddrüsenzelle durch die Bindung an den TSH-Rezeptor vermitteln. Diese Antikörper können seltener auch im Ver-

Tabelle 2.**7**   Differentialdiagnose der Hyperthyreose

Autoimmunhyperthyreose:
- neonataler (transienter) Morbus Basedow bei mütterlichem Morbus Basedow
- Morbus Basedow
- Autoimmunthyreoiditis (hyperthyreote Phase)

Nichtimmunogene Hyperthyreose:
- aktivierende TSH-Rezeptor-Mutation:
  - neonatale Hyperthyreose
  - familiäre Hyperthyreose
- toxisches Adenom
- TSH-sezernierendes Adenom
- Hyperthyreosis factitia
  - akzidentelle oder iatrogene L-T$_4$- Intoxikation
  - Verunreinigung von Nahrungsmitteln durch Schilddrüsenhormon
- iodinduzierte Hyperthyreose

Differentialdiagnose bei erhöhtem Gesamt-T$_4$ und normalem freien T$_4$:
- familiäre TBG-Erhöhung
- familiäre Dysalbuminämie
- Schwangerschaft und Östrogene („Pille")

lauf einer Autoimmunthyreoiditis produziert werden. Ihre stimulierende Aktivität resultiert in einer vermehrten Bildung von cAMP nach Bindung des Immunglobulins an die TSH-Rezeptoren der Schildrüsenzellmembran. TSH-Rezeptor-Antikörper sind Immunglobuline G (IgG) und werden der IgG1-Subklasse zugeordnet (130). Sie werden als TSH-bindungsinhibierende Immunglobuline (TBII) bezeichnet, wenn sie mit Methoden bestimmt wurden, die nur die Verdrängung es radioaktiven TSH von TSH-Rezeptoren an Schildrüsenmembranen nachweisen. Sie werden als schilddrüsenstimulierende Immunglobuline bezeichnet (TSI), wenn auch eine Steigerung der cAMP-Sekretion nachweisbar ist. Weitere Antikörper, die bei der Pathogenese des Morbus Basedow eine Rolle spielen sind mikrosomale (Anti-TPO) Antikörper und zytotoxische Antikörper.

Die Ätiologie des Morbus Basedow ist jedoch letzlich nicht geklärt. Es gibt eindeutige Hinweise für eine genetische Prädisposition, da gehäuft Hyperthyreosen oder Autoimmunthyreoiditiden in den betroffenen Familien vorkommen (106). Ferner weisen Patienten mit Morbus Basedow eine erhöhte Inzidenz an HLA-Haplotypen A1, B8 und DR3 auf (32). Eine Kopplung mit unterschiedlichen chromosomalen Loci wurde in informativen Familien mit mehrfachem Auftreten eines Morbus Basedow beschrieben. Hierzu gehören das CTL-4 Gen und Loci auf dem X-Chromosom sowie den Chromosomen 14 und 20 (19). Da keiner dieser Loci mit bekannten schilddrüsenspezifischen Kandidatengenen assoziiert ist, wird angenommen, daß es sich um ein immunregulierendes Gen handeln muß. Jedoch werden auch Umweltfaktoren in die multifaktorielle Ätiologie dieser Autoimmunerkrankung einbezogen. In der Anamnese werden häufig virale Infekte oder psychischer Streß in zeitlichem Zusammenhang mit der Manifestation der Erkrankung bekannt. Es wird daher angenommen, daß die Immunantwort auf diese Stimuli bei genetisch disponierten Individuen nicht adäquat unterdrückt wird und sich dann gegen Eigenantigene, in diesem Fall Bestandteile der Schilddrüsenzelle, richtet (20). Ein Defekt in der Suppressorfunktion von intrathyreoidalen Lymphozyten kann zu einer fortgesetzten Bildung dieser Antikörper führen. Keine dieser Hypothesen ist bislang schlüssig bewiesen wor-

den. Eine Hyperthyreose aufgrund eines Morbus Basedow manifestiert sich in der Regel um den Zeitpunkt der Pubertät, selten im Kleinkindesalter. Die Erkrankung weist eine erhöhte Inzidenz beim weiblichen Geschlecht auf. Das Verhältnis von Mädchen zu Jungen beträgt 3–5 ÷ 1.

Die Pathogenese der endokrinen Ophtalmopathie, die bei der kindlichen Hyperthyreose nur bei einem geringen Teil der Fälle zu beobachten und im Gegensatz zum Erwachsenenalter nie das einzige Symptom der Hyperthyreose ist, wird durch die Anwesenheit von kollagenstimulierenden Antikörpern und zytotoxischen Antkörpern gegen Augenmuskelgewebe erklärt. Inwieweit auch der TSH-Rezeptor bzw. lösliche Anteile dieses Rezeptors, dessen mRNA im retroorbitalen Gewebe vorkommt, als Antigen fungiert, ist derzeit noch offen, da diese mRNA in vielen Geweben u. a. auch im Fettgewebe nachgewiesen wurde.

*Nichtautoimmune Hyperthyreose*: Bei einigen Patienten gelingt der Nachweis von Autoantikörpern trotz deutlich hyperthyreoter Stoffwechsellage nicht. Nachdem Veränderungen im TSH-Rezeptor, die auf somatischen Mutationen beruhen, in autonomen Adenomen der Schilddrüse beschrieben worden waren, die zu einer konstitutiven Aktivierung des Rezeptors ohne Bindung des Liganden TSH führten (95), lag es nahe zu vermuten, daß eine Hyperthyreose ohne Autoantikörpernachweis auf Keimbahnmutationen des TSH-Rezeptorgens beruhen könnten. So gelang zunächst der Nachweis von Keimbahnmutationen des TSH-Rezeptorgens in Familien mit multiplem Auftreten von Hyperthyreose ohne Antikörpernachweis (29). Der Manifestationszeitpunkt der Hyperthyreose ist hierbei sehr variabel und reicht vom Kleinkind- bis zum Erwachsenenalter. Die überwiegende Mehrzahl der Mutationen liegt im transmembranären Teil des Rezeptors, der besonders bedeutsam für die G-Proteinkopplung ist. (Abb. 2.**7**)

Kürzlich wurden jedoch auch Mutationen beschrieben, die in der extrazellulären Domäne des Rezeptors liegen und – wohl durch Konfigurationsänderung – zur ligandenunabhängigen Rezeptoraktivierung führen (53).

*Neonatale Hyperthyreose*: Die angeborene Hyperthyreose ist ein seltenes Phänomen, das bei nur ca. 1 % der Neugeborenen von schwangeren Frauen mit Morbus Basedow beobachtet

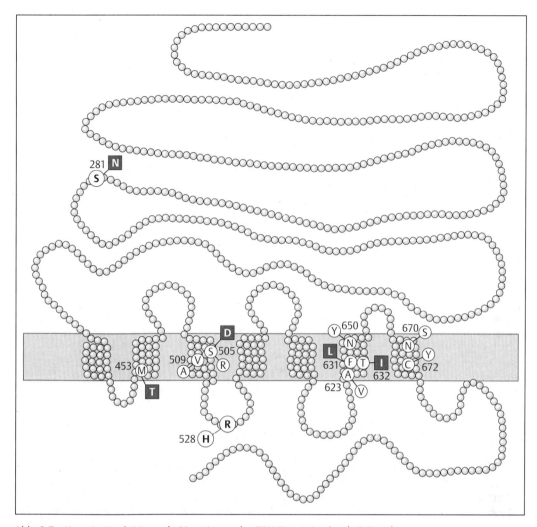

Abb. 2.**7**  Konstitutiv aktivierende Mutationen des TSH-Rezeptors (nach Grüters).

wird. Die fetale und neonatale Hyperthyreose wird hierbei nicht durch die erhöhten mütterlichen Schilddrüsenhormone, sondern durch die mütterlichen stimulierenden Immunglobuline (TSI) verursacht. Von Bedeutung ist, daß diese Antikörper auch noch Jahre nach einer thyreoablativen Therapie (Operation oder Radioiodtherapie) vorhanden sein können. Eine mögliche Ursache für das seltene Auftreten liegt darin, daß die mütterliche Produktion von Antikörpern im Verlauf der Schwangerschaft abnimmt und eine Hyperthyreose nur bei Müttern mit hohen Titern stimulierender TSH-Rezeptor-Antikörper

zu erwarten ist. Darüber hinaus werden in seltenen Fällen von Morbus Basedow, insbesondere nach Radioiodtherapie (137), auch blockierende TBII produziert, die die Stimulation aufheben können.

Auch mütterliche Thyreostatika können den stimulierenden Antikörpern entgegenwirken und somit ihren Effekt abschwächen bzw. aufheben. Mit Abklingen ihrer Wirkung im kindlichen Organismus wird ihr stimulierender Einfluß dann zunehmend deutlicher. Somit wird das Auftreten der kindlichen Hyperthyreose dann oft erst nach einem symptomfreien Intervall beobachtet. Die Dauer der neonatalen Hyperthyreose beschränkt sich auf die Präsenz der zirkulierenden mütterlichen Immunglobuline. Nach Verschwinden der mütterlichen Immunglobuline normalisiert sich die kindliche Schilddrüsenfunktion.

Schon in den 60er Jahren war beobachtet worden, daß bei einigen Säuglingen eine Hyperthyreose auftrat, ohne daß ein Morbus Basedow der Mutter vorlag. Bei diesen Kindern persistierte die Hyperthyreose und war häufig therapieresistent. Erst kürzlich wurden konstitutiv aktivierende Mutationen des TSH-Rezeptors als Ursache dieser nichtautoimmunen Hyperthyreose, bei der auch keine Antikörper nachgewiesen werden, beschrieben (72).

*Autonome Adenome*: Autonome Adenome (toxische Adenome) mit einer vermehrten Produktion von Schilddrüsenhormonen werden im Kindes- und Jugendalter nur extrem selten beobachtet. Ihre Pathogenese ist weitgehend ungeklärt, stimulierende Immunglobuline können nicht nachgewiesen werden. Die Häufigkeit einer malignen Entartung dieser Knoten liegt unter 1 %.

*TSH-induzierte Hyperthyreose*: Eine durch eine vermehrte TSH-Sekretion verursachte Hyperthyreose kann auf 2 Ursachen zurückgeführt werden:

- TSH-produzierende Hypophysenadenome,
- isolierte hypophysäre Schilddrüsenhormonresistenz.

Beide Erkrankungen stellen im Kindesalter Raritäten dar.

Bei Patienten mit TSH-produzierenden Hypophysentumoren handelt es sich um chromophobe oder basophile Adenome.

Bei Patienten mit einer überwiegend hypophysären Resistenz ($T_3$-Rezeptordefekt) gegenüber Schilddrüsenhormon bei zugrundeliegenden Mutationen im TR-$\beta_1$-Gen, kommt es durch eine mangelnde Feedback-Regulation zu einer Steigerung der TSH- und Schilddrüsenhormonsekretion, die zur Symptomatik einer deutlichen Schilddrüsenvergrößerung bei peripher hyperthyreoter Stoffwechsellage führt. Ein Morbus Basedow wird durch die nicht supprimierten TSH-Spiegel und die Abwesenheit von Schilddrüsenautoantikörpern ausgeschlossen. Die Abgren-

zung gegenüber TSH-produzierenden Adenomen erfolgt zum einen durch bildgebende Verfahren und zum anderen durch den fehlenden Nachweis erhöhter $\alpha$-Subunits des TSH.

**Klinik.** Die Manifestation eines Morbus Basedow im Kindesalter verläuft zumeist schleichend und beginnt nicht mit einer thyreotoxischen Krise. Häufig werden unspezifische Symptome wie eine gesteigerte Unruhe und Nervosität sowie ein deutlicher Leistungsabfall in der Schule berichtet. Nykturie, sekundäre Enuresis nocturna und häufiges Wasserlassen auch über Tag können der durch die hyperthyreote Stoffwechsellage gesteigerten glomerulären Filtrationsrate zugeschrieben werden und sind eindrucksvollerweise bereits nach wenigen Tagen einer thyreostatischen Therapie verschwunden. Gesteigertes Schwitzen, Ein- und Durchschlafstörungen, die mit einer Abgeschlagenheit und Müdigkeit tagsüber einhergehen, und eine Muskelschwäche sind weitere anamnestische Angaben, die auf eine Hyperthyreose hindeuten.

Neben einer meist deutlichen Gewichtsabnahme ist das wichtigste objektive Symptom eine *Schilddrüsenvergrößerung*. Meistens ist eine deutliche Struma vorhanden, die weich und gut schluckverschieblich ist und ein deutliches Schwirren aufweist. Ohne Schilddrüsenvegrößerung auftretende geringe Symptome einer Hyperthyreose bzw. erhöhte Schilddrüsenhormonspiegel im Kindesalter schließen einen Morbus Basedow praktisch aus und sprechen eher für eine exogene Schilddrüsenhormonzufuhr, ein Adenom, die thyreotoxische Phase einer Autoimmunthyreoiditis oder eine gar euthyreote Stoffwechselsituation mit erhöhten Schilddrüsenhormonkonzentrationen (z. B. eine familiäre Dysalbuminämie oder durch andere Ursachen erhöhte Bindungskapazität), die jedoch durch normale freie Hormonspiegel leicht abzugrenzen sind.

Ein weiteres wichtiges Symptom ist eine *endokrine Ophthalmopathie*, die im Kindesalter jedoch nur selten schwer ausgeprägt ist. So finden sich zwar häufig eine erweiterte Lidspalte, ein seltener Lidschlag und eine leichte Protrusio bulbi, jedoch keine Symptome wie Doppelbilder, Konjunktivitis, Schmerzen, Tränenfluß oder periorbitale und konjunktivale Ödeme.

Die Blutdruckamplitude ist meistens erhöht und es besteht eine Tachykardie, selten eine Arrhythmie. Die Muskeleigenreflexe sind gesteigert und es besteht ein deutlicher Ruhetremor.

*Neugeborene mit einer angeborenen Hyperthyreose* haben häufig eine ausgeprägte pränatale Dystrophie oder werden zu früh geboren. Die Symptomatik ist geprägt durch Unruhe, schlechte Gewichtszunahme, gesteigerte Irritabilität und eine Tachykardie, die in ein Herzversagen übergehen kann. Sie läßt oft zuerst an ein Drogen- oder Nikotinentzugssyndrom denken. Treten eine Hepatosplenomegalie, Hyperbilirubinämie, Polyglobulie und Thrombozytopenie hinzu, so muß eine Sepsis ausgeschlossen werden. Wegweisend ist in der Regel der bekannte Morbus Basedow der Mutter. Bei Säuglingen mit nichtautoimmuner Hyperthyreose wird die Diagnose dagegen oft erst so spät gestellt, daß bleibende Komplikationen, wie z. B. eine prämature Schädelsynostose, bereits auftreten.

Ein *toxisches Adenom* fällt durch eine dem Morbus Basedow ähnliche Symptomatik auf, wobei die Augensymptome fehlen und die Schilddrüse insgesamt nicht vergrößert ist.

**Diagnostik.** Die Bestimmung der Schilddrüsenhormone im Serum ergibt erhöhte Werte, wobei die $T_3$-Spiegel manchmal deutlicher erhöht sind als die $T_4$-Spiegel. Die TSH-Spiegel, gemessen mit sensitiven TSH-Methoden, sind hierbei supprimiert ($< 0,05$ μE/ml). Bei der Benutzung sensitiver TSH-Assays ist der Nachweis eines fehlenden Anstiegs im TRH-Test (negativer TRH-Test) nicht erforderlich. Der positive Nachweis von TSH-Rezeptor-Antikörpern (TSI oder TBII) ermöglicht die rasche Bestätigung der Verdachtsdiagnose Morbus Basedow, ohne daß eine Feinnadelbiopsie nötig ist (36). Die Ultraschalluntersuchung objektiviert die Vergrößerung des Schilddrüsenvolumens und macht die inhomogene Echotextur, wie sie für die Thyreoiditis typisch ist, sichtbar. Die Bestimmung von TSH-Rezeptor-Antikörpern im Verlauf der Erkrankung gestattet nicht die Annahme einer Remission auch wenn diese Antikörper nicht mehr nachweisbar sind bzw. kündigt ihr erneutes Auftreten nicht in jedem Fall ein Rezidiv an (33). Eine Szintigraphie ist beim Morbus Basedow nicht, wohl aber bei sonographischem Nachweis von Knoten nötig, um autonome Adenome zu erkennen. Speichert bei einer hyperthyreoten Funktion nur der Knoten $^{123}$I, spricht man von einem *toxischen Adenom*, speichert auch das den Knoten umgebende Schilddrüsengewebe, so spricht man von einem *kompensierten Adenom*. Um die Autonomie eines kompensierten Adenoms zu beweisen, kann ein Suppressionsszintgramm angefertigt werden, da bei Autonomie eines Knotens nach exogener Zufuhr von $T_4$ oder $T_3$ zwar die Iodaufnahme in das umgebende Schilddrüsengewebe, nicht aber in den Knoten verhindert wird.

Ist der basale TSH-Spiegel trotz deutlicher Erhöhung der Schilddrüsenhormone nicht supprimiert, so sollten zunächst die freien Hormone bestimmt werden, um eine erhöhte Bindungskapazität des Serums auszuschließen. Sind die freien Hormonspiegel ebenfalls erhöht, kann ein TSH-produzierendes Adenom wahrscheinlich gemacht werden, wenn der TRH-Test bei einem erhöhten basalen TSH-Spiegel keinen weiteren TSH-Anstieg zeigt und die α-Subunits des TSH vermehrt sind.

Bei einer hypophysären Resistenz kommt es zu einem normalen Anstieg der TSH-Werte nach TRH-Gabe.

Bei einem Neugeborenen einer Mutter mit Morbus Basedow sollen im Nabelschnurblut, nach 8 – 10 Tagen und nach 6 – 8 Wochen $T_3$, $T_4$, TSH und TSH-Rezeptor-Antiköper bestimmt werden. Die Messung im Nabelschnurblut ermöglicht eine frühe Diagnosestellung bei gestörter Funktion. Nach 1 Woche ist keine Wirkung mütterlicher Thyreostatika mehr zu erwarten ist und eine bis dahin „mitbehandelte" Hyperthyreose des Kindes wird erkennbar. Bei der Untersuchung nach 6 – 8 Wochen kann bei bis dahin unauffälliger Funktion mit dem Abbau blockierender Immunglobuline gerechnet werden, während die stimulierenden Antkörper jetzt ungehemmt wirken können (137).

Entsprechend der Leitlinien der Arbeitsgemeinschaft für Pädiatrische Endokrinologie wird eine Stufendiagnostik zum Nachweis und Differentialdiagnostik einer Hyperthyreose durchgeführt (Abb. 2.**8**).

Bei der Verlaufskontrolle einer thyreostatischen Therapie sollten die Schilddrüsenhormone, das TSH und die TSH-Rezeptor-Antikörper bestimmt werden. Darüber hinaus sollten regel-

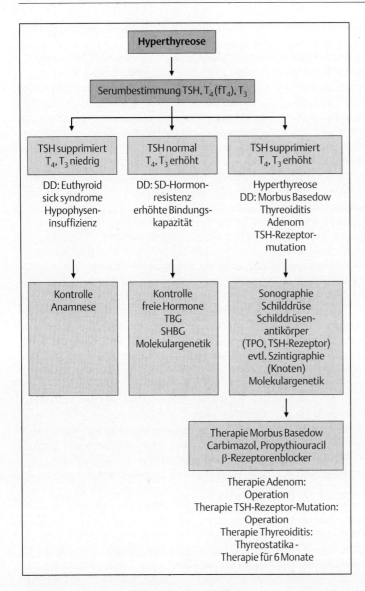

Abb. 2.**8** Differentialdiagnose der Hyperthyreose.

mäßige Kontrollen des Blutbilds, der Thrombozytenzahl sowie der Leberfunktion durchgeführt werden.

**Therapie.** Zur Behandlung des Morbus Basedow stehen prinzipiell folgende Alternativen zur Verfügung:

- thyreostatische Medikamente,
- Schilddrüsenchirurgie,
- Radioiodtherapie.

*Medikamentöse Therapie*: Die primäre Therapie der Wahl im Kindesalter ist immer die thyreostatische Therapie (80). Während in den USA meistens das Propylthiouracil (PTU) zur Anwendung kommt, werden in Europa Carbimazol oder Methimazol bevorzugt. Letztere Medikamente müssen nur einmal täglich, PTU 2- bis 3mal täglich verabreicht werden. Dieser Vorteil ist entscheidend, da die Therapiecompliance eine Vorbedingung für eine erfolgreiche konservative Therapie ist. Der Vorteil der PTU-Behandlung, der in der Hemmung der hepatischen Deiodierung von $T_4$ liegt, ist zu vernachlässigen, da dieser Effekt nur bei Dosierungen erreicht wird, die oberhalb der normalerweise verabreichten Dosierung des PTU liegen. Die Tagesdosis des PTU liegt bei 4–6 mg/kg verteilt auf 3 Einzeldosen, die von Methimazol bzw. Carbimazol initial bei 0,5 mg/kg. Als Dauertherapie sollte eine möglichst geringe Dosierung gewählt werden, da in einer vergleichenden Studie bei Erwachsenen mit Morbus Basedow gezeigt wurde, daß die Nebenwirkungen stark dosisabhängig sind. Sie sind im Kindesalter zwar selten, jedoch sind auch Agranulozytosen und Leberversagen mit letalem Ausgang beschrieben worden (Tab. 2.**8**) (134). Eine relativ häufige Begleiterscheinung ist die Entwicklung einer Adipositas. Beim Auftreten von Nebenwirkungen kann auf das Thyreostatikum der anderen Substanzgruppe gewechselt werden.

Die peripheren Schilddrüsenhormone sinken innerhalb weniger Wochen unter suffizienter thyreostatischer Therapie rasch in den Normbereich ab, während die TSH-Spiegel noch längere Zeit supprimiert sein können. Später kann die Thyreostatikadosis langsam reduziert werden (jeweils um 1/3 der Dosis). Bei Kindern und Jugendlichen wird jedoch die Beibehaltung einer höheren Thyreostatikadosis mit zusätzlicher L-Thyroxinsubstitution bevorzugt bis eine euthyreote Stoffwechselsituation erreicht ist. Dieses Vorgehen hat den Vorteil, daß die Kontrolluntersuchungen in längerfristigen Intervallen möglich sind. Es ist kontrovers, ob eine Kombinationstherapie von Thyreostatika und Schilddrüsenhormonen einen günstigen Einfluß auf die Rate der Dauerremissionen hat (61).

In einigen Fällen, insbesondere bei thyreotoxischen Krisen, ist es notwendig, eine symptomatische Therapie mit *Betablockern* durchzuführen. Bei ausgeprägter Tachykardie und Herzrythmusstörungen wird 10 mg alle 6–8 Stunden verabreicht. Bei thyreotoxischer Krise können außerdem hohe Steroiddosen (z. B. Dexamethason) oder Iodid verabreicht werden, um die Schildrüsenhormonbiosynthese zu blockieren. In extremen Fällen muß eine Plasmapherese in Betracht gezogen werden.

Neugeborene mit Hyperthyreose bei mütterlichem Morbus Basedow sollen in der Regel vorübergehend thyreostatisch (z. B. mit Carbimazol

1mg/kg/Tag), evtl. zusätzlich mit Betablockern behandelt werden (77). Bei Herzinsuffizienz ist eine Digitalisierung erforderlich. Die Hyperthyreose aufgrund einer aktivierenden Mutation des TSH-Rezeptor-Gens läßt sich durch eine thyreostatische Therapie nur selten dauerhaft behandeln, so daß bei Kindern frühzeitig eine komplette Thyreoidektomie angestrebt werden sollte, um die langfristigen Folgen einer Hyperthyreose zu vermeiden.

Da der Morbus Basedow bei Kindern eine höhere Rezidivneigung aufweist als bei Erwachsenen (42, 55) sollte eine längerfristige thyreostatische Therapie (mindestens für 2–3 Jahre) durchgeführt werden, da gezeigt wurde, daß jedes Therapiejahr zu einer Erhöhung der Rate kompletter Remissionen um 25 % führt (82). Daher wird bei Kindern und Jugendlichen mit großen Strumen, bei Kleinkindern sowie bei langer Dauer bis zum Erreichen der Euthyreose auch eine Therapiedauer von 4–5 Jahren als gerechtfertigt angesehen, wobei jedoch die Compliance eine limitierende Bedeutung hat. Schwierig ist in Einzelfällen die diagnostische Abgrenzung des Morbus Basedow von der Hyperthyreose bei Autoimmunthyreoiditis, die eine günstigere Prognose für eine komplette Remission hat. Daher sind die Ergebnisse von Therapien, die nicht klar die Autoimmunthyreoiditis vom Morbus Basedow abgrenzen können, mit Einschränkung zu betrachten.

*Operative Therapie*: Eine primär operative Therapie ist bei Kindern und Jugendlichen mit

**Tabelle 2.8** Mögliche Nebenwirkungen von Thyreostatika[1]

- Granulozytopenie
- Flüchtiges Exanthem
- Urtikaria
- Arthralgie
- Ödeme
- Fieber
- Adipositas
- Thrombozytopenie
- Konjunktivitis
- Neuritis
- Lupusähnliches Syndrom
- Psychose
- Cholestase
- Leberversagen

[1] Häufigkeit insgesamt < 5 %

Morbus Basedow in der Regel nicht angezeigt. Treten jedoch ernsthafte Nebenwirkungen der thyreostatischen Therapie auf oder kommt es bereits unter der thyreostatischen Therapie oder nach ihrem Absetzen zum Rezidiv, ist die chirurgische Therapie indiziert. Es wird in der Regel eine nahezu komplette Thyreoidektomie durchgeführt mit einem Restvolumen von < 4ml (45). Die Thyreoidektomie erfolgt nach Darstellung aller Nebenschilddrüsen und des N. recurrens durch einen erfahrenen Schilddrüsenchirurgen. Bei diesem Vorgehen ist die Komplikationsrate hinsichtlich einer N.-recurrens-Parese und eines Hypoparathyreoidismus sehr gering (45). Es kommt jedoch häufig, wenn auch mit gewisser Latenz, zum zunehmenden Funktionsverlust der Schilddrüse mit Hypothyreose, die dann substituiert werden muß. Die operative Therapie durch Enukleation ist die Therapie der Wahl bei autonomen Adenomen.

*Radioiodtherapie*: Eine Radioiodtherapie wird in Deutschland bislang zur Behandlung des Morbus Basedow nur sehr selten vor dem 20. Lebensjahr eingesetzt, obwohl sie in den USA aus Gründen der Effektivität und Wirtschaftlichkeit auch bei Kindern und Jugendlichen empfohlen wird (80, 105). Häufige Komplikationen dieser Behandlung sind Rezidive, die durch eine unzureichende Initialdosis verursacht werden und eine erneute Radioiodtherapie erforderlich machen. Dosis-Wirkungs-Ergebnisse liegen aufgrund der limitierten Erfahrung bei Kindern und Jugendlichen nicht vor(55). Bei einer großen Zahl von in den USA behandelten Kindern und Jugendlichen wurde kein erhöhtes karzinogenes oder teratogenes Risiko beobachtet (37). Daher sollte bei begründeten Indikationen (z. B. große Strumen, mehrfaches Rezidiv oder nichtautoimmune Hyperthyreose) auch eine Radioiodtherapie bei Kindern und Jugendlichen als therapeutische Option ins Auge gefaßt werden.

*Behandlung der Schilddrüsenhormonresistenz (T₃-Rezeptordefekt)*: Die Behandlung einer hypophysären Resistenz mit TSH-induzierter Hyperthyreose kann zum einen durch eine $T_3$-Gabe erfolgen, die aber das Risiko der Verstärkung der Hyperthyreosesymptomatik trägt, bei manchen Patienten jedoch paradoxerweise trotz Erhöhung der $T_3$-Serumspiegel zu einer Besserung der hyperthyreoten Symptome führt (104). In letzter Zeit sind erfolgreiche Behandlungen mit Triac (3,4,3′ Triiodothyreoessigsäure) berichtet worden (4).

Eine Thyreoidektomie ist nicht indiziert, weil bei dauerhafter Erhöhung der TSH-Konzentration nach Operation mit der Entwicklung hypophsärer Adenome gerechnet werden muß.

## Autoimmunthyreoiditis

**Definition.**  Die chronische Thyreoiditis ist Folge einer Autoimmunerkrankung, bei der es durch zelluläre und humorale Mechanismen zu einer Infiltration des Schilddrüsengewebes kommt, die dann – manchmal nach vorübergehender Stimulation der Schilddrüsenfunktion – zum Funktionsverlust des Organs führen kann. Man unterscheidet hierbei folgende Verlaufsformen:

- primär hypertrophe Verlaufsform mit deutlicher Struma (Hashimoto-Thyreoiditis): im Kindesalter häufig,
- primär atrophische Verlaufsform, die mit frühzeitiger Hypothyreose einhergeht: im Kindesalter selten.

**Ätiologie und Pathogenese.**  Die Pathogenese der Autoimmunthyreoiditis ist nicht vollständig geklärt. Wie bei anderen Autoimmunerkrankungen ergibt sich eine *genetische Prädisposition*. So konnte gezeigt werden, daß bei der Hashimoto-Thyreoiditis eine erhöhte Frequenz von HLA DR4 und DR5 vorhanden ist, während die primär atrophischen Verlaufsform DR3-gekoppelt zu sein scheint. Andere Arbeiten belegen auch eine enge Kopplung mit DQw7 (3).

Weiterhin konnte ein klarer Einfluß von Umweltfaktoren, wie z. B. der alimentären Iodzufuhr, die bei Überschreiten von nicht definierten Grenzen das Entstehen einer Autoimmunthyreoiditis begünstigt, nachgewiesen werden. Epidemiologische und tierexperimentelle Studien belegen, daß bei genetischer Prädisposition eine Erhöhung der Iodzufuhr zur Auslösung einer Autoimmunthyreoiditis führen kann. Ferner wurde ein Zusammenhang zwischen Virus- oder bakteriellen Infektionen und Autoimmunthyreoiditis beobachtet, wobei der Beweis der Kausalität aussteht.

Wie bei anderen Autoimmunerkrankungen findet sich ein deutliches Überwiegen des weiblichen Geschlechts mit einem 3fach häufigerem Vorkommen. Somit muß für die Autoimmunthyreoiditis eine multifaktorielle Genese bzw. ein polygenes Erbleiden angenommen werden, wie z. B. auch beim Diabetes mellitus Typ 1 oder den allergischen Erkrankungen, bei denen bereits multiple chromosomale Loci identifiziert wurden.

Für die Pathogenese wird ein Suppressordefekt der T-Zellen gefordert, der zum Überleben eines sog. „forbidden Klons" von T-Lymphozyten führt, die gegen eigene Schilddrüsenantigene gerichtet sind. Die Destruktion des Gewebes erfolgt dann über eine direkte Infiltration zytotoxischer T-Zellen (Killerzellen) oder über die Interaktion von T-Helferzellen mit B-Lymphozyten. Diese produzieren Antikörper gegen verschiedene Schilddrüsenzellantigene, die über eine zellvermittelte zytotoxische Reaktion ebenfalls zur Zerstörung des Schilddrüsengewebes führen. Eine dritte Möglichkeit ist die Zerstörung von Schilddrüsengewebe durch komplementvermittelte Zytotoxizität. (114, 129). Die Antikörper bei der Autoimmunthyreoiditis können gegen verschiedene Schilddrüsenzellantigene gerichtet sein, bei einem Teil der Antikörper sind diese Antigene noch nicht definiert. Das klinische Erscheinungsbild der Autoimmunthyreoiditis ist von der Wirkung der produzierten Antikörper abhängig. So kann die Produktion von stimulierenden Antikörpern auch eine vorübergehend hyperthyreote Stoffwechsellage hervorrufen („Hashitoxikose"). Bei Erwachsenen mit einer primär atrophischen Verlaufsform wurden wachstumsblockierende Immunglobuline nachgewiesen (88).

Die Autoimmunthyreoiditis tritt auch im Rahmen der häufig familiären Syndrome der Polyautoimmunendokrinopathiesyndrome auf. So ist die Thyreoiditis das Leitsymptom bei dem Typ III dieser Erkrankung, die außerdem mit einem juvenilen Diabetes mellitus und einer perniziösen Anämie einhergeht. Sie kommt bei mehr als der Hälfte der Patienten mit Typ II (Schmidt-Syndrom) neben einem Morbus Addison und einem juvenilen Diabetes vor, während sie beim Typ I,

der durch einen Hypoparathyreoidismus, einen Morbus Addison und eine mukokutane Candidiasis charakterisiert ist, nur selten ist und erst später auftritt. Begleitsymptome bei Typ I und II sind:

- Vitiligo,
- Alopezie,
- Enteropathie,
- Hepatitis,
- Hypogonadismus (93).

Für die Polyautoimmunendokrinopathie Typ I wurden Mutationen im APECED-Gen, das auf dem Chromosom 21 lokalisiert ist, beschrieben (1).

Eine Autoimmunthyreoiditis findet sich häufig bei Patienten mit Ullrich-Turner-Syndrom und Trisomie 21.

**Klinik.** Die Autoimmunthyreoiditis manifestiert sich zumeist in der Pubertät, kann aber in jedem Alter auftreten, so daß die seltene Hypothyreose des Kleinkindes mit dem Nachweis von Antikörpern als Frühmanifestation eines Kontinuums betrachtet werden kann. Da häufig eine große Struma vorhanden ist, bereitet die Abgrenzung vom Morbus Basedow manchmal Schwierigkeiten, zumal auch stimulierende TSH-Rezeptor-Antikörper nachweisbar sein können. Manchmal besteht die Hyperthyreosesymptomatik nur wenige Tage und es sind keine stimulierenden Antikörper vorhanden. In diesen Fällen nimmt man an, daß es durch den akuten Entzündungsprozeß zu einer Entspeicherung der Follikel kommt.

Die meisten Patienten werden aufgrund einer Struma vorgestellt. Während die häufigste Ursache einer Struma im Kindesalter in Deutschland noch der Iodmangel ist, liegt ihr in Ländern mit ausreichender Iodversorgung meist eine Autoimmunthyreoiditis zugrunde. Die Stoffwechsellage ist bei diesen Strumen zumeist euthyreot, und als Ursache der Schilddrüsenvergrößerung werden funktions- und wachstumsstimulierende Immunglobuline angenommen. Selten spielt auch eine erhöhte TSH-Sekretion bei noch normalen Schilddrüsenhormonkonzentrationen (kompensierte Thyreoiditis) als Ursache der Schilddrüsenvergrößerung eine Rolle. Handelt es sich um primär atrophische Verlaufsformen, steht die klinische Symtomatik einer erworbenen Hypothyreose (s. dort) mit Verlangsamung von Wachstum und Entwicklung sowie ein Leistungsknick in der Schule im Vordergrund. Die Schilddrüse ist bei der Palpation von fester Konsistenz, die regionalen Lymphknoten können angeschwollen sein. Die Schilddrüsenvergrößerung verursacht allenfalls Schluckbeschwerden, sie ist bei der Autoimmunthyreoiditis nie schmerzhaft.

Liegt eine schmerzhafte Vergrößerung der Schilddrüse vor, so kann es sich um eine *subakute Thyreoiditis (Riedel-Struma)* handeln. Bei dieser Form kommt es ebenfalls manchmal zu einer gesteigerten Freisetzung von Schildrüsenhormonen, wobei die Szintigraphie im Gegensatz zum Morbus Basedow eine stark herabgesetzte Iodaufnahme zeigt. In der Punktionszytologie finden sich typischerweise Riesenzellen. Eine subakute Thyreoiditis stellt bei Kindern und Jugendlichen eine extreme Rarität dar.

*Bakterielle Entzündungen* der Schilddrüse sind selten, vielleicht aufgrund ihres hohen Iodgehalts und des Schutzes gegenüber fortgeleiteten Infektionen durch die Kapsel. Die Erreger sind zumeist Streptokokken, Staphylokokken oder Pneumokokken, aber auch anaerobe Keime wurden beschrieben. Die Symptomatik umfaßt starke Schmerzen in der Schilddüse, Dysphagie, Fieber und Leukozytose bei euthyreoter Stoffwechsellage, die Behandlung ist antibiotisch und besteht ggf. in der operativen Entfernung einer bei rezidivierenden bakteriellen Thyreoiditiden fast immer vorliegenden, vom Recessus piriformis des Hypopharynx zur Schilddrüse führenden Fistel.

**Diagnostik.** Die Diagnose einer Autoimmunthyreoiditis wird durch den Nachweis von Schilddrüsenautoantikörpern (Antikörper gegen Schilddrüsenperoxidase [TPO], Thyreoglobulin [TG] u.a.) und die Sonographie gestellt, die meist eine vergrößerte Schilddrüse mit einem typisch echoarmen, hyporeflexiven Muster zeigt. Die Bestimmung von TSH, $T_4$ und $T_3$ im Serum sollte durchgeführt werden, um eine Hypo- bzw. Hyperthyreose frühzeitig zu diagnostizieren. Da die Diagnose mit der Antikörperbestimmung und Sonographie bei 95 % der Patienten zu stellen ist (56), sind weitergehende dia-

gnostische Maßnahmen wie eine Feinnadelpunktion oder szintigraphische Untersuchungen auf unklare Fälle zu beschränken. Hierbei weist eine lymphozytäre Infiltration im zytologischen Präparat auf eine Autoimmunthyreoiditis hin. Die Punktion ist zwingend bei dem Nachweis von Knoten erforderlich. Meistens sind die TPO-Antikörper stärker als die TG-Antikörper erhöht, aber auch das isolierte Vorkommen von TG-Antikörpern ist möglich.

**Therapie.** Besteht eine Hypothyreose (erniedrigte Schilddrüsenhormone und erhöhtes basales TSH) bei Autoimmunthyreoiditis, so ist eine Substitution mit L-Thyroxin zwingend (Dosierung s. Tab. 2.**6**).

> Vermieden werde sollte unter allen Umständen eine Gabe von Iodid, da sie den Autoimmunprozeß noch verstärken kann.

Kontrovers wird die Behandlungsindikation bei basal erhöhtem TSH mit normalen Schilddrüsenhormonspiegeln diskutiert. Für eine solche Therapie spricht die Annahme, daß die Substitution zu einer Ruhigstellung des Organs mit verminderter Antikörperproduktion führen und somit einem Übergang in die Hypothyreose vorgebeugen kann. Durch die Substitution wird außerdem eine Volumenreduktion angestrebt. Diese Annahmen sind aber weder bei Erwachsenen noch bei Kindern durch prospektive, kontrollierte Studien belegt.

Nicht indiziert ist eine Behandlung von euthyreoten Verlaufsformen bei normaler Schilddrüsengröße, da gezeigt werden konnte, daß dies außer einer geringfügigen Volumenreduktion keine günstige Auswirkung auf den Krankheitsverlauf hat, da sich weder die Antkörpertiter noch die Befunde von Feinnadelpunktionen änderten (63).

Alle 6–12 Monate sollten die Schilddrüsenfunktion und der Ultraschallbefund kontrolliert werden.

> Da es auch bei hypothreoten Verlaufsformen eine signifikante Rate (20 %) von selbstlimitierenden Verläufen mit Rückkehr zur Euthyreose gibt, sollte nach Abschluß des Wachstums und der Pubertät ein 4- bis 6wöchiger Auslaßversuch der Therapie durchgeführt werden (84).

Bei allen Kindern und Jugendlichen mit Autoimmunthyreoiditis, auch denen mit euthyreoten Verläufen oder nach Remission, sollte die Schilddrüsenfunktion auch im späteren Leben in regelmäßigen Abständen überprüft werden, insbesondere in Belastungssituationen wie z. B. in der Schwangerschaft und in der Postpartalperiode, da es dann zu erneuter Dekompensation kommen kann.

## Struma

**Definition.** Als Struma wird eine Vergrößerung der Schilddrüse über die Norm für das entsprechende Lebensalter bezeichnet. Von der sog. euthyreoten Struma müssen die Schilddrüsenvergrößerungen abgegrenzt werden, die eine Schilddrüsenfunktionsstörung oder eine Thyreoiditis als Ursache haben. In der Regel ist mit Struma die Iodmangelstruma gemeint. Man unterscheidet hierbei:

- diffus veränderte Strumen,
- knotig veränderte Strumen.

**Ätiologie und Pathogenese.** Seit langem (16) ist bekannt, daß zwischen einem Iodmangel und dem gehäuften Auftreten von Strumen eine enge Beziehung besteht. Da Iod ein wichtiger Baustein für die Schilddrüsenhormonsynthese ist, wurde zunächst angenommen, daß ein Mangel an Iod zu einer verminderten Schilddrüsenhormonproduktion führt und die Vergrößerung der Schilddrüse allein auf die proliferative Wirkung des TSH zurückzuführen ist. Durch diese funktionellen Vorstellungen ließen sich jedoch nicht alle klinischen Beobachtungen erklären. So sind in Iodmangelgebieten die TSH-Spiegel bei Patienten mit Struma nicht höher als bei Patienten ohne Struma (58) und die angeborene Struma ist nicht zwingendes Symptom des endemischen Kretinismus.

In jeder Region mit ausgeprägtem Iodmangel gibt es Individuen, die keine Schilddrüsenvergrößerung entwickeln und es gibt andererseits bei nur moderatem Iodmangel eine Anzahl von Patienten, die eine erhebliche Struma entwickeln, die unter Iodidgabe rückläufig ist.

Daher haben in den letzten Jahren einige Arbeitsgruppen, den Versuch gemacht, weitere Mechanismen zu beschreiben, die für das Schilddrüsenwachstum im Iodmangel bedeutsam sind.

Es wurde gezeigt, daß nicht das freie Iod oder das ungebundene Iodid für die Wachstumshemmung verantwortlich sind, sondern intrazelluläre Iod-Lipid-Verbindungen (97). Durch die Identifizierung ausgeprägter genetischer Veränderungen des Natrium-Iod-Symporters bei Patienten mit Hypothyreose und Struma sowie die Beschreibung von Mutationen im Pendringen, das ebenfalls für einen Iodidtransporter kodiert, wurde deutlich, daß die Prädisposition für die Entwicklung einer Struma durch genetische Veränderungen in Genen, die eine wichtige Rolle in der Aufnahme von Iodid in die Schilddrüsenzelle spielen, bedingt sein kann.

Außerdem wurde in vitro gezeigt, daß parakrine Wachstumsfaktoren wie IGF-I und EGF eine zentrale Rolle in der Strumagenese spielen und das IGF-I- und EGF-vermittelte Wachstum von Follikelzellen bei intrathyreoidalem Iodmangel verstärkt ist (40). Klinische Beobachtungen zeigen, daß hochwüchsige Jugendliche besonders häufig Strumen entwickeln und auch 50 % der Erwachsenen mit Akromegalie eine deutliche Schilddrüsenvergrößerung aufweisen. Bei beiden Patientengruppen sind erhöhte IGF-I-Serumkonzentrationen nachweisbar.

Neben Iodmangel und intrathyreoidalen Wachstumsfaktoren sind auch natürliche und synthetische Goitrogene wichtige Faktoren der Strumapathogenese (39). Zumeist wirken sie über eine Hemmung der Iodaufnahme (Thiocyanate) oder der Schilddrüsenperoxidase (Phenolderivate, Flavonoide), für manche ist der Wirkmechanismus jedoch nicht geklärt. In der Pädiatrie spielen neben der Verunreinigung des Trinkwassers durch Phenolderivate und der Belastung der Muttermilch mit PCB, Nahrungsmittelbestandteile mit goitrogener Wirkung eine entscheidende Rolle. In vielen Ländern der dritten Welt nimmt die Schilddrüsengröße nach Abstillen zu, da dann thiocyanatreiche billige Nahrungsmittel in die Ernährung eingeführt werden

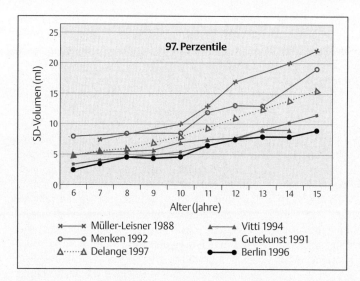

Abb. 2.**9**  Obere Schilddrüsengrößen (97. Perzentilen) von Kindern und Jugendlichen in Europa (nach Liesenkötter).

(22). Auch Soja hat eine goitrogene Wirkung, und es wurden Patienten beschrieben, die im Rahmen einer Ernährung mit Sojamilch aufgrund einer Neurodermitis ausgeprägte Strumen entwickelten (64, 126).

In der Pathogenese der Struma spielen also neben dem alimentären Iodmangel auch andere genetische und epigenetische Faktoren eine Rolle, während dem TSH eine geringe Bedeutung zukommen dürfte. In Deutschland besteht nach wie vor, wenn auch regional unterschiedlich ausgeprägt, ein alimentärer Iodmangel. Durch die Zunahme des Verbrauchs an iodiertem Speisesalz in der nahrungsmittelherstellenden Industrie sowie in Bäckereien hat sich die Iodaufnahme in den letzten Jahren deutlich verbessert. Dies deutet sich regional auch in einer bereits signifikanten Verringerung des Schilddrüsenvolumens bei Kindern und Jugendlichen an. Eine deutliche Abhängigkeit der Schilddrüsenvolumina von der alimentären Iodzufuhr ist bei Kindern und Jugendlichen gut belegt (81, 132, 133). Vergleichende Untersuchungen zeigen, daß eine höhere alimentäre Iodzufuhr mit geringeren Schilddrüsenvolumina korreliert. Somit wurde wiederholt die Frage nach den anzustrebenden Normalwerten für die Schilddrüsengröße diskutiert. Die Schilddrüsengrößen, die unter Bedingungen des alimentären Iodmangels gemessen wurden und lange als Normalwerte galten (70), sollten durch Schilddrüsengrößen ersetzt werden, die bei gut mit Iod versorgten Kindern und Jugendlichen erhoben wurden (Abb. 2.**9**) (81). Aufgrund des geschilderten genetischen Einflusses bleibt unklar, ob z.B. die Anwendung von Referenzwerten der Schilddrüsenvolumina von Kindern und Jugendlichen aus Skandinavien (57, 58) gestattet ist. Erste Reihenuntersuchungen von gut mit Iod versorgten deutschen Kindern zeigen, daß ihre Schilddrüsengrößen nicht wesentlich von diesen abweichen. Daher sollten nur die Schilddrüsengrößen von Kindern und Jugendlichen, die ausreichend Iod zu sich nehmen und idealerweise aus einer Population mit vergleichbarem genetischen Hintergrund stammen als Normalwerte zugrundegelegt werden. In der Tab. 2.**9** sind eigene Referenzwerte für gut mit Iod versorgte Kinder und Jugendliche sowie die Strumaprävalenzen in den verschiedenen Altersgruppen dargestellt.

Eine *Iodmangelsituation in der Schwangerschaft* führt zu einer Kropfbildung beim Fetus. Durch eine zunehmende Verbesserung der Iodversorgung und durch gezielte Iodprophylaxe in der Schwangerschaft ist die sichtbare Neugeborenenstruma in Deutschland eine Rarität geworden. Eine deutliche Korrelation besteht jedoch zwischen der Iodversorgung und der Häufigkeit erhöhter TSH-Spiegel im Neugeborenenscreening (81), mit deutlich höheren Werten bei bestehendem Iodmangel. Ob eine Absenkung der Grenze für die Kontrolluntersuchung mit

Tabelle 2.**9**  Referenzwerte der Schilddrüsenvolumina von gut mit Iod versorgten Kindern und Jugendlichen (81)

| Schilddrüsenvolumen (ml) | | | | | | | Strumaprävalenz: Volumen > 97. Perzentile |
|---|---|---|---|---|---|---|---|
| Alter (Jahre) | Jungen MW | (+/−2 SD) | Mädchen MW | (+/−2 SD) | Gesamt MW | (+/−2 SD) | |
| < 6 | 1,2 | (1,0) | 1,5 | (1,4) | 1,4 | (0,6) | |
| 6–7 | 2,1 | (0,8) | 2,5 | (1,0) | 2,3 | (0,9) | |
| 7–8 | 2,3 | (0,8) | 2,5 | (1,0) | 2,4 | (0,9) | 3,6 % |
| 8–9 | 2,4 | (0,7) | 2,5 | (1,0) | 2,4 | (0,9) | |
| 9–10 | 3,0 | (0,7) | 2,7 | (1,1) | 2,8 | (0,9) | |
| 10–11 | 3,8 | (1,5) | 4,2 | (1,4) | 4,0 | (1,7) | 4,5 % |
| 11–12 | 3,9 | (1,5) | 4,4 | (2,1) | 4,2 | (1,8) | |
| 12–13 | 4,1 | (1,4) | 4,9 | (2,3) | 4,5 | (1,9) | |
| 13–14 | 4,4 | (1,9) | 4,6 | (2,7) | 4,5 | (2,3) | 4,9 % |
| 14–15 | 4,4 | (1,4) | 4,9 | (2,3) | 4,6 | (2,7) | |
| 15–16 | 6,2 | (3,2) | 6,5 | (3,8) | 5,9 | (3,7) | |
| 16–17 | 6,8 | (3,9) | 6,9 | (4,5) | 6,7 | (4,2) | 8,4 % |

Verbesserung der Iodversorgung notwendig wird, ist derzeit noch offen.

Durch den Iodmangel in Deutschland enstehen erhebliche Kosten für die Schilddrüsendiagnostik und -therapie. Der Iodmangel stellt außerdem ein erhebliches gesundheitliches Risiko im Hinblick auf die knotigen Veränderungen der Schilddrüse im Erwachsenenalter dar. Eine Iodmangelstruma zeigt nach längerem Bestehen die Tendenz, von der diffusen in die nodöse Form überzugehen, wobei die Knotenbildung ihren Ausgang von Zellnestern nimmt, die nicht der TSH-Regulation folgen. Neben diesen morphologischen Veränderungen werden auch funktionelle Veränderungen wie multifokale Autonomien oder eine globale Hypothyreose in Iodmangelgebieten beobachtet. Daher müßen weiterhin alle Anstrengungen unternommen werden durch eine Verbesserung der Iodversorgung Verhältnisse zu erreichen wie in anderen europäischen Ländern, in denen die Iodmangelstruma bei Kindern und Jugendlichen eliminiert wurde und eine Schilddrüsenvergrößerung in diesen Lebensaltern immer auf eine pathologische Veränderung, z. B eine Autoimmunthyreoiditis, hinweist.

Eine ausreichende Iodversorgung liegt im Säuglingsalter vor, wenn bei gestillten Kindern der erhöhte Iodbedarf der Mutter während der Schwangerschaft und Stillzeit durch eine Iodprophylaxe gedeckt ist.

Da nahezu alle Säuglingsnahrungen mit Ausnahme von Spezialnahrungen, z. B. hypoallergene Nahrungen und Frühgeborenennahrungen, mit Iodid angereichert sind, muß bei überwiegend mit Säuglingsnahrung ernährten Kindern keine zusätzliche Iodgabe erfolgen. Ob bei der nachfolgenden Ernährung unter Berücksichtigung der allgemeinen Verbesserung der Iodsupplementierung von Nahrungsmitteln weiterhin eine langfristige Iodsubstitution nötig ist, ist derzeit offen. Eine Iodsubstitution sollte immer erfolgen, wenn eine familiäre Belastung mit Schilddrüsenvergrößerungen oder ein nachgewiesener regionaler Iodmangel besteht.

**Klinik.**  Eine euthyreote Iodmangelstruma verursacht im Kindes- und Jugendalter in der Regel keine Beschwerden. Meist fällt die Schilddrüsenvergrößerung als Nebenbefund einer Routine- oder Vorsorgeuntersuchung auf. Selten werden ein Kloßgefühl oder Mißempfindungen beim Tragen hochgeschlossener Kleidung mitgeteilt.

Bei der Untersuchung erfolgt zunächst eine grobe *Einteilung der Strumagröße* nach dem Palpationsbefund. Hierbei ist eine Angabe der Schilddrüsengröße nach der WHO-Klassifikation zwar für epidemiologische Feldstudien praktikabel, für die individuelle Diagnostik und Verlaufskontrolle einer Struma ist allerdings der Volumetrie durch die Schilddrüsensonographie der Vorzug zu geben, denn bei schlanken Kindern wird die Größe der Schilddrüse sonst häufig überschätzt und bei adipösen Kindern häufig unterschätzt. Größendaten für die Schilddrüsenvolumina verschiedener Altersstufen von Kindern und Jugendlichen aus verschiedenen Gebieten mit ausreichender Iodversorgung liegen vor und sollten als Normwerte zugrunde gelegt werden.

Neben der Größe sollte die *Beschaffenheit der Struma* (diffus oder knotig, weich oder derb) und ihre *Schluckverschieblichkeit* untersucht werden. Bei der Sonographie ist es notwendig, die Echotextur zu beurteilen, die einen Hinweis auf das Vorliegen einer Autoimmunthyreoiditis gibt. Abb. 2.**10** zeigt ein Mädchen mit ausgeprägter Struma als Folge eines Iodmangels.

**Diagnostik.** In der Anamnese von Kindern mit Struma sollten folgende Punkte erfragt werden:

- Liegen familiäre Schilddrüsenerkrankungen vor, die Hinweise auf einen Defekt in der Schilddrüsenhormonsynthese oder auf eine genetische Disposition für eine Autoimmunerkrankung geben können?

- Werden Medikamente eingenommen, die potentiell strumigen sind
- (z. B.Thyreostatika, Lithium und iodhaltige Präparate)?
- Auch eine gezielte Ernährungsanamnese hinsichtlich strumigener Nahrungsmittel (z. B. Kohl-und Sojaprodukte) bzw. iodreicher Nahrungsmittel (z. B. Seefisch und iodiertes Speisesalz) sollte bei jedem Patienten mit Struma durchgeführt werden.

Das diagnostische Vorgehen umfaßt neben der körperlichen Untersuchung eine Abklärung der Schilddrüsenfunktion durch die Bestimmung von $T_4$ ($fT_4$) und TSH im Serum sowie die Sonographie zur objektiven Größenbestimmung, zur Beurteilung des Echomusters und zum Nachweis knotiger Veränderungen. Bei Verdacht auf eine Autoimmunthyreoiditis, z. B. bei inhomogenem Echomuster der Schilddrüse, muß vor Einleitung einer Iodidtherapie eine Bestimmung der mikrosomalen bzw.TPO- und TG-Antikörper erfolgen. Die Verlaufskontrolle einer Iodid-oder Schilddrüsenhormontherapie geschieht ebenfalls durch die Sonographie und die Bestimmung von $T_4$ ($fT_4$) und TSH. Da eine Autonomie bei Kindern und Jugendlichen im Grunde nicht vorkommt, ist eine szintigraphische Untersuchung von diffusen Iodmangelstrumen nicht indiziert, wohl aber bei dem Nachweis von Knoten. Schilddrüsenknoten sollten außerdem immer zur rechtzeitigen Erfassung von Malignomen feinnadelpunktiert bzw. histologisch abgeklärt werden. Abb. 2.**11** gibt

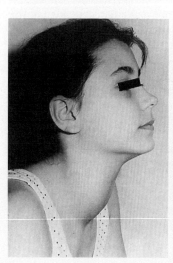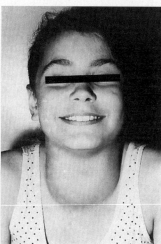

Abb. 2.**10**   12jähriges Mädchen mit ausgeprägter Iodmangelstruma nach mehrjährigem Aufenthalt in türkischem Iodmangelgebiet und vorwiegender Ernährung durch Kohl.

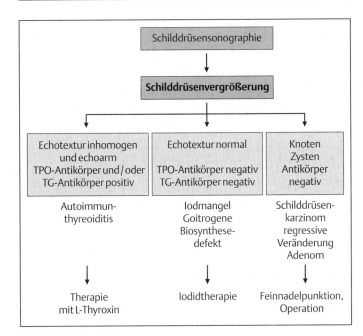

Abb. **2.11** Leitlinien der Diagnostik bei Schilddrüsen-vergrößerung.

eine Übersicht über das diagnostische Vorgehen beim Nachweis einer Struma.

**Therapie.** Die kausale Behandlung mit Iodid stellt bei Kindern und Jugendlichen die Therapie der Wahl dar und wird auch zunehmend bei Erwachsenen als die zuerst durchzuführende Therapie angesehen. Bei Patienten mit Knotenstrumen, echoarmen Bezirken im Sonogramm und bei sehr großen Strumen müssen vor Einleitung einer Iodidtherapie eine Autonomie und eine Thyreoiditis ausgeschlossen werden. Die zur Strumatherapie erforderliche Dosis beträgt bei Säuglingen und Kleinkindern 100 µg/Tag, bei Schulkindern 200 µg/Tag und bei Jugendlichen 200–300 µg/Tag. Es soll zunächst 6–12 Monate behandelt werden. Meistens ist bereits nach 6 Monaten eine Verkleinerung der Schilddrüse nachweisbar. Ist diese nach 12 Monaten nicht eingetreten, sollte mit Thyroxin behandelt werden. Nach erfolgreicher Verkleinerung der Struma sollte die Ioddosis nach 1–2 Jahren auf die Substitutionsdosis reduziert werden. Eine dauerhafte Substitution ist bei diesen Patienten zwingend notwendig, weil es sonst zu leicht zu Rezidiven kommt. Eine nach diesen Richtlinien durchgeführte Iodtherapie ist im Kindesalter äußerst effektiv (Tab. 2.**10** u. 2.**11**) (71).

> Die wichtigste Nebenwirkung einer Iodidtherapie ist das Auftreten einer iodinduzierten Hyperthreose und Autonomie.

Dieses Risiko ist bei Kindern und Jugendlichen mit diffusen Strumen jedoch zu vernachlässigen, da die Komplikation bei älteren Patienten mit bereits knotig veränderten Strumen auftritt. Eine gewisse Gefahr liegt in der Iodidbehandlung einer Autoimmunthyreoiditis, da die Iodidgabe den autoimmunen Entzündungsprozeß unterhalten oder gar stimulieren kann und somit u. U. zur Entwicklung einer Hypothyreose beitragen kann. Dem ist aber durch die Bestimmung der Antikörper vor Iodidgabe vorzubeugen. Sind Antikörper nachweisbar, soll mit L-Thyroxin behandelt werden.

Die früher übliche Therapie mit Schilddrüsenhormonen in einer Dosis, die zur Suppression der TSH-Spiegel führt, ist nach den heutigen pathophysiologischen Vorstellungen bei einer diffusen Iodmangelstruma nicht sinnvoll. Bei einer Unterdrückung der TSH-Spiegel wird nämlich zusätzlich zum alimentären Iodmangel auch noch die Iodaufnahme in die Schilddrüse gehemmt und damit der intrathyreoidale Iodmangel, der den entscheidenden Wachstumsreiz darstellt, verstärkt. Eine mögliche Nebenwirkung einer

Tabelle 2.**10**  Iodbedarf und empfohlene Iodsubstitution

| Lebensabschnitt | Iodbedarf µg/Tag | Substitutionsdosis µg/Tag |
|---|---|---|
| Gestillter Säugling | 50–80 | 200 µg an die Mutter |
| Ungestillter Säugling | 50–80 | adaptierte Milch (mit Iodzusatz 5 µg/100ml) |
| 6–12 Monate | 60–100 | evtl. 50 |
| 1–10 Jahre | 120–150 | evtl. 50–100 |
| 11–16 Jahre (Pubertät) | 150–200 | evtl. 100 |
| Erwachsene | 100–200 | evtl. 100 |
| Schwangere | 200–250 | 200 |

Tabelle 2.**11**  Therapie der kindlichen Struma

Iodidtherapie:
- bei Kleinkindern: 100–200 µg/Tag
- in der Pubertät: 200–300 µg/Tag
- sonographische Kontrolle nach 3–6 Monaten
- bei Volumenreduktion: Iodid für weitere 6 Monate
- bei Volumenkonstanz: Iodid 100 µg/Tag und L-Thyroxin (2–3 µg/kg/Tag)

L-Thyroxintherapie:
- wenn Schilddrüsenantikörper nachweisbar oder ein inhomogenes Echomuster in der Sonographie vorliegt
- Auslaßversuch nach der Pubertät

langfristigen TSH-supprimierenden $T_4$-Gabe ist außerdem die mögliche Entwicklung einer

Osteoporose. Daher sollte eine Thyroxingabe nur für die Patienten reserviert bleiben, bei denen nach Auffüllen des Iodpools und 12monatiger Behandlung keine signifikante Strumaverkleinerung erzielt werden kann. Die Dosis liegt bei 2–3 µg L-Thyroxin/kg/Tag und muß durch die Bestimmung von $T_4$ ($fT_4$) und TSH sowie die Sonographie kontrolliert werden.

Die kombinierte Gabe von Iodid und Schilddrüsenhormonen, die in den letzten Jahren anhand der jetzt gültigen pathophysiologischen Vorstellungen als neues Therapiekonzept entwickelt wurde, bewirkt wie die Iodidgabe offensichtlich eine geringere Rezidivrate als die Schilddrüsenhormontherapie. Ob sie der alleinigen Iodidtherapie überlegen ist, muß noch durch kontrollierte, prospektive Untersuchungen bei Kindern und Jugendlichen belegt werden.

# Schilddrüsentumoren

**Definition.** Die Schilddrüsenneoplasien im Kindesalter umfassen papilläre und follikuläre bzw. gemischt papillär-follikuläre Adenokarzinome, anaplastische und medulläre Karzinome. Metastatische Tumoren der Schilddrüse sowie intrathyreoidale Lymphome sind sehr selten. Die Neoplasien der Schilddrüse müssen abgegrenzt werden von funktionellen Adenomen oder Schilddrüsenzysten.

**Ätiologie und Pathogenese.** Bei Kindern mit solitären oder multiplen Schilddrüsenknoten beträgt die Häufigkeit maligner Neubildungen ca. 20%. Die absolute Häufigkeit von Schilddrüsenneoplasien im Kindesalter hat in den letzten

10–15 Jahren einen erheblichen Rückgang erfahren. In den 50er Jahren war eine deutlich höhere Inzidenz von Schilddrüsenkarzinomen nachweisbar, und es konnte in den meisten Fällen ein Zusammenhang mit vorangehender Strahlentherapie des Halses, des Pharynx, des Kopfes oder des oberen Thorax wahrscheinlich gemacht werden (27). Die Strahlentherapie von harmlosen, z.T. nur kosmetisch störenden Erscheinungen wie Hämangiomen, Akne, vergrößerten Tonsillen oder Thymushyperplasie war bis Mitte der 50er Jahre akzeptiert. Sie wurde dann aber nicht zuletzt aufgrund des Auftretens von Schilddrüsentumoren eingestellt, so daß es nach 1965 wieder zu einer Halbierung der Inzidenz von

Schilddrüsenmalignomen im Kindesalter kam. Aber auch heute werden Schilddrüsentumoren bei Kindern nach einer Strahlentherapie im Halsbereich (z. B. wegen einer Leukämie oder eines malignen Lymphoms) beobachtet (127).

Prognostisch von Bedeutung für die Entstehung einer Schilddrüsenneoplasie nach einer Strahlenbehandlung im Halsbereich ist die verwendete Strahlendosis (107,108). Schilddrüsenkarzinome wurden ab einer Dosis von 750 rad beobachtet. Das Intervall zwischen Strahlentherapie und Nachweis der Neoplasien liegt zwischen 3 und 14 Jahren, wobei nach 10 Jahren die Inzidenz signifikant ansteigt (135). Überraschend war der frühzeitige signifikante Anstieg der Häufigkeit von Schilddrüsenmalignomen bei Kindern- und Jugendlichen in den Gebieten mit starker Kontamination durch strahlende Nuklide nach der Reaktorkatastrophe von Tschernobyl im Jahre 1986. Bereits Anfang der 90er Jahre wurde eine hohe Rate von Schilddrüsenmalignomen bei Kindern festgestellt. Hierbei besteht ein Zusammenhang mit dem Alter des Kinders zum Zeitpunkt der Reaktorkatastrophe dahingehend, daß ein höheres Risiko bei jüngeren Kindern vorlag (37). Derzeit scheint die Häufigkeit zu stagnieren oder bereits abzunehmen. Die Ätiologie der Schilddrüsenkarzinome, die als Strahlenfolge auftreten, ist unbekannt. Bei Mädchen wurde ein häufigeres Auftreten beobachtet. Bei einigen Patienten wurden somatische Mutationen in den Tumoren (Rearrangements im RET-Protoonkogen) identifiziert.

Bezüglich der Prognose werden die papillären und gemischt papillär-follikulären Karzinome zusammengefaßt. Diese Tumoren machen die Mehrzahl aller Schilddrüsentumoren im Kindesalter aus. Meistens findet sich eine multizentrische Ausbreitung des Tumors in beiden Schilddrüsenlappen. Ihr Wachstum ist in der Regel langsam und obwohl bei Diagnosestellung häufig bereits Lymphknotenmetastasen vorhanden sind und in manchen Fällen die Schilddrüsenkapsel durchbrochen ist, dauert es meistens 20 Jahre, bis auch eine Metastasierung auf dem Blutweg erfolgt. Selbst bei dem Nachweis beidseitiger Lymphknotenmetastasen ist die Prognose diese Tumors bei Kindern wesentlich günstiger als bei Erwachsenen (12). Die Lebenserwartung von Kindern mit komplett entfernten

papillären Karzinomen ist nicht schlechter als die gesunder Kinder (44). 20 % aller Kinder mit papillären Karzinomen haben Fernmetastasen in der Lunge und seltener im Skelett.

Die rein follikulären Karzinome treten im Kindesalter sehr selten auf (135). Das follikuläre Karzinom ist nur selten multizentrisch und zeigt häufig bereits bei Diagnosestellung einen Einbruch in das Gefäßsystem. Dementsprechend finden sich bei 30–40 % der Kinder bereits Fernmetastasen in der Lunge oder im Skelett.

Die anaplastischen Karzinome machen nur etwa 3 % aller Schilddrüsenkarzinome aus und sind deshalb im Kindesalter eine Rarität. Diese Tumoren weisen oft Riesenzellen auf und entstehen nach einer langdauernden Schilddrüsenvergrößerung. Diese Tumoren metastasieren frühzeitig und sind bei Diagnosestellung bereits meist inoperabel. Trotz des Einsatzes von Radio-und Chemotherapie ist die Prognose schlecht.

Die medullären Schilddrüsenkarzinome umfassen 4–10 % aller Schilddrüsentumoren (89). Die familiär auftretenden Fälle zeigen einen autosomal dominanten Erbgang und gehören meistens zum Krankheitsbild der multiplen endokrinen Neoplasie (MEN). Man unterscheidet folgende 3 Formen:

- MEN I,
- MEN IIa,
- MEN IIb.

Alle Formen werden mit hoher Penetranz vererbt, sie betreffen jeweils nur bestimmte endokrine Organe, wobei die Gonaden ausgespart bleiben. Sie entstehen langsam, bei MEN II meist über lange Zeit als benigne Hyperplasien, so daß die ausgeprägten Krankheitsbilder im Kindesalter selten sind. Diese Erkrankungen haben jedoch eine hohe Mortalität, so daß ihre Früherkennung vor der Manifestation im Kindesalter eine wichtige Aufgabe des Kinderarztes bzw. pädiatrischen Endokrinologen ist. Bis vor kurzem war eine frühe Detektion nur durch biochemische Tests möglich, mit der Konsequenz, daß in diesen Fällen bereits eine Manifestation mit endokriner Hypersekretion vorliegen mußte. Seit einigen Jahren besteht für Patienten mit MEN II und seit kurzem auch für Patienten mit MEN I die Möglichkeit, durch molekulargenetischen Mutationsnachweis in den für die Erkrankungen identifizierten Genen die Disposition für eine MEN noch vor der Manifestation erkennen zu lassen (92).

Gleichzeitig konnten durch das für die MEN II identifizierte Kandidatengen RET wichtige Erkenntnisse für die Tumorgenese der betroffenen endokrinen Organe gewonnen werden. Die Entdeckung des RET-Protoonkogens als das für die MEN II verantwortliche Gen gelang durch eine Kombination von Mappingstudien und genetischem Linkages und es wurde gezeigt, daß aktivierende Keimbahnmutationen in diesem Gen sowohl in Familien mit MEN IIa und IIb als auch bei Familien mit medullärem Schilddrüsenkarzinom vorkommen .

Das RET-Protoonkogen kodiert für eine transmembranäre Tyrosinkinase. RET wird in neuroektodermalen Geweben und Geweben der Kiemenbögen exprimiert, somit in der Schilddrüse, der Nebenschilddrüse, der Nebenniere, in den intestinalen Ganglien, dem Nebennierenmark, dem Gehirn und im autonomen Nervensystem.

Die im RET-Protoonkogen nachgewiesenen Mutationen liegen bei der MEN IIa in der Ligandenbindungsdomäne und bei der MEN IIb in der für die Regulation des Proteins wichtigen intrazellulären Region. Dies erklärt auch den aggressiveren Phänotyp der MEN-IIb-Mutationen, da hier die Genregulation außer Kraft gesetzt ist. Deletionen des RET-Protoonkogens (Loss-of-function-Mutationen) führen zum Krankheitsbild des Morbus Hirschsprung.

Die Mutationen der MEN IIa betreffen 5 Cysteine der extrazellulären Domäne, am häufigsten (90 %) das Cystein in Kodon 634. Diese Mutation wird auch bei 74 % aller Fälle des familiären medullären Karzinoms gefunden.

Die MEN IIb wird meistens durch die gleiche Mutation in Kodon 918 (Methionin zu Threonin) hervorgerufen. Diese Mutation findet sich auch in 30–40 % der Fälle von sporadischen C-Zell-Karzinomen als somatische Mutation (38, 83).

Das Gen für die MEN I wurde vor kurzem kloniert. Es handelt sich um ein noch nicht genau charakterisiertes Tumorsuppressorgen. Vorraussetzung für die Enstehung von Tumoren ist der Verlust der Heterozygotie oder ein zweites Ereignis, das eine Tumorgenese auslöst (second hit). Tatsächlich konnten Deletionen des Chromosoms 11 des nicht betroffenen Elternteils in der MEN-I-Gen-Region oder Gs-$\alpha$-Mutationen in Tumoren von Patienten mit MEN I nachgewiesen werden.

**Klinik.** Ein Knoten der Schilddrüse wird bei Kindern häufig als Zufallsbefund bei einer Routineuntersuchung festgestellt. Bei einem Karzinom der Schilddrüse sind die zervikalen Lymphknoten oft bereits deutlich vergrößert und häufig ist dieser Befund das erste nachgewiesene Symptom (59). Da zervikale Lymphknotenschwellungen im Kindesalter häufig sind, vergehen oft mehrere Jahre bis zur definitiven Diagnosestellung. Die Schilddrüsenkarzinome sind vom Tastbefund eher derb und schmerzlos und lassen sich häufig nicht verschieben. Eine Heiserkeit des Patienten, die auf einen Befall des N. recurrens hindeutet, oder auf eine fixierte Stellung des Knotens weisen stark auf Malignität hin. Bei Patienten mit Innenohrschwerhörigkeit muß an das Pendred-Syndrom gedacht werden, bei dem häufig in der Pubertät eine knotige Umwandlung der Struma auftritt. Der Nachweis von Schilddrüsenantikörpern weist zwar auf eine Thyreoiditis hin, schließt aber ein Karzinom keinesfalls aus, da Schilddrüsenkarzinome auch bei Patienten mit Hashimoto-Thyreoiditis auftreten können. Zwar macht der Nachweis einer Unter- bzw. Überfunktion der Schilddrüse ein malignes Geschehen unwahrscheinlicher, aber auch bei gestörter Funktionslage wurden Schilddrüsenkarzinome beobachtet. Auch bei sonographisch nachgewiesenen Schilddrüsenzysten mit soliden Anteilen wurden Karzinome diagnostiziert.

Die MEN IIa ist durch das Auftreten von medullären Schilddrüsenkarzinomen charakterisiert, die zunächst als Knoten und im Gegensatz zu papillären oder follikulären Tumoren selten über zervikale Lymphknotenmetastasen auffallen. Das Manifestationsalter ist das 3. Lebensjahrzehnt, es wurden jedoch auch schon Karzinome bei Kindern, die prophylaktisch thyreoidektomiert wurden, nachgewiesen. Phäochromozytome und Nebenschilddrüsenadenome werden in der Regel später als die C-Zell-Karzinome manifest (38).

Die MEN IIb ist ebenfalls durch C-Zell-Karzinom charakterisiert, das jedoch wesentlich früher auftritt (das jüngste beschriebene Kind ist 14 Monate alt) und rascher metastasiert. Auch hier folgen die Phäochromozytome dem C-Zell-Karzinom, und ein Nebenschilddrüsenadenom kommt seltener vor. Pathognomonisch sind die Neurome der Mundschleimhaut und Lippen sowie der marfanoide Habitus,der den Patienten ein typisches Aussehen verleiht (83).

Bei MEN I überwiegen die Tumoren der Nebenschilddrüsen, der Hypophyse und des Pankreas.

**Diagnostik.** Aufgrund der bei Kindern und Jugendlichen hohen Rate von Schilddrüsenkarzinomen in Schilddrüsenknoten, muß in diesem Alter eine Maximaldiagnostik bis zum Ausschluß eines Karzinoms durchgeführt werden.

Weisen eine vorangehende Strahlentherapie, der Tastbefund eines derben Knotens bzw. eine zervikale Lymphknotenschwellung auf eine Malignität hin, so ist bereis primär ein diagnostisch aggressiveres Vorgehen gerechtfertigt. Die Szintigraphie mit $^{123}$I oder $^{99}$Tc ist wegweisend für die weitere Diagnostik. Eine Anreicherung des Tracers in solitären Knoten macht ein Karzinom unwahrscheinlich und legt die Diagnose eines Adenoms nahe. Alle Knoten, die in der Szintigraphie nicht zur Darstellung kommen (kalte Knoten), auch solche mit zystischen Anteilen müssen feinnadelpunktiert werden. Aufgrund der signifikanten Rate falsch negativer Befunde (bis 10 %) (62) bei der Feinnadelpunktion sollten solitäre kalte Knoten im Kindesalter auch bei unauffälligem Punktionszytologiebefund als malignomverdächtig betrachtet werden. Eine abwartende Haltung bzw. der Versuch einer medikamentösen Therapie mit L Thyroxin ist nur bei dem Fehlen der klinischen Malignitätskriterien und dem Nachweis einer Unterfunktion, einer Thyreoiditis sowie sehr kleinen Veränderungen (< 0,5 cm) bei Gewährleistung der Verlaufskontrolle gestattet. In allen anderen Fällen sollte eine Entfernung des Knotens zur histologischen Abklärung erfolgen.

Bei Patienten mit Schilddrüsenknoten und Verdacht auf ein medulläres Schilddrüsenkarzinom sind meistens die Calcitoninspiegel im Serum erhöht (89). Bei Kindern einer Familie mit MEN klärt die molekulargenetische Diagnostik das Risiko für eine Erkrankung. In Zweifelsfällen kann das Ergebnis der pentagastrinstimulierten Calcitoninspiegel zur Klärung herangezogen werden.

**Therapie.** Bei der operativen Entfernung eines Knotens orientiert sich das operative Vorgehen an den Voruntersuchungen und anhand des intraoperativen Schnellschnitts. Bei Nachweis eines Schilddrüsenkarzinoms muß die Schilddrüse total entfernt werden. Eine subtotale oder Hemithyreoidektomie ist wegen des multifokalen Auftretens obsolet und eine zweizeitige Operation sollte vermieden werden. Die zervikalen Lymphknoten werden exstirpiert, eine prophylaktische radikale Neck-dissection scheint keine Vorteile hinsichtlich der Prognose zu ergeben. Bei papillären und follikulären Karzinomen wird in der Regel eine postoperative Radioiodtherapie durchgeführt, durch die nach Entfernung der Schilddrüse auch kleinere, vorher nicht sichtbare Metastasen dargestellt und eliminiert werden. Nach erfolgter Radioiodtherapie muß die Hypothyreose substituiert werden. Hierbei wird die Substitutionsdosis so gewählt, daß die TSH-Spiegel supprimiert sind, um eine TSH-vermittelte Proliferation von Metastasen zu verhindern. Die Kontrolle von Patienten mit Schilddrüsenkarzinomen erfogt durch regelmäßige Messungen von TG und TSH im Serum.

Das Mutationsscreening bei Verwandten von Patienten mit MEN oder Familien mit medullärem Karzinom erlaubt den Nachweis einer Disposition für die Enstehung eines C-Zell-Tumors. Obgleich auch bei einer autosomal dominanten Erkrankung die Penetranz aufgrund von genetischen und epigenetischen Faktoren nicht 100 % ist, erscheint es aufgrund der Malignität gerechtfertigt, eine prophylaktische Thyreoidektomie im Vorschulalter durchzuführen, wenn eine Keimbahnmutation nachgewiesen wurde. Dies gilt für MEN IIa, bei der MEN IIb ist eine frühere Thyreoidektomie zu erwägen (frühere Manifestation) und gegen die Nachteile von operativen Komplikationen und der Substitutionstherapie abzuwägen. Bei nachgewiesenen C-Zell-Karzinomen muß eine Thyreoidektomie durchgeführt und das Auftreten von Metastasen durch Calcitoninmessungen kontrolliert werden. Werden die Schilddrüsenoperationen von erfahrenen Schilddrüsenchirurgen durchgeführt, sind operativ bedingte N.-recurrens-Paresen oder ein Hypoparathyreoidismus selten.

## Literatur

1 An autoimmune disease, APECED, caused by mutations in a novel gene featuring two PHD-type zinc-finger domains. The Finnish-German APECED Consortium. Autoimmune polyendocrinopathy-candidiasis-ectoderrmal dystrophy. Nat. Genet. 17 (1997) 399

2 Abramowicz, M. J, L. Duprez, J. Parma, G. Vassart, C. Heinrichs: Familial congenital hypothyroidism due to inactivating mutation of the thyrotropin receptor causing profound hypoplasia of the thyroid gland. J .clin. Invest. 99 (1997) 3018

3 Badenhoop, K., G. Schwarz, P. G. Walfish, V. Drummond, K. H. Usadel, G. F. Botazzo: Susceptibility to thyroid autoimmune disease: molecular analysis of HLA-D region genes identifies new markers for goitrous Hashimoto's thyroiditis. J. clin. Endocrinol. 71 (1990) 1131

4 Beck-Peccoz, P., G. Pitcitelli, M. G. Cattaneo: Successful treatment of hyperthyroidism due to non neoplastic pituitary TSH secretion with TRIAC. J. endocrinol. Invest. 6(1983) 217

5 Bernal, J., F. Pekonen: Ontogenesis of nuclear triiodothyronine receptor in human fetal brain. Endocrinology 114 (1984) 677

6 Biebermann, H., Schoneberg, T., Krude, H., Schultz, G., Gudermann, T., Grüters, A.: Mutations of the human thyrotropin receptor gene causing thyroid hypoplasia and persistent congenital hypothyroidism. J. Clin. Endocrinol. Metab.82 (1997)3471

7 Biebermann, H., K. P. Liesenkötter, K. Huhne, M. Emeis, M. Obladen, A. Grüters: A newborn with severe congenital hypothyroidism due to a homozygous mutation of the beta-thyrotropin gene.-Horm. Res. 50 (1998) 18

8 Bikker, H., M. T. den Hartog, F. Baas, M. H. Gons, T. Vulsma, J. J. de Vijlder: A 20-basepair duplication in the human thyroid peroxidase gene results in a total iodide organification defect and congenital hypothyroidism. J. clin. Endocrinol. 79(1994) 248

9 Blizzard, R. M., R. W. Chandler, B. H. Landing, M. D. Petit, C. D. West: Maternal autoimmunization to thyroid as a probable cause of athyrotic cretinism. Engl. J. Med. 263(1960) 327

10 Bogner, U., J. Wall, H. Schleusener: Cellular and antibody dependent cytotoxicity in autoimmune thyroid disease. Acta endocrinol. (Kph.) Suppl. 281 (1987) 133

11 Brown, R .S., P. Keating, E. Mitchell: Maternal thyroid-blocking antibodies in congenital hypothyroidism. J. clin. Endocrinol. 70 (1990) 1341

12 Cady, B., C. E. Sedgwick, W. A. Meissner, J. R. Rockwalter, V. Romagosa, J. Werber: Changing clinical, pathologic, therapeutic and survival pattern in differentiated thyroid carcinoma. Ann. Surg. 184 (1976) 541

13 Chowdry, P., J. W. Scanlon, R. Auerbach, V. Abassi: Results of a controlled double blind study of thyroid replacement in very low birth weight premature infants with hypothyroxinemia. Pediatrics 73 (1984) 301

14 Chatterjee, V. K., R. J. Clifton-Bligh, J. M. Wentworth et al.: Mutation of the gene encoding human TTF-2 associated with thyroid agenesis, cleft palate and choanal atresia. Nat. Genet. 19 (1998) 399

15 Collu, R., J. Tang, J. Castagne et al.: A novel mechanism for isolated central hypothyroidism: inactivating mutations in the thyrotropin-releasing hormone receptor gene.J. Clin. Endocrinol. 82 (1997) 1561

16 Coindet, J. R.: Decouverte d'un nouveau remede contre le goitre. Ann. Chim. 16 (1821) 252

17 Connors, M. H., D. M. Styne: Transient neonatal athyreosis resulting from thyrotropin binding inhibitory immunoglobulins. Pediatrics 78 (1986) 287

18 Coyle, B., W. Reardon, J. A. Herbrick et al.: Molecular analysis of the PDS gene in Pendred syndrome. Hum. Mol. Genet. 7 (1998) 1105

19 Davies, T. F.: Autoimmune thyroid desease genes come in many styles and colors. J.clin. Endocrinol. 83 (1998) 3391

20 De Groot, L. J., J. Quitas: The causes of autoimmune thyroid disease. Endocr. Rev. 10 (1989) 537

21 Delange, F., A. Dalhem, P. Bourdoux: Increased risk of primary hypothyroidism in preterm infants. J. Pediat. 105 (1984) 462

22 Delange, F., A. M. Ermans: Endemic goiter and cretinism. Naturally occuring goitrogens. In Hershman, J. M., G. A. Bray: The Thyroid Physiology and Treatment of Disease. Pergamon, Oxford (1979) 415

23 de Zegher, F., K. Devriendt, C. Vanhole, G. Matthijs: Deletion of thyroid transcription factor-1 gene in an infant with neonatal thyroid dysfunction and respiratory failure (letter). New Engl. J. Med. 338 (1998) 1317

24 Di Stefano , J. J., D. A. Fisher: Peripheral distribution and metabolism of thyroid hormones: a primarily quantitative assessment. In Hershman , J. M., G. A. Bray: The Thyroid, Physiology and Treatment of Diseases. Pergamon, Oxford (1979) 47

25 Drexhage, H. A., G. F. Botazzo, D. Doniach: Evidence for thyroid growth stimulating immunoglobulins in some goitrous diseases. Lancet II (1980) 287

26 Dubuis, J. M, J. Glorieux, F. Richer, C. H. Deal, J. H. Dussault, G. Van Vliet: Outcome in severe congenital hypothyroidism: closing the development gap with early high dose levothyroxine treatment. J. clin. Endocrinol. 81 (1996) 222

27 Duffy, B. J., P. J. Fitzgerald: Thyroid cancer in childhood and adolescence. Cancer 3 (1950) 1018

28 Dumont, J. E., P. P Roger, M. Ludgate: Assays for thyroid growth immunoglobulins and their clinical implication: methods, concepts and misconceptions. Endocr. Rev. 8 (1987) 448

29 Duprez, L., J. Parma, J. Van Sande, A. Allgeier et al.: Germline mutations in the thyrotropin receptor gene cause non-autoimmune autosomal dominant hyperthyroidism. Nat. Genet. 7 (1994) 396

30 Dussault, J. H., J. Letarte, H. Guyda, C. Laberge: Lack of influence of thyroid antibodies on thyroid function in the newborn infant and on a mass screening program for congenital hypothyroidism. J. Pediat. 96 (1980) 385

31 Engler, D., A. G. Burger: The deiodination of iodothyronines and their derivatives in man. Endocr. Rev. 5 (1984) 151

32 Farid , N. R.: Immunogenetics of autoimmune thyroid disorders. Endocrinol. Metab. Clin.N. Amer. 16 (1987) 229

33 Feldt-Rasmussen, U., H. Schleusener, P. Carayon: Meta-Analysis evaluation of the impact of thyrotropin receptor antibodies on longterm remission after medical therapy of Graves' disease. J. clin. Endocrinol. 78 (1994) 98

34 Fisher, D. A., B. Foley: Early treatment of congenital hypothyroidism. Pediatrics 84 (1989) 785

35 Fisher, D. A., A. H. Klein: Thyroid development and disorders of thyroid function in the newborn. New Engl. J. Med. 304 (1981) 304

36 Foley, T. P., C. White, A. New: Juvenile graves disease the usefulness and limitations of thyrotropin receptor antibodies. J. Pediat. 110 (1987) 387

37 Foley, T. P., M Charron: Radioiodine treatment of juvenile Graves disease. Exp. clin. Endocrinol. Diabetes 105 (1997) 61

38 Frank-Raue, K., W. Höppner, A. Frilling et al.: Mutations in the RET-protooncogene in German MEN families. J.clin. Endocrinol. 81 (1996) 1780

39 Gaitan, E.: Thyroid disorders:possible role of environmental pollutants and naturally occuring agents. Amer. Chem. Soc. Div. Environment. Chem. 26 (1986) 58

40 Gärtner, R: Struma-Pathophysiologie und Definition des Krankheitsbildes. In: Köbberling, J., R. Pikkardt: Struma. Springer, Berlin 1990 (S. 7)

41 Gilani, B. B., M. H. Mac Gillivray, M. L Vorhees et al.: Thyroid hormone abnormalities in diagnosis of insulin dependent diabetes mellitus in children. J. Pediat. 105 (1984) 218

42 Glaser, N. S, D. M. Styne: Predictors of early remission of hyperthyroidism in children. Clin. Endocrinol. Metab. 82 (1997) 1719

43 Glorieux, J., M. Desjardins, J. Letarte, J. Morrisette, J. H. Dussault: Useful parameters to predict the eventual mental outcome of hypothyroid children. Pediat. Res. 24 (1988) 6

44 Goepfert, H., W. J. Dichtel, N. A Saamann: Thyroid cancer in children and teenagers. Arch. Otolaryngol. 110 (1984) 72

45 Goretzki, P. E., J. Witte, H. D. Röher: Surgery for Graves disease in childhood and adolescence. Exp. Clin. Endocrinol. Diabetes 105 (1997) 58

46 Grumbach, M. M., S. C. Werner: Transfer of thyroid hormone across the human placenta at term. J. clin. Endocrinol. 16 (1956) 1392

47 Grüters, A., J. Alm, J. Lakshmanan, D. A. Fisher: Einfluß von Triiodthyronin auf die Konzentration der Wachstumsfaktoren NGF und EGF im Gehirn neugeborener Mäuse. Mschr. Kinderheilk.132 (1984) 746

48 Grüters, A., U. Bogner, H. Biebermann, H. Schleusener, H. Helge: Thyroid growth blocking antibodies in congenital hypothyroidism in correlation to diagnosis, prognosis and maternal thyroid disease. In Drexhage, H. A., J. J. M. de Vijlder, W. M. Wiersinga: The Thyroid Gland, Environment and Autoimmunity. Excerpta Medica, Amsterdam 1990 (p. 347)

49 Grüters, A., D. l'Allemand, M. Klett, H. Helge: Zum Problem des Einflusses moderner iodhaltiger Kontrastmittel auf den Stoffwechsel der Thyreoidea im Säuglingsalter. In Kaufmann, H. J.: Kontrastmittel in der Kinderradiologie, Karger, Basel 1986 (S.89)

50 Grüters, A., D. l'Allemand, P. Heidemann, P. Schürnbrand: Incidence of iodine contamination in neonatal transient hyperthyreotropinemia. Europ. J. Pediat. 140 (1983) 299

51 Grüters, A.:Congenital hypothyroidism. Pediat. Ann. 21 (1992) 15

52 Grüters, A., B. Köhler, A. Wolf et al.: Screening for mutations of the human thyroid peroxidase gene in patients with congenital hypothyroidism. Exp. Clin. Endocrinol. Diabetes.104, Suppl. 4( 1996) 121

53 Grüters, A., T. Schöneberg, H. Biebermann et al.: Severe congenital hyperthyroidism caused by a germ-line neo mutation in the extracellularportion of the thyrotropin receptor. J. clin. Endocrinol. 83 (1998) 1431

54 Grüters, A., R. Finke, H. Krude, H. Meinhold: Etiological grouping of permanent congenital hypothyroidism with a thyroid gland in situ. Horm. Res. 41 (1994) 3

55 Grüters, A: Treatment of Graves' disease in children and adolescents.Horm. Res. 49 (1998) 255

56 Gutekunst, R., W. Hafermann, T. Mansky, P. C. Scriba: Ultrasonography related to clinical and laboratory findings in lymphocytic thyroiditis. .Acta endocrinol. (Kph.) 121 (1989) 129

57 Gutekunst, R., H. Smolarek, W. Wächter, P. C. Scriba: Strumaepidemiologie. Schilddrüsenvolumina bei deutschen und schwedischen Schulkindern. Dtsch. med. Wschr. 110 (1985) 50

58 Gutekunst, R., H. Smolarek, U. Hasenpusch et al.: Goitre epidemiology: thyroid volume, iodine excretion, thyroglobulin and thyrotropin in Germany and Sweden. Acta endocrinol. 112 (1986) 494

59 Harness, J. K., N. W. Thompson, R. H. Nishiyama: Childhood thyroid carcinomas. Arch. Surg. 102 (1971) 278

60 Harms, E.: Richtlinien zur Organisation und Durchführung des Neugeborenenscreenings auf angeborene Stoffwechselstörungen und Endokrinopathien in Deutschland. Mschr. Kinderheilk.145 (1997) 770

61 Hashizume, K., K. Ichikawa, A. Sakurai: Administration of thyroxine in treated Grave's disease. New Engl. J. Med. 324 (1991) 947

62 Hawkins, F., D. Bellido, C. Bernal: Fine needle aspiration biopsy in the diagnosis of thyroidcancer and thyroid disease. Cancer 59 (1987) 1206

63 Hayashi, Y., H. Tamai, S. Fukata: A long term clinical, immunological and histological follow-up of patients with goitrous chronic lymphocytic thyroiditis. J. clin. Endocrinol. 61 (1985) 1172

64 Heidemann, P., J. Brämswig, A. Grüters, H. Niewerth: Hypoallergene Diät bei Neurodermitis verursacht hypothyreote Iodmangelstruma. Mschr. Kinderheilk. 136 (1988) 491

65 Hemady, Z. S., T. M. Siler-Khodr, S. Najjar: Precocious puberty in juvenile hypothyroidism. Pediatrics 92 (1978) 55

66 Leiri, T., P. Cochaux, H. M. Targovnik et al.: A 3' splice site mutation in the thyroglobulin gene responsible for congenital goiter with hypothyroidism. J. clin. Invest. 88 (1991) 1901

67 Ingbar , S. H.: The thyroid gland. In Wilson, J. D., D. W. Foster: Textbook of Endocrinology. Saunders, Philadelphia 1986 (p.682)

68 Jacobsen, B. B, H. Andersen, H. Dige, L. Hummer:-Thyroid responsiveness to thyrotropin releasing hormone in preterm and small for gestational age newborns. Acta paediat. scand. 66 (1977) 541

69 Klein, A. H., T. Oddie, M. Parslow, T. P. Foley, D. A. Fisher: Developmental changes in pituitary thyroid function in the human fetus and newborn. Early hum. Develop. 6 (1982) 321

70 Klingmüller, V., A. Otten, R. H. Bödeker: Sonografisch gemessene Schilddrüsenvolumina bei Kindern. Mschr. Kinderheilk .139 (1991) 826

71 Knorr, D., B. Henrich, B. Leisner, W. Igl: Behandlung der blanden juvenilen Struma mit Iod. Therapiewoche 34 (1984) 7081

72 Kopp, P., J. van Sande, J. Parma et al.: Brief report: congenital hyperthyroidism caused by a mutation in the thyrotropin-receptor gene. New .Engl. .J. Med. 332 (1995) 150

73 l'Allemand, D., A. Grüters, P. Beyer, B. Weber: Iodine in contrast agents and skin disinfectants is the major cause for hypothyroidism in premature infants during intensive care. Horm. Res. 28 (1987) 42

74 l'Allemand, D., A. Grüters, P. Beyer: TSH-Erhöhung bei ausreichender Therapie der angeborenen Hypothyreose. In Bickel, H., U. Wachtel: Neugeborenen-Screening. Thieme, Stuttgart 1985 (S.149)

75 l'Allemand, D., A. Grüters, P. Heidemann, P. Schürnbrand: Iodine induced alterations of thyroid function in newborn infants after prenatal and perinatal exposure to povidone iodine. J .Pediat. 102 (1983) 935

76 Lakshmanan , J., U. Beri, J. Perheentupa et al.: Acquisition of submandibular gland nerve growth factor responsiveness to thyroxine in neonatal mice. J. Neurosci. Res. 12 (1984) 71

77 Lamberg, B. A., E. Ikonen, K. Teramo: Treatment of maternal hyperthyroidism with antithyroid agents and changes of TSH and thyroxine in the newborn. Acta endocrinol. (Kph.) 97 (1981) 186

78 Letarte , J., J. H. Dussault, H. Guyda, J. Fouron, J. Claude, J. Glorieux: Clinical and laboratory investigations of early detected hypothyroid infants. In Collu, R. et al.: Pediatric Endocrinology. Raven, New York 1981 (p. 433)

79 Lever, E. G., C. A. Medeiros-Neto, L. J. De Groot: Inherited disorders of thyroid metbolism. Endocr. Rev. 4 (1983) 213

80 Levy, W. J., O. P. Schumacher, M. Gupta:Treatment of childhood Graves disease. Cleveland Clin. J. Med. 55 (1988) 373

81 Liesenkötter, K. P., A. Kiebler, B. Stach, H. Willgerodt, A. Grüters: Small thyroid volumes and normal iodine excretion in Berlin schoolchildren indicate full normalization of iodine supply. Exp. Clin. Endocrinol. Diabetes 105 (1997) 46

82 Lippe, B. M., E. M. Landaw, S. A. Kaplan: Hyperthyroidism in children treated with longterm medical therapy: twenty-five percent remission every two years. J. Clin. Endocrinol. Metab. 64 (1987) 1241

83 Lips, C. J. M., R. M. Lansvater, J. W. M. Höppner et al.: Clinical screening as compared with DNA analysis in families with MEN 2A. New Engl. J. Med. 331 (1994) 828

84 Maenpää , J., M. Raatika, J. Rasanen, E. Taskinen, O. Wagner: The natural course of juvenile autoimmune thyroiditis. J. Pediat .107 (1985) 898

85 Macchia, P. E., P. Lapi, H. Krude et al.: PAX8 mutations associated with congenital hypothyroidism caused by thyroid dysgenesis. Nat. Genet. 19 (1998) 83

86 Magner, J. A., P. Petrick, M. Menezes-Ferreira, M. Stelling, B. Weintraub: Familial generalized resistance to thyroid hormones: report of three kindreds and correlation of patterns of affected tissues with the binding of triiodothyronine to fibroblast nuclei. J. endocrinol. Invest. (1986) 459

87 Matsuura, M., Y. Yamada, Y. Nohara: Familial transient hypothyroidism due to maternal TSH binding inhibitory immunoglobulins. New Engl. J. Med. 303 (1980) 738

88 Matsuura, M., Y. Konishi, K. Yuri: Comparison of atrophic and goitrous autoimmune thyroiditis in children:clinical,laboratory and TSH-receptor antibody studies. Europ. J. Pediat. 149 (1990) 529

89 Melvin, K. E., H. Miller, A. H. Tashijan: Early diagnosis of medullary carcinoma ofthe thyroid gland by means of calcitonin assay. New Engl. J. .Med. .285 (1971) 115

90 Morley , J. E.: Neuroendocrine controlof thyrotropin secretion. Endocr. Rev. 2 (1981) 326

91 Morreale de Escobar, G., M. J. Obregon, C. Ruiz de Ona, F. Escobar del Rey: Transfer of thyroxine from the mother to the rat fetus near term; effect on brain triiodothyronine deficiency. Endocrinology 122 (1988) 1521

92 Mulligan, L. M., J. B. J. Kwok, C. S. Healey et al.: Germ-line mutations of the RET-protooncogene in MEN 2. Nature 363 (1993) 458

93 Neufeld, M., N. Mac Laren, R. Blizzard: Autoimmune polyglandular syndromes.Pediat. Ann. 9 (1980) 154

94 Oppenheimer , J. H., H. L. Schwartz: Molecular basis of thyroid hormone-dependent brain development. Endocr. Rev. 18 (1997) 462

95 Parma, J., L. Duprez, J. Van Sande et al.: Somatic mutations in the thyrotropin receptor gene cause hyperfunctioning thyroid adenomas. Nature 14 (1993) 649

96 Pfäffle, R. W., G. E. DiMattia, J. S. Parks: Mutation of the POU-specific domain of Pit-1 and hypopituitarism without pituitary hypoplasia. Science 257 (1992) 1118

97 Pisarev, M. A.: Thyroid autoregulation. J .endocrinol. Invest. 8 (1985) 475

98 Pohlenz, J., I. M. Rosenthal, R. E. Weiss, S. M. Jhiang, C. Burant, S. Refetoff: Congenital hypothyroidism due to mutations in the sodium/iodide symporter. Identification of a nonsense mutation producing a downstream cryptic 3' splice site. J. clin. Invest. 101 (1998) 1028

99 Pomerade, R., P. Czernichow, J. P. Farriaux: Analyses des resultats du depsitage de l'hypothyroidie congenitale par dosage de la TSH sur sang capillaire. Arch. franc. Pédiat. 33 (1986) 15

100 Radunovic, N., Y. Dumez, D. Nastic, L. Mandelbrot, M. Dommergues: Thyroid function in fetus and mother during the second half of normal pregnancy. Biol. of the Neonate 59 (1991) 139

101 Rallison, M. L., B. M. Brown, R. Keating, J. E Rall, F. H. Tylor: Occurence and natural history of chronic lymphocytic thyroiditis in childhood. J. Pediat. 86 (1975) 675

102 Refetoff, S.: Syndromes of thyroid hormone resistance. Amer. J. Physiol. 243 (1982) 88

103 Reuss, M. L., N. Paneth, J. A. Pinto-Martin, J. M. Lorenz, M. Susser: Transient hypothyroxinemia in preterm infants and neurodevelopment at age two years. Engl. J. Med. 334 (1996) 821

104 Rosler, A., Y. Litvin , C. Hoge, J. Gross, E. Cerasi: Familial hyperthyroidism due to inappropriate thyrotropin secretion sucessfully treated with tri-iodothyronine. J. clin. Endocrinol. 54 (1972) 76

105 Safa, M., O. P. Schumacher, A. Rodrigeues-Antunez: Longterm follow up results in children and adolescent treated with radioiodine for hyperthyroidism. New Engl. J. Med. 292 (1975) 167

106 Schleusener, H., U. Bogner, H. Peters et al.: The relevaance of genetic susceptibility in Graves disease and immune thyroiditis. Exp. Clin. Endocrinol. 97 (1991) 127

107 Schneider, A. B., S. Pinsky, C. Bekerman, V. Ryuo: Characteristics of 108 thyroid cancers detected by screening in a population with a history of neck and head irradiation. Cancer 46 (1980) 1218

108 Scott, M. D., J. D. Crawford: Solitary thyroid nodules in childhood: is the incidence of thyroid carcinoma declining? Pediatrics 58 (1976) 521

109 Segerson, T. P., J. Kauer, H. C. Wolfe et al.: Thyroid hormone regulates TRH biosynthesis in the paraventricular nucleus of the rat hypothalamus. Science 238 (1987) 78

110 Shepard ,T. H., H. J. Andersen, H. Andersen: The human fetal thyroid. Its weight in relation to body weight,crown-rumplength, foot length and estimated gestational age. Anat. Rec. 148 (1964) 123

111 Smanik, P. A, K. Y. Ryu, K. S. Theil, E. L. Mazzaferri, S. M. Jhiang: Expression, exon-intron organization and chromosome mapping of the humansodium iodide symporter. Endocrinology 138 (1997) 3555

112 Smerdely, P., A. Lim, S. C. Boyages: Topical iodine-containing antiseptics and neonatal hypothyroidism in very low birth weight infant. Lancet II (1989) 661

113 Stanbury, J. B., J. E. Dumont: Familial goiter and related disorders.In Stanbury, J. B., J. B. Wyngaarden, D. S. Frederickson, J. L. Goldstein, M. S.

Brown: The Metabolic Basis of Inherited Disease. McGraw Hill, New York 1983 (p. 231)

114 Strakosch, C. R., B. E. Wenzel, V. V. Row, R. Volpe: Immunology of autoimmune thyroid disease. New Engl. J. Med. 307 (1988) 1499

115 Teller ,W.: Prävention der Neugeborenenstruma durch Iodidbehandlung der Schwangeren. Therapiewoche 34 (1984) 7093

116 Theodoropoulos, T., L. E. Braverman, A. G. Vagenakis: Iodide induced hypothyroidism: a potential hazard during perinatal life. Science 205 (1979) 502

117 Thorpe-Beeston , J. G., K. H. Nicolaides, C. V. Felton, J. Butler, A. M. Mc Gregor: Maturation of the secretion of thyroid hormone and thyroid-stimulating hormone in the fetus. New Engl. J. Med. 324 (1991) 532

118 Tillotson, S. L., P. W. Fuggle, I. Smith: Relation between biochemical severity and intelligence in early treated congenital hypothyroidism: a threshold effect. Brit. med. J 309 (1994) 440

119 Touati, G., J. Léger, J. E. Toublanc et al.: A thyroxine dosage of 8 [my][my]g/kg per day is appropriate for the initial treatment of the majority of infants with congenital hypothyroidism. Europ. J. Pediat .156 (1997) 94

120 Usala, S. J., A. E. Bale, N. Gesundheit et al.: The role of human c-erb A-alpha and c-erb A-beta receptor genes in generalized thyroid hormone resistance. Proc. endocrin. Soc. (1988) 29

121 Valente, W. A., P. Vitti, C. M. Rotella: Antibodies that promote thyroid growth: a distinct population of thyroid stimulating antibodies. New Engl. J. Med. 309 (1983) 1023

122 van der Gaag, R. D., H. A. Drexhage, J. H. Dussault: Role of maternal immunoglobulins blocking TSH induced thyroid growth in sporadic forms of congenital hypothyroidism. Lancet I (1985) 246

123 Van Herle, A. J., G. Vassart, J. E. Dumont: Control of thyreoglobulin synthesis and secretion. New Engl. J. Med. 301 (1979) 239

124 Van Wassenaer, A. G., J. H. Kok , E. Endert, T. Vulsma, J. J. M. de Vijlder: Thyroxine supplementation to infants of less than 30 weeks gestational age does not increase plasma triiodothyronine concentrations. Acta endocrinol. 129 (1993) 139

125 Van Wassenaer, A. G., J. H Kok, J.J . M. De Vijlder et al.: Effects of thyroxine supplementation on neurologic development in infants born at less than 30 weeks' gestation. New Engl. J. Med. 336 (1997) 21

126 van Wyk, J. J., J. B. Arnold, J. Wynn, F. Pepper: The effects of a soybean product on thyroid function in humans. Pediatrics 24 (1959) 752

127 Vane, D., R. D. King, E. T. Boles: Secondary thyroid neoplasms in pediatric cancer:increased risk with improved survival. J .pediat. Surg. 19 (1984) 855

128 Vulsma, T., M. H. Gons, J. J. M. de Vijlder: Maternalfetal transfer of thyroxine in congenital hypothyroidism due to a total organification defect or thyroid dysgenesis. New Engl. J. Med. 321 (1989) 321

129 Weetman, A. P., A. M. MacGregor: Autoimmune thyroid disease: developments in our understanding. Endocr. Rev .5 (1984) 309

130 Weetman, A. P., M. E. Yateman, P. A. Ealey: Thyroid stimulating antibodies of different immunoglobulin G subclasses. J. clin. Invest. 86 (1990) 723

131 Weinberger, C., C. C. Thompson, E. S. Ong et al.: The c-erb gene encodes a thyroid hormone receptor. Nature 324 (1986) 641

132 Willgerodt, H., B. Stach, E. Keller, C. Ockert: Welchen Einfluß hat eine bessere alimentäre Iodversorgung? Therapiewoche 40 (1990) 2085

133 Willgerodt, H., B. Stach, E. Keller: Alimentärer Iodmangel und Strumahäufigkeit im Raum Leipzig. Klin. Med. 42 (1987) 229

134 Williams, K. V., S. Nayak, D. Becker, J. Reyes, L. A. Burmeister: Fifty years of experience with propyl-thiouracil-associated hepatotoxicity: what have we learned? J. clin. Endocrinol. 82 (1997) 1727

135 Winship, T., R. V. Rasvoli: Thyroid carcinoma in children: final report and 20 years study . Clin. Proc. Child. Hosp. 26 (1970) 327

136 Wolff, J., I. L. Chaikoff: Plasma inorganic iodide as the homeostatic regulator of thyroid function. Biol. Chem .174 (1948) 555

137 Zakarija, M., J. M. Mac Kenzie: Pregnancy associated changes in the thyroid stimulating antibody of Graves disease and the relationsship to neonatal hyperthyroidism. J. clin. Endocrinol. 57 (1983) 1036

# 3 Störungen der Nebennieren

H.-G. Dörr

## Physiologische Grundlagen

Kenntnisse der Anatomie und Physiologie der Nebenniere, der Biosynthese und des Stoffwechsels sowie der Funktionen der Nebennierenrindenhormone sind unabdingbare Voraussetzungen, um Erkrankungen der Nebennierenrinde zu verstehen. Die Nebennierenrinde besteht aus 3 Schichten:

- Zona glomerulosa, unter der Kapsel liegend,
- mittlere Zona fasciculata,
- Zona reticularis, gegen das Mark hin.

Beim Fetus sind dagegen nur 2 Schichten vorhanden:

- eine sehr große Zone, die fetale Innenzone,
- eine kleine Außenzone, die definitive Zone.

Nach der Geburt kommt es zur Involution der Innenzone, während sich aus der kontinuierlich wachsenden Außenzone die dreizonale Nebennierenrindenstruktur entwickelt.

Aufgrund der biologischen Wirkung lassen sich 3 Gruppen von Steroiden in der Nebennierenrinde unterscheiden:

- Mineralocorticoide,
- Glucocorticoide,
- Sexualhormone (Androgene, Östrogene).

Unter Mineralo- bzw. Glucocorticoiden versteht man Steroidhormone, die endogen in der Zona glomerulosa bzw. Zona fasciculata der Nebennierenrinde produziert und in Mikro- bis Milligrammmengen täglich in das periphere Blut abgegeben werden. Dabei unterscheidet man je nach der überwiegenden biologischen Wirkung Mineralocorticoide wie Aldosteron und 11-Desoxycorticosteron (DOC), die am Nierentubulus über vermehrte Natriumrückresorption und Kaliumexkretion an der Regulation des Elektrolyt- und Wasserhaushalts beteiligt sind, sowie Glucocorticoide, die in den Kohlenhydrat- und Eiweißstoffwechsel eingreifen. Wichtigste Vertreter der Glucocorticoide sind Cortisol, sein 11-Dehydrogenierungsprodukt Cortison sowie Corticosteron und 11-Desoxycortisol, die beide sowohl gluco- als auch mineralocorticoid wirksam sind. Die Sekretion der Glucocorticoide unterliegt einem zirkadianen Rhythmus. Die Regulation der Hormonsekretion erfolgt über einen Regelkreis, wobei der Hypothalamus über Neurotransmittersysteme (Acetylcholin und Serotonin) über CRH und Vasopressin die kortikotropen Zellen der Adenohypophyse zur ACTH-Produktion stimuliert. ACTH bindet mit hoher Affinität an Membranrezeptoren der Nebennierenrinde, was zu einer Aktivierung des Adenylatzyklasesystems führt. Zirkulierendes Cortisol wirkt über einen negativen Feedback-Mechanismus auf den Hypothalamus sowie die Hypophyse zurück und bremst die Ausschüttung von CRH und ACTH.

Die Aldosteronsynthese in der Zona glomerulosa wird hauptsächlich über das Renin-Angiotensin-System, den Serumkaliumspiegel und zu einem geringen Teil auch über ACTH gesteuert. Die Inaktivierung der Steroidhormone erfolgt in der Leber. Cortisolmetabolite werden zu mehr als 95 % in Form von Glucuroniden über die Nieren ausgeschieden, nur 0,5 % freies Cortisol erscheint im Urin. Die lipophilen Steroide werden im Blut in Bindung an Proteine transportiert. Cortisol ist zu 75 % an Transcortin (CBG) und zu 15 % an Albumin gebunden, 10 % befindet sich frei im Blut. Die Glucocorticoidwirkung entsteht dadurch, daß das Steroid in die Zelle diffundiert, sich mit einem zytoplasmatischen Rezeptor verbindet, diesen aktiviert und daß dieser Komplex dann im Zellkern die mRNA zur Bildung bestimmter Proteine veranlaßt. Der Glucocorticoidrezeptor kommt in den Zellen fast aller Gewebe vor.

Der Grundbaustein aller Steroide ist Cholesterin, welches zum größten Teil in der Leber aus Acetat gebildet wird. An der Steroidbiosynthese sind mehrere spezifische Enzymsysteme beteiligt. Bei den Oxidasen handelt es sich um Cytochrom-P450-abhängige Enzyme, nur die 3-β-Hydroxysteroiddehydrogenase (3β-HSD) ist kein Cytochrom-P450-abhängiges Enzym. Alle Cytochrom-P450-abhängigen Enzyme brauchen das NADPH-System, um ihre spezifischen Funktionen ausüben zu können. Daneben spielen 2 Elektronentransportproteine (Adrenotoxinreduktase und Adrenotoxin) als Shuttle-System eine wichtige Rolle. Fast alle Cytochrom-P450-Enzyme können verschiedene Substrate umsetzen. Die Enzyme werden nach ihrer Hauptfunktion konventionell klassifiziert (z.B. 21-Hydroxylase = Hydroxylierung in Position $C_{21}$). Die korrekte Bezeichnung für dieses Enzym ist P450c21, wobei P450 die Enzymfamilie beschreibt und c21 für die Position der Hydroxylierung steht.

Das Schema in Abb. 3.**1** gibt einen Überblick über die Biosynthese der wichtigsten Steroide der Nebennierenrinde. Das sog. Star-Protein (steroidogenic acute regulatory protein), das vor kurzem entdeckt wurde, reguliert den eigentlich geschwindigkeitsbestimmenden Schritt der Steroidbiosynthese, nämlich den Transport von Cholesterin zur inneren Mitochondrienmembran (92, 101). P450scc (scc = side chain cleavage) katalysiert den ersten Schritt der Steroidbiosynthese, die Cholesterinseitenkettenabspaltung. Unter P450scc sind eigentlich 3 Enzyme subsumiert:

- 20α-Hydroxylase,
- 22-Hydroxylase,
- 20,22-Desmolase.

P450c11 existiert in 2 Isoformen, die sich neben der Lokalisation in der Zona glomerulosa bzw. Zona reticularis der Nebennierenrinde in den Enzymaktivitäten unterscheiden:

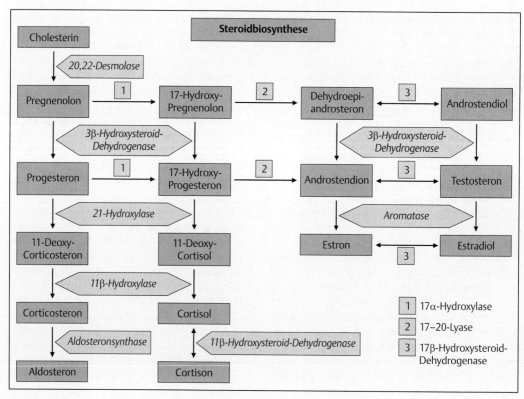

Abb.3.**1**   Steroidbiosynthese.

- 11-Hydroxylase,
- 18-Hydroxylase,
- 18-Methyloxidase.

P450c17 besitzt folgende Aktivitäten:

- 17α-Hydroxylaseaktivität,
- 17,20-Lyaseaktivität.

Die Genorte für die an der adrenalen Steroidbiosynthese beteiligten Enzyme liegen auf verschiedenen Chromosomen (z. B. P450scc auf dem Chromosom 15). Neben Genen für verschiedene Isoenzyme (z. B. Cyp11B1 und CYP11B2 für die 11-Hydroxylase; Typ-I- und Typ-II-Gen für die 3β-HSD) existieren auch inaktive Pseudogene, die eine hohe Homologie zum aktiven Gen aufweisen und die genetische Diagnostik erschweren können (z. B. CYP21B und CYP21A).

Neben den klassischen Synthesewegen gibt es auch biologisch wichtige Nebenwege. So entsteht z. B. Dehydroepiandrosteron-(DHEA-)Sulfat aus Cholesterinsulfat ohne Esterspaltung. Alle steroidbildenen Organe (Nebennierenrinde, Hoden und Ovarien) haben nahezu dieselbe Enzymausstattung, weshalb sie prinzipiell alle biologisch aktiven Steroidhormone bilden können. Unter normalen Bedingungen werden aber in der Nebennierenrinde Cortisol, Aldosteron und Androgene (DHEA und Androstendion), im Hoden Testosteron und im Ovar Östrogene und Progesteron gebidet. Unter pathologischen Bedingungen können sich die Verhältnisse ändern und Testosteron wird z. B. beim adrenogenitalen Syndrom in der Nebennierenrinde produziert.

## Steroidhormonbestimmungen

Mittels spezifischer Labormethoden können die einzelnen Hormone der Nebennierenrinde und ihre Metaboliten im Serum/Plasma bzw. Speichel oder Harn nachgewiesen werden. Um physiologische und pathophysiologische Zusammenhänge endokriner Funktionen erfassen zu können, bedarf es nicht nur der Bestimmung von Einzelwerten oder der Analyse zirkadianer Rhythmen, sondern oft sind spezielle Funktionstests (z. B. ACTH-Test) notwendig, auf die bei der Diagnostik der verschiedenen Störungen der Nebennierenrinde eingegangen wird (82).

Für die Interpretation der Laborergebnisse müssen die jeweiligen Normwerte für Kinder und Jugendliche (Erwachsenenreferenzwerte genügen nicht) des betreffenden Labors sowie die zirkadiane Rhythmik vieler Steroide berücksichtigt werden.

Da in der Regel nur Kinderkliniken mit einem pädiatrischen Endokrinologen über eine ausreichende Erfahrung bei der Durchführung der Funktionstests und der Laboranalysen sowie bei der Interpretation der Ergebnisse der Hormonbestimmungen verfügen, sollten die speziellen Untersuchungen auch diesen Zentren vorbehalten bleiben.

**Urin.** Im Urin sind Gruppenbestimmungen wie die 17-Ketosteroide (17-KS) oder die 17-Hydroxycorticosteroide (17-OHCS) unspezifisch und heute weitgehend überholt. Die 17-Ketosteroide erfassen vor allem adrenale und testikuläre Androgenmetabolite. So werden z. B. Testosteron als wichtigstes Androgen und Pregnantriol als wichtigstes Abbauprodukt von 17-OH-Progesteron nicht erfaßt. Mittels spezifischer Methoden wie der Gaschromatographiemassenspektrometrie können heute die einzelnen Steroide und ihre Metabolite spezifisch und quantitativ gemessen werden (96). Dabei läßt sich im Chromatogramm nicht nur ein einzelnes Steroid, sondern vielmehr ein ganzes Steroidprofil aufzeichnen und beurteilen. Dabei werden auch ungewöhnliche oder unbekannte Steroide erfaßt, deren Identität dann mittels Massenspektrometrie aufgeklärt werden kann. Daneben haben auch die Bestimmung des freien Cortisols im Urin zum Nachweis eines Hyperkortisolismus sowie die Bestimmung der Aldosteronausscheidung einen wichtigen Stellenwert in der Diagnostik von Erkrankungen der Nebennierenrinde.

**Blut.** Im Blut (Plasma, Serum) erfolgt die Bestimmung einzelner Steroide mittels spezifischer radioimmunologischer oder anderer Methoden. Manchmal kann der Nachweis der im Bereich von Pico- oder Nanogramm liegenden Plasma- bzw. Serumkonzentrationen schwierig sein, wenn keine vorhergehende Extraktion und chromatographische Trennung durchgeführt werden bzw. wenn im RIA keine spezifischen Antikörper zur Verfügung stehen. Dies gilt insbesondere für die Steroidbestimmungen in der Neugeborenenperiode.

**Speichel.** Die Messung von freien, nicht eiweißgebundenen Steroiden im Speichel (z. B.

17-OH-Progesteron beim adrenogenitalen Syndrom [AGS] mit 21-Hydroxylasedefekt) stellt eine Alternative zu den Messungen im Blut dar, weil der Speichel einfach und nicht invasiv gewonnen werden kann.

# Nebennierenrindenunterfunktion

Unter diesem Krankheitsbild versteht man die vollständige oder partielle Unterfunktion der Nebennierenrinde. Eine Insuffizienz kann sowohl *primär* (Ausfall der Nebennieren), *sekundär* (Hypophysenvorderlappen) oder *tertiär* (Hypothalamus) entstehen (Tab. 3.**1**).

Die primäre Insuffizienz der Nebennierenrinde ist am häufigsten (80, 83).

> Das klinische Bild ist bei der primären Insuffizienz der Nebennierenrinde durch den Mangel an Glucocorticoiden, Mineralocorticoiden und Androgenen charakterisiert, während bei der sekundären/tertiären Insuffizienz der Nebennierenrinde die Mineralocorticoidsynthese intakt ist (S. 13 f.).

# Chronische Insuffizienz der Nebennierenrinde (Morbus Addison)

**Definition.** Als Morbus Addison werden chronische Prozesse bezeichnet, die über Jahre hinweg zu einer Zerstörung der Nebennierenrinde führen. Aufgrund der subnormalen Glucocorticoid- und Mineralocorticoidproduktion wird die Diagnose oft erstmals bei einer akuten Streßsituation im Rahmen einer Dekompensation, der akuten Insuffizienz der Nebennierenrinde oder Addison-Krise, gestellt. Der Morbus Addison ist im Kindes-/Jugendalter selten (15, 61, 90).

**Ätiologie.** Tab. 3.**2** gibt einen Überblick über die Ätiologie des Morbus Addison. Am wichtigsten ist die Autoimmunadrenalitis, die 70–80% der Fälle ausmacht (46).

## Autoimmunadrenalitis

Folgende Merkmale weisen auf eine Autoimmunerkrankung hin, die auch andere endokrine Organe betreffen kann (9):

Tabelle 3.**1**  Einteilung der Insuffizienz der Nebennierenrinde

Primäre Insuffizienz der Nebennierenrinde:
- Morbus Addison (chronische Insuffizienz der Nebennierenrinde)
- akute Insuffizienz der Nebennierenrinde (Addison-Krise)
- kongenitale Hypoplasie der Nebennierenrinde
- Biosynthesedefekte der Nebennierenrinde mit Cortisolmangel (AGS)
- familiäre Glucocorticoidinsuffizienz (ACTH-Mangel)
- familiäre Glucocorticoidresistenz
- Mineralocorticoidmangel

Sekundäre Insuffizienz der Nebennierenrinde:
- isolierter ACTH-Mangel
- Panhypopituitarismus

Tertiäre Insuffizienz der Nebennierenrinde:
- iatrogen nach langfristiger Glucocorticoidtherapie
- Tumoren oder Fehlbildungen

Tabelle 3.**2**  Ätiologie des Morbus Addison

Autoimmunadrenalitis
- Adrenoleukodystrophie, Adrenomyeloneuropathie
- Zellweger-Syndrom
- Infektionen durch Pilze
- Tumormetastasen
- Speicherkrankheiten
- Erworbenes Immunmangelsyndrom (AIDS)
- Tuberkulose
- Medikamente (z. B. Adrenolytika wie o, p'-DDD)
- Idiopathisch

- lymphozytäre Infiltration der Nebennieren,
- Nachweis von zirkulierenden organspezifischen IgG-Antikörpern gegen Mikrosomen und Mitochondrien der Nebennierenrinde,
- Antikörpern gegen verschiedene Enzyme der Steroidbiosynthese der Nebennierenrinde (z. B. 21-Hydroxylase),
- humorale und zelluläre Immunphänomene.

**Autoimmunpolyendokrinopathie Typ I.** Hier tritt die Konstellation Morbus Addison, Hypoparathyreoidismus und mukokutane Candidiasis auf. Die Autoimmunpolyendokrinopathie Typ I wird auch als APECED-(Autoimmun-Polyendokrinopathie-Candidiasis-ektodermale-Dysplasie-)Syndrom bezeichnet. APECED wird autosomal rezessiv vererbt und kommt relativ häufig in Finnland vor (86). Man konnte Mutationen in einem sog. AIRE-Autoimmunregulator-Gen auf dem Chromosom 21q22.3 finden. Beim Typ II ist das weibliche Geschlecht häufiger betroffen, eine HLA-Assoziation (HLA-DR3/DR4) besteht, der Erbgang ist variabel (3, 8).

**Autoimmunpolyendokrinopathie Typ II.** Diese tritt etwas häufiger auf als die Autoimmunpolyendokrinopathie Typ I. Hier besteht die Konstellation Morbus Addison, Autoimmunthyreopathie (Thyreoiditis oder Hyperthyreose) und Diabetes mellitus Typ I. Daneben kommt es häufig zu folgenden assoziierten Erkrankungen:

- perniziöse Anämie,
- chronische aktive Hepatitis (nur Typ I),
- Vitiligo,
- Alopezie,
- Malabsorption,
- primäre Gonadeninsuffizienz.

## Adrenoleukodystrophie, Adrenomyeloneuropathie

Adrenoleukodystrophie (ALD) und Adrenomyeloneuropathie (AMN) sind seltene X-chromosomal rezessiv vererbte Stoffwechselerkrankungen der Peroxisomen (geschätzte Häufigkeit 1 ÷ 20.000) mit einer rasch progredienten Demyelinisierung der weißen Hirnsubstanz und einem Morbus Addison (42, 53, 71). AMN stellt eine Variante der ALD dar, wobei die Manifestation oft in der Adoleszenz liegt und klinische Symptome erst spät im Erwachsenenalter auftreten. Bei der ALD ist eine neonatale Form beschrieben, die autosomal rezessiv vererbt wird und sich in den ersten Lebensjahren mit psychomotorischer Retardierung und zerebralen Anfällen manifestiert.

Bei ALD-Patienten wurde ein Gen auf dem X-Chromosom (Xq28) identifiziert, welches ein peroxisomales Membranprotein kodiert. Zahlreiche Punktmutationen wurden bei ALD- und AMN-Patienten beschrieben (47). Die zugrundeliegende peroxisomale Störung bewirkt einen verminderten Abbau der überlangkettigen Fettsäuren, so daß es im Blut zu stark erhöhten Konzentrationen dieser Fettsäuren (hauptsächlich $C26:0$) kommt. Das klinische Bild ist variabel. So können bei der ALD sowohl zuerst endokrinologische Symptome als auch zuerst neurologische Symptome auftreten. Bei der AMN steht primär der Morbus Addison im Vordergrund. Es gibt heute Hinweise, daß der Krankheitsverlauf durch eine entsprechende Diät (Zufuhr zweier ungesättigter Fettsäuren, „Lorenzos Öl") günstig beeinflußt werden kann.

**Weitere Ursachen.** Ein Morbus Addison kann in seltenen Fällen auch durch verschiedene Pilzinfektionen (z. B. Kokzidioidomykose, Histoplasmose), durch Metastasen eines malignen Tumors oder durch Ablagerungen bei Speicherkrankheiten (z. B. Morbus Wolman) entstehen. Therapeutisch eingesetzte Medikamente wie Adrenolytika (z. B. o,p'-DDD) oder Inhibitoren der Steroidbiosynthese (z. B. Ketoconazol) oder Steroidantagonisten (RU 486) können ebenfalls zur Insuffizienz der Nebennierenrinde führen. In einem kleinen Prozentsatz der Fälle handelt es sich um eine idiopathische Insuffizienz der Nebennierenrinde, deren Ursache nicht geklärt werden kann. Auch die Kombination mit AIDS, z. B. durch Zytomegalieinfektion, ist beschrieben (33).

**Klinik.** Aufgrund des schleichenden Verlaufs sind die Symptome in den ersten Monaten oder Jahren uncharakteristisch. Folgende Symtome stehen im Vordergrund:

- Müdigkeit,
- Adynamie,
- Konzentrationsschwäche,
- Abfall der schulischen Leistungen,
- verminderte körperliche Leistungsfähigkeit (z. B. beim Schulsport),

- Anorexie und Gewichtsverlust,
- Erbrechen,
- Übelkeit,
- Cholestase,
- Durchfälle.

Hypoglykämien können ebenfalls auftreten.

Gelegentlich besteht trotz der Anorexie ein Salzhunger. Der Blutdruck ist erniedrigt oder noch normal. Charakteristisch ist eine bronzefarbene Hautfarbe, die sich von Sonnenbräune dadurch unterscheidet, daß sie auch an unbelichteten Körperteilen vorkommt. An einigen Stellen wie an Lippen, Gingiva, Hautfalten oder an den Lebenslinien der Handinnenfläche ist die Hyperpigmentierung besonders deutlich ausgeprägt. Sie entsteht durch eine mit der vermehrten ACTH-Sekretion gekoppelten Hypersekretion von MSH, dem melanozytenstimulierenden Peptidhormon (3, 16). Abb.3.2 zeigt einen Addison-Patienten mit generalisierter Vitiligo und Hyperpigmentierung (Autoimmunpolyendokrinopathie Typ I).

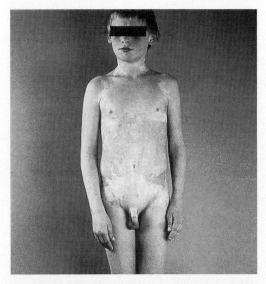

Abb.3.**2**    15jähriger Junge mit generalisierter Vitiligo und Hyperpigmentierung bei Morbus Addison (Autoimmunpolyendokrinopathie Typ I).

> Die klinischen Symptome sind uncharakteristisch. Müdigkeit, Adynamie, Konzentrationsschwäche, Abfall der schulischen Leistungen, verminderte körperliche Leistungsfähigkeit, Anorexie und Gewichtsverlust, Erbrechen, Übelkeit, Cholestase und Durchfälle stehen im Vordergrund.

Jede akute Streßsituation (z. B. Operation) kann eine akute lebensbedrohliche Addison-Krise auslösen. Die betroffenen Kinder haben meistens ein verzögertes Längenwachstum mit retardiertem Knochenalter, auch die Pubertätsentwicklung kann verzögert ablaufen. In seltenen Fällen wird auch die Kombination eines Morbus Addison mit Pubertas praecox beobachtet. Man postuliert ein sog. Hormonal-overlap-Phänomen, d. h. zusammen mit der vemehrten ACTH-Sekretion werden auch vermehrt Gonadotropine gebildet.

**Diagnostik.** Das klinische Bild des Morbus Addison entwickelt sich schleichend und ist meist uncharakteristisch (105). Oft wird die Diagnose daher erst anläßlich einer Addison-Krise gestellt. Laborchemisch fallen eine metabolische Azidose, Hyponatriämie, Hypochlorämie und Hyperkaliämie auf. Der Nüchternblutzuckerspiegel ist erniedrigt, aufgrund der Dehydratation sind Harnstoff-N und Kreatinin im Serum erhöht. Das Blutbild zeigt meist eine Eosinophilie und eine mäßige Lymphozytose. Im Plasma sind die ACTH-Spiegel stark erhöht (> 100 pg/ml bzw. > 22 pmol/l), während die morgendlichen Cortisolspiegel im Serum und Speichel niedrig normal bzw. erniedrigt sind (36, 81). Im Urin sind die Cortisolmetabolite ebenfalls vermindert. Der wichtigste Funktionstest ist der ACTH-Kurztest, bei dem ACTH intravenös (z. B. Synacthen; Dosis: 250 µg/m² Körperoberfläche, maximal 250 µg intravenös) als Bolus verabreicht wird. Die Blutentnahmen erfolgen vor, sowie 60 Minuten nach Injektion. Der Test darf bei mit ACTH vorbehandelten Kindern wegen der Gefahr eines anaphylaktischen Schocks nicht durchgeführt werden. Beim Gesunden sollte der Cortisolspiegel nach 60 Minuten über 21 µg/dl (> 580 nmol/l) liegen.

> Bei Patienten mit Morbus Addison sind die Plasma-ACTH-Spiegel deutlich erhöht. Die Cortisolspiegel sind meist niedrignormal und lassen sich durch ACTH nicht stimulieren. Die Aldosteronkonzentration ist erniedrigt, während die Aktivität und die Konzentration des Plasmarenins erhöht sind.

**Therapie und Prognose.** Die Therapie der chronischen Insuffizienz der Nebennierenrinde besteht in einer lebenslangen Substitution mit Gluco- und Mineralocorticoiden, wobei die Dosierung im Kindesalter an die sich ändernden Lebensbedingungen und an das Wachstum (zunehmende Körperoberfläche) angepaßt werden muß (3). Daher stellt die Therapie besonders hohe Anforderungen an Arzt, Patient und Eltern. Die Therapie sollte von Anfang an zusammen mit einem pädiatrischen Endokrinologen durchgeführt werden. Mittel der Wahl ist Hydrocortison. Bei den Erwachsenen wird gelegentlich auch Cortisonacetat (ca. 1,25fach schwächer wirksam als Hydrocortison) eingesetzt. Die optimale Anfangsdosierung von Hydrocortison liegt bei ca.15–20 mg/m$^2$/Tag per os, da die Cortisolsekretionsrate nach neuen Untersuchungen bei Kindern altersunabhängig bei etwa 7–8 mg/m$^2$/Tag liegt (57) und oral verabreichtes Hydrocortison nur etwa zur Hälfte resorbiert wird. Diese Dosis wird dann im weiteren Verlauf den Bedürfnissen des Patienten individuell angepaßt und liegt dann etwa in einer Größenordnung von 10–15 (–20) mg/m$^2$/Tag. Es muß angestrebt werden, die niedrigste wirksame Dosis zu wählen, bei der es nicht zu klinischen Zeichen einer Insuffizienz der Nebennierenrinde kommt (45). Die Tagesdosis wird in 3 Dosen verabreicht, wobei sich eine Verteilung wie beim AGS (50% der Tagesdosis morgens, je 25% mittags und abends) empfiehlt. Alternativ kann die Tagesdosis bei Jugendlichen auch in 2 Dosen (2/3 morgens, 1/3 am Mittag) gegeben werden. Die Therapieeinstellung wird anhand des Plasma-Speichel-Cortisols (z.B. 3 Stunden nach morgendlicher Einnahme) (97) oder der Cortisolexkretion im 24-Stunden-Urin kontrolliert. Bei einer adäquaten Therapie sind Längenwachstum, Gewichtszunahme und körperliche Leistungsfähigkeit normal, bildet sich die Hyperpigmentierung zurück und liegen Elektrolyt- und Blutdruckwerte im Normbereich.

Eine Mineralocorticoidbehandlung ist bei allen Formen der primären Insuffizienz der Nebennierenrinde notwendig. Am einfachsten ist die tägliche orale Verabreichung von 9α-Fludrocortison (Astonin-H; Tabletten à 0,1 mg) in einer altersabhängigen Tagesdosis von 0,05–0.2 mg (aufgeteilt in 2–3 Einzeldosen). Besonders bei Säuglingen sind regelmäßige Messungen des Körpergewichts, des Blutdrucks und der Serumelektrolyte angezeigt, um Überdosierungen der Mineralocorticoide rechtzeitig zu erkennen. Der empfindlichste Parameter zur Überprüfung der adäquaten Mineralocorticoidtherapie ist die Bestimmung der Plasma-Renin-Aktivität bzw. Reninkonzentration (Ziel: normale Werte), wobei altersabhängige Normwerte bei der Interpretation herangezogen werden müssen. Supprimierte Werte zeigen eine Überdosierung, stark erhöhte eine Unterdosierung an (31).

> Jede Streßsituation, wie z.B. hohes Fieber, erfordert eine Anpassung der Hydrocortisondosis, d.h. die Tagesdosis muß um das 3- bis 5fache erhöht werden. Zusätzlich soll reichlich Flüssigkeit (Glucose-Salz-Tee ohne Kalium) gegeben werden.

Kommen Komplikationen wie Erbrechen oder Durchfälle dazu, muß ein wirksames Glucocorticoid (z.B. Solu-Decortin H) parenteral (intramuskulär) verabreicht werden. Meist ist eine stationäre Einweisung in das Krankenhaus unumgänglich. Bei Operationen wird vorzugsweise Hydrocortison intravenös in einer Dosis von 100 mg/m$^2$ (am Operationstag und 1. postoperativer Tag) über 24 Stunden verabreicht. Ist der Zustand des Patienten stabil, kann die intravenöse Hydrocortisontagesdosis schrittweise jeden Tag um etwa 25% reduziert werden, bis die Erhaltungsdosis wieder erreicht ist.

Die Eltern und, wenn möglich, die Patienten sowie der Hausarzt sind über die Krankheit detailliert und wiederholt zu informieren. Die Ausstellung eines Notfallausweises ist obligat, wobei der Ausweis auch ständig mitgeführt werden sollte. Es empfiehlt sich auch, vorab ein Notfallrezept samt Zubehör für die intramuskuläre Injektion auszustellen (z.B. Solu-Decortin H 10–25–50 mg Ampullen) oder Glucocorticoidsuppositorien (z.B. Klismacort oder Hydrocortisonzäpfchen à 100 mg) zu rezeptieren. Es muß auf der anderen Seite aber auch darauf geachtet werden, daß die Eltern nicht ängstlich und übervorsichtig reagieren und z.B. bei jedem banalen Infekt oder bei Schulstreß die Glucocorticoiddosis selbständig erhöhen. Ein solches Vorgehen würde zu Wachstumsstörungen führen und ein iatrogenes Cushing-Syndrom fördern.

Unter sorgfältiger Substitution ist die Prognose bei Kindern mit Morbus Addison günstig, Wachstum und Pubertätsentwicklung verlaufen normal (35), vorausgesetzt, daß nicht Komplikationen im Rahmen der zugrundeliegenden Störung wie z. B. Entwicklung anderer Immunendokrinopathien bei einem Autoimmungeschehen dazukommen.

## Akute Insuffizienz der Nebennierenrinde (Addison-Krise)

**Ätiologie.** Die Addison-Krise kann als Komplikation einer chronischen Insuffizienz der Nebennierenrinde, als Folge einer beidseitigen Nebennierenblutung sowie beim Waterhouse-Friderichsen-Syndrom vorkommen. Eine akute Insuffizienz der Nebennierenrinde kann auch nach Absetzen einer länger dauernden hochdosierten Glucocorticoidtherapie auftreten, wenn die Hypothalamus-Hypophysen-Nebennierenrinde-Achse noch nicht funktioniert (94).

- *Nebennierenblutung*: Blutungen in die Nebennieren spielen eigentlich nur bei Neugeborenen eine Rolle, wobei mehrere Faktoren in Betracht kommen (38). Aufgrund ihrer Größe und Hyperämie zum Zeitpunkt der Geburt ist die Nebenniere selbst ein wichtiger prädisponierender Faktor. Kommen zusätzliche Faktoren wie mechanische Probleme bei der Geburt (z. B. Beckenendlage), Hypoxie und/oder Infektionen dazu, dann können meist wenig ausgedehnte einseitige, vor allem die rechte Nebenniere betreffende, Blutungen entstehen. Sie lassen sich sonographisch gut nachweisen, gelegentlich ist auch im Bereich der Nebenniere ein Tumor tastbar. Das klinische Bild kann durch die Blutung (Schocksymptomatik)) sowie bei beidseitigen Blutungen durch die bereits in den ersten Lebenstagen auftretende Insuffizienz der Nebennierenrinde bedingt sein. Die Prognose ist in der Regel gut, die nekrotischen Gewebsbezirke verkalken meist und das verbleibende Gewebe der Nebennierenrinde hat eine große Regenerationsfähigkeit. Nebennierenblutungen können auch bei Thrombosen oder Gerinnungsstörungen entstehen.

- *Waterhouse-Friderichsen-Syndrom*: Im Rahmen einer Meningokokkeninfektion mit und ohne Meningitis, aber auch gelegentlich bei anderen Infektionen, tritt ein toxininduziertes generalisiertes Sanarelli-Shwartzman-Syndrom auf, das als Waterhouse-Friderichsen-Syndrom bezeichnet wird. Das Krankheitsbild wird durch den fulminanten septschen Schock mit Verbrauchskoagulopathie bestimmt, wobei es auch zu Blutungen und Mikroembolien in die Nebennieren kommt. Die Frage, ob die dadurch entstehende akute Insuffizienz der Nebennierenrinde am oft tödlichen Ausgang beteiligt ist oder nicht, konnte bisher nicht hinreichend geklärt werden. Eine Glucorticoidtherapie sollte aber immer durchgeführt werden, obwohl bisher nicht bewiesen werden konnte, ob dadurch die Überlebenschance in der akuten Phase der Krankheit erhöht wird.

**Klinik.** Im Vordergrund der klinischen Symptomatik steht die akute *Salzverlustkrise*, die durch zusätzliches Erbrechen und/oder Durchfälle aggraviert wird und ohne Behandlung zum Tode führen kann. Die Patienten geraten schnell in einen Schockzustand, es bestehen die typischen Elektrolytentgleisungen (Hyponatriämie und Hyperkaliämie) mit entsprechenden EKG-Veränderungen, Hypoglykämie, metabolische Azidose, arterielle Hypotonie und Tachykardie (Tab. 3.**3**).

**Diagnostik.** Sie stützt sich hauptsächlich auf das klinische Bild sowie die laborchemischen Daten (109). Da oft nur der sofortige Therapiebeginn lebensrettend ist, können Funktionstests wie der ACTH-Test vorher nicht durchgeführt werden.

Vor Einleitung der Behandlung muß unbedingt eine Blutentnahme erfolgen (Plasma/Serum tieffrieren), um später die hormonelle Diagnostik durchführen zu können.

**Therapie.** Die Säulen der Therapie (Tab. 3.**3**) sind:

- der intravenöse Flüssigkeitsersatz,
- die sofortige parenterale Zufuhr von Glucocorticoiden (z. B. Prednisolon als intravenöser Bolus; Säuglinge: 10 mg, Kleinkinder 25 mg, Schulkinder 50 mg).

Tabelle 3.**3**  Akute Addison-Krise

| Symptomatik | Diagnostik | Therapie |
|---|---|---|
| • Apathie, Schock | • Hyponatriämie, Hypochlorämie, Hyperkaliämie | • initial sofort Glucocorticoide intravenös (z. B. Solu Decortin-H 20 mg/m² Körperoberfläche) |
| • Blutdruckabfall, Tachykardie | • Hypoglykämie | • Hydrocortison (100 mg/m² Körperoberfläche/ 24 Stunden) in die Infusion |
| • Dehydratation mit Übelkeit, Erbrechen, Durchfällen | • metabolische Azidose | • Flüssigkeitsersatz durch Zufuhr natriumreicher Lösungen (z. B. 10 %ige Glucoselösung und 0,9 %ige NaCl-Lösung zu gleichen Teilen) |
| | | • bei metabolischer Azidose: Natriumbicarbonat 8,4 % intravenös |
| | | • bei Hyperkaliämie: Ionenaustauscher oder Insulin intravenös |
| | | • Reparation der kardialen Reizleitung mit Calciumgluconat intravenös |
| | | • im Schock: Humanalbumin intravenös |
| | | • bei unkompliziertem Verlauf schrittweise Reduktion der intravenösen Hydrocortisontagesdosis (pro Tag ca. 25 % ) bis Erhaltungsdosis |
| | | • Therapie der auslösenden Ursache der Addison-Krise |

Initial kann im Notfall jedes Glucocorticoid in eher zu hoher Dosis injiziert werden. Anschließend wird Hydrocortison in einer Dosis von 100 mg/m² Körperoberfläche der Infusionslösung für die ersten 24 Stunden zugesetzt. Die Infusionslösung besteht zu gleichen Teilen aus einem Gemisch aus 10 %iger Glucoselösung und 0,9 %iger NaCl-Lösung. Intravenös applizierbare Mineralocorticoide stehen in Deutschland nicht mehr zur Verfügung. Man nutzt daher die mineralokortikoide Wirkung von Hydrocortison aus. Eine schwere metabolische Azidose wird mit Natriumbicarbonat 8,4 % intravenös, eine Hyperkaliämie mit Ionenaustauscher oder Insulin intravenös korrigiert. Kardiale Reizleitungsstörungen können durch Calciumgluconat intravenös kompensiert werden (Tab. 3.**3**). Nachdem sich der Zustand des Patienten gebessert hat, wird die intravenöse Hydrocortisontagesdosis schrittweise jeden Tag um etwa 25 % reduziert, bis die Erhaltungsdosis wieder erreicht ist. Wenn es der klinische Zustand erlaubt und der Patient bereits selbst ausreichend Flüssigkeit zu sich nimmt, kann frühzeitig auf die orale Substitutionstherapie übergegangen werden. Dazu wird Hydrocortison aber zunächst in einer erhöhten Tagesdosis (60–80 mg/m²) in 3 Einzeldosen, sowie Astonin H (0,1 mg/Tag) in 2–3 Einzeldosen verabreicht. Normalisieren sich der Allgemeinzustand und die Serumelektrolyte nach wenigen Tagen wieder, kann Hydrocortison schrittweise auf die normale Ersatzdosis reduziert werden.

## Kongenitale Nebennierenhypoplasie

**Ätiologie.** Die Erkrankung kommt in einer geschätzten Häufigkeit von 1 : 12 500 vor. Bei histologischen Untersuchungen im Rahmen von Autopsien verstorbener Neugeborener konnte kein einheitliches Bild gefunden werden.

2 Formen lassen sich aber doch voneinander abgrenzen:

• Miniaturform,
• zytomegale Form (primäre Form).

Bei der *Miniaturform* sind die Nebennierenrinden hypoplastisch, die Zellen sind klein und haben eine normale Struktur. Diese Form ist mit Hirnfehlbildungen assoziiert. Bei der *zytomegalen Form* finden sich große, vakuolisierte Zellen mit eosinophilem Zytoplasma. Bei den seltenen sporadisch auftretenden Fällen handelt es sich bei Mädchen wahrscheinlich um die autosomal-rezessiv vererbte Miniaturform, während die häufigere zytomegale Form (primäre Form) X-chromosomal rezessiv vererbt wird, so daß nur Jungen erkranken. Diese X-chromosomal rezessiv vererbte Form kann allein oder in Kombination mit dem Glycerokinasedefekt und der Muskeldystrophie Typ Duchenne (sog. contiguous gene syndrome) auftreten (20). Mutationen im DAX-1-Gen (Dosage-sensitive sex-reversal-adrenal-hypoplasia-Gen auf dem X-Chromosom, Gen 1), welches für die X-chromosomale Form der Hypoplasie der Nebenierenrinde verantwortlich ist und auf dem kurzen Arm des X-Chromosoms (Xp21.3.-21.2) liegt, wurden beschrieben (73)

**Klinik.**   Meistens kommt es bereits im Neugeborenenalter zur akuten Insuffizienz der Nebenierenrinde mit schwerer Salzverlustkrise. Es gibt auch Fälle, die erst im Kleinkindesalter entdeckt wurden. Bei der zytomegalen Form fehlt die Pubertätsentwicklung, manche Jungen haben auch einen Kryptorchismus. Zusätzlich kann eine Myopathie bestehen. Bei Geschwistern wurde auch über einen Hörverlust im hohen Frequenzbereich berichtet. Die mentale Entwicklung ist nicht beeinträchtigt.

Hinweise für eine Hypoplasie der Nebennierenrinde können sich schon pränatal ergeben, wenn sich bei der Mutter nicht erklärbare niedrige Estriolspiegel finden. Neben einer adäquaten Therapie der Insuffizienz der Nebennierenrinde muß die Pubertät bei Jungen mit Androgenen eingeleitet werden.

## Familiäre Glucocorticoidinsuffizienz

**Ätiologie.**   Das auch als „unresponsiveness to ACTH", d. h. Nichtansprechen auf ACTH bezeichnete Krankheitsbild wird autosomal rezessiv vererbt. Die Erkrankung manifestiert sich im Säuglings- und Kleinkindesalter. Bei Patienten mit isoliertem ACTH-Resistenzsyndrom konnten Punktmutationen im ACTH-Rezeptorgen gefunden werden (106).

**Klinik.**   Klinisch finden sich mit Ausnahme des Salzverlusts alle Zeichen des Morbus Addison. Die Kinder fallen bereits früh mit Fütterungsproblemem auf. Eine allgemeine Schwäche, psychomotorische Retardierung, Hyperpigmentierung sowie hypoglykämische Krampfanfälle können der Addison-Krise vorausgehen. Gelegentlich sind Störungen wie die Kardiaachalasie oder fehlende Tränensekretion (Alakrimie) assoziiert, dann wird das Syndrom als „Triple A" oder Allgrove-Syndrom bezeichnet (89).

**Therapie.**   Mittel der Wahl ist die Substitutionstherapie mit Hydrocortison (10–15 mg/m$^2$/Tag per os).

## Familiäre Glucocorticoidresistenz

Die familiäre Glucocorticoidresistenz zeigt das gleiche klinische Bild wie die familiäre Glucocorticoidinsuffizienz, wobei die Ursache in einem Defekt des Glucorticoidrezeptorgens liegt (103). Die Cortisolkonzentrationen sind ebenso wie die ACTH-Spiegel erhöht.

## Mineralocorticoidmangel

### ▦ Aldosteronsynthasedefekt

**Ätiologie.**   Das CYP11B2-Gen kodiert ein Isoenzym, welches folgende Aktivitäten besitzt:

- 11β-Hydroxylaseaktivität,
- 18-Hydroxylaseaktivität,
- 18-Methyloxidaseaktivität.

Dieses Enzym wird als Aldosteronsynthase bezeichnet. Defekte des CYP11B2-Gens führen zum Aldosteronsynthasemangel (je nach betroffener Enzymaktivität Typ I bzw. Typ II). Beim transitorischen Hypoaldosteronismus des Neugeborenen kommt es aufgrund einer Unreife der Zona glomerulosa zu einer passageren Salzverlustsymptomatik, die sich aber vollständig normalisiert (111).

**Klinik.** Je nach Ausprägung des Enzymdefekts manifestiert sich die Krankheit im Neugeborenenalter durch eine schwere Salzverlustkrise oder erst im Kleinkindesalter aufgrund einer Gedeihstörung.

**Diagnostik.** Die Diagnose läßt sich aufgrund der niedrigen Aldosteronkonzentration im Plasma und Urin sowie der erhöhten Plasma-Renin-Aktivität/Reninkonzentration stellen. Die Unterscheidung zwischen Typ I und II ist wissenschaftlich interessant, hat aber klinisch keine Bedeutung. Da beim Typ I die 18-Hydroxylierung defekt ist, werden im Urin vermehrt Corticosteronmetabolite ausgeschieden. Beim Typ II ist die nachfolgende Dehydrogenierung defekt, so daß hier vermehrt 18-Hydroxycorticosteron (18-OH-B) gebildet wird. Das Verhältnis 18-OH-B zu Aldosteron ist im Plasma erhöht, die Urinmetabolite von 18-OH-B werden vermehrt ausgeschieden (88).

**Therapie.** Die Therapie besteht in der Substitution von Mineralocorticoiden (z. B. 50–100 µg/m$^2$/Tag Astonin H per os).

### Pseudohypoaldosteronismus (PHA) Typ I

**Ätiologie.** Der PHA Typ I ist eine seltene Form des Salverlusts im Kindesalter. Bei Familienuntersuchungen wurde sowohl ein autosomal dominanter als auch ein autosomal rezessiver Erbgang nachgewiesen, so daß unterschiedliche Gendefekte postuliert werden (50). Die Ätiologie der Erkrankung ist noch nicht völlig geklärt. Bisher wurde die Ursache der Erkrankung in einer Störung des Aldosteronrezeptorsystems vermutet. Möglicherweise betrifft die Störung daher nicht den Aldosteronrezeptor selbst, sondern auch Faktoren, die die Aldosteronrezeptorbindung beeinflussen. Eine weitere pathogenetische Möglichkeit liegt im Prostaglandinsystem. Beim PHA kann der Salzverlust im proximalen Tubulus durch Indomethacin, einem Hemmer der Prostaglandinsynthese, unterbrochen werden. Daher nimmt man eine Beteiligung der Prostaglandine an der Pathogenese an.

**Klinik.** Die Kinder fallen durch ein schweres Salzverlustsyndrom auf, das durch Erbrechen, Gedeihstörung oder Gewichtsverlust und/oder Episoden von Dehydratation, Hyponatriämie, Hypochlorämie, Hyperkaliämie, metabolische Azidose gekennzeichnet ist. Der Salzverlust erfolgt dabei nicht nur über die Nieren, sondern auch über verschiedene andere Organe wie Schweiß- und Speicheldrüsen und Darm. Die erhöhten Aldosteronkonzentrationen im Plasma und Urin sowie die erhöhten PRA-Spiegel/Reninkonzentrationen weisen auf dieses Krankheitsbild hin.

**Therapie.** Sie besteht in der alleinigen Kochsalzzufuhr. Die Therapie mit Mineralocorticoiden hat keinen Effekt.

Differentialdiagnostisch müssen ein *PHA Typ II* (vermehrte Chloridrückresorption mit Hyperkaliämie, niedrige Renin- und Aldosteronkonzentrationen) und ein *hypereninämischer Hypoaldosteronismus* (verminderte Angiotensin-II-Produktion aufgrund einer verminderten Reninfreisetzung und wahrscheinlich intradrenalem Defekt) bei Patienten mit Niereninsuffizienz oder bei Patienten unter Therapie mit ACE-Hemmern oder Cyclosporin in Betracht gezogen werden. Eine Hyperkaliämie aufgrund eines Mineralocorticoidmangels entsteht auch bei einer Therapie mit Spironolacton, einem Aldosteronrezeptorantagonisten.

## Sekundäre/tertiäre Nebenniereninsuffizienz

Siehe hierzu S. 13 f.

## Überfunktion der Nebennierenrinde

### Überfunktion der Nebennierenrinde mit Glucocorticoidexzeß

Im Kindes- und Jugendalter ist das iatrogene Cushing-Syndrom nach Langzeitglucocorticoidtherapie am häufigsten, während die anderen in Tab. 3.**4** aufgelisteten Ursachen sehr selten sind.

Als Morbus Cushing im eigentlichen Sinne wird eine hypophysäre (ACTH-) Überproduktion mit Entwicklung einer bilateralen Hyperplasie der Nebennierenrinde bezeichnet. Als weitere Ursachen kommen in Frage:

- adrenale Tumoren,
- ektope ACTH-Produktion,
- bilaterale mikronoduläre/makronoduläre Hyperplasie.

#### ACTH-abhängiger Glucocorticoidexzeß

- *Morbus Cushing* (S. 23 f.): Die Ätiologie des Morbus Cushing ist letztlich nicht geklärt. Die häufigste Ursache ist ein Mikroadenom (< 5 mm) der Hypophyse. Durch die autonome Hypersekretion (Amplitude und Dauer der Sekretion) von ACTH, die nicht durch den normalen Regelkreis herunterreguliert werden kann, kommt es zu einer beidseitigen Hyperplasie der Nebennierenrinde (2). Daneben wird auch eine hypothalamische Ursache mit

vermehrter CRH-Sekretion und sekundärer Bildung eines hypophysären Tumors diskutiert. Über die Häufigkeit des Morbus Cushing im Kindesalter können keine genauen Angaben gemacht werden (55).
- *Ektope ACTH-Sekretion*: Das paraneoplastische Cushing-Syndrom aufgrund einer ektopen ACTH-, seltener CRH-Produktion ist eines der häufigsten ektopen Hormonsyndrome beim Erwachsenen und tritt vor allem bei kleinzelligen Bronchialkarzinomen auf. Im Kindesalter kommt es äußerst selten vor.

#### ACTH-unabhängiger Glucocorticoidexzeß

- *Cushing-Syndrom durch Tumoren der Nebennierenrinde*: Glucocorticoidproduzierende Tumoren der Nebennierenrinde sind seltene Tumoren. Mischtumoren, die vor allem Androgene und Glucocorticoide bilden, sind häufiger als isolierte cortisolsezernierende Tumoren. Die Prävalenz aller primärer Tumoren der Nebennierenrinde einschließlich der Fälle im Erwachsenenalter liegt bei 2 ÷ 1 Mio. Im Kindesalter sind Tumoren der Nebennierenrinde (Adenome oder Karzinome) insgesamt häufiger als ein Hypophysenadenom, welches im Erwachsenenalter am häufigsten ist. Karzinome kommen bei Kindern 3mal häufiger als Adenome vor, hormonproduzierende Tumoren sind häufiger als hormoninaktive Tumoren (1, 26, 51, 60, 74)
- *Bilaterale mikronoduläre Hyperplasie der Nebennierenrinde*: Ist durch die biochemische Diagnostik (niedrige ACTH-, mäßig erhöhte Cortisolspiegel) eine adrenale Ursache nachgewiesen worden und läßt sich durch die Lokalisationsdiagnostik keine sichere Raumforderung im Bereich der beiden Nebennieren erkennen, dann liegt mit großer Wahrscheinlichkeit die seltene bilaterale mikronoduläre Hyperplasie der Nebennierenrinde vor, die sporadisch oder familiär vorkommt (25, 39). Die mikronoduläre Hyperplasie der Nebennierenrinde ist Bestandteil des autosomal dominant vererbten *Carney-Syndroms*, das durch feinfleckige bläuliche Hautpigmentierung im Gesicht, multiple Lentigines,

**Tabelle 3.4**   Einteilung der Überfunktion der Nebennierenrinde mit Glucocorticoidexzeß

ACTH-abhängig:
- Hypophysenadenom mit ACTH-Bildung (Morbus Cushing)
- hypothalamisches Cushing-Syndrom (vermehrte CRH-Sekretion)
- ektope ACTH-(CRH-)Sekretion
- ACTH-abhängige makronoduläre Hyperplasie

ACTH-unabhängig:
- Tumoren der Nebennierenrinde (Karzinome, Adenome)
- bilaterale mikronoduläre Hyperplasie der Nebennierenrinde
- unilaterale oder makronoduläre Hyperplasie der Nebennierenrinde
- iatrogen (nach Glucocorticoidtherapie)

mesenchymale Tumoren wie Vorhofmyxome, peripher neurale Tumoren und endokrine Tumoren charakterisiert ist (17). Zirkulierende Immunglobuline mit einem stimulierenden Effekt auf die Steroidbiosynthese der Nebennierenrinde konnten gefunden werden. Beim Carney-Syndrom liegt ein Gendefekt (wahrscheinlich Tumorsuppressorgen) auf dem kurzen Arm des Chromosoms 2 vor.

- *Unilaterale oder bilaterale makronoduläre Hyperplasie der Nebennierenrinde*: In den Nebenieren finden sich einseitig oder beidseitig multiple, große, nichtpigmentierte Knoten (Durchmesser > 5 mm). Die Pathogenese ist letztlich nicht geklärt (72). Bei einem Kind konnte eine aktivierende somatische Mutation in der α-Untereinheit des G-Proteins gefunden werden (13).

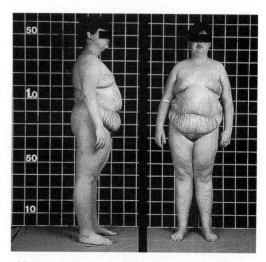

Abb.3.**3** 13jähriges Mädchen mit Cushing-Syndrom.

**Klinik.** Typischerweise bestehen folgende Symptome:

- stammbetonte Adipositas mit Striae rubrae et distensae,
- dünne fragile Haut,
- rundes, gerötetes Vollmondgesicht,
- Akne,
- Büffelnacken,
- Hypertonus,
- vermehrte Körperbehaarung,
- Muskelschwäche aufgrund einer Myopathie,
- Osteoporose (vor allem der Wirbelsäule),
- Glucoseintoleranz.

Allgemeine psychische Veränderungen bis hin zu einer schweren Psychose sind eher selten. Hyperpigmentierungen der Haut kommen in der Regel nur bei der ektopen ACTH-Produktion vor. Abb. 3.3 zeigt ein 13jähriges Mädchen mit typischen Cushing-Zeichen.

> Das wichtigste Symptom ist bei Kindern neben der Adipositas ein vermindertes Wachstum bzw. ein Wachstumsstillstand. Mitunter kann der Kleinwuchs das einzige Symptom sein.

Die Wachstumshemmung ist darauf zurückzuführen, daß die exzessiven Cortisolmengen sowohl zentral die Freisetzung von Wachstumshormon als auch peripher seine metabolische Wirkung hemmen. Die Pubertätsentwicklung kann durch eine cortisolbedingte Hemmung der Gonadotropinsekretion verzögert sein. Das Knochenalter ist retardiert (107).

Daneben können vor allem bei Tumoren der Nebennierenrinde auch Zeichen einer vermehrten Androgenproduktion beobachtet werden, die vor der Pubertät bei beiden Geschlechtern zur Pseudopubertas praecox (Akne, prämature Pubarche, Klitorishypertrophie bzw. Penisvergrößerung) führen. Bei gleichzeitigem Bestehen von Androgen- und Glucocorticoidüberschuß überwiegen die wachstumsbeschleunigenden Eigenschaften der Androgene gegenüber den hemmenden Eigenschaften der Glucocorticoide.

**Diagnostik.** In einer möglichst sensitiven Vorfelddiagnostik muß zunächst ein Cushing-Syndrom ausgeschlossen oder nachgewiesen werden. Daher sind zunächst die einfachen klinischen, labortechnischen und radiologischen Untersuchungen durchzuführen, die manchmal eine Diagnose erlauben und weitere Untersuchungen überflüssig machen (18, 65). Erst danach sollen alle verfügbaren biochemischen und bildgebenden Möglichkeiten eingesetzt werden, um das Cushing-Syndrom zu diagnostizieren und die Ätiologie zu klären. Von den Laborparametern sind meist Hämoglobin, Hämatokrit bzw. Erythrozyten im oberen Normbereich, man findet eine Lympho- und Eosinopenie sowie ein niedrignormales Serumkalium. Eine ausgeprägte hypokaliämische Alkalose weist auf eine ektope ACTH-Produktion hin.

Zu den einfachen bildgebenden Untersuchungen gehören:

- seitliches Röntgenbild des Schädels (erweiterte Sella oft nur bei Makroadenomen),
- Abdomenleeraufnahme (Verkalkungen der Nebennieren),
- Röntgenbild der Hand (verzögertes Knochenalter bei isolierter Glucocorticoidüberproduktion, beschleunigtes Knochenalter bei gleichzeitiger Androgenüberproduktion),
- sonographische Untersuchung des Abdomens.

In der Abb. 3.**4** wird ein einfaches Flußdiagramm zur hormonellen Diagnostik vorgestellt.

Für eine hormonelle Vorfelddiagnostik eignen sich im Prinzip mehrere Parameter.

Folgende Sreeninguntersuchungen sind zum Nachweis eines Glucocorticoidexzesses geeignet:

- *Cortisoltagesprofil*: Bestimmung des Cortisols im Plasma oder Speichel mit typischerweise aufgehobenem zirkadianen Rhythmus. Normal ist ein Abfall des nächtlichen Cortisolspiegels um mehr als 50 % des morgendlichen Werts.
- *Bestimmung des freien Cortisols im 24-Stunden-Urin*: Beim Cushing-Syndrom findet man meistens erhöhte Werte über 100 µg/24 Stunden.
- *Dexamethasonkurztest*: Dexamethason wird am Vorabend gegen 23.00 Uhr in einer Dosis von 1,5 mg/m$^2$ Körperoberfläche (maximal 1,5 mg) per os verabreicht, und am nächsten Morgen wird Cortisol zwischen 8.00–9.00 Uhr im Plasma gemessen. Normal ist ein supprimierter Cortisolspiegel < 2 µg/dl. Dies ist die wichtigste Untersuchung, die eine Treffsicherheit von etwa 95 % hat. In Fällen von zyklisch verlaufendem Morbus Cushing oder im Initialstadium der Erkrankung können alle Screeninguntersuchungen normal ausfallen und müssen daher im Verlauf wiederholt werden.

- *CRH-Test*: Beim CRH-Test wird 1 µg hCRH pro kg Körpergewicht als Bolus intravenös injiziert und ACTH und Cortisol im Plasma vor Injektion sowie in 15minütigen Abständen über 90 Minuten gemessen. Bei Kindern ohne Störung der Hypothalamohypophysen-Nebennierenrinde-Achse kommt es dabei bereits nach 15 Minuten zu einem maximalen Anstieg von ACTH und nach 30 Minuten zu einem maximalen Cortisolanstieg. Beim Morbus Cushing kommt es in der Regel zu einem überschießenden ACTH-Anstieg (> 200 pg/ml bzw. > 44 pmol/l), beim Cushing-Syndrom aufgrund eines Tumors der Nebennierenrinde oder ektoper ACTH-Produktion zu keinem ACTH-Anstieg. Mit Hilfe des CRH-Tests gelingt es nach Katheterisierung des Sinus petrosus inferior und Bestimmung der ACTH-Spiegel im linken und rechten Sinus in der Regel auch, ein Mikroadenom innerhalb der Hypophyse zu lokalisieren (S. 24).

Eine aufwendigere Diagnostik stellt die Bestimmung der Cortisolmetabolite im 24-Stunden-Urin z. B. mittels Gaschromatographiemassenspektrometrie dar. Das Verhältnis der Ausscheidung von Tetrahydrocortison (THE) zu Tetrahydrocortisol (THF) ist beim Cushing-Syndrom erniedrigt (Norm: THE/THF > 1,5). Daneben erlaubt aber die individuelle Bestimmung der Urinsteroide oft eine Differenzierung zwischen Hyperplasie und Nebennierentumor. Bei der Hyperplasie der Nebennierenrinde ist die Steroidausscheidung insgesamt erhöht und das Steroidmuster entspricht dem eines Gesunden. Dagegen entsteht bei Tumoren der Nebennierenrinde aufgrund eines relativen Enzymdefekts im Tumorgewebe (11β-Hydroxysteroid-, 3β-Hydroxysteroiddehydrogenasemangel) ein verändertes Steroidmuster, das durch eine erhöhte Ausscheidung von Tetra-Hydro-11-Desoxycortisol und Pregnentriol gekennzeichnet ist. Ein pathologisches Steroidprofil kann auch im Plasma (erhöhte DHEA-, 11-Desoxycortisol-, 11-Desoxycorticosteronkonzentrationen) nachgewiesen werden. Gelegentlich können sich hieraus auch Hinweise für eine Differenzierung zwischen Adenom und Karzinom ergeben. Beim *Dexamethasonlangzeittest* (Liddle-I-Test) werden 2 mg Dexamethason (0,5 mg alle 6 Stunden per os) über 2 Tage, beim Liddle-II-Test werden 8 mg

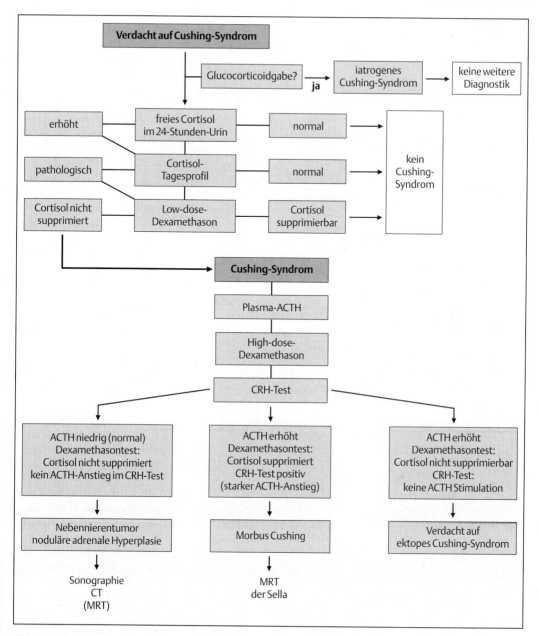

Abb.3.**4**   Flußdiagramm zur Abklärung eines Cushing-Syndroms.

Dexamethason pro Tag (2 mg alle 6 Stunden per os) über 2 Tage verabreicht und am 3. Tag im Plasma morgendliches Cortisol sowie im 24-Stunden-Urin das freie Cortisol gemessen. Der Liddle-II-Test kann auch modifiziert (einmalige Gabe von 8 mg Dexamethason abends um 23.00 Uhr) durchgeführt werden. Bei Patienten mit Hypophysenadenom (Morbus Cushing) kommt es zu einem Abfall der Cortisolwerte im Vergleich zum Ausgangswert um mehr als 50%, während Patienten mit einem Tumor der Nebennierenrinde oder ektoper ACTH-Sekretion keinen Abfall zeigen.

Nach den biochemischen Voruntersuchungen werden bildgebende Verfahren zur Lokalisation eines Tumors eingesetzt. Je nach den Ergebnissen der Tests kommen ein CT und/oder ein MRT (Spezialspule) in Frage (43). Bei ektopen ACTH-produzierenden Tumoren wird die Oktreotidszintigraphie durchgeführt.

**Therapie.**   Eine Therapie muß sich immer nach den Ursachen zu richten (S. 24).

Bei Patienten mit *Morbus Cushing* ist die transphenoidale Entfernung des nachgewiesenen Mikroadenoms der Hypophyse heute die Therapie der Wahl (37, 62). Dabei kann die Sekretion der anderen Hypophysenhormone erhalten werden. Die Remissionsrate liegt bei ca. 80 %. Binnen weniger Monate haben sich die klinischen Zeichen des Cortisolexzesses fast vollständig zurückgebildet. Eine peri- und postoperative Glucocorticoidsubstitution muß durchgeführt werden, da eine passagere Insuffizienz der Nebennierenrinde über Monate bestehen kann. Der Erfolg der Operation wird anhand der Normalisierung des klinischen Bilds sowie biochemisch mit Hilfe des Dexamethasonkurztestes (supprimierte Cortisolspiegel) überprüft. Kann ein Mikroadenom radiologisch nicht nachgewiesen werden, käme eine Hemihypophysektomie in Frage. Eine Strahlentherapie (Dosen von 35–50 Gy) könnte alternativ in Erwägung gezogen werden, da bei Kindern gute Erfolge erzielt werden konnten. Die Nebenwirkungen wie Entstehung eines Hypopituitarismus (ca. 40 % der Fälle) sind aber wesentlich höher. Mit einer bilateralen Adrenalektomie läßt sich zwar das Cushing-Syndrom heilen, es muß jedoch bei den Patienten mit der Entwicklung des *Nelson-Syndroms* gerechnet werden. Dieses ist durch zunehmendes Wachstum des Hypophysentumors mit Entwicklung neurologischer Komplikationen und progressiver Hyperpigmentierung gekennzeichnet. Die bilaterale Adrenalektomie wird daher nur als Ultima ratio z. B. bei Rezidiven nach transphenoidaler Adenomektomie und erfolgloser neurochirurgischer Zweitoperation durchgeführt (24).

Bei der beidseitigen *mikronodulären Hyperplasie der Nebennierenrinde* wird eine bilaterale Adrenalektomie durchgeführt.

Bei *Nebennierentumoren* ist die vollständige operative Entfernung das Mittel der Wahl (87). Am Tag der Operation erhalten die Patienten ca. 100 mg/m$^2$ Körperoberfläche Hydrocortison perenteral. Je nach klinischem Verlauf wird diese Dosis in den nächsten Tagen und Wochen bis zur physiologischen Sekretionsrate abgebaut. Die endogene Cortisolreserve kann durch die morgendliche Cortisolbestimmung im Plasma vor Tabletteneinnahme oder durch den CRH-Test überprüft werden (94). Histologisch kann die Unterscheidung zwischen Adenom und Karzinom schwierig sein, so daß letzlich nur der postoperative Verlauf (Heilung nach 5 Jahren) eine sichere Differenzierung erlaubt. Gelingt die pathologische Differenzierung, so wird heute auch in einigen Zentren beim Karzinom eine Chemotherapie durchgeführt. Läßt sich der Tumor der Nebennierenrinde nicht vollständig entfernen, muß auf alle Fälle eine solche Therapie erfolgen. Nach kompletter Entfernung eines Karzinoms ist die Prognose gut, falls der Tumor seine Kapsel nicht durchbrochen hat. Das Gewicht des Tumors scheint eine prognostische Rolle zu spielen, d. h. je niedriger das Gewicht, desto besser ist die Prognose. Da die kontralaterale gesunde Nebenniere atrophisch ist, muß peri- und postoperativ über Monate eine Ersatzbehandlung mit Glucocorticoiden durchgeführt werden. Bei fortgeschrittenen oder inoperablen Karzinomen sowie bei Rezidiven (Metastasen haben das gleiche hormonelle Spektrum wie der Primärtumor) erfolgt eine zytostatische Therapie oder es wird eine adrenostatische Therapie mit o,p'-DDD durchgeführt. Derzeit wird in Deutschland eine Therapiestudie der Deutschen Gesellschaft für Pädiatrische Hämatologie und Onkologie durchgeführt.

Bei der ektopen ACTH-Produktion ist eine kausale Therapie, die Entfernung des Tumors, oft nicht möglich, da der Tumor meist in einem fortgeschrittenen Stadium ist. Man führt deshalb neben einer entsprechenden Chemo- oder Strahlentherapie eine adrenolytische Therapie mit z. B. o,p'-DDD durch.

Für eine medikamentöse Behandlung stehen verschiedene Medikamente zur Verfügung, die die Steroidbiosynthese blockieren. Dazu gehören u. a. Aminoglutethimid, Metopiron, o,p'-DDD (Lysodren) und Ketoconazol. Häufig wird ein

Escape-Phänomen beobachtet, d. h. die nur unvollständige Enzymhemung wird durch eine vermehrte ACTH-Sekretion überwunden, die Steroidproduktion steigt wieder an und die klinischen Symptome nehmen zu. Am besten scheint noch o,p'-DDD (empfohlene Dosen: 4–12 g/Tag) zu wirken. In Fällen von Metastasen bzw. bei nur unvollständiger operativer Entfernung des Karzinoms der Nebennierenrinde sind in 80 % der Fälle Remissionen beschieben, wobei es nach Absetzen der Therapie allerdings fast immer zu einem Rückfall kommt. Die Nebenwirkungen sind zahlreich und bestehen in gastrointestinalen Störungen, zerebralen Symptomen, Hautveränderungen, Somnolenz und Nebennierennekrosen. Die Grenze zwischen dem therapeutischen und toxischen Bereich ist gering, so daß eine Kontrolle der Serumkonzentrationen notwendig ist.

Beim Morbus Cushing werden auch Medikamente eingesetzt, die die ACTH-Sekretion über ihre Wirkung auf die Neurotransmitter hemmen. Dazu gehören der Serotoninantagonist Cyproheptadin sowie der Dopaminagonist Bromocriptin. Es gibt aber bislang keine wirklich erfolgreiche medikamentöse Therapie, so daß diese nur als vorübergehende zusätzliche Maßnahmen im Intervall vor einer Operation oder im Rahmen einer Strahlentherapie des Morbus Cushing sinnvoll ist. Die Langzeitresultate sind insgesamt eher unbefriedigend, Nebenwirkungen wie Appetitsteigerung und Zunahme des Übergewichts beim Cyproheptadin sind häufig (21).

# Überfunktion der Nebennierenrinde ohne Glucocorticoidexzeß

Die Erfahrungen mit Tumoren der Nebennierenrinde im Kindesalter sind begrenzt (s. auch Cushing-Syndrom). Die meisten klinischen Beobachtungen liegen als Kasuistiken vor (64, 69, 93). Histologisch kann man Adenome und Karzinome unterscheiden, wobei letztere 3mal häufiger vorkommen. Hormonproduzierende Tumoren der Nebennierenrinde sind im Kindesalter wesentlich häufiger als hormoninaktive. Sie kommen in jedem Alter, in Einzelfällen auch angeboren vor. In Relation zu dem jeweiligen Steroid, welches von dem Tumor produziert wird, lassen sich die klinischen Symptome definieren, „der

Tumor gibt seine Visitenkarte ab" (6). Unter *virilisierenden Tumoren* versteht man Tumoren, die ausschließlich oder vorwiegend Androgene, aber kein Cortisol produzieren. *Feminisierende Tumoren* produzieren ausschließlich oder überwiegend Östrogene. Bemerkenswert ist das gemeinsame Vorkommen von Tumoren der Nebennierenrinde mit Fehlbildungen wie z. B. Hemihypertrophien und Mißbildungen des Harntrakts oder mit dem Beckwith-Wiedemann-Syndrom.

## Virilisierende adrenale Tumoren

**Klinik.** Die vermehrte Androgenproduktion führt bei Mädchen und Jungen zur Pseudopubertas praecox. Aufgrund der Wachstumsbeschleunigung kommt es zu einem Großwuchs. Da das Knochenalter ebenfalls akzeleriert ist, ist die Endgrößenprognose aber vermindert. Die normale Pubertätsentwicklung bleibt aus. Tritt der Tumor erst in der Adoleszenz auf, entwickelt sich ein hypogonadotroper Hypogonadismus (sekundäre Amenorrhö bzw. Abnahme des Hodenvolumens). Bei den meisten virilisierenden Tumoren liegt auch ein Hypertonus vor. Mischformen mit gleichzeitigem Cushing-Syndrom kommen vor (63).

**Diagnostik.** Die Analyse der Steroide im 24-Stunden-Urin zeigt erhöhte Androgenkonzentrationen, wobei laborchemisch auch ein Bild entstehen kann, daß an ein AGS (11β-Hydroxylase- oder 21-Hydroxylasedefekt) erinnert. Im Plasma sind vor allem DHEA und sein Sulfat oder Vorstufen der Steroidbiosynthese wie 11-Desoxycortisol oder 11-Desoxycorticosteron erhöht (27). Die Abgrenzung eines virilisierenden Tumors der Nebennierenrinde vom AGS gelingt durch spezifische Steroidmessungen im Plasma sowie Urin. Nach der Gabe von Dexamethason können beim Tumor der Nebennierenrinde die Steroidkonzentrationen im Gegensatz zum AGS nicht normalisiert werden. Nach erfolgter biochemischer Diagnose muß der Tumor mittels bildgebender Methoden (Ultraschall, CT oder MRT) lokalisiert werden.

**Therapie.** Die Therapie besteht in der vollständigen operativen Entfernung des Tumors

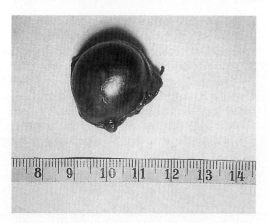

Abb.3.**5**   Tumor der Nebennierenrinde mit intakter Kapsel.

(Abb. 3.**5**). Es empfiehlt sich Glucocorticoide peri- und postoperativ über wenige Tage zu substituieren. Die endogene Cortisolreseve kann durch die morgendliche Cortisolbestimmung im Plasma überprüft werden. Die Prognose ist, wenn der Tumor vollständig entfernt wurde und die Tumorkapsel noch nicht durchbrochen war, ausgezeichnet. Die klinischen Symptome bilden sich in der Regel rasch zurück, vorausgesetzt die Diagnose wurde rechtzeitig gestellt und die Androgenüberproduktion hat nicht bereits zu irreversiblen Schädigungen (beschleunigtes Knochenalter mit konsekutivem Kleinwuchs) geführt. Postoperativ sollten regelmäßig z. B. alle 3–6 Monate DHEA bzw. DHEAS oder andere Steroide wie z. B. DOC als Tumormarker im Plasma bestimmt werden, um den Erfolg der Operation zu überprüfen und ein Wiederauftreten des Tumors rasch zu erfassen. Wenn der Tumor die Kapsel durchbrochen hat oder nicht vollständig entfernt werden konnte oder wenn bereits Metastasen vorliegen, wird eine kombinierte zytostatische und eine adrenolytische Therapie durchgeführt.

### Feminisierende adrenale Tumoren

**Klinik.** Vor der Pubertät kommt es bei Jungen zu einer Gynäkomastie sowie haüfig auch aufgrund einer zusätzlichen vermehrten Testosteronproduktion zu einer Penisvergrößerung und prämaturen Pubarche. Bei Mädchen kommt es zu einer isosexuellen Pseudopubertas praecox.

Hier muß differentialdiagnostisch ein ovarieller Tumor ausgeschlossen werden.

**Diagnostik.** Aufgrund der erhöhten Produktion von $C_{21}$-Steroiden wird vermehrt Androstendion gebildet, welches wiederum als Vorstufe für die Produktion von Estron und Testosteron dient. Estron wird selbst zu Estradiol umgewandelt, das Verhältnis von Estron zu Estradiol ist größer als 1. Man findet im Plasma typischerweise stark erhöhte Estron-, Estradiol-, Androstendion- und Testosteronkonzentrationen.

**Therapie.** Es kommt nur die vollständige operative Entfernung des Tumors in Frage.

### Adrenaler Hirsutismus

Siehe hierzu S. 102 f.

## Überfunktion der Nebennierenrinde mit Mineralocorticoidexzeß

### Primärer Hyperaldosteronismus (Conn-Syndrom)

Ein primärer Hyperaldosteronismus (PHA) mit autonomer Aldosteronüberproduktion stellt eine ausgesprochene Rarität im Kindesalter dar. In der Mehrzahl der Fälle findet man ein überwiegend einseitig auftretendes Adenom oder einen idiopathischen Hyperaldosteronismus, sehr viel seltener eine autonome bilaterale Hyperplasie der Nebennierenrinde, ein Karzinom oder einen dexamethasonsupprimierbaren Hyperaldosteronismus (11, 79).

**Klinik.** Die typischen Symptome sind:

- arterieller Hypertonus,
- Polydipsie,
- Kopfschmerzen und Schwindel,
- Neigung zu Parästhesien,
- Muskelschwäche,
- Wachstumsverlangsamung.

**Diagnostik.** Laborchemisch findet sich eine hypokaliämische Alkalose und eine Hypernatriämie, eine Erhöhung von Aldosteron im Plasma und im 24-Stunden-Urin sowie eine erniedrigte Plasmareninaktivität/Reninkonzentration. Auch nach salzarmer Diät bleibt die Plasmareninaktivität supprimiert und steigt auch im Orthostaseversuch nicht oder nur geringfügig an (117). Der Nachweis der kleinen Adenome gelingt in der Regel mittels CT oder MRT. Aufgrund der Strahlenbelastung sollte eine Nebennierenszintigraphie mit radioaktiv markiertem Cholesterin nur bei differentialdiagnostisch schwierigen Fällen durchgeführt werden. Ein wichtiges Verfahren stellt die bilaterale Katheterisierung der Nebennierenvenen mit seitengetrennter Messung der Aldosteron- und Cortisolspiegel zur Lokalisationsdiagnostik dar.

Differentialdiagnostisch sind alle Fälle mit sog. *Low-Renin-Hypertension* und erhöhtem Aldosteron abzugrenzen. Dazu gehört an erster Stelle der *dexamethasonsupprimierbare Hyperaldosteronismus* (glucocorticoid remediable hyperaldosteronism [GRH]), bei dem ein Austausch (Crossingover) von Gensequenzen der beiden 11β-Hydroxylase-Gene ursächlich ist. Dabei gelangt das CYP11B2-Gen (Aldosteronsynthase) unter die Kontrolle von ACTH und wird verstärkt exprimiert. Die Folge ist ein Hyperaldosteronismus, der durch Gabe von Dexamethason (Hemmung der ACTH-Sekretion) therapiert werden kann. Die klinischen Symptome sind ähnlich wie beim primären Hyperaldosteronismus, nur nach Gabe von Dexamethason lassen sich die erhöhten Aldosteronkonzentrationen sowie der Blutdruck normalisieren (58, 113).

**Therapie.** In allen Fällen, bei denen ein Adenom gefunden wird, ist die einseitige Adrenalektomie die Therapie der Wahl. In den Fällen mit multiplen Mikroadenomen oder bei bilateraler Hyperplasie kann eine medikamentöse Therapie mit Spironolacton manchmal erfolgreich sein.

## Sekundärer Hyperaldosteronismus

Ein sekundärer Hyperaldosteronismus liegt bei verschiedenen Krankheiten vor, bei denen die Reninsekretion erhöht ist.

Diese Fälle werden unter dem Begriff der sog. *High-Renin-Hypertension* zusammengefaßt (22). Dazu gehören renovaskuläre Fehlbildungen, ein primärer Hyperreninismus bei Nierentumoren (Wilms-Tumor und Tumoren des juxtaglomeru-lären Apparats) sowie das Syndrom der bilateralen endokrinen Dysfunktion der Nieren (Bluthochdruck mit hypertensiver Enzephalopathie, Hyperreninämie, Hyperaldosteronismus).

Ein sekundärer Hyperaldosteronismus mit erhöhtem Renin aber ohne Hypertonus entsteht bei einem renalen Salzverlust oder beim autosomal rezessiv vererbten *Bartter-Syndrom*. Beim Bartter-Syndrom kommt es zu einer vemehrten Prostaglandinbildung, einer hypokaliämischen metabolischen Alkalose, Hypochlorämie, aufgrund der Dehydration zu einer Obstipation, des weiteren zu einer Muskelschwäche und Wachstumsstörungen. Neben einer zusätzlichen Kaliumgabe werden Medikamente verabreicht, die die Prostaglandinsynthese blockieren.

## Pseudohyperaldosteronismus

Als Pseudohyperaldosteronismus werden Krankheitsbilder bezeichnet, bei denen die Aldosteron- und Reninkonzentrationen erniedrigt sind, das klinische Bild aber einem Mineralocorticoidexzeß entspricht.

Bei Mutationen im Gen für die 11β-Hydroxysteroiddehydrogenase (11β-HSD) auf Chromosom 16 ist die Metabolisierung von Cortisol zu Cortison gestört. Bei diesem Defekt wird vermehrt Cortisol produziert, das Verhältnis von Cortisol zu Cortison ist erhöht und Cortisol bindet am Mineralocorticoidrezeptor (104). Der Plasmaspiegel von Cortisol wird über die Proteinbindung sowie über die erniedrigte Sekretionsrate im Normbereich gehalten. Das erhöhte Verhältnis von Cortisol zu Cortison im Plasma sowie der erhöhte Quotient THF/THE im Urin ermöglichen die biochemische Diagnose. Klinisch bestehen meist ein maligner Hypertonus, eine schwere Hypokaliämie und gelegentlich Nierenveränderun-gen (Nephrokalzinose). Therapeutisch wird eine Blockade des Mineralocorticoidrezeptors mit Spironolacton versucht. Bei einem Abusus von Carbenoxolon oder Lakritze tritt aufgrund des gleichen Mechanismus (Hemmung der 11β-HSD) ebenfalls ein Pseudohyperaldosteronismus auf (59). Auch bei der ektopen ACTH-Sekretion kann es durch Überschreiten der Kapazität der 11β-HSD zu einem scheinbaren Mineralocorticoidexzeß kommen.

# Adrenogenitales Syndrom

**Definition.** Das kongenitale adrenogenitale Syndrom (AGS) wird durch verschiedene autosomal rezessiv vererbte Defekte der Steroidbiosynthese der Nebennierenrinde hervorgerufen. Streng genommen handelt es sich dabei nur um Störungen der Cortisolbiosynthese. In der angelsächsischen Literatur wird die Erkrankung als Congenital adrenal hyperplasia (CAH) bezeichnet. In über 95 % der Fälle handelt es sich um einen Defekt der 21-Hydroxylase (70, 77). Zum Verständnis der verschiedenen AGS-Formen ist die Kenntnis der Steroidbiosynthese unerläßlich (Abb.3.**1**).

**Einteilung.** Alle Enzymdefekte führen durch die verminderte negative Rückkopplung bei niedriger Cortisolsynthese zu einer verstärkten Ausschüttung von ACTH und zu einer Stimulation der adrenalen Steroidbiosynthese oberhalb des Defekts. Durch den enzymatischen Block entsteht ein typisches Spektrum biochemischer Veränderungen der Steroidhormonsynthese (100). Das klinische Bild wird je nach Enzymdefekt sowohl durch vermindert (z.B. Cortisol, Aldosteron) als auch durch vermehrt produzierte Steroide (z.B. Androgene, Desoxycorticosteron) geprägt (Tab. 3.**5**).

Die verschiedenen AGS-Formen können daher auch in Relation zur Androgenproduktion eingeteilt werden:

- AGS mit Androgenüberproduktion = 21-Hydroxylase- und 11β-Hydroxylasedefekt,
- AGS mit verminderter Androgenproduktion = StAR-Protein-, 17-Hydroxylase-/17–20-Lyase- und 3β-Hydroxysteroiddehydrogenase- (3βHSD-)Defekt.

**Diagnostik.** Bei Verdacht auf ein AGS sollte das Kind zunächst einem erfahrenen pädiatrischen Endokrinologen vorgestellt werden.

Klinische Hinweise auf ein AGS sind:
- auffälliges äußeres Genitale bei weiblichen Neugeborenen (insbesondere Klitorishypertrophie),
- hyperpigmentiertes Skrotum bei männlichen Neugeborenen,
- Gedeihstörung in den ersten Lebenswochen,
- positive Familienanamnese (auch unklarer Tod eines männlichen Neugeborenen oder Säuglings),
- vermehrtes Längenwachstum mit Akzeleration des Knochenalters, Pseudopubertas praecox.

Auch Laborwerte können auf ein AGS hinweisen, z.B. Hyponatriämie, Hyperkaliämie, Hypoglykämie und/oder metabolische Azidose. Die Karyotypisierung muß in den ersten Lebenstagen erfolgen, um frühzeitig eine eindeutige Geschlechtszuweisung vornehmen zu können. Das Prinzip der Diagnostik aller AGS-Formen ist gleich:

- erhöhte Plasma- und Urinkonzentrationen der Steroide vor dem Enzymdefekt,
- erhöhtes Verhältnis Präkursorsteroid zu biosynthetischem Endprodukt im Plasma und Urin.

Tabelle 3.**5**   Klinik der klassischen AGS-Formen

| |
|---|
| Inadäquate Glucocorticoidproduktion: |
| • Müdigkeit, Apathie, verminderte Streßtoleranz |
| • Hypoglykämie, erhöhte Infektneigung |
| • addisonähnliche Krisen |
| • Hyperplasie der Nebennierenrinde |
| Inadäquate Mineralocorticoidproduktion: |
| • Hyperkaliämie, Hyponatriämie |
| • Salzverlustsyndrom |
| • metabolische Azidose |
| • Blutdruckabfall |
| Vermehrte Mineralocorticoidproduktion: |
| • Hypernatriämie, Hypokaliämie |
| • hypokaliämische Alkalose |
| • supprimierte Reninkonzentration |
| • erhöhter Blutdruck |
| Vermehrte Androgenproduktion: |
| • pränatal: Virilisierung des äußeren weiblichen Genitales |
| • postnatal: Pseudopubertas praecox bei beiden Geschlechtern |
| Inadäquate Androgenproduktion: |
| • intersexuelles Genitale (Hypospadie) oder phänotypisch weibliches Genitale |
| • bei männlichen Neugeborenen |

Tabelle 3.**6**  Charakterische klinische und laborchemische Befunde bei adrenalen Enzymdefekten

| Enzymdefekt | Klinik | | | Labor | | | Genlokus |
|---|---|---|---|---|---|---|---|
| | Inter-sexuelles Genitale | Salz-verlust | Postnatale Virilisie-rung | Plasma-steroide erhöht | erniedrigt | Urin-steroide erhöht | Chromo-som |
| StAR-Protein | Jungen | ja | nein | nein | alle | nein | 8p |
| 3β-HSD | Jungen | (ja) | ja | DHEA Pregnen-olon 17-OH-Pregnen-olon | Aldo, T 17-OHP, F | Pregnentriol DHEA | 1q |
| 21-Hydroxylase mit Salzverlust | Mädchen | ja | ja | 17-OHP, 4-A, T | Aldo, F | Pregnantriol | 6p |
| ohne Salzverlust | Mädchen | nein | ja | 17-OHP, 4-A, T | F | Pregnantriol | 6 |
| 11β-Hydroxylase | Mädchen | nein | ja | DOC, S | Aldo, F | TH-DOC, TH-S | 8q |
| 17α-Hydroxylase | Jungen | nein | nein | DOC, B | F, T | TH-DOC, TH-B | 10 |

| | | | |
|---|---|---|---|
| 4-A | Androstendion | 17-OHP | 17-Hydroxyprogesteron |
| Aldo | Aldosteron | S | 11-Deoxycortisol |
| B | Corticosteron | StAR-Protein | Steroidogenic acute regulatory protein |
| DHEA | Dehydroepiandrosteron | T | Testosteron |
| DOC | 11-Deoxycorticosteron | TH-B | Tetrahydro-B |
| F | Cortisol | TH-DOC | Tetrahydro-DOC |
| 3β-HSD | 3β-Hydroxysteroiddehydrogenase | TH-S | Tetrahydro-S |

Charakteristisch ist außerdem eine Suppression der pathologischen Konzentrationen durch exogen zugeführte Glucocorticoide sowie ein überschießender Anstieg der Steroide vor dem Enzymdefekt nach ACTH-Stimulation. Die laborchemische Diagnostik wird durch die Bestimmung der Plasmareninaktivität/Reninkonzentration abgerundet. Tab. 3.**6** gibt einen Überblick über die wichtigsten biochemischen und klinischen Befunde bei den klassischen AGS-Formen.

# Biosynthesedefekte der Nebennierenrinde mit gestörter Cortisolsynthese – klassische Formen des adrenogenitalen Syndroms

**Defekte des StAR-Proteins (steroidogenic acute regulatory protein) – Lipoidhyperplasie der Nebennieren**

Ätiopathogenese.  Bei dieser erstmals von Prader beschriebenen Störung hatte man bis vor kurzem einen Defekt des P450scc-Enzyms (scc = side chain cleavage, Abspaltung der Cholesterinseitenkette) angenommen. Mutationen im CYP11A-Gen, welches das P450scc-Protein kodiert, waren aber bisher nicht nachweisbar. Heute weiß man, daß die Ursache der Lipoidhyperplasie der Nebennierenrinde Defekte des StAR-Proteins sind. Dieses Protein reguliert den eigentlich geschwindigkeitsbestimmenden Schritt der Steroidbiosynthese, den Transport von Cholesterin zur inneren Mitochondrienmembran (101). Die Erkrankung ist durch eine vollständig fehlende Steroidsynthese einschließlich der Sexualhormone (auch in den Gonaden) gekennzeichnet. Dabei lagern die hyperplastischen Nebennieren und die Leydig-Zellen der Hoden große Menge an Cholesterin und Cholesterinestern ein.

**Klinik.** Unmittelbar nach der Geburt kommt es zu einer akuten Insuffizienz der Nebennierenrinde mit einem schweren Salzverlustsyndrom. Aufgrund des Androgenmangels zeigen Jungen ein phänotypisch weibliches oder intersexuelles Genitale (Pseudohermaphroditismus masculinus), während Mädchen ein normales Genitale haben.

**Diagnostik.** Die Diagnose läßt sich mit Hilfe der typischen Elektrolytveränderungen (Hyponatriämie, Hyperkaliämie), den hohen Plasma-ACTH-Konzentrationen in Relation zu den erniedrigten Konzentrationen aller Steroide im Plasma/Urin stellen. Im ACTH-/hCG-Test lassen sich die adrenalen und gonadalen Steroide nicht adäquat stimulieren (12, 92). Sonographisch kann man die hyperplastischen Nebennieren gut erkennen.

**Therapie.** Substitution mit Hydrocortison und Fludrocortison wie beim AGS mit 21-Hydroxylasedefekt und Salzverlust.

## ▪ 3β-Hydroxysteroiddehydrogenasedefekt

**Ätiopathogenese.** Bei dieser erstmals von Bongiovanni beschriebenen Störung bewirkt der 3β-HSD-Mangel, daß die Umwandlung der $\Delta$5-Steroide Pregnenolon, 17-OH-Pregnenolon und DHEA in die entsprechenden $\Delta$4-Steroide Progesteron, 17-OH-Progesteron und Androstendion sowohl in den Nebennieren als auch in den Gonaden unmöglich ist. Gendefekte konnten im 3β-HSD-Typ-II-Gen auf dem Chromosom 1 lokalisiert werden. Das Typ-I-Gen, welches zur Expression der 3β-HSD in der Plazenta und in peripheren Geweben (z.B. Haut) führt, ist bei

den Patienten mit klassischem 3β-HSD-Defekt nicht betroffen.

**Klinik.** Im Vordergrund der klinischen Symptome steht das Salzverlustsyndrom. Kasuistisch sind auch Fälle ohne Salzverlust beschrieben. Bei Mädchen ist das äußere Genitale in der Regel unauffällig, gelegentlich können leichte Virilisierungszeichen (Klitorishypertrophie) auftreten. Bei Jungen kommt es zu einer Hypospadie, da die Testosteronsynthese in den Gonaden mitbetroffen ist (119).

**Diagnostik.** Biochemisch sind im Plasma die erhöhten ($\Delta$5-Steroide nachzuweisen, im Urin sind die entsprechenden Metabolite (Tab. 3.**6**) erhöht.

**Therapie.** Sie wird wie beim 21-Hydroxylasedefekt durchgeführt.

## ▪ 17α-Hydroxylase-/17–20-Lyasedefekt

**Ätiopathogenese.** Bei diesem erstmals von Biglieri beschriebenem Defekt ist die Umwandlung von Vorstufen der Mineralocorticoidsynthese in die Metabolite des Glucocorticoid- und Androgenstoffwechsels gestört (Abb. 3.**1**). Im P450C17-Gen, welches auf dem Chromosom 10 lokalisiert ist, wurden verschiedene Defekte nachgewiesen (91).

**Klinik.** Das klinische Bild wird durch die vermehrte Produktion von DOC und Corticosteron geprägt. Da beide Steroide eine ausgesprochene Mineralocorticoidwirkung haben, kommt es zu Hochdruck, Hypernatriämie und Hypokaliämie mit hypokaliämischer Alkalose (110). Das vermehrt gebildete Corticosteron kompensiert durch seine glukokortikoide Wirkung den Cortisolmangel. Da weder genügend Östrogene noch Androgene gebildet werden können, ist die Entwicklung der sekundären Geschlechtsmerkmale ungenügend (hypergonadotroper Hypogonadismus). Bei Mädchen ist das äußere Genitale unauffällig, das Krankheitsbild wird oft erst aufgrund der ausbleibenden Pubertät diagnostiziert. Das männliche Neugeborene fällt entweder durch ein intersexuelles Genitale aufgrund der gestörten Androgenbiosynthese auf (die Hoden können abdominal, inguinal oder labial liegen) oder wird bei der Geburt nicht diagnostiziert (phänotypisch weiblich).

**Diagnostik.** Die Plasmareninaktivität/Reninkonzentration ist erniedrigt. Im ACTH-Test können die 17-Hydroxycorticosteroide (17-OHP und Cortisol) nicht ausreichend stimuliert werden, während die 17-Desoxycorticosteroide DOC und Corticosteron erhöht sind. Im Urin sind die enstprechenden Metabolite THDOC (Metabolit von DOC), THB und allo-THB (Metabolite von Corticosteron) sowie Pregnandiol (Metabolit von Progesteron) erhöht.

**Therapie.** Therapeutisch werden Glucocorticoide substituiert, wodurch der Blutdruck normalisiert werden kann. Ab dem Pubertätsalter müssen auch Östrogene bzw. Testosteron verabreicht werden (10, 116).

### ▨ 11β-Hydroxylasedefekt

**Ätiopathogenese.** Der 11β-Hydroxylasedefekt (Häufigkeit 5%) entsteht durch Mutationen im CYP11B1-Gen auf dem Chromosom 8 (34). Bisher sind 13 verschiedene Mutationen nachgewiesen worden. Die von diesem Gen kodierte 11β-Hydroxylase katalysiert die Umwandlung von DOC zu Corticosteron (B) und von 11-Desoxycortisol (S) zu Cortisol (Abb.3.**1**). Ein zweites Isoenzym, das vom CYP11B2-Gen kodiert wird, besitzt 11β-Hydroxylase-, 18-Hydroxylase- und 18-Methyloxidaseaktivität. Defekte des CYP11B2-Gens führen zum Aldosteronsynthasemangel (S. 82 f.).

**Klinik.** Charakteristisch sind die Symptome der Androgenüberproduktion, Jungen haben präpubertär häufig eine Gynäkomastie. Es kommt bis auf sehr seltene Ausnahmen zu keinem Salzverlustsyndrom, da DOC aufgrund seiner Mineralocorticoidwirkung den Aldosteronmangel kompensiert. Durch das erhöhte DOC entwickelt sich bei den meisten Patienten bereits in den ersten Lebensjahren ein arterieller Hypertonus. Bei einigen Patienten wurden später eine Linksherzhypertrophie und/oder Retinopathie, in seltenen Fällen auch ein zerebraler Insult beschrieben.

**Diagnostik.** Alle bisher beschriebenen Patienten weisen ein breites Spektrum der klinischen Symptome (z. B. Hypertonus) und der laborchemischen Parameter (z. B. Anstieg von 11-Desoxycortisol oder DOC) auf (112). Deshalb kann die definitive Diagnose nur durch die Gendiagnostik gestellt werden.

**Therapie.** Die Therapie ist die gleiche wie beim 21-Hydroxylasedefekt ohne Salzverlust. Für eine befriedigende Einstellung sind oft höhere Hydrocortisondosen notwendig.

### ▨ 21-Hydroylasedefekt

**Definition.** Der klassische Defekt der 21-Hydroxylase tritt klinisch in 2 Formen auf:

- als AGS mit Salzverlustsyndrom, das 3mal häufiger als das unkomplizierte AGS ist,
- als unkompliziertes (einfach virilisierendes) AGS.

Klinisch werden häufig fließende Übergänge zwischen beiden Formen (unkompliziert – Salzverlust) beobachtet (76, 78).

**Häufigkeit.** Retrospektiv durchgeführte Fallanalysen zur Häufigkeit des klassischen AGS ergaben in Europa eine Inzidenz zwischen 1 ÷ 5041 und 1 ÷ 23.000. Aufgrund von gezielten Screeninguntersuchungen wurde für die weiße Bevölkerung weltweit eine Inzidenz von 1 : 11.909 errechnet. Geht man von dieser mittleren Inzidenz aus, so errechnet sich eine Heterozygotenfrequenz von ca. 1 ÷55, d. h. jeder 55. in der Bevölkerung ist Überträger des AGS. Das zu erwartende Geschlechtsverhältnis von 1 ÷ 1 trifft beim AGS mit Salzverlustsyndrom annähernd zu. Beim unkomplizierten AGS ist das Verhältnis aber zugunsten der Mädchen verschoben, d. h. Jungen mit unkompliziertem AGS werden häufig nicht diagnostiziert.

**Ätiopathogenese.** Die Genorte sind heute für die meisten Enzymdefekte bekannt (Tab. 3.**6**). Für die 21-Hydroxylase liegt der Genort auf dem kurzen Arm des Chromosoms 6 im sog. Major histocompatibility complex (MHC) der

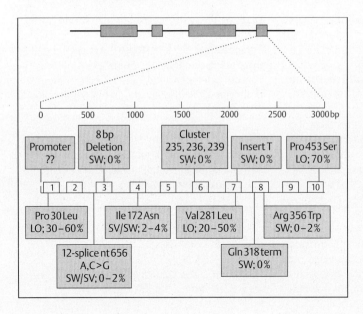

Abb. 3.**6**   Struktur des Cyp21B-Gens (aktives Gen der 21-Hydroxylase – P450c21) mit den wichtigsten bekannten Mutationen. Die Prozentzahlen geben die Restaktivität des Enzyms bei homozygoter Mutation (nach In-vitro-Experimenten) an. Eine Enzymaktivität von ca. 2–4 % ist für die Aldosteronsynthese ausreichend und kann einen Salzverlust verhindern. Der klinische Phänotyp ist in Anlehnung an die angelsächsische Literatur abgekürzt (28):

LO   Late onset, nichtklassisches AGS
SW   Salt wasting, Salzverlust
SV   Simple virilizing, einfach virilisierend

Klasse III. Es existieren 2 dicht beieinanderliegende Gene:

- ein aktives Gen (CYP21B),
- ein inaktives Pseudogen (CYP21A).

Beide Gene haben eine hohe Homologie, die enge Nachbarschaft des Pseudogens mit dem aktiven Gen hat eine kausale Bedeutung für die Entstehung zahlreicher Gendefekte durch Crossing-over in der Meiose (23, 102, 108). Die wichtigsten Gendefekte und ihre Auswirkungen auf die Enzymaktivität sowie auf den klinischen Phänotyp des AGS sind in Abb. 3.**6** dargestellt.

Die häufigsten Punktmutationen sind die Intron-2-Mutation, die zu einer Veränderung bei der Reifung der mRNA (splicing) führt und die Ile172Asn-Mutation im Exon 4. Neben den Punktmutationen lassen sich in ca. 25–30 % der Fälle große Deletionen des gesamten Genlokus, häufig unter Einbeziehung der benachbarten Komplementfaktorgene C4A und C4B, nachweisen. Aufgrund der relativ großen Zahl verschiedener Mutationen sind nur wenige Patienten homozygot für einen einzelnen Gendefekt. Bei den meisten Patienten lassen sich 2 (oder mehr) verschiedene Mutationen nachweisen (Compound-Heterozygotie). Bei der molekulargenetischen Diagnostik muß eine relativ hohe Frequenz von Spontanmutationen (2–5 %) beachtet

werden. Durch die Lokalisation der 21-Hydroxylasegene in Nachbarschaft zum HLA-System besteht eine relativ enge Genkopplung zwischen beiden Systemen. Der indirekte Nachweis der Vererbung eines 21-Hydroxylasedefekts durch HLA-Typisierung ist in den letzten Jahren allerdings durch die direkte Charakterisierung der Mutationen im CYP21B-Gen verdrängt worden. Für die meisten der in Abb. 3.**6** dargestellten Mutationen im CYP21B-Gen wurde in vitro der Einfluß auf die Enzymaktivität der 21-Hydroxylase untersucht. Es zeigte sich, daß ca. 2–4 % Restaktivität ausreichend sind, um einen Salzverlust zu verhindern. Belastungssituationen (z. B. hohes Fieber, Flüssigkeitsverlust, Operationen) führen aber ohne eine ausreichende Therapieanpassung auch bei diesen Kindern zur Dekompensation mit Salzverlustkrise. Aus der Korrelation der verschiedenen Mutationen (Genotyp) mit den klinischen Formen des AGS und den Laborparametern (Phänotyp) wurde versucht, Vorhersagen auf den Verlauf neuer AGS-Fälle zu treffen. Diese Genotyp-Phänotyp-Korrelation ist aber nur eingeschränkt anwendbar (114). So entwickelt sich z. B. bei 80 % der Patienten mit einer Ile172Asn-Mutation (4 % Restaktivität) ein einfach virilisierendes AGS, in 20 % der Fälle kommt es zum Salzverlust (95). Auf der anderen Seite sind selbst homozygote Deletionen bei Patienten mit einer einfach virilisierenden Verlaufsform beschrieben und nach kontrolliertem Absetzen der Therapie bestätigt worden. Außerdem liegen nur bei wenigen Patienten homozygote Mutationen vor, so daß der Phänotyp durch die Kombination verschiedener Mutationen auf den beiden Allelen nur begrenzt vorhergesagt werden kann (19, 115).

**Klinik.** Aufgrund der bereits in utero stattfindenden Virilisierung haben die weiblichen AGS-Neugeborenen bei der Geburt ein intersexuelles äußeres Genitale (Pseudohermaphroditismus femininus). Der Schweregrad der Virilisierung wird international nach Prader in 5 Typen eingeteilt (Abb.3.**7**).

Die Veränderungen sind mehr oder weniger stark ausgeprägt und können von einer einfachen Klitorishypertrophie (Typ 1 nach Prader) bis hin zur kompletten Fusion der Labioskrotalfalten mit einer phallusartig vergrößerten Klitoris und Extension der Urethra auf die Glans die-

ses Gebildes reichen (Typ 5 nach Prader) reichen. Besonders beim AGS mit Salzverlust sind in der Regel die Genitalveränderungen stark ausgeprägt, der Introitus vaginae ist nicht einsehbar. In Abb. 3.**8** ist das intersexuelle Genitale eines weiblichen AGS-Neugeborenen dargestellt.

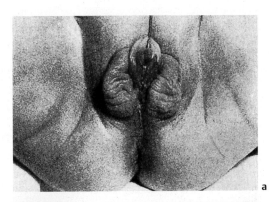

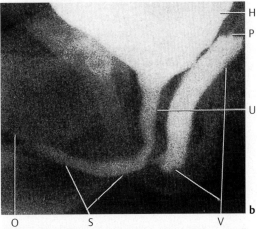

Abb.3.**8 a,b** Intersexuelles äußeres Genitale (aus Sippell, W. G., D. Knorr: Erkrankungen der endokrinen Drüsen. In Betke, K., W. Künzer, J. Schaub: Keller-Wiskott: Lehrbuch der Kinderheilkunde, 6. Aufl. Thieme, Stuttgart 1991):

**a** Intersexuelles äußeres Genitale (Stufe 3 nach Prader bei einem weiblichen Neugeborenen mit kongenitalem AGS mit Salzverlustsyndrom (21-Hydroxylasedefekt)
**b** Spätere Zystourethrogenitographie
  H  Harnblase
  O  Orificium externum des Sinus communis
  P  Portio
  S  Sinus urogenitalis communis
  U  proximaler Anteil der Urethra
  V  Vagina

Abb.3.**7** Einteilung der Virilisierung des weiblichen Genitales nach Prader (Stufen 1–5).

Bei der röntgenologischen Darstellung, der Zystourethrogenitographie, läßt sich neben einer Vagina ein Sinus urogenitalis communis (Ausführungsgang distal der Mündung von Urethra und Vagina) darstellen. Es kann daher vorkommen, daß die weiblichen AGS-Neugeborenen fälschlicherweise bei der Geburt als Jungen verkannt und registriert werden. Das innere Genitale aller AGS-Mädchen ist aber immer weiblich. Das Genitale der männlichen AGS-Kinder ist bei Geburt unauffällig, wenngleich gelegentlich eine vermehrte Pigmentierung des Skrotums und/oder eine Vergrößerung des Phallus vorkommen. Im Ultraschall lassen sich die vergrößerten Nebennieren meist gut darstellen (66).

Die Jungen und die nicht erkannten Mädchen entwickeln etwa ab dem Kleinkindesalter eine zunehmende Pseudopubertas praecox mit frühem Auftreten von Pubesbehaarung, Penis- bzw. Klitorishypertrophie, ein beschleunigtes Längenwachstum und eine Knochenalterakzeleration. Ohne Therapie schreitet die Virilisierung weiter fort, wobei insbesondere die Klitorishypertrophie groteske Formen annehmen kann. Im Alter von 7–10 Jahren kommt es bei unbehandelten AGS-Kindern zum vorzeitigen Epiphysenschluß. Die erreichte Endgröße liegt weit unter der genetischen Zielgröße, der unbehandelte erwachsene AGS-Patient ist kleinwüchsig. Die AGS-Mädchen bleiben ohne Therapie primär amenorrhoisch, da die Hypophysen-Gonaden-Achse durch die hohen Androgenspiegel supprimiert wird. Wird die Therapie erst spät bei einem Knochenalter von etwa 12–13 Jahren eingeleitet, kann die Pseudopubertas praecox in eine echte Pubertas praecox umschlagen. In solchen Fällen sollte die echte Pubertät mit einem GnRH-Agonisten (z. B. Enantone 3,75 mg alle 4 Wochen subkutan) aufgehalten werden (98).

Beim AGS mit Salzverlustsyndrom setzt die lebensbedrohliche Salzverlustkrise in der Regel erst zwischen der 2. und 3. Lebenswoche ein, zu einem Zeitpunkt, wo die AGS-Neugeborenen bereits zu Hause sind.

> Die typischen Symptome Trinkschwäche, Erbrechen, Exsikkose und zunehmende Apathie müssen in Verbindung mit Hyponatriämie, Hyperkaliämie und metabolischer Azidose an ein AGS mit 21-Hydroxylasedefekt und Salzverlustsyndrom denken lassen.

Obwohl die Kinder mit der Zeit lernen, ihren Salzbedarf durch zusätzliche Salzzufuhr zu steuern, sind auch ältere Kinder unter Therapie prinzipiell immer von einer Salzverlustkrise bedroht. Dies gilt für akute Streßsituationen (z. B. Infektionen mit hohem Fieber, akute Gastroenteritis, Operationen), in denen die Therapie nicht adäquat angepaßt wird.

**Diagnostik.** Für die Labordiagnostik insbesondere bei Neugeborenen und Säuglingen müssen spezifische Methoden verwendet werden. Altersabhängige und labor- bzw. testspezifische Normalwerte müssen für die Interpretation der Steroidkonzentrationen herangezogen werden. Für den 21-Hydroxylasemangel ist die massive Erhöhung des diagnostischen Leitsteroids 17α-Hydroxyprogesteron (17OHP) im Serum/Plasma beweisend. Die basalen Konzentrationen sind bei den klassischen Formen oft schon so stark erhöht, daß ein ACTH-Kurztest nicht notwendig ist. Reifgeborene Neugeborene mit Verdacht auf ein klassisches AGS haben bereits wenige Tage nach der Geburt erhöhte Konzentrationen im Bereich von 50–700 ng/ml (Normbereich bei reifgeborenen, gesunden Neugeborenen am 3.–7. Lebenstag: 0,24–5,14 ng/ml bzw. 0,73–15,6 nmol/l). Für Frühgeborene und kranke Neugeborene gilt ein anderer Normbereich, da bei ihnen oft streßbedingt erhöhte 17-OHP-Spiegel gemessen werden. Im Zweifelsfall müssen die Werte rasch kontrolliert werden, wobei die 17-OHP-Spiegel bei den nicht betroffenen Kindern wieder abfallen, bei den AGS-Kindern erhöht bleiben oder noch weiter ansteigen. Ein signifikanter Parameter scheint auch 21-Desoxycortisol zu sein, das allerdings nur in wenigen Labors bestimmt werden kann.

Ein generelles Neugeborenenscreening ist mittels 17-OHP-Bestimmung im getrockneten Vollblut auf Filterpapier möglich (84) und wird in Europa in der Schweiz flächendeckend sowie in Deutschland als Pilotprojekt in verschiedenen Regionen praktiziert. Mit dem Neugeborenenscreening lassen sich nach den bisherigen Erfahrungen nur die Patienten mit Salzverlust vollständig erfassen. Dies bedeutet aber auf jeden Fall eine frühe Diagnosestellung bei sonst noch asymptomatischen Jungen. Zur Diagnosesicherung muß auf jeden Fall eine molekulargenetische Untersuchung durchgeführt werden, in die bei weiterem Kinderwunsch auch die Eltern und (noch) asymptomatische Geschwister einbezogen werden sollten. Bei den AGS-Kindern mit Salzverlustsyndrom sind auch die Plasmareninaktivität bzw. die Konzentrationen von Renin erhöht, wobei altersabhängige Normwerte zu berücksichtigen sind. Gelegentlich finden sich bei der einfach virilisierenden Form ebenfalls erhöhte Werte, weshalb die Grenze zwischen Salzverlust und unkompliziertem AGS häufig nicht exakt zu ziehen ist.

Im Urin läßt sich mittels Kapillargaschromatographie/Gaschromatographiemassenspektrometrie ein charakteristisches Profil finden. Pregnantriol, der spezifische Metabolit von 17-OHP, ist massiv erhöht. Die quantitative Bestimmung von Pregnantriolon, das unter physiologischen Bedingungen praktisch nicht nachweisbar ist, ist ebenfalls ein guter Parameter der Diagnosesicherung. Mit der Gaschromatographiemassenspektrometrie läßt sich die Diagnose bei Neugeborenen bereits ab Mitte der 1. Lebenswoche stellen. Es gilt aber der Grundsatz, daß das AGS primär durch Untersuchung von Serum/Plasma diagnostiziert werden sollte. Die Bestimmung der 17-Ketosteroide als Gruppenreaktion ist heute überholt.

*Heterozygotentests*: Mittel der Wahl ist seit vielen Jahren der ACTH-Kurztest. Dieser sollte am frühen Morgen (8.00–10.00 Uhr) durchgeführt werden. Die Bestimmung der Steroidhormone erfolgt basal und 60 Minuten nach ACTH-Stimulation. Frauen müssen in der frühen Follikularphase getestet werden (3.–8. Zyklustag). Beim heterozygoten 21-Hydroxylasedefekt sollte 17-OHP um mindestens 2,6 ng/ml bzw. 7.9 nmol/l ansteigen. Mit der alleinigen Bestimmung von 17-OHP können maximal 80% der genetisch heterozygoten Patienten erfaßt werden. Eine bessere Aussage gelingt durch die Kombination mit der Bestimmung von 21-Desoxycortisol sowie durch den Quotienten aus 17-OHP und Desoxycorticosteron (DOC). Da die Kosten für die genetische Diagnostik heute mit einem ACTH-Test bei Bestimmung von 4–5 Hormonen (basal und stimuliert) vergleichbar sind, sollte bei Verdacht auf einen heterozygoten Enzymdefekt frühzeitig die Bestätigung durch die genetische Analyse erfolgen. Die Sensitivität

der genetischen Methoden zum Heterozygotennachweis ist > 98% (28).

**Therapie.** Therapie der Wahl ist bei den klassischen AGS-Formen die Dauersubstitution mit einem Glucocorticoid und beim Salzverlustsyndrom zusätzlich mit einem Mineralocorticoid.

> Die Ziele der AGS-Therapie sind:
> - gutes Gedeihen,
> - normales Längenwachstum,
> - Stopp der Pseudopubertas praecox,
> - normale Pubertätsentwicklung,
> - Fertilität.

Bis zum Abschluß des Wachstums stellt das physiologische Hydrocortison das Medikament der Wahl dar. Der Bedarf wird individuell ermittelt. Als Richtdosis kann eine Menge von 15–20 mg/m²/Tag gelten. Durch Verteilung der Tagesdosis (50% morgens, 25% mittags und 25% abends) sollen physiologische Verhältnisse imitiert werden. Beim Salzverlustsyndrom wird zusätzlich das Mineralocorticoid 9α-Fluorcortison als freier Alkohol (Astonin H) oder als Acetat (Fludrocortison, Florinef) in einer altersabhängigen Absolutdosis von 20–200 μg/Tag verabreicht. Bei Säuglingen empfiehlt es sich, im 1. Lebenshalbjahr zusätzlich zur Nahrung täglich 0,5–1 g NaCl per os zu verabreichen.

Bei allen Streßsituationen muß die Hydrocortisondosis auf das 4fache gesteigert werden. Eine Erhöhung der Mineralocorticoiddosis ist eigentlich nicht notwendig. Erbricht das Kind die Tabletten, muß parenteral substituiert werden, eine stationäre Aufnahme ist dann nicht mehr zu umgehen. Es gibt keine Indikation die Therapie zu unterbrechen. Alle AGS-Patienten müssen einen Notfallausweis erhalten.

> Die Therapie muß beim AGS mit Salzverlustsyndrom lebenslang fortgeführt werden, da sonst Addison-ähnliche Krisen drohen.

Sie sollte aber auch beim unkomplizierten AGS bei beiden Geschlechtern lebenslang erfolgen, da AGS-Frauen sonst progredient virilisieren und AGS-Männer ohne Therapie sehr wahrscheinlich eine eingeschränkte Fertilität haben und Hodentumoren (versprengte Nebennierenrindenreste im Hoden) entwickeln können. Darüber hinaus gibt es Hinweise, daß die chronische Überstimulierung der Nebennierenrinde von nicht ausreichend eingestellten AGS-Patienten zur Ausbildung von Tumoren der Nebennierenrinde führen kann. Stellt man nach Abschluß des Längenwachstums auf andere Glucocorticoide um, ist die Kenntnis der verschiedenen Äquivalenzdosen Voraussetzung für eine adäquate Therapie, um Unter- bzw. Überdosierungen zu vermeiden. Neue Therapieformen des AGS befinden sich noch im experimentellen Stadium. Dabei wird versucht, durch Antiandrogene oder Hemmung der 5α-Reduktase eine bessere Beeinflussung der Hyperandrogenämie bei gleichzeitiger Verringerung der Glucocorticoiddosis zu erreichen (68).

*Genitalkorrekturoperationen* gehören in die Hand des auf diesem Gebiet erfahrenen Chirurgen. Die plastisch-chirurgische Korrektur der vergrößerten Klitoris sollte am besten um den 1. Geburtstag durchgeführt werden. Bei einem Stadium 3 nach Prader wird oft gleichzeitig eine Vaginalerweiterungsplastik gemacht. Vaginale Bougierungen sind obsolet. Die Weite des Scheideneingangs wird dann in der Pubertät beurteilt, um zu sehen, ob Geschlechtsverkehr ohne erneute Korrekturoperation möglich ist. Bei einem Stadium 4 nach Prader sollte die Introitusplastik am Ende der Pubertät durchgeführt werden.

Die Prognose des AGS ist bei adäquater Therapie nicht eingeschränkt. Untersuchungen von erwachsenen Patienten haben gezeigt, daß deren Endgrößen meist unter der elterlichen Zielgröße liegen (40, 118). Man sollte daher weiter alles versuchen, die Therapie zu optimieren, d. h. die niedrigste Hydrocortisondosis wählen. Die Fertilitätsprognose ist beim unkomplizierten AGS besser als beim AGS mit Salzverlust.

*Therapieüberwachung*: Bei jeder ambulanten Untersuchung (Säuglinge alle 2–3 Monate, Kleinkinder alle 4 Monate, Schulkinder alle 4–6 Monate) werden nach der Anamnese (Fragen nach Infekten, Gedeihen, Erbrechen) die Körperlänge, Gewicht (Eintragen der Werte in Perzentilenkurven), Blutdruck, Tanner-Reifestatus festgehalten. Einmal im Jahr wird das Knochenalter bestimmt, außerdem sollte in regelmäßigen Abständen eine Ultraschalluntersuchung der

Nebennieren durchgeführt werden. Für die Therapiekontrolle eignen sich dieselben Parameter wie zur Diagnostik. Ein guter Indikator ist die *Menge der Steroidmetabolite* im 24-Stunden-Urin, der zu Hause gesammelt wird. Für die Interpretation muß man den altersabhängigen Normbereich kennen. Von einer guten Einstellung kann bei folgenden Pregnantriolwerten (µg/d) gesprochen werden:

- Säuglinge 50–200,
- Kleinkinder 80–500,
- Schulkinder 200–1500
  (menstruierende Mädchen –3000),
- Erwachsene 500–4000.

Für Kinder gilt, daß eine Suppression des Pregnantriols bzw. Werte im unteren Normbereich bereits Glucocorticoiddosen voraussetzen, die Symptome einer Überdosierung wie Wachstumsstillstand oder Cushing-Zeichen hervorrufen können. Angestrebt werden daher Werte im mittleren bis oberen Normbereich. Zur Beurteilung der Compliance der Patienten ist auch der Quotient Pregnantriol zu Tetrahydrocortison (= Metabolit des zugeführten Hydrocortisons) geignet, wobei ein Wert < 1 erfahrungsgemäß eine gute Einstellung anzeigt. Die Bestimmung der 17-Ketosteroide im Urin ist obsolet, da bis zu 30 % des zugeführten Hydrocortisons zu 17-Ketosteroiden metabolisiert werden.

Bei allen *Steroidmessungen im Plasma* stellt die besonders beim AGS ausgeprägte zirkadiane Rhythmik das größte Problem bei der Interpretation der Hormonkonzentrationen dar. Da dabei die Steroidspiegel durch den endogenen ACTH-abhängigen Rhythmus, durch die Therapie (Zeitpunkt der Tabletteneinnahme, Verteilung der Dosis) und durch den Zeitpunkt der Blutentnahme starken Schwankungen unterworfen sind, kann eine einmalige Kontrolle aus dem Plasma ein Zufallsbefund sein und zur Fehlbeurteilung führen.

Die *Hormonbestimmung im Speichel* stellt heute eine echte Alternative zu den Bestimmungen aus dem Blut dar (52). Zwischen den 17-OHP-Konzentrationen im Plasma und Speichel besteht eine enge Korrelation. Die Steroide im Speichel reflektieren den freien, nicht proteingebundenen Anteil der Steroide im Blut. Das 17-OHP-Tagesprofil wird in mehreren, jeweils vor der Tabletteneinnahme gewonnenen Speichelproben gemessen. Die Speichelproben können auch bei Säuglingen problemlos mittels eines in den Mund eingelegten Zellstoftupfers unter häuslichen Bedingungen gesammelt werden.

Die *Bestimmung der Plasmareninaktivität bzw. der Reninkonzentration* ist der wichtigste Parameter zur Überprüfung der Qualität der Mineralocorticoidsubstitution (48). Sie sollte auch beim unkomplizierten AGS regelmäßig kontrolliert werden, da zwischen beiden klassischen AGS-Formen fließende Übergänge vorkommen,. Wenn die Werte auch beim unkomplizierten AGS über einen Zeitraum von einigen Monaten die Werte konstant erhöht sind, sollte man auch hier mit einer Substitution mit Mineralocorticoiden beginnen. Oft zeigt sich, daß sich dann die Gesamtmenge an Glucocorticoiden reduzieren läßt. Das Wachstum der Kinder verläuft ungestört, wenn die Natriumhomöostase normal ist. Im Säuglingsalter sollen bei jeder Blutentnahme auch die Elektrolyte kontrolliert werden.

**Pränatale Diagnostik und Therapie.** Die pränatale Diagnostik ist bei allen adrenalen Enzymdefekten möglich (56). Eine klinische Bedeutung hat die pränatale Diagnostik in Deutschland aber nur für den 21-Hydroxylasedefekt. Dabei geht es nicht um eine frühzeitige Diagnosestellung, denn das AGS stellt in keinem Fall eine Indikation für einen Schwangerschaftsabbruch dar. Vielmehr kann der klassische 21-Hydroxylasedefekt bereits pränatal therapiert und damit die intrauterine Virilisierung verhindert werden (32, 67). Die Voraussetzungen für die pränatale Diagnostik und Therapie sind in Tab. 3.7 zusammengefaßt.

> Die pränatale Therapie des AGS ist eine experimentelle Therapie und muß klinischen Zentren vorbehalten bleiben, in denen eine gute Kooperation zwischen pädiatrischen Endokrinologen, Gynäkologen, Humangenetikern und Molekularbiologen besteht.

Die pränatale Therapie sollte vor der 6. Schwangerschaftswoche beginnen (Zeitpunkt der Differenzierung der äußeren weiblichen Genitalien) und bis zur Sicherung der Diagnose (männlicher Fetus oder keine homozygote Mutation) oder bis zum Ende der Schwangerschaft (weib-

Tabelle 3.**7** Indikationen für die molekulargenetische Diagnostik des AGS mit 21-Hydroxylasedefekt

- Neugeborene mit Virilisierung bzw. intersexuellem Genitale
- Neugeborene und Säuglinge mit Salzverlustsyndrom
- Pränataldiagnostik (indiziert nur während einer Pränataltherapie)
- Familiendiagnostik (Eltern des Indexfalls bei weiterem Kinderwunsch, Geschwister zur Heterozygotendiagnostik)
- Partner von AGS-Patienten mit Kinderwunsch
- Hyperandrogenämie (Hirsutismus, Zyklusstörungen) bei pathologischem ACTH-Test

licher Fetus mit klassischer Mutation des CYP21B-Gens) fortgesetzt werden. Die Behandlung erfolgt über die Mutter mit Dexamethason ($3 \times 0,5$ mg/Tag oer os, Richtdosis 20 µg/kg/Tag). Eine sorgfältige Überwachung der Schwangerschaft (Gewichtszunahme, Blutdruck, Striae, supprimiertes Estriol zum Nachweis der Hemmung der fetalen Steroidsynthese) ist notwendig. Die pränatale Diagnose erfolgt durch DNA-Analyse aus Chorionzotten (9./10. Schwangerschaftswoche) oder kultivierten Amnionzellen (14.–16. Schwangerschaftswoche). Das untersuchende Labor muß auch in der Lage sein, eine maternale Kontamination des Probenmaterials auszuschließen. Die Amniozentese eröffnet außerdem die Möglichkeit der Bestimmung von 17-OHP und Androstendion im Fruchtwasserüberstand. Beide Steroide sind bei ca. 90 % der Fälle deutlich über den Normbereich des entsprechenden Gestationsalters erhöht.

Jeder Pränataldiagnose muß eine eingehende genetische Beratung vorausgehen. Besteht in einer Familie mit einem betroffenen AGS-Kind (Indexfall) ein weiterer Kinderwunsch, muß rechtzeitig vor einer erneuten Schwangerschaft eine DNA-Typisierung von Indexfall und Eltern erfolgen. Allerdings ist die pränatale Diagnostik durch vollständige Gensequenzierung auch ohne Kenntnis des Indexfalls möglich.

> Zusammenfassend darf bei der Pränataltherapie des AGS nicht vergessen werden, daß der Erfolg von vielen Faktoren wie Zeitpunkt des

Therapiebeginns, Ansprechen des ACTH-Cortisol-Regelkreises und Nebenwirkungen auf die Schwangerschaft abhängig ist und daß die Virilisierung nicht in allen Fällen verhindert werden kann. Außerdem sind Langzeiteffekte einer intrauterinen Dexamethasonbehandlung des Fetus nur wenig untersucht. Die Arbeitsgemeinschaft Pädiatrische Endokrinologie (APE) hat daher empfohlen, daß alle Fälle sorgfältig dokumentiert und zentral erfaßt werden sollen (29).

**Psychologische Betreuung.** Eine psychologische Betreuung der Familien von AGS-Patienten ist vom Säuglingsalter an wünschenswert. In den ersten Lebensjahren stehen Probleme bei der Therapieeinstellung und bei den Korrekturoperationen des intersexuellen Genitales im Vordergrund. Ein weiterer Schwerpunkt auf diesem Gebiet ist die Betreuung der adoleszenten Mädchen und jungen Frauen, aber auch der jungen Männer. Zu den individuellen Problemen bei der Auseinandersetzung mit der eigenen Sexualität kommt in diesem Lebensalter häufig noch der Wechsel in der ärztlichen Betreuung hinzu (49). Viele AGS-Patienten versuchen auch im Erwachsenenalter noch den Kontakt zum pädiatrischen Endokrinologen aufrechtzuerhalten, da sie oft keine entsprechenden Ansprechpartner in der Erwachsenenendokrinologie oder Gynäkologie finden. Dies muß zukünftig durch enge Absprachen und eine adäquate Überleitung in diese Fachgebiete konsequent verbessert werden.

Es hat sich gezeigt, daß Selbsthilfegruppen dem Arzt bei der Betreuung der Patienten hilfreich zur Seite stehen können (z. B. AGS-Eltern- und Patienteninitiative e.V., Hasenkamp 29, 21244 Buchholz). Die Familien von neuen AGS-Patienten sollten frühzeitig in diese inzwischen bundesweit arbeitenden Elterninitiativen integriert werden.

# Biosynthesedefekte der Nebennierenrinde mit normaler Cortisolsynthese

## 17,20-Lyasedefekt (Desmolasedefekt)

Ein 17,20-Lyasedefekt tritt sowohl in den Nebennieren als auch in den Gonaden auf und verursacht einen Mangel an Sexualsteroiden. Im Urin findet man eine erhöhte Ausscheidung von Pregnantriolon, einem Metaboliten von 17-OHP. Nach ACTH-Stimulation steigt die Ausscheidung an, während die von Testosteron und DHEA nicht zunimmt. Bisher wurde das Krankheitsbild nur bei genetisch männlichen Individuen beschrieben. Diese fallen durch eine mangelnde Virilisierung, also einem Pseudohermaphroditismus masculinus auf.

## 17-Ketosteroidreduktasedefekt

Der 17-Ketosteroidreduktasedefekt, der nur in den Gonaden vorkommt und ebenfalls zu einem Pseudohermaphroditismus masculinus führt, wird hier nur vollständigkeitshalber erwähnt. Jungen mit dem Defekt weisen eine hochgradige Hypospadie auf. Sie werden deshalb häufig bei der Geburt als Mädchen verkannt und erst in der Pubertät aufgrund von Virilisierungszeichen erkannt.

# Nichtklassische Formen des adrenogenitalen Syndroms

## 21-Hydroxylasedefekt

**Genetik und Häufigkeit.** Das nichtklassische AGS mit 21-Hydroxylasedefekt wird wie das klassische AGS autosomal rezessiv vererbt. Man nimmt eine Häufigkeit von 1 ÷ 100 bis 1 ÷ 1000 an.

**Klinik.** Die Erkrankung tritt in 2 verschiedenen Formen auf. Patienten mit der *asymptomatischen Form* zeigen keine klinischen Symptome, sondern lediglich die hormonellen Laborveränderungen. Die klinischen Zeichen der *symptomati-*

Tabelle 3.**8** Klinische Symptome der vermehrten Androgenwirkung bei jungen Mädchen und Frauen

---

**Vor der Pubertät:**
- prämature Adrenarche bzw. Pubarche
- Großwuchs, akzeleriertes Knochenalter
- leichte Klitorishypertrophie

**In der Pubertät und bei erwachsenen Frauen:**
- Hirsutismus
- Akne, Seborrhö
- tiefe Stimme
- Klitorishypertrophie
- temporärer Haarausfall, Stirnglatze
- primäre oder sekundäre Amenorrhö, Oligomenorrhö
- Kleinwuchs im Erwachsenenalter

---

*schen Form* (= Late-onset-AGS) sind durch die vermehrte Androgensekretion charakterisiert (Tab. 3.**8**).

Man findet eine große Variabilität des klinischen Bildes (5). Der Beginn der Krankheit ist in jedem Lebensalter möglich. In der Regel virilisieren Mädchen und Jungen aber erst kurz vor Beginn oder während der Pubertät. Erwachsene Frauen werden meist den Gynäkologen wegen Hirsutismus, Zyklusstörungen oder Infertilität vorgestellt.

**Diagnostik.** Bei den nichtklassischen AGS-Formen mit 21-Hydroxylasedefekt sind die basalen 17-OHP-Konzentrationen meist normal bis leicht erhöht. Nach ACTH-Stimulation, die bei menstruierenden Mädchen und Frauen in der frühen Follikularphase durchgeführt wird, kommt es zu einem erhöhten Anstieg von 17-OHP. Ein Anstieg auf Werte > 10 ng/ml bzw. 30 nmol/l ist dabei in über 80 % der Fälle beweisend für ein nichtklassisches AGS (7). In einer Studie an erwachsenen Patientinnen mit Hirsutismus sowie Oligo- bzw. Amenorrhö konnten in 30 % der Fälle heterozygote Mutationen des 21-Hydroxylasegens nachgewiesen werden. Homozygote (Late-onset-) Mutationen dieses Gens wurden in 12 % der Fälle diagnostiziert.

**Therapie.** Bei den nichtklassischen AGS-Formen besteht die Therapie der Wahl in einer niedrigdosierten Glucocorticoidtherapie. Bei Kindern im Wachstum empfiehlt sich Hydrocortison in niedriger Dosierung (z. B. 5–10 mg/m$^2$/Tag), bei Jugendlichen mit abgeschlossenem Längenwachstum und erwachsenen Frauen kann mit Dexamethason (z. B. 0,25 mg/Tag) behandelt werden. Daneben hat sich auch die Gabe eines Antiandrogens wie Cyproteronacetat in einer Dosis von 25–50 mg/m$^2$ Körperoberfläche in der Therapie bewährt.

## ▧ 11β-Hydroxylase- und 3β-Hydroxysteroiddehydrogenasedefekt (3β-HSD-Defekt)

**Ätiologie.** Genetische Defekte in den beiden 3β-HSD-Genen konnten nur in Einzelfällen nachgewiesen werden. Als Ursache für das veränderte Steroidmuster wird besonders eine Hemmung der peripheren Isoform der 3β-HSD diskutiert.

Der Nachweis nichtklassischer Gendefekte der 11β-Hydroxylase ist ebenfalls nur in Einzelfällen gelungen.

**Klinik.** Die klinischen Symptome beim 11β-Hydroxylase- und 3β-HSD-Defekt zeigen ebenfalls eine große Variabilität und sind nahezu identisch mit denen des Late-onset-AGS mit 21-Hydroxylasedefekt.

**Diagnostik.** Patienten mit verminderter Funktion der 3β-HSD haben basal erhöhte DHEAS-Konzentrationen, während die Serumspiegel von Pregnenolon, 17-OH-Pregnenolon und DHEA in der Regel normal sind, aber im ACTH-Test überschießend ansteigen (99). Laborchemisch wird diese Konstellation relativ häufig beobachtet (12 % der Patientinnen mit Hyperandrogenämie, 5–8 % der Mädchen mit Pseudopubertas praecox). Gendefekte im 3β-HSD-Typ-II-Gen wurden aber nur bei sehr starkem Anstieg von 17-OH-Pregnenolon und DHEA beobachtet. Als Ursache für die pathologischen Laborwerte wird eine funktionelle Hemmung der 3β-HSD diskutiert.

Beim nichtklassischen 11β-Hydroxylasedefekt kommt es nach der Gabe von ACTH zu einem überhöhten Anstieg von DOC und 11-Desoxycortisol (4, 5). Es ist nicht genau festgelegt, wann ein Late-onset-AGS mit 11β-Hydroxylase-defekt biochemisch zu diagnostizieren ist (z. B. Anstieg > 2 SD der Norm). Eine sichere Diagnose kann aber auch hier durch die Gendiagnostik gestellt werden.

## Erkrankungen des Nebennierenmarks

### Physiologische Grundlagen

Nebennierenmark, sympathische Paraganglien und Ganglien stammen entwicklungsgeschichtlich aus dem Neuroektoderm und synthetisieren Katecholamine. Katecholaminproduzierende Zellen werden aufgrund ihrer typischen zytoplasmatischen Granula auch als chromaffine Zellen bezeichnet. Die im Nebennierenmark gespeicherten Katecholamine Adrenalin, Noradrenalin und Dopamin entfalten ihre Wirkung erst nach Sekretion in die Blutbahn. Noradrenalin wird an den präsynaptischen Enden der sympathischen Nervenfasern über neurale Reize freigesetzt, während das bei Reizung cholinerger Nerven abgegebene Acetylcholin eine Ausschüttung von Katecholaminen aus den Zellen des Nebennierenmarks bewirkt. Katecholamine haben als Neurotransmitter im ZNS und autonomen Nervensystem eine große Bedeutung, als Hormone haben sie endokrine und parakrine Wirkungen. Adrenalin, Noradrenalin sowie Dopamin steuern über spezifische adrenerge Rezeptoren die Bildung von cAMP und wirken z. T. gleichsinnig, z. T. aber auch unterschiedlich. Zusammen mit den Katecholaminen werden in den chromaffinen Granula auch die endogenen Opioide (β-Endorphine und Enkephaline) gespeichert und sezerniert, die ihre komplexe Wirkungen (vor allem Analgesie und Anästhesie) über verschiedene Opiatrezeptoren steuern.

Ausgangssubstanz der *Katecholaminbiosynthese* ist Dopa, welches aus Tyrosin bzw. Phenylalanin gebildet wird. Tyrosin wird aktiv von der Zelle aufgenommen und zu Dopa hydroxyliert (Tyrosinhydroxylase), Dopa wird zu Dopamin dekarboxyliert (Dopa-Decarboxylase), Dopamin über die Dopamin-β-Hydroxylase zu Noradrenalin und Noradrenalin wiederum durch die Noradrenalin-N-Methyltransferase in Adrenalin umgewandelt. Beim Abbau sind vor allem 2 Enzyme beteiligt, die Monoaminooxidase (MAO) und die Katechol-O-Methyltransferase (KOMT). Die Endprodukte sind vor allem Homovanillinsäure und Vanillinmandelsäure. Katecholamine werden auf dem Blutweg transportiert und im Urin ausgeschieden.

*Unterfunktionszustände des Nebennierenmarks* spielen keine Rolle. Selbst nach beidseitiger Adrenalektomie treten klinisch keine Zeichen eines Katecholaminmangels auf, da die Synthese der Katecholamine in den anderen Geweben ausreichend ist. Überfunktionszustände des Nebennierenmarks werden durch katecholaminproduzierende Tumoren ausgelöst. Sowohl postganglionäre sympathische Neuronen als auch chromaffine Zellen produzieren Katecholamine. Besprochen werden hier nur die Phäochromozytome, die aus chromaffinen Zellen hervorgehen.

### Phäochromozytom

**Epidemiologie.** Das Phäochromozytom ist im Kindes-/Jugendalter selten (30, 85). Man nimmt einen Fall pro 1 Mio. Kinder unter 16 Jahren pro Jahr an. Die meisten Beobachtungen sind Kasuistiken. Angaben zur Geschlechtsverteilung sind widersprüchlich. Einige Autoren finden keinen Unterschied, während andere eine Bevorzugung der Jungen sehen. Der Tumor geht in der Regel von intraadrenal gelegenen chromaffinen Zellen aus, eine extraadrenale Lokalisation ist selten. Multiple Tumoren treten in etwa 30 % der Fälle auf. Die Diagnose wird häufig erst im Schulalter gestellt, die Tumoren können aber auch schon im Säuglingsalter gefunden werden. Die definitive Diagnosestellung eines Phäochromozytoms erfolgt meist erst verspätet, im Durchschnitt 1 3/4 Jahre nach dem Auftreten der ersten Krankheitszeichen. Bei Jungen tritt der Tumor in allen Altersstufen auf, während bei Mädchen die Inzidenz in der Pubertät erhöht ist. Der Anteil des

**Therapie.** Die Therapie wird wie beim Late-onset-AGS mit 21-Hydroxylasedefekt durchgeführt.

Phäochromozytoms als Ursache einer Hypertonie im Kindesalter liegt unter 1 %.

**Ätiologie und Pathogenese.** Die Ätiologie ist nicht geklärt. Phäochromozytome sezernieren vorwiegend Noradrenalin. In den Tumoren kann man eine Vielfalt anderer Substanzen wie z. B. endogene Opiate, vasoaktives Polypeptid, Calcitonin, ACTH, Somatostatin oder Serotonin nachweisen. Phäochromozytome sind überwiegend benigne Tumoren. In ca. 10 % der Fälle können sie aber auch maligne sein. Das Phäochromozytom tritt sporadisch wie auch in etwa 10 % der Fälle familiär gehäuft auf (14). In etwa 10 % der Fälle ist es Bestandteil der MEN. Bei etwa der Hälfte der Patienten mit biadrenalen Phäochromozytomen tritt früher oder später ein calcitoninproduzierendes medulläres Schilddrüsenkarzinom (C-Zell-Karzinom) sowie ein primärer Hyperparathyreoidismus auf (Typ MEN IIa). Als MEN Typ IIb wird die Kombination C-Zell-Karzinom der Schilddrüse, Phäochromozytome (häufig biadrenal), multiple Neurinome der Schleimhaut und Skelettveränderungen bezeichnet. Die verschiedenen Manifestationen der MEN-Syndrome können zeitversetzt auftreten. Dies gilt auch für das Auftreten des Phäochromozytoms in der linken und rechten Nebenniere. Weiterhin können Phäochromozytome auch bei Patienten mit Phakomatosen wie Hippel-Lindau-Syndrom, Sturge-Weber-Syndrom und Neurofibromatose Typ I vorkommen (75).

**Klinik.** Die Patienten geben am häufigsten Beschwerden wie anfallsartig auftretende Kopfschmerzen, Schweißausbrüche, Angstgefühl und Herzjagen an. Als Auslöser einer solchen akuten, Minuten bis Stunden dauernden Symptomatik kommen auch bestimmte Histamine oder aromatische Amine enthaltende Nahrungsmittel sowie körperlicher oder emotionaler Streß in Frage. Zusätzlich können weitere unspezifische Symptome auftreten (54):

- subfebrile Temperaturen,
- Nervosität,
- Blässe,
- Apathie,
- Schwindel,
- Nausea,
- Sehstörungen,
- Ohrensausen,
- thorakale und/oder abdominale Schmerzen,
- Gewichtsverlust,
- Polyurie,
- Polydipsie,
- Zeichen eines gesteigerten Stoffwechsels (Nüchternhyperglykämie, Glukosurie, Lipolyse).

> Der wichtigste klinische Befund ist die arterielle Hypertonie, die typischerweise anfallsartig in Erscheinung tritt. Der Hypertonus kann sich aber auch als Dauerhypertonie manifestieren.

Bei längerem Bestehen sind Komplikationen wie Veränderungen des Augenhintergrunds, Myokardinfarkt, Nieren- und Herzinsuffizienz sowie apoplektischer Insult gefürchtet. Bei überwiegend adrenalinproduzierenden Tumoren kann auch eine orthostatische Hypotonie auftreten. Kommt es in der Schwangerschaft zu einem Phäochromozytom, sind die mütterliche und fetale Mortalität deutlich erhöht.

**Diagnostik.** Die klinischen Symptome müssen an ein Phäochromozytom denken lassen. Daneben sind auch einmalige hypertensive Krisen, z. B. während einer Narkose, eine familiäre Belastung (Phäochromozytom oder MEN) sowie eine ungeklärte dilatative Kardiomyopathie (direkte toxische Wirkung der Katecholamine) Indikationen für eine *biochemische Diagnostik* (44). Dazu eignet sich die Bestimmung der Katecholaminausscheidung im 24-Stunden-Urin (freie Katecholamine sowie die Abbauprodukte wie Metanephrin und Vanillinmandelsäure). Der Urin muß gekühlt und angesäuert gesammelt werden, da die Katecholamine im alkalischen Milieu zerfallen. Da die Sensitivität der Katecholaminbestimmungen im Urin zwischen 75 und 90 % schwankt, sollte die Analyse von vornherein in mehreren 24-Stunden-Urinen veranlaßt werden. Die Spezifität der Urinuntersuchung liegt sogar noch etwas niedriger, zwischen 60 und 80 %, da die Normalwerte auf einem 90–95 % Konfidenzintervall beruhen. Die Katecholaminausscheidung ist im Kindesalter altersabhängig und steigt mit dem Alter an. Bei der Interpretation der Werte muß auch berücksichtigt werden, daß Nahrungsmittel und Medikamente das Ergebnis verfälschen können. Liegt die Kreatininclearance unter 30 ml/Minute/1,73 m², sind die Werte im Urin ebenfalls unzuverlässig.

Der Blutdruck ist während der Urinsammlung kontinuierlich aufzuzeichnen, da eine Korrelation der Katecholaminausscheidung zur Hypertonie besteht. Unspezifische Schnelltests haben sich nicht bewährt. Die zusätzliche Bestimmung der Plasmakatecholamine in Speziallabors kann ebenfalls hilfreich sein, insbesondere nach Etagenblutentnahme aus der V. cava, wenn die bildgebenden Verfahren (s. unten) den Tumor nicht lokalisieren konnten.

Bei allen unklaren Fällen können unter strenger klinischer Indikationsstellung dynamische Testverfahren indiziert sein.

Beim *Clonidintest* kommt es normalerweise aufgrund einer zentralen präsynaptischen α-2-Rezeptorstimulation zu einer Suppression der Noradrenalin- und auch Adrenalinsekrektion. Bei fehlendem Abfall der erhöhten Basalwerte in den Normalbereich ist das Testergebnis pathologisch. Im *Glucagontest* kommt es nach vorheriger α-Rezeptorblockade innerhalb von 2 Minuten zu einem Anstieg der Plasmakatecholamine um mindestens 300 %. Bei einer akuten hypertensiven Krise kann auch eine Urinsammlung über wenige Stunden hilfreich sein. In der Krise sind eine Hyperglykämie und eine Leukozytose nachweisbar. Es darf nicht vergessen werden, daß bei den wenigen episodisch sezernierenden Phäochromozytomen die Katecholaminausscheidung wie auch der Blutdruck über Tage normal sein können. Von den allgemeinen Laborparametern lassen sich oft ein erhöhter Hämatokrit und eine Polyglobulie nachweisen. Bei Patienten mit Phäochromozytom findet sich im Serum gehäuft das intrazelluläre Bindungsprotein Chromogranin A, das daher als diagnostischer Marker eingesetzt wird.

Zur *Lokalisationsdiagnostik* eignen sich primär die Sonographie, dann CT oder MRT.

Letzteres scheint eine noch größere Spezifität als das CT zu haben. Unverzichtbar ist in der Diagnostik die *Szintigraphie* mit Meta-¹²³I-Benzylguanidin (MIBG), besonders bei der Suche nach extraadrenalen und multipel auftretenden Tumoren (54).

Die Differentialdiagnose kann sehr schwierig sein, da sehr viele Krankheiten (z. B. Migräneanfall, akutes Abdomen) ein klinisch ähnliches Bild bieten, insbesondere wenn der Blutdruck normal ist. Differentialdiagnostisch müssen alle anderen Hochdruckformen sowie vor allem das Neuroblastom ausgeschlossen werden.

**Therapie.** In der akuten Krise gibt man Phentolamin (Regitin) intravenös. Bewährt hat sich eine präoperative α-Rezeptorblockade mit Phenoxybenzamin (Dibenzyran) in einer Dosierung von 0,5–1 mg/kg/Tag. Zusätzlich kann bei Herzrhythmusstörungen und Tachykardie erst nach erfolgter α-Rezeptorblockade auch eine β-Rezeptorblockade erwogen werden. Therapie der Wahl ist die vollständige operative, vorzugsweise laparoskopische Adrenalektomie (41), da jedes Phäochromozytom als potentiell maligne anzusehen ist. Bei Inoperabilität und/oder Malignität kann eine Therapie mit ¹³¹I-MIBG und/oder eine Polychemotherapie versucht werden.

**Prognose und Verlauf.** Die Prognose hängt von mehreren Faktoren ab. Ergibt der histologische Befund (lokale Invasivität, Metastasen) einen malignen Tumor, dann ist die Prognose eher schlecht. Das Phäochromozytom metastasiert vornehmlich in die regionalen Lymphknoten, in das Skelett (lange Röhrenknochen), in die Lunge, in die Leber und in das ZNS. Bei nichtmalignen Tumoren liegt die 5-Jahres-Überlebensrate bei über 95 %, die Rezidivrate unter 10 %.

Phäochromozytome können lokal und auch in der kontralateralen Nebenniere rezidivieren.

Außerdem hängt die Prognose davon ab, ob andere endokrine Tumoren (z. B. bei MEN) assoziiert auftreten oder bereits manifeste Hochdruckschäden vorliegen. Die Diagnose eines Phäochromozytoms ist daher immer schwerwiegend.

Engmaschige postoperative Nachuntersuchungen des Patienten durch Blutdruckmessungen, sonographische Untersuchung des Abdomens sowie regelmäßige Kontrollen der Katecholaminausscheidung sind notwendig. Frühzeitig sollten ebenfalls molekulargenetische Untersuchungen erfolgen, um eine Assoziation mit dem

MEN oder von Hippel-Lindau-Syndrom auszuschließen. Aufgrund des erhöhten Auftretens
des Phäochromozytoms innerhalb einer Familie
(MEN oder familiäres Phäochromozytom) müssen auch die Familienmitglieder regelmäßig
untersucht werden.

## Literatur

1 Abramson, S. J.: Adrenal neoplasms in children. Radiol.Clin. N. Amer. 35 (1997) 1415
2 Aron, D. C., J. W. Findling, J. B. Tyrrell: Cushing's disease. Endocrinol. Metab.Clin.N. Amer. 16 (1987) 705
3 August, G. P.: Treatment of adrenocortical insufficiency. Pediat.Rev. 18 (1997) 59
4 Azziz, R., L. R. Boots, C. R. Parker Jr., E. Bradley, H. A. Zacur: 11β-hydroxylase deficiency in hyperandrogenism. Fertility Sterility 55 (1991) 733
5 Azziz, R., D. Dewailly, D. Owerbach: Clinical review 56: Nonclassic adrenal hyperplasia: current concepts. J. clin. Endocrinol. 78 (1994) 810
6 Balakumar, T., L. A. Perry, M. O. Savage: Adrenocortical adenoma–an unusual presentation with hypersecretion of oestradiol, androgens and cortisol. J. pediat. Endocrinol. Metab. 10 (1997) 227
7 Balducci, R., B. Boscherini, A. Mangiantini, M. Morellini, V. Toscano: Isolated precocious pubarche: an approach. J. clin. Endocrinol. 79 (1994) 582
8 Betterle, C., M. Volpato, A. N. Greggio, F. Presotto: Type 2 polyglandular autoimmune disease (Schmidt's syndrome). J. pediat. Endocrinol. Metab. 9, Suppl. 1 (1996) 113
9 Betterle, C., M. Volpato, B. Rees Smith et al.: Adrenal cortex and steroid 21-hydroxylase autoantibodies in children with organ-specific autoimmune diseases: markers of high progression to clinical Addison's disease. J. clin. Endocrinol. 82 (1997) 939
10 Biglieri, E. G.: 17α-hydroxylase deficiency. J. endocrinol. Invest. 18 (1995) 540
11 Biglieri, E. G.: Primary aldosteronism. Curr. Ther. Endocrinol. Metab. 6 (1997) 170
12 Bose, H. S., T. Sugawara, J. F. Strauss, W. L. Miller: The pathophysiology and genetics of congenital lipoid adrenal hyperplasia. International Congenital Lipoid Adrenal Hyperplasia Consortium. New Engl. J. Med. 335 (1996) 1870
13 Boston, B. A., S. Mandel, S. LaFranchi, M. Bliziotes: Activating mutation in the stimulatory guanine nucleotide-binding protein in an infant with Cushing's syndrome and nodular adrenal hyperplasia. J. clin. Endocrinol. 79 (1994) 890
14 Bravo, E. L.: Pheochromocytoma. Curr. Ther. Endocrinol. Metab. 6 (1997) 195
15 Burke, C. W.: Adrenocortical insufficiency. Clin. Endocrinol. Metab. 14 (1985) 947
16 Carey, R. M.: The changing clinical spectrum of adrenal insufficiency. Ann.intern.Med. 127 (1997) 1103

17 Carney, J. A.: Psammomatous melanotic schwannoma. A distinctive, heritable tumor with special associations, including cardiac myxoma and the Cushing syndrome. Amer. J. surg. Pathol. 14 (1990) 206
18 Carpenter, P. C.: Diagnostic evaluation of Cushing's syndrome. Endocrinol. Metab. Clin.N. Amer. 17 (1988) 445
19 Carrera, P., L. Bordone, T. Azzani et al.: Point mutations in Italian patients with classic, non-classic, and cryptic forms of steroid 21-hydroxylase deficiency. Hum. Genet. 98 (1996) 662
20 Cole, D. E., L. A. Clarke, D. C. Riddell, K. A. Samson, W. K. Seltzer, S. Salisbury: Congenital adrenal hypoplasia, Duchenne muscular dystrophy, and glycerol kinase deficiency: importance of laboratory investigations in delineating a contiguous gene deletion syndrome. Clin. Chem. 40 (1994) 2099
21 Cook, D.M., D.L. Loriaux: Cushing's: medical approach. Curr. Ther. Endocrinol. Metab. 6 (1997) 59
22 Corry, D. B., M. L. Tuck: Secondary aldosteronism. Endocrinol. Metab. Clin.N. Amer. 24 (1995) 511
23 Day, D. J., P. W. Speiser, E. Schulze et al.: Identification of non-amplifying CYP21 genes when using PCR-based diagnosis of 21-hydroxylase deficiency in congenital adrenal hyperplasia (CAH) affected pedigrees. Hum. Mol. Genet. 5 (1996) 2039
24 Devoe, D. J., W. L. Miller, F. A. Conte et al.: Long-term outcome in children and adolescents after transsphenoidal surgery for Cushing's disease. J. clin. Endocrinol. 82 (1997) 3196
25 Doppman, J. L., W. D. Travis, L. Nieman et al.: Cushing syndrome due to primary pigmented nodular adrenocortical disease: findings at CT and MR imaging. Radiology 172 (1989) 415
26 Dörr, H. G.: Maligne Nebennierenrindentumoren im Kindesalter. In Engelhardt, D. K. Mann: Endokrin aktive maligne Tumoren. Springer, Berlin 1987
27 Dörr, H. G., W. G. Sippell, S. L. Drop, F. Bidlingmaier, D. Knorr: Evidence of 11 beta-Hydroxylase deficiency in childhood adrenocortical tumors. Cancer 60 (1987) 1625
28 Dörr, H. G., E. Schulze: Das Adrenogenitale Syndrom. Klinische Formen, Diagnostik und medikamentöse Therapie. Gynäkologe 31 (1998) 539
29 Dörr, H. G., W. G. Sippell, R. P. Willig: Pränatale Diagnose und Therapie des adrenogenitalen Syndroms mit 21-Hydroxylase Defekt. Stellungnahme der Arbeitsgemeinschaft für Pädiatrische Endokrinologie. Mschr. Kinderheilk. 140 (1992) 661
30 Ein, S. H., J. Pullerits, R. Creighton, J. W. Balfe: Pediatric pheochromocytoma. A 36-year review. Pediat. Surg. int. 12 (1997) 595
31 Flad, T. M., J. D. Conway, S. K. Cunningham, T. J. McKenna: The role of plasma renin activity in evaluating the adequacy of mineralocorticoid replacement in primary adrenal insufficiency. Clin. Endocrinol. 45 (1996) 529
32 Forest, M. G., M. David, Y. Morel: Prenatal diagnosis and treatment of 21-hydroxylase deficiency. J. Steroid. Biochem. 45 (1993) 75

33 Freda, P. U., S. L. Wardlaw, K. Brudney, R. S. Goland: Primary adrenal insufficiency in patients with the acquired immunodeficiency syndrome: a report of five cases. J. clin. Endocrinol. 79 (1994) 1540

34 Geley, S., K. Kapelari, K. Johrer et al.: CYP11B1 mutations causing congenital adrenal hyperplasia due to 11 beta-hydroxylase deficiency. J. clin. Endocrinol. 81 (1996) 2896

35 Grant, D. B., N. D. Barnes, M. W. Moncrieff, M. O. Savage: Clinical presentation, growth, and pubertal development in Addison's disease. Arch. Dis. Childh. 60 (1985) 925

36 Grinspoon, S. K., B. M. Biller: Clinical review 62: Laboratory assessment of adrenal insufficiency. J. clin. Endocrinol. 79 (1994) 923

37 Guilhaume, B., X. Bertagna, M. Thomsen et al.: Transsphenoidal pituitary surgery for the treatment of Cushing's disease: results in 64 patients and long term follow-up studies. J. clin. Endocrinol. 66 (1988) 1056

38 Herman, T. E., M. J. Siegel: Special imaging casebook. Neonatal adrenal hemorrhage and renal vein thrombosis. J. Perinatol. 13 (1993) 325

39 Hodge, B. O., T. A. Froesch: Familial Cushing's syndrome. Micronodular adrenocortical dysplasia. Arch. intern. Med. 148 (1988) 1133

40 Jaaskelainen, J., R. Voutilainen: Growth of patients with 21-hydroxylase deficiency: an analysis of the factors influencing adult height. Pediat. Res. 41 (1997) 30

41 Jacobs, J. K., R. E. Goldstein, R. J. Geer: Laparoscopic adrenalectomy. A new standard of care. Ann. Surg. 225 (1997) 495

42 Jorge, P., D. Quelhas, P. Oliveira, R. Pinto, A. Nogueira: X-linked adrenoleukodystrophy in patients with idiopathic Addison disease. Europ. J. Pediat. 153 (1994) 594

43 Kalifa, G., C. Adamsbaum, J. C. Carel, C. Andre, P. E. Bougneres, J. L. Chaussain: Diagnosis of Cushing's disease in children: a challenge for the radiologist. Pediat. Radiol. 24 (1994) 547

44 Kenady, D. E., P. C. McGrath, D. A. Sloan, R. W. Schwartz: Diagnosis and management of pheochromocytoma. Curr. Opin. Oncol. 9 (1997) 61

45 Kleerekoper, M., R. Schiebinger, J. P. Gutai: Steroid therapy for adrenal disorders – getting the dose right. J. clin. Endocrinol. 82 (1997) 3923

46 Kong, M. F., W. Jeffcoate: Eighty-six cases of Addison's disease. Clin. Endocrinol. 41 (1994) 757

47 Krasemann, E. W., V. Meier, G. C. Korenke, D. H. Hunneman, F. Hanefeld: Identification of mutations in the ALD-gene of 20 families with adrenoleukodystrophy/adreno-myeloneuropathy. Hum. Genet. 97 (1996) 194

48 Krüger, C., K. Höper, R. Weissörtel, J. Hensen, H. G. Dörr: Value of direct measurement of active renin concentrations in congenital adrenal hyperplasia due to 21-hydroxylase deficiency. Europ. J. Pediat. 155 (1996) 858

49 Kuhnle, U., M. Bullinger: Outcome of congenital adrenal hyperplasia. Pediat. Surg. int. 12 (1997) 511

50 Kuhnle, U., M. D. Nielsen, H. U. Tietze et al.: Pseudohypoaldosteronism in eight families: different forms of inheritance are evidence for various genetic defects. J. clin. Endocrinol. 70 (1990) 638

51 Lack, E. E., J. J. Mulvihill, W. D. Travis, H. P. Kozakewich: Adrenal cortical neoplasms in the pediatric and adolescent age group. Clinicopathologic study of 30 cases with emphasis on epidemiological and prognostic factors. Pathol. Ann. 27 (1992) 1

52 Laudat, M. H., S. Cerdas, C. Fournier, D. Guiban, B. Guilhaume, J. P. Luton: Salivary cortisol measurement: a practical approach to assess pituitary-adrenal function. J. clin. Endocrinol. 66 (1988) 343

53 Laureti, S., G. Casucci, F. Santeusanio, G. Angeletti, P. Aubourg, P. Brunetti: X-linked adrenoleukodystrophy is a frequent cause of idiopathic Addison's disease in young adult male patients. J. clin. Endocrinol. 81 (1996) 470

54 Lehnert, H., H. G. Dörr, R. Ziegler: Nebennierenmark. In Deutsche Gesellschaft für Endokinologie: Rationelle Diagnostik in der Endokrinologie 167. Thieme, Stuttgart 1993

55 Leinung, M.C., D. Zimmerman: Cushing's disease in children. Endocrinol.Metab.Clin.N. Amer. 23 (1994) 629

56 Levine, L. S.: Prenatal diagnosis and treatment of congenital adrenal hyperplasia. J. Pediat. Endocrinol. 7 (1994) 193

57 Linder, B. L., N. V. Esteban, A. L. Yergey, J. C. Winterer, D. L. Loriaux, F. Cassorla: Cortisol production rate in childhood and adolescence.

58 Litchfield, W. R., M. I. New, C. Coolidge, R. P. Lifton, R. G. Dluhy: Evaluation of the dexamethasone suppression test for the diagnosis of glucocorticoid-remediable aldosteronism. J. clin. Endocrinol. 82 (1997) 3570

59 MacKenzie, M. A., W. H. Hoefnagels, R. W. Jansen, T. J. Benraad, P. W. Kloppenborg: The influence of glycyrrhetinic acid on plasma cortisol and cortisone in healthy young volunteers. J. clin. Endocrinol. 70 (1990) 1637

60 Magiakou, M. A., G. Mastorakos, E. H. Oldfield et al.: Cushing's syndrome in children and adolescents. Presentation, diagnosis, and therapy. New Engl. J. Med. 331 (1994) 629

61 Malchoff, C. D., R. M. Carey: Adrenal insufficiency. Curr. Ther. Endocrinol. Metab. 6 (1997) 142

62 Mampalam, T. J., J. B. Tyrrell, C. B. Wilson: Transsphenoidal microsurgery for Cushing disease. A report of 216 cases. Ann. intern. Med. 109 (1988) 487

63 Masiakos, P. T., C. E. Flynn, P. K. Donahoe: Masculinizing and feminizing syndromes caused by functioning tumors. Semin. pediat. Surg. 6 (1997) 147

64 Mayer, S. K., L. L. Oligny, C. Deal, S. Yazbeck, N. Gagne, H. Blanchard: Childhood adrenocortical tumors: case series and reevaluation of prognosis – a 24-year experience. J. pediat. Surg. 32 (1997) 911

65 Meier, C. A., B. M. Biller: Clinical and biochemical evaluation of Cushing's syndrome. Endocrinol. Metab. Clin. N. Amer. 26 (1997) 741

66 Menzel, D., B. P. Hauffa: Changes in size and sonographic characteristics of the adrenal glands during the first year of life and the sonographic diagnosis of adrenal hyperplasia in infants with 21-hydroxylase deficiency. J. clin. Ultrasound. 18 (1990) 619

67 Mercado, A. B., R. C. Wilson, K. C. Cheng, J. Q. Wei, M. I. New: Prenatal treatment and diagnosis of congenital adrenal hyperplasia owing to steroid 21-hydroxylase deficiency. J. clin. Endocrinol. 80 (1995) 2014

68 Merke, D. P., G. B. J. Cutler: New approaches to the treatment of congenital adrenal hyperplasia. J. Amer. med. Ass. 277 (1997) 1073

69 Michalkiewicz, E.L., R. Sandrini, M.F. Bugg et al.: Clinical characteristics of small functioning adrenocortical tumors in children. Med. pediat. Oncol. 28 (1997) 175

70 Miller, W. L.: Clinical Review 54: genetics, diagnosis, and management of 21-hydroxylase deficiency. J. clin. Endocrinol. 2 (1994) 241

71 Moser, H. W., A. B. Moser: Peroxisomal disorders: overview. Ann. N. Y. Acad. Sci. 804 (1996) 427

72 Murakami, O., F. Satoh, K. Takahashi et al.: Three cases of clinical or preclinical Cushing's syndrome due to adrenocorticotropic hormone-independent bilateral adrenocortical macronodular hyperplasia: pituitary-adrenocortical function and immunohistochemistry. Intern. Med. 34 (1995) 1074

73 Nakae, J., S. Abe, T. Tajima et al.: Three novel mutations and a de novo deletion mutation of the DAX-1 gene in patients with X-linked adrenal hypoplasia congenita. J. clin. Endocrinol. 82 (1997) 3835

74 Neblett, W. W., M. Frexes Steed, H. W. Scott Jr.: Experience with adrenocortical neoplasms in childhood. Amer. Surgn 53 (1987) 117

75 Neumann, H. P., B. U. Bender, A. Januszewicz, G. Janetschek, C. Eng: Inherited pheochromocytoma. Advanc. Nephrol. Necker. Hosp. 27 (1997) 361

76 New, M. I.: Steroid 21-hydroxylase deficiency (congenital adrenal hyperplasia). Amer. J. Med. 98 (1995) 2

77 New, M. I., R. S. Newfield: Congenital adrenal hyperplasia. Curr. Ther. Endocrinol. Metab. 6 (1997) 179

78 Newfield, R. S., M. I. New: 21-hydroxylase deficiency. Ann. N. Y.Acad. Sci. 816 (1997) 219

79 Noth, R. H., E. G. Biglieri: Primary hyperaldosteronism. Med. Clin. N. Amer. 72 (1988) 1117

80 Oelkers, W.: Adrenal insufficiency. New Engl. J. Med. 335 (1996) 1206

81 Oelkers, W., S. Diederich, V. Bahr: Diagnosis and therapy surveillance in Addison's disease: rapid adrenocorticotropin (ACTH) test and measurement of plasma ACTH, renin activity, and aldosterone. J. clin. Endocrinol. 75 (1992) 259

82 Oelkers, W., H. G. Dörr, H. L. Fehm, O. A. Müller: Nebennierenrinde. In Deutsche Gesellschaft für Endokrinologie: Rationelle Diagnostik in der Endokrinologie, 137. Thieme, Stuttgart 1993

83 Orth, D. N.: Adrenal insufficiency. Curr. Ther. Endocrinol. Metab. 5 (1994) 124

84 Pang, S., M.K. Shook: Current status of neonatal screening for congenital adrenal hyperplasia. Curr. Opin. Pediat. 9 (1997) 419

85 Perel, Y., M. Schlumberger, G. Marguerite et al.: Pheochromocytoma and paraganglioma in children: a report of 24 cases of the French Society of Pediatric Oncology. Pediat. Hematol. Oncol. 14 (1997) 413

86 Perheentupa, J.: Autoimmune polyendocrinopathy–candidiasis–ectodermal dystrophy (APECED). Horm. Metab. Res. 28 (1996) 353

87 Perry, R. R., L. K. Nieman, G. B. Cutler et al.: Primary adrenal causes of Cushing's syndrome. Diagnosis and surgical management. Ann. Surg. 210 (1989) 59

88 Peter, M., C. J. Partsch, W. G. Sippell: Multisteroid analysis in children with terminal aldosterone biosynthesis defects. J. clin. Endocrinol. 80 (1995) 1622

89 Phillip, M., E. Hershkovitz, H. Schulman: Adrenal insufficiency after achalasia in the triple-A syndrome. Clin. Pediat. (Philad.) 35 (1996) 99

90 Rongen Westerlaken, C., S. L. Drop, J. N. Van den Anker: Primary adrenocortical insufficiency in childhood. Acta endocrinol. (Koph.) 279 (1986) 279

91 Rumsby, G., C. Skinner, H. A. Lee, J. W. Honour: Combined 17 alpha-hydroxylase/17,20-lyase deficiency caused by heterozygous stop codons in the cytochrome P450 17 alpha- hydroxylase gene. Clin. Endocrinol. 39 (1993) 483

92 Saenger, P.: New developments in congenital lipoid adrenal hyperplasia and steroidogenic acute regulatory protein. Pediat. Clin. N. Amer. 44 (1997) 397

93 Sandrini, R., R. C. Ribeiro, L. DeLacerda: Childhood adrenocortical tumors. J. clin. Endocrinol. 82 (1997) 2027

94 Schlaghecke, R., E. Kornely, R. T. Santen, P. Ridderskamp: The effect of long-term glucocorticoid therapy on pituitary-adrenal responses to exogenous corticotropin-releasing hormone. New Engl. J. Med. 326 (1992) 226

95 Schulze, E., G. Scharer, A. Rogatzki et al.: Divergence between genotype and phenotype in relatives of patients with the intron 2 mutation of steroid-21-hydroxylase. Endocr. Res. 21 (1995) 359

96 Shackleton, C. H.: Mass spectrometry in the diagnosis of steroid-related disorders and in hypertension research. J. Steroid. Biochem. 45 (1993) 127

97 Sieratzki, J. S., C. Gompels, K. Poyser, J. Beaman, D. C. Savage: Filter paper cortisol profiles in secondary adrenocortical insufficiency. Arch. Dis. Childh. 73 (1995) 351

98 Soliman, A. T., M. AlLamki, I. AlSalmi, M. Asfour: Congenital adrenal hyperplasia complicated by central precocious puberty: linear growth during infancy and treatment with gonadotropin-releasing hormone analog. Metabolism 46 (1997) 513

99 Solyom, J., Z. Halasz, E. Hosszu et al.: Serum and urinary steroids in girls with precocious pubarche and/or hirsutism due to mild 3-beta-hydroxysteroid dehydrogenase deficiency. Horm. Res. 44 (1995) 133

100 Speiser, P. W., P. C. White, M. I. New: Congenital adrenal hyperplasia. In James, V.H.T.: The adrenal gland. Raven, New York 1992 (p. 327)

101 Stocco, D. M., B. J. Clark: Role of the steroidogenic acute regulatory protein (StAR) in steroidogenesis. Biochem. Pharmacol. 51 (1996) 197

102 Strachan, T.: Molecular pathology of 21-hydroxylase deficiency. J. inherit. metab. Dis. 17 (1994) 430

103 Stratakis, C. A., M. Karl, H. M. Schulte, G. P. Chrousos: Glucocorticosteroid resistance in humans. Elucidation of the molecular mechanisms and implications for pathophysiology. Ann. N. Y. Acad. Sci. 746 (1994) 362

104 Ulick, S.: Cortisol as mineralocorticoid. J. clin. Endocrinol. 81 (1996) 1307

105 Urban, M. D., M. D. Kogut: Adrenocortical insufficiency in the child. Curr. Ther. Endocrinol. Metab. 5 (1994) 131

106 Weber, A., A. J. Clark: Mutations of the ACTH receptor gene are only one cause of familial glucocorticoid deficiency. Hum. Mol. Genet. 3 (1994) 585

107 Weber, A., P. J. Trainer, A. B. Grossman et al.: Investigation, management and therapeutic outcome in 12 cases of childhood and adolescent Cushing's syndrome. Clin. Endocrinol. 43 (1995) 19

108 Wedell, A.: Molecular approaches for the diagnosis of 21-hydroxylase deficiency and congenital adrenal hyperplasia. Clin. Lab. Med. 16 (1996) 125

109 Werbel, S. S., K. P. Ober: Acute adrenal insufficiency. Endocrinol. Metab. Clin.N. Amer. 22 (1993) 303

110 White, P. C.: Inherited forms of mineralocorticoid hypertension. Hypertension 28 (1996) 927

111 White, P. C.: Abnormalities of aldosterone synthesis and action in children. Curr. Opin. Pediat. 9 (1997) 424

112 White, P. C., K. M. Curnow, L. Pascoe: Disorders of steroid 11 beta-hydroxylase isozymes. Endocr. Rev. 15 (1994) 421

113 Williams, G. H., R. G. Dluhy: Glucocorticoid-remediable aldosteronism. J. endocrinol. Invest. 18 (1995) 512

114 Wilson, R. C., A. B. Mercado, K. C. Cheng, M. I. New: Steroid 21-hydroxylase deficiency: genotype may not predict phenotype. J. clin. Endocrinol. 80 (1995) 2322

115 Witchel, S. F., D. K. Bhamidipati, E. P. Hoffman, J. B. Cohen: Phenotypic heterogeneity associated with the splicing mutation in congenital adrenal hyperplasia due to 21-hydroxylase deficiency. J. clin. Endocrinol. 81 (1996) 4081

116 Yanase, T.: 17 alpha-Hydroxylase/17,20-lyase defects. J. Steroid. Biochem. 53 (1995) 153

117 Young, W. F., Jr., G. G. Klee: Primary aldosteronism. Diagnostic evaluation. Endocrinol. Metab. Clin.N. Amer. 17 (1988) 367

118 Yu, A. C., D. B. Grant: Adult height in women with early-treated congenital adrenal hyperplasia (21-hydroxylase type): relation to body mass index in earlier childhood. Acta paediat. 84 (1995) 899

119 Zachmann, M.: Congenital adrenal hyperplasia due to 3ß-hydroxysteroid dehydrogenase deficiency. Europ. J. Pediat. 155 (1997) 259

# 4 Calcium-Phosphat-Stoffwechselstörungen

K. Kruse

## Physiologische Grundlagen

Der Calcium-Phosphat-Stoffwechsel wird vorwiegend durch folgende Hormone reguliert (67, 120):

- 1,25-Dihydroxyvitamin D (1,25 [OH]$_2$ D),
- Parathormon (PTH).

Beide Hormone werden aus Vorstufen gebildet und in Abhängigkeit vom Calcium- (und Phosphat-)Bedarf sezerniert.

## Vitamin-D-Stoffwechsel

Vitamin D$_3$ (Cholecalciferol) wird durch UV-Bestrahlung (Wirkunsmaximum 290–320 nm) in den tiefen Schichten der Epidermis aus 7-Dehydrocholesterin gebildet oder mit der Nahrung als Vitamin D$_3$ oder Vitamin D$_2$ (Ergocalciferol) über den Darm aufgenommen. Der Begriff Vitamin D (ohne Suffix) faßt die beiden Secosteroide Vitamin D$_3$ und Vitamin D$_2$ zusammen.

Vitamin D wird an ein Transportprotein gekoppelt und auf dem Blutweg zur Leber transportiert. Hier erfolgt vorwiegend in den Leberzellmikrosomen eine erste Hydroxylierung zu 25-Hydroxyvitamin D (25-OHD), das anschließend im proximalen Nierentubulus durch ein mitochondriales Enzymsystem zum aktiven Vitamin-D-Hormon 1,25 (OH)$_2$D hydroxyliert wird (Abb. 4.**1**).

Letztere Hydroxylierung wird durch PTH sowie eine Hypokalzämie und Hypophosphatämie stimuliert. Bei herabgesetzter PTH-Sekretion, Hyperkalzämie, Hyperphosphatämie und erhöhtem 1,25 (OH)$_2$-D-Spiegel wird 25-OHD dagegen im proximalen Nierentubulus in 24,25-Dihydroxyvitamin D (24,25 [OH]$_2$D) umgewandelt, welches im Organismus eine viel geringere Wirkung hat.

Alle Vitamin-D-Metabolite werden im Blut durch dasselbe spezifische Vitamin-D-Bindungsprotein (DBP) transportiert.

Wie in Abb. 4.**1** dargestellt, diffundiert das nicht an das DBP gebundene freie 1,25 (OH)$_2$D durch die Zellmembran der wichtigsten Zielzellen in Dünndarm und Osteoblasten und bindet im Zytoplasma an den C-regionalen Anteil des Vitamin-D-Rezeptors (VDR). Dieser wurde 1987 kloniert (62). Er besteht aus 427 Aminosäuren mit einem Molekulargewicht von etwa 50 kD. Charakteristisch ist die am aminoterminalen Bereich lokalisierte Anordnung von Cystin-SH-Gruppen, die mit Zink 2 sog. „Zinkfinger" bilden. Die volle Wirksamkeit des VDR-1,25 (OH)$_2$-D–Komplexes entsteht erst durch zusätzliche Bindung eines anderen Rezeptorproteins (sog. Heterodimerisierung), und zwar des Retinoid-X-Rezeptors (RXR). Nach Bindung des RXR-1,25 (OH)$_2$-D-VDR-Komplexes an einen spezifischen DNA-Bereich, der als Vitamin-D-responsives Element (VDRE) bezeichnet wird, werden Transkriptionsfaktoren (TF) und die RNA-Polymerase II aktiviert oder gehemmt. Die Aktivität des RXR-1,25 (OH)$_2$-D-VDR-Komplexes wird durch Phosphorylierung an unterschiedlichen Abschnitten des VDR stimuliert oder gehemmt (62, 67). Der 1,25 (OH)$_2$-D-VDR-RXR-Komplex beeinflußt in Abhängigkeit von der Zielzelle die Synthese von Proteinen, z.B. eines Calciumbindungsproteins (CaBP) für den Calcium-Phosphat-Transport vom Darmlumen durch die Mukosazelle in das Blut oder die vermehrte Bildung von Osteocalcin in Osteoblasten oder die Aktivierung des Enzyms 25-Hydroxyvitamin-D-24-Hydroxylase (Abb. 4.**1**). Die Stimulation dieses Enzyms kann auch in Fibroblasten gemessen werden und ist ein guter Index für die 1,25 (OH)$_2$-D-Hormonwirkung.

Innerhalb der letzten Jahre ergaben sich zahlreiche Hinweise dafür, daß 1,25 (OH)$_2$D auch eine wichtige Funktion in der Immunregulation und für die Zelldifferenzierung hat (62).

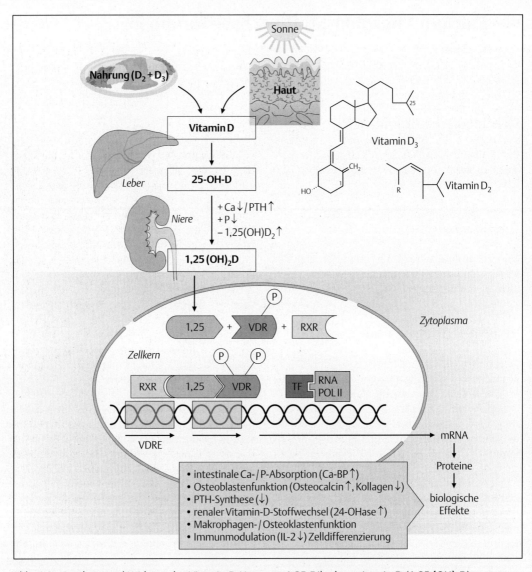

**Abb. 4.1**   Synthese und Wirkung des Vitamin-D-Hormons 1,25-Dihydroxyvitamin D (1,25 [OH]$_2$D). Vitamin D$_2$ unterscheidet sich von Vitamin D$_3$ nur durch eine zusätzliche Doppelbindung und Methylgruppe in der Seitenkette.

| | |
|---|---|
| Ca/P | Calcium/Phosphat |
| Ca-BP | Calciumbindungspotein |
| RNA-POL II | RNA-Polymerase II |
| RXR | Retinoid-X-Rezeptor |
| TF | Transkriptionsfaktoren |
| VDR | Vitamin-D-Rezeptor |
| VDRE | Vitamin-D-responsives Element |

# Parathormon

Abb. 4.**2** veranschaulicht Sekretion und Wirkung von PTH, das in den Hauptzellen der Nebenschilddrüsen (Epithelkörperchen) gebildet wird.

Diese liegen in einer Anzahl von meist 4, bisweilen auch mehr, an der Rückseite der Schilddrüse innerhalb der Organkapsel, sind linsenförmig, haben beim Erwachsenen ein Einzelgewicht von etwa 20–30 mg und stammen entwicklungsgeschichtlich von der 3. und 4. Schlundtasche ab.

Das aus 3 Exons bestehende PTH-Gen ist zentromernah auf dem kurzen Arm des Chromosoms 11 lokalisiert. Das aus höhermolekularen Vorstufen (Pro-Pro-PTH = 115 Aminosäuren, Pro-PTH = 90 Aminosäuren) durch enzymatische Spaltung gebildete PTH besteht aus 84 vom aminoterminalen Ende her gezählten Aminosäuren (Molekulargewicht etwa 9,5 kD) und wird beim Absinken des ionisierten Calciums in das Blut abgegeben. Anschließend wird es vorwiegend in der Leber, teilweise in den Nieren oder schon in der Nebenschilddrüse selbst, in kleinere Bruchstücke gespalten (120). Im Blut kann das Hormon als intaktes PTH (1–84), aminoterminales Fragment (1–34), carboxylterminales Fragment (35–84) und mitregionaler PTH-Anteil (vorwiegend 44–68) nachgewiesen werden.

Intaktes PTH und die aminoterminalen Fragmente, die die für die PTH-Funktion und -Rezeptorbindung notwendigen Aminosäuresequenzen aufweisen, werden an Rezeptoren der wichtigsten Zielorgane von PTH, Niere (proximaler Nierentubulus) und Skelett (Osteoblasten) gebunden.

Der PTH-Rezeptor ist ein aus 585 Aminosäuren zusammengesetztes 7fach membrangängiges Glykoprotein mit einem Molekulargewicht von etwa 80 kD (120). Die PTH-Bindung an den Rezeptor führt zur Aktivierung eines stimulierenden, das Nukleotid Guanosintriphosphat (GTP) bindende G-Protein ($G_S$) (Abb. 4.2). Die $G_S$-Proteine des Adenylatzyklasesystems bestehen aus 3 verschiedenen Untereinheiten ($\alpha$, $\beta$, $\gamma$), von denen nur die $\alpha$-Untereinheit GTP bindet. Nach Bindung von PTH an den Rezeptor wird GTP an die $\alpha$-Untereinheit des $G_S$-Proteins angelagert, das dadurch von den $\beta$-/$\gamma$-Untereinheiten befreit und aktiviert wird (133).

Anschließend stimuliert $G_{S\alpha}$ in einer noch unbekannten Weise die Adenylatzyklase (A). Durch Steigerung der cAMP-Synthese und nachfolgende Phosphorylierung von Proteinen und Enzymen werden die wesentlichen PTH-Effekte ausgelöst. In der Niere sind dies die Förderung der Phosphatausscheidung und die Stimulation der Synthese des Vitamin-D-Hormons 1,25 $(OH)_2D$ (Calcitriol) im proximalen Nierentubulus, möglicherweise auch die Hemmung der Calciumausscheidung im distalen Nierentubulus.

Im Gegensatz zur Nierentubuluszelle ist der Vorgang der PTH-Wirkung auf das Skelettsystem, die zu einer vermehrten Freisetzung von Calcium (und Phosphat) durch gesteigerte Osteoklastenaktivität führt, nur unvollständig geklärt. PTH-Rezeptoren sind in Osteoblasten, nicht aber in Osteoklasten nachweisbar. PTH

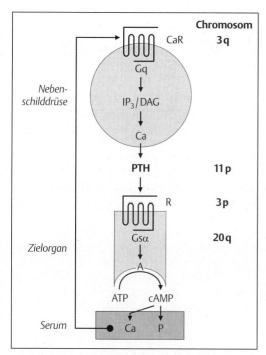

Abb. 4.**2** Sekretion und Wirkung von PTH mit Angabe der Genlokalisation für den Calciumrezeptor (CaR), des PTH, des PTH-PTHrP-Rezeptors (R) und des die Adenylatzyklase (A) stimulierenden G-Proteins ($G_{S\alpha}$). Der PTH-PTHrP-Rezeptor (R) ist wie der CaR ein 7fach membrangängiges Protein mit einer allerdings viel kleineren extrazellulären Domäne.

wirkt daher vermutlich zunächst auf die Osteoblasten, die dann über direkten Zellkontakt oder über lokal freigesetzte humorale Mediatoren die Resorption von Calcium und Phosphat durch Osteoklasten stimulieren. Darüber hinaus stimuliert PTH die Neubildung von Osteoklasten durch Fusionierung von Zellen aus dem Monozyten-Makrophagen-System (120).

Die PTH-Effekte auf das Skelettsystem sind z. T. von der Anwesenheit von 1,25 $(OH)_2D$ abhängig.

Ein Teil der PTH-Effekte auf die Zielzellen wird nicht durch cAMP, sondern durch Veränderungen der intrazellulären Calciumkonzentration über eine ebenfalls G-Protein vermittelte PTH-induzierte Aktivierung der Phospholipase C mit Spaltung von Phosphatidylinositol in Diacylglycerol und Inositolphosphate bewirkt (120).

**PTH-related peptide (PTHrP).** Neuere Untersuchungen weisen daraufhin, daß auch das PTHrP über denselben Rezeptor wie PTH wirkt (120). Beim menschlichen PTHrP handelt es sich um ein aus 141 Aminosäuren zusammengesetztes Protein, das 1987 erstmals in einer menschlichen Lungentumorzellinie und seither wiederholt im Serum von erwachsenen Patienten mit Tumorhyperkalzämie nachgewiesen wurde und ähnliche Wirkungen wie PTH hat. In den ersten 13 aminoterminalen Aminosäuren besteht eine starke Homologie zum menschlichen PTH, da 8 der 13 Aminosäuren identisch sind. PTHrP wurde in letzter Zeit auch in zahlreichen anderen Geweben, so z. B. in der laktierenden Mamma und in sehr hoher Konzentration in der Muttermilch und Kuhmilch nachgewiesen und hat in der Regulation des diaplazentaren Calciumtransports von der Mutter zum Fetus sowie des Wachstums (enchondrale Ossifikation) eine physiologische Bedeutung (120). Da PTHrP über denselben Rezeptor wie PTH wirkt, wird dieser jetzt als PTH-PTHrP-Rezeptor bezeichnet. Hereditäre Mutationen des PTH-PTHrP-Rezeptorgens führen zu schwerwiegenden Skelettveränderungen: Eine konstitutive Aktivierung ist die Ursache des Morbus Jansen (S. 140), während inaktivierende Mutationen eine mit dem Leben nicht vereinbare Skelettdysplasie, die familiäre Chondrodysplasie Blomstrand hervorrufen (71a).

## Regulation der PTH-Sekretion und tubulären Calciumrückresorption durch den Calciumrezeptor

Der seit längerer Zeit postulierte Calciumrezeptor (CaR) wurde 1993 von Brown u. Mitarb. (24) in Boston aus Nebenschilddrüsengewebe des Rindes kloniert und anschließend auch in anderen Geweben wie Nierenrinde und -mark, C-Zellen der Schilddrüse und Gehirn nachgewiesen. Er gehört zur Familie der G-Protein-gekoppelten Rezeptoren (GPCR) und ist ein 7fach membrangängiges Protein, das seine Wirkung über bestimmte G-Proteine hervorruft. Der CaR unterscheidet sich von den bisher bekannten GPCR durch die Aminosäuresequenz, insbesondere die sehr lange extrazelluläre Domäne, besitzt aber eine strukturelle Ähnlichkeit zu bestimmten Glutamatrezeptoren des Gehirns.

Inzwischen sind CaR auch von anderen Spezies einschließlich Ratte und Mensch kloniert. Sie besitzen eine über 90 %ige Identität der Aminosäurestruktur, insbesondere der großen extrazellulären Domäne und der 7fach membrangängigen Domäne, was darauf hinweist, daß diese konservierten Bereiche eine große Bedeutung für die normale Rezeptorfunktion haben (31).

Die genetische Information für den menschlichen CaR ist auf dem kurzen Arm des Chromosoms 3q13.3-q21 lokalisiert und kodiert für ein Zellmembranprotein von 1078 Aminosäuren, u. z. einer großen aminoterminalen extrazellulären Domäne (über 600 Aminosäuren), einer aus etwa 250 Aminosäuren bestehenden 7fach membrangängigen Domäne und einer aus etwa 200 Aminosäuren bestehenden zytoplasmatischen carboxyterminalen Domäne (Abb. 4.**3**).

Das CaR-Gen besteht aus 7 Exons: Das erste Exon bleibt unübersetzt, Exon 2–6 kodieren für die lange aminoterminale extrazelluläre Domäne und Exon 7 für die gesamte Transmembrandomäne und den intrazellulären carboxyterminalen Anteil (31).

Die Aktivierung des CaR erfolgt durch Bindung von Calcium sowie anderen anorganischen und organischen Kationen, wie Magnesium, Gadolinium und Neomycin, und bewirkt über eine Stimulation von Phospholipase C bzw. Inositol-(1,4,5)-Triphosphat $(IP_3)$ eine rasche Freisetzung des intrazellulär gespeicherten Calciums (31). Zusätzlich wurde in einigen Gewe-

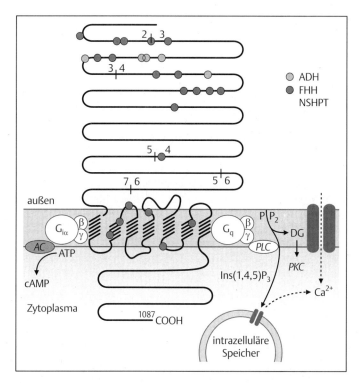

Abb. 4.**3** Schematische Darstellung des Calciumrezeptors (CaR) (nach Heath III u. Mitarb.). Die bisher publizierten aktivierenden Mutationen (autosomal dominante Hypokalzämie [ADH]) und inaktivierende Mutationen (familiäre hypokalziurische Hyperkalzämie [FHH] bzw. neonataler schwerer Hyperparathyreoidismus [NSHPT]) sind markiert. Die Zahlen geben die von den entsprechenden Exons kodierten Proteinabschnitte an. Die Signalreduktion über stimulierende (Gq) oder inhibierende ($G_{i\alpha}$) G-Proteine ist bisher ungesichert.

AC Adenylatzyklase
DG Diacylglycerat
Ins (1,4,5)$P_3$ Inositol-(1,4,5)-
 Triphosphat
PLC Phospholipase
PKC Phosphokinase C

ben nach Stimulation des CaR ein intrazellulärer cAMP-Abfall (Stimulation eines inhibitorischen G-Proteins) nachgewiesen (Abb. 4.**3**).

Durch die erhöhte intrazelluläre Calcium-(und erniedrigte cAMP-)Konzentration werden in den Nebenschilddrüsenzellen die PTH-Sekretion und in den Nierentubuluszellen die Calciumrückresorption gehemmt (Abb. 4.**4**).

Die Aufklärung der Funktion des CaR wurde durch die Entdeckung von Calciumstoffwechselstörungen, die auf inaktivierenden Mutationen (familiäre hypokalziurische Hyperkalzämie

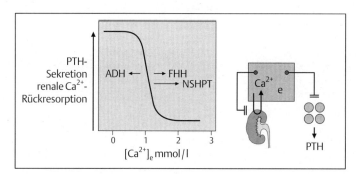

Abb. 4.**4** Physiologie und Pathophysiologie des Calciumrezeptors (CaR). Schematische Darstellung der Abhängigkeit von PTH-Sekretion und renaler Calciumrückresorption von der extrazellulären Calciumkonzentration (Ca²⁺)ₑ. Bei einem Anstieg von Ca²⁺ₑ, d. h. der Konzentration des ionisierten Calciums im Serum bzw. im Urin, werden die PTH-

Sekretion und renale Calciumrückresorption gehemmt, bei einem Abfall gesteigert. Bei der ADH (autosomal dominate Hyperkalzämie) ist die Calciumwirkungskurve nach links, bei der FHH (familiäre hypokalziurische Hyperkalzämie) und noch stärker bei dem NSHPT (neonataler schwerer Hyperparathyreoidismus) nach rechts verschoben (nach 81).

(FHH) und neonataler schwerer Hyperparathyreoidismus (NSHPT) sowie aktivierenden Mutationen (autosomal dominante Hypokalzämie (ADH), also biologischen Experimenten der Natur beruhen, wesentlich erleichtert (s. unten).

Der CaR ist der erste Rezeptor mit einem anorganischen Ion als Liganden. Im Prinzip ist das Calciumion also ein Hormon, das im phsyiologischen Bereich bei einem bereits leichten Anstieg die PTH-Sekretion und renale Calciumrückresorption hemmt (31). Zusätzlich gibt es Hinweise darauf, daß der bekannte renale Diabetes insipidus bei Patienten mit Hyperkalzämie ebenfalls über den CaR vermittelt wird. Dieser Mechanismus bewirkt, daß bei einer Hyperkalzämie mit kompensatorischer Hyperkalziurie durch eine herabgesetzte Wasserrückresorption eine stärkere Verdünnung des Urincalciums erfolgt und damit das Risiko zur Nephrokalzinose und Nephrolithiasis verringert wird (31).

Wie aus Abb. 4.**4**. hervorgeht, besitzt der CaR eine ganz besondere Empfindlichkeit für Konzentrationen des ionisierten Serumcalciums im physiologischen Bereich zwischen 1–1,3 mmol/l.

Es ist damit zu rechnen, daß in einigen Jahren Medikamente zur Verfügung stehen, die möglicherweise durch Stimulation des CaR (Kalzimetika) einen Hyperparathyreoidismus oder durch Hemmung des CaR eine Hyperkalziurie normalisieren können (109).

## Regulation des extrazellulären Calcium-Phosphat-Stoffwechsels

In Abb. 4.**5** ist die Serumkonzentration vom Calcium und Phosphat durch ein rechteckiges Kästchen symbolisiert. Ein *Absinken der Serumcalciumkonzentration* stimuliert die PTH-Sekretion aus den Nebenschilddrüsen. PTH hat 2 direkte und 1 indirekten Angriffspunkt:

- in der Niere hemmt PTH die Calciumausscheidung und fördert die 1,25 (OH)$_2$-D-Synthese,
- am Skelett fördert PTH gemeinsam mit 1,25 (OH)$_2$D die Freisetzung von Calcium und Phosphat,
- im Darm stimuliert PTH indirekt über die vermehrte Bildung von 1,25 (OH)$_2$D die Calcium- und Phosphataufnahme.

Das Einsetzen der Wirkung auf die Förderung der renalen Calciumrückresorption benötigt wenige Minuten, die Förderung der Freisetzung aus dem Skelett 1–2 Stunden und die 1,25 (OH)$_2$-D-vermittelte Stimulation der intestinalen Calciumabsorption mehrere Tage.

Einem unerwünschten Phosphatanstieg (Freisetzung aus dem Skelett und vermehrte Aufnahme über den Darm) wird durch eine vermehrte PTH-induzierte renale Phosphatausscheidung entgegengewirkt.

Die Calciumhomöostase wird durch 2 negative Rückkopplungsmechanismen gesteuert: Die aufgrund der Hypokalzämie erhöhte PTH-Sekretion wird durch Einwirkung des Calciums auf den CaR nach Normalisierung der Serumcalciumkonzentration sowie durch Einwirkung des

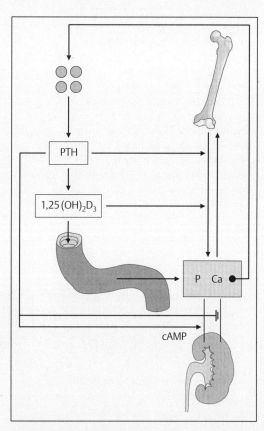

Abb. 4.**5** Regulation der Serumkonzentration von Calcium (Ca) und Phosphat (P) durch stimulierende (→) oder hemmende (—||) Wirkung von Parathormon (PTH) und 1,25-Dihydroxyvitamin D$_3$ (1,25 [OH]$_2$ D$_3$).

vermehrt sezernierten 1,25 $(OH)_2D_3$ auf andere, ebenfalls in den Nebenschilddrüsenzellen lokalisierte Rezeptoren gehemmt.

Ein *Anstieg der Serumcalciumkonzentration* hemmt die PTH- und 1,25 $(OH)_2D$-Sekretion. Es wird weniger Calcium aus dem Skelett freigesetzt, in der Niere rückresorbiert und im Darm aufgenommen. Zusätzlich wird die *Sekretion von Calcitonin* (vermutlich über den CaR auf der Oberfläche der C-Zellen der Schilddrüse) stimuliert, das allerdings für die aktuelle Regulation des extrazellulären Calciumstoffwechsels nur eine untergeordnete Rolle spielt und vorwiegend für die Calciumkonservierung aus der Nahrung und eine Skelettprotektion von Bedeutung ist (159).

Die *Serumphosphatkonzentration* wird weniger stark reguliert. Ein chronischer Phosphatmangel bewirkt eine Stimulation der 1,25 $(OH)_2D$-Synthese im proximalen Nierentubulus und damit eine vermehrte Phosphataufnahme (und Calciumaufnahme) über den Darm. Eine Hyperphosphatämie hemmt umgekehrt die Bildung von 1,25 $(OH)_2D$ (Abb. **4.1**).

Die Serumphosphatkonzentration wird vorwiegend durch die Ausscheidung über die Nieren kontrolliert. Diese ist von der tubulären Phosphatrückresorption abhängig, die über den Natrium-Phosphat-Kotransporter Typ 2 (NaPi-2) gesteuert wird und einem Transportmaximum (TmP) unterliegt, oberhalb dem kein Phosphat mehr zurück resorbiert, sondern das gesamte Phosphat im Urin ausgeschieden wird.

## Knochenstoffwechsel

Etwa 99 % des Gesamtkörperbestands an Calcium und etwa 85 % des Phosphats finden sich in der anorganischen Form im Skelett, vorwiegend als Hydroxylapatit. Zwischen Skelett und Blut besteht ein ständiger Austausch von Calcium und Phosphat, der vorwiegend durch die calciumregulierenden Hormone (PTH, 1,25 $[OH]_2D$) und Calcitonin kontrolliert wird.

In Abb. **4.6** ist die Zusammensetzung des Knochengewebes und der Vorgang der Mineralisation schematisch dargestellt.

Knochengewebe setzt sich zusammen aus:

- Zellen (Osteoblasten, Osteozyten und Osteoklasten),
- nichtmineralisiertem Osteoid,
- Mineralien (vor allem Calcium und Phosphat).

Im Mittelunkt der Knochenneubildung stehen die Osteoblasten: Sie bilden das Osteoid, also die organische, noch nicht mineralisierte Knochenmatrix, die aus Kollagenen (90 %), insbesondere Typ-I-Kollagen, anderen niedermolekularen

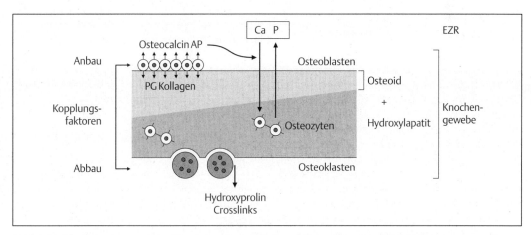

Abb. 4.**6**  Zusammensetzung des Knochengewebes (Substantia spongiosa) und Beziehung von extrazellulärem (durch oberes rechteckiges Kästchen symbolisiert) und in das Osteoid eingelagertes Calcium (Ca) und Phosphat (P).
PG Proteoglykane

Matrixproteinen (z. B. Osteocalcin) und Proteoglykanen (früher als Mukopolysaccharide bezeichnet) besteht. Mehrkernige Osteoklasten, die etwa 10- bis 40mal größer als Osteoblasten sind, bauen die mineralisierte Knochensubstanz ab. Im Gegensatz zu den Osteoblasten, die dem Bindegewebe entstammen, ist die Herkunftszelle der Osteoklasten die hämatopoetische Stammzelle des Knochenmarks.

Knochen wird während des ganzen Lebens umgebaut, wobei sich Anbau und Abbau normalerweise etwa die Waage halten und durch bisher nicht genau bekannte Faktoren gekoppelt sind.

PTH und 1,25 $(OH)_2D$ stimulieren den Knochenabbau, während Calcitonin durch Inaktivierung der Osteoklasten den Knochenabbau hemmt.

## Meßgrößen des Calcium-Phosphat- und Knochenstoffwechsels

Die wichtigsten Meßgrößen zur Beurteilung des Calcium-, Posphat- und Knochenstoffwechsels sind:

- Calcium und Phosphat im Serum und Urin,
- Parameter der PTH-Sekretion und -Wirkung,
- Parameter des Vitamin-D-Stoffwechsels,
- Parameter des Knochenstoffwechsels.

### ▦ Calcium und Phosphat im Serum und Urin

Der Bestimmung von Calcium und Phosphat im Serum kommt eine zentrale Bedeutung zu: Die *Gesamtcalciumkonzentration* im Serum beträgt normalerweise 2,1–2,65 mmol/l (8,4–10,6 mg/dl) und zeigt im Kindesalter keine Altersabhängigkeit. Etwa 40 % des Gesamtcalciums sind an Proteine, vorwiegend Albumin, gebunden. Daher führt eine Hypalbuminämie zu einer Verminderung, eine Hyperalbuminämie zu einer Erhöhung des Gesamtcalciums. Die Serumkonzentration des biologisch entscheidenden ionisierten Calciums beträgt etwa 50 % des Gesamtcalciums und ist vom pH-Wert des Bluts abhängig: Sie sinkt bei einer Alkalose und steigt bei einer Azidose. In der Regel reicht die Bestimmung des Gesamtcalciums aus, stärkere Schwankungen des Serumalbuminspiegels und des pH-Werts müssen allerdings berücksichtigt werden.

Die *Urincalciumausscheidung* ist wie die Phosphatausscheidung abhängig von der Zufuhr mit der Nahrung. Da die Sammlung eines 24-Stunden-Urins bei Kindern nicht unproblematisch ist, wurden Referenzwerte der kreatininbezogenen Calciumausscheidung im Spontanurin ermittelt. Die Werte sind altersabhängig (Tab. 4.**1**).

Im 24-Stunden-Urin scheiden gesunde Kinder und Erwachsene 0,025–0,1 mmol/kg KG (1–4 mg/kg KG) Calcium aus.

Im Gegensatz zur Calcium- ist die *Serumphosphatkonzentration* stark altersabhängig: Die Werte, die sich auf die gemessene Menge des anorganischen elementaren Phosphors beziehen, betragen im Säuglingsalter etwa 1,6–2,3 mmol/l (5–8 mg/dl), im übrigen Kindesalter bis zur Pubertät etwa 1,3–1,9 mmol/l (4–6 mg/dl), um dann bei Mädchen nach dem 14., bei Jungen nach dem 16. Lebensjahr deutlich abzufallen und erst im Alter von über 18 Jahren den Erwachsenennormbereich von etwa 0,6–1,5 mmol/l (2–4,6 mg/dl) zu erreichen (90).

Die Messung der Urinphosphatausscheidung in mg/24 Stunden oder pro kg KG oder auf Kreatinin bezogen ist ohne diagnostischen Wert, da diese Meßgrößen außerordentlich schwanken und von der Phosphatzufuhr mit der Nahrung abhängig sind.

Sinnvoller ist die Berechnung der tubulären Phosphatrückresorption (TRP) oder besser des tubulären Transportmaximums für Phosphat (TmP, 90, 150).

Hinweise für die Bestimmung und den altersabhängigen Normbereich dieser beiden Parameter sind in Tab. 4.**2** enthalten.

### ▦ Parameter der Parathormonsekretion und -wirkung

Die seit einigen Jahren in die klinische Routinediagnostik eingeführte Bestimmung des intakten PTH (PTH 1–84) im Serum oder Plasma hat als geeignete Methode zur Erfassung der erhöhten und verminderten Nebenschilddrüsensekretion alle bisherigen PTH-Assays verdrängt. Der mit einem immunradiometrischen Assay (IRMA) oder einem chemiluminometrischen Assay

Tabelle 4.**1**  Normalwerte des Calcium-Phosphat-Stoffwechsels im Kindesalter

| Serum: | | | |
|---|---|---|---|
| • Calcium | 2,1–2,65 mmol/l | | (8,4–10,6 mg/dl) |
| • Phosphat | | | |
|   – Säuglinge | 1,6–2,6 mmol/l | | (5–8 mg/dl) |
|   – ältere Kinder | 1,3–1,9 mmol/l | | (4–6 mg/dl) |
|   – Erwachsene | 0,6–1,5 mmol/l | | (2–4,6 mg/dl) |
| • alkalische Phosphatase: | | | |
|   – Kindesalter | 200–600 E/l | | |
|   – Erwachsene | 60–170 E/l | | |
| • intaktes Parathormon (PTH 1–84) | 1,1–5,8 pmol/l | | (10–55 pg/ml) |
| • 25-Hydroxyvitamin D 25-OHD | 24–120 nmol/l | | (10–50 ng/ml) |
| • 1,25-Dihydroxyvitamin D | 70–220 pmol/l | | (30–90 pg/ml) |
|   (1,25 [OH] $_2$D) | | | |
| Urin: | | | |
| • Calcium/Kreatinin (Ca/Cr): | | | |
|   – Säuglinge und Kleinkinder | 1/2–1 Jahr | 90–2200 µmol/mmol | (30–810 µg/mg) |
| | 1–2 Jahre | 70-1500 µmol/mmol | (30–560 µg/ml) |
| | 2–3 Jahre | 60–1400 µmol/mmol | (20–500 µg/mg) |
| | 3–5 Jahre | 50–1100 µmol/mmol | (40–410 µg/mg) |
| | 5–7 Jahre | 40–800 µmol/mmol | (10–300 µg/mg) |
|   – ältere Kinder: | | | |
|     nüchtern | 14–490 µmol/mmol | | (5–174 µg/mg) |
|     postprandial | 26–623 µmol/mmol | | (10–220 µg/mg) |
| • TRP | s. Tab 4.**2** | | |
| • TmP/GFR | s. Tab 4.**2** | | |
| • cAMP/Kreatinin (cAMP/Cr): | | | |
|   – Säuglinge und Kleininder | 4–11 nmol/mg | | |
|   – ältere Kinder (6–14 Jahre) | 3–7 nmol/mg | | |
|   – Erwachsene | 2–4 nmol/mg | | |
| • Hydroxyprolin/Kreatinin (nüchtern) | | | |
|   – 3–6 Monate | 140–645 µmol/mmol | | (160–750 µg/mg) |
|   – 1/2–2 Jahre | 86–288 µmol/mmol | | (100–335 µg/mg) |
|   – 2–6 Jahre | 60–190 µmol/mmol | | (80–220 µg/mg) |
|   – 6–14 Jahre | 52–138 µmol/mmol | | (60–160 µg/mg) |
|   – Erwachsene | 6–17 µmol/mmol | | (7–20 µg/mg) |

(ILMA) gemessene Normbereich beträgt im Kindesalter altersunabhängig 1,1–5,8 pmol/l (10–55 pg/ml).

Da zyklisches Adenosin-3,5-Monophosphat (cAMP) in Abhängigkeit von der PTH-Sekretion aus den Tubuluszellen in den Urin gelangt, ist die Messung der Urin-cAMP-Ausscheidung nicht nur ein guter Parameter für die endogene PTH-Sekretion (87), sondern eignet sich auch gut zur Beurteilung der Ansprechbarkeit des Zielorgans Niere auf exogenes PTH, also zur Differentialdiagnose zwischen Hypoparathyreoidismus und Pseudohypoparathyreoidismus (Abb. 4.**11**).

Dieser Test ist allerdings seit einigen Jahren nicht durchführbar, da kein geeignetes PTH zur Verfügung steht.

### ■ Parameter des Vitamin-D-Stoffwechsels

Gut geeignet zur Erfassung der Vitmain-D-Versorgung des Organismus ist die relativ einfache Messung von 25-OHD. Diese Substanz ist bei einem Vitamin-D-Mangel erniedrigt und bei einer Vitamin-D-Intoxikation erhöht. Die Serumkonzentrationen betragen etwa 24–120 nmol/l (10–50 ng/ml), es besteht eine jahreszeitliche Abhängigkeit der 25-OHD-Spiegel mit höheren

Tabelle 4.**2**    Geeignete Meßgrößen zur Beurteilung der renalen Phosphatausscheidung[1]

---

TRP (tubuläre P-Rückresorption):
Berechnung:

- $TRP\,(\%) = 100 \times 1 - \left( \frac{UrinP}{UrinCr}\,\frac{SerumCr}{SerumP} \right)$

- Normwerte altersabhängig!
- Richtwerte: Kindesalter  85–97 %
            Erwachsene   80–95 %

TmP/GFR (tubuläres Transportmaximum für P):
Berechnung:

- Serum-P und TRP ermitteln
  Ablesen vom TmP/GFR am Nomogramm von
  Bijvoet (Lancet 2 [1975] 309–310)

- nach Brodehl:
  Serum-P – $\frac{UrinP}{UrinCr}$ $\times$ Serum-Cr

  (Pediat. Nephrol. 2 [1988] 183–189)
  Normwerte stark abhängig von Alter und
  Geschlecht!
  6 Monate–6 Jahre:  1,2–2,6 mmol/l
                   (3,7–8 mg/dl)
  Erwachsene:      0,6–1,7 mmol/l
                   (1,9–5,3 m/dl)

---

[1] Untersuchungsprotokoll (83):
- Verwerfen des Nachturins gegen 6.00 Uhr
- Gegen 9.00 Uhr (nüchtern!) Wasserlassen
  und Blutentnahme
- Bestimmung von Phosphat (P) und Kreatinin (Cr)
  im Serum und im Urin
Die Konzentrationen von P und Cr können
in mmol/l oder mg/dl (allerdings einheitlich)
angegeben werden

GFR  glomeruläre Filtrationsrate

Werten nach einer vorangegangenen Sonneneinwirkung im Frühjahr und Sommer.

Bei Kindern mit Vitamin-D-Mangel-Rachitits liegen die Serumspiegel in der Regel unter 20 nmol/l (8 ng/ml).

Die Messung des Vitamin-D-Hormons 1,25 (OH)$_2$D ist trotz inzwischen vereinfachter Vortrennungen (67) noch immer technisch relativ aufwendig. Die Serumspiegel liegen mit 70–220 pmol/l (30–90 pg/ml) etwa 1000fach niedriger als diejenigen des Substrats 25-OHD. Die meisten Bestimmungsmethoden erfassen die Summe der jeweiligen Vitamin-D$_2$- und Vitamin-D$_3$-Derivate, in Deutschland überwiegen bei weitem die letzteren. Daher ist es zulässig, die Summe der Serummetaboliten 1,25 (OH)$_2$D$_3$ (Calcitriol) und 1,25 (OH)$_2$D$_2$ (Ergocalcitriol) als Calcitriol zusammenzufassen.

## Parameter des Knochenstoffwechsels

Eine Knochenbiopsie ist bei Kindern besonderen Indikationen vorbehalten, so daß der Arzt auf die Bestimmungen von Knochenbestandteilen im Serum und Urin angewiesen ist, um Hinweise auf das Ausmaß des Knochenumsatzes (Knochenaufbau und -abbau) zu erhalten. Die wichtigsten dieser indirekten Parameter sind die Aktivität der alkalischen Serumphosphatase (AP) und des Osteocalcins als Parameter für die Osteoblastentätigkeit, also für den Knochenaufbau, und die Urinausscheidung der vorwiegend aus dem Knochenkollagen stammenden Aminosäure Hydroxyprolin als Parameter für die Knochenresorption, also für den Knochenabbau durch Osteoklasten (Abb. 4.**6**).

AP und Osteocalcin spielen für den Mineralisierungsvorgang des Knochens eine Rolle. Für den Arzt sind sie interessant, weil sie auch in das Blut abgegeben werden. Im Kindesalter ist die Gesamtaktivität der AP vorwiegend auf die Knochenphosphatase zurückzuführen. Diese kann auch im Serum direkt radioimmunologisch mit Hilfe von Isoenzymbestimmungen, Fällung durch Weizenkeimlektin oder chromatographischen Verfahren von anderen im peripheren Blut zirkulierenden AP-Formen, insbesondere der Leber-Gallengangs-AP, differenziert werden (26).

Osteocalcin wurde erst in den letzten Jahren in die klinische Diagnostik eingeführt (26). Es handelt sich um ein Protein mit einem Molekulargewicht von 5,8 kD. Da 3 der 49 Aminosäuren γ-Carboxyglutaminsäure sind, wird Osteocalcin auch als Bone-Gla-Protein (BGP) bezeichnet. Die Synthese des Osteocalcins ist 1,25 (OH)$_2$-D-abhängig (Abb. 4.**1**). Die kreatininbezogene Hydroxyprolinausscheidung im morgendlichen Nüchternurin hat nach eigenen Untersuchungen die aufwendige Messung im 24-Stunden-Urin unter mehrtägiger hydroxyprolinarmer Kost verdrängt (88).

Zu beachten ist die starke Altersabhängigkeit der genannten Parameter des Knochenstoffwechsels, die etwa den unterschiedlichen Wachstumsraten im Kindesalter entspricht. Für Osteocalcin besteht eine ausgeprägte zirkadiane Rhythmik (88), was bei den Blutentnahmen, die wir im Rahmen der übrigen Untersuchungen morgens gegen 9.00 Uhr durchführen, berücksichtigt werden muß.

Inzwischen wurden sensitivere Parameter des Knochenstoffwechsels in die klinische Routine eingeführt, u. a. 2 Produkte des vorwiegend im Knochen enthaltenen Kollagens, nämlich des Pyridinolins und seiner Derivate (cross-links) und des carboxyterminalen Propeptids des Typ-I-Kollagens (26).

Die wichtigsten Normalwerte des Calcium-Phosphat-Stoffwechsels sind in Tab. 4.**1** zusammengefaßt.

## Störungen des Calcium-Phosphat-Stoffwechsels

Anlaß für eine Untersuchung des Calcium-Phosphat-Stoffwechsels bei Kindern sind in der Regel eine auffällige klinisch-radiologische Symptomatik und/oder isolierte oder kombinierte Normabweichungen von Calcium, Phosphat und alkalischer Phosphatase im Serum (Abb. 4.**7**).

Klinische Indikationen sind:

- Rachitiszeichen,
- unklare zerebrale Anfälle,
- tetanieverdächtige Symptome,
- Verkalkungen,

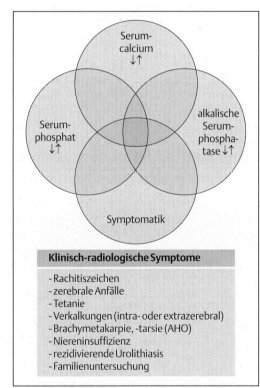

Serum-
calcium
↓↑

alkalische
Serum-
phospha-
tase ↓↑

Serum-
phosphat
↓↑

Symptomatik

**Klinisch-radiologische Symptome**

- Rachitiszeichen
- zerebrale Anfälle
- Tetanie
- Verkalkungen (intra- oder extrazerebral)
- Brachymetakarpie, -tarsie (AHO)
- Niereninsuffizienz
- rezidivierende Urolithiasis
- Familienuntersuchung

Abb. 4.**7**  Indikationen zur Untersuchung des Calcium-Phosphat-Stoffwechsels bei Kindern.

- Hinweise für eine hereditäre Albright-Osteodystrophie (AHO) wie Brachymetakarpie und Brachymetatarsie, Kleinwuchs und geistige Retardierung.

Störungen des Calcium-Phosphat-Stoffwechsels sind bei Kindern mit chronischer Niereninsuffizienz die Regel, beim kindlichen Harnsteinleiden eher selten, müssen jedoch als Ursache einer rezidivierenden Urolithiasis ausgeschlossen werden. Schließlich sollte bei Kindern mit permanenten Calcium-Phosphat-Stoffwechselstörungen, insbesondere Hypo- und Hyperparathyreoidismus, immer eine Untersuchung der Verwandten 1. Grades erfolgen, um eine Familiarität zu erfassen.

Im folgenden sollen die wichtigsten Calcium-Phosphat-Stoffwechselstörungen im Kindesalter den laborchemischen Leitsymptomen zugeordnet und nacheinander besprochen werden:

- Hypokalzämie,
- Hyperkalzämie,
- Herabsetzung des Calcium-Phosphat-Produkts im Serum (Rachitis),
- Normabweichungen der alkalischen Serumphosphatase (Hypophosphatasie und Hyperphosphatasie).

Aufgrund der Besonderheiten des Calcium-Phosphat-Stoffwechsels in der Neugeborenenperiode ist ihren Störungen ein gesondertes Kapitel gewidmet.

## Hypokalzämie

**Definition**. Eine Hypokalzämie ist definiert durch die Herabsetzung der Gesamtserumcalciumkonzentration auf unter 2,1 mmol/l (8,4 mg/dl) bei normaler Serumalbuminkonzentration oder einer Herabsetzung des ionisierten Calciums unter 1,1 mmol/l (4,4 mg/dl) bei normalem pH-Wert.

Der Gesamtcalciumspiegel ist von der Albuminkonzentration abhängig, so daß eine Hypalbuminämie eine Verminderung und eine Hyperalbuminämie eine Erhöhung des Gesamtcalciums bewirkt, ohne daß sich das ionisierte Calcium verändert.
Eine einfache Korrekturformel lautet:
Serumcalcium (mg/dl) – Serumalbumin (g/dl) + 4,0 = korrigiertes Serumcalcium (mg/dl).

Die Serumkonzentration des biologisch entscheidenden ionisierten Calciums, die mit Hilfe von calciumsensitiven Elektroden direkt erfaßbar ist, ist vom pH-Wert des Bluts abhängig: Sie sinkt bei einer Alkalose und steigt bei einer Azidose, und zwar jeweils um 0,21 mmol/l ionisiertes Calcium/pH-Einheit.

Ursachen einer Hypokalzämie sind:

- Eine verminderte PTH-Sekretion oder -wirkung auf die Zielorgane (Hypoparathyreoidismus, Pseudohypoparathyreoidismus, Hypomagnesiämie).
- Eine verminderte Verfügbarkeit oder Wirkung aktiver Vitamin-D-Metabolite (verschiedene Rachitisformen [S. 141]).
- Eine Hyperphosphatämie infolge einer verminderten glomerulären Filtration (Niereninsuffizienz), einer vermehrten endogenen Phosphatfreisetzung bei erhöhtem Zelluntergang (z. B. durch zytostatische Behandlung maligner Tumoren) oder ekzessiver oraler, intravenöser oder rektaler (phosphathaltige Einläufe) Phosphatzufuhr. Über eine vermehrte Calciumbindung und Ablagerung von Calciumphosphat im Skelett bewirken die letzten Mechanismen eine Tendenz zur Hypokalzämie mit sekundärem Hyperparathyreoidismus. Dies ist ein wesentlicher pathogenetischer Faktor für die Entstehung der renalen Osteopathie, die auf S. 143 besprochen wird.

## Hypoparathyreoidismus

**Definition.** Der Hypoparathyreoidismus ist auf eine verminderte PTH-Sekretion, der Pseudohypoparathyreoidismus auf eine verminderte PTH-Wirkung zurückzuführen (Abb. 4.8).

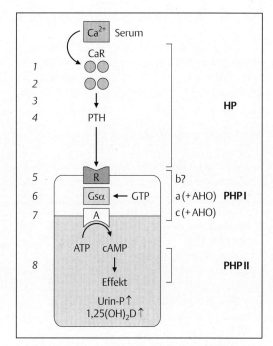

Abb. **4.8**  Ätiopathogenese der gestörten PTH-Sekretion (HP) und gestörten PTH-Wirkung auf die Nierentubuluszelle (PHP Typ I und II). Nachgewiesene und hypothetische Störungen sind durch Zahlen auf der Ebene des Defekts markiert.
1  aktivierende Mutationen des Calciumsrezeptors (CaR)
2  fehlende oder hypoplastische Nebenschilddrüsen
3  funktionelle Hemmung der PTH-Sekretion (z. B. Mg-Mangel)
4  biologisch inaktives PTH-Molekül
5  Rezeptorblockierung durch Antagonisten oder defekter PTH-Rezeptor (R)
6  defektes $G_{s\alpha}$-Protein (PHP Typ Ia)
7  defekte Adenylatzyklase (A)
8  gestörte cAMP-Wirkung (PHP Typ II)

In beiden Fällen führt der herabgesetzte PTH-Einfluß auf Nieren und Skelett zu Hypokalzämie und Hyperphosphatämie (Abb. 4.9).

**Pathophysiologie.** Die Hypokalzämie entsteht durch Herabsetzung der Calcium-Resorption aus dem Skelett, Verminderung der Calciumaufnahme über den Darm (als Folge einer verminderten 1,25 (OH)$_2$-D-Synthese in den Nieren) und beim Hypoparathyreoidismus zusätzlich durch eine Einschränkung der renalen Calciumrückresorption. Die Hyperphosphatämie ist bedingt durch die Hypokalzämie selbst und vor

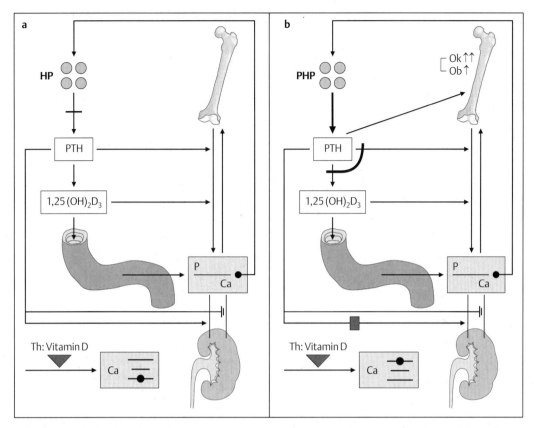

**Abb. 4.9 a,b** Pathophysiologie des Hypoparathyreoidismus (HP) und Pseudohypoparathyreoidismus (PHP). Beim HP (**a**) sind alle PTH-Effekte aufgehoben. Beim PHP (**b**) ist infolge des sekundären HP die Urincalciumausscheidung vermindert und der Knochenumsatz gesteigert. Dabei kann der Knochenabbau durch Osteoklasten (Ok) den kompensatorischen Aufbau durch Osteoblasten (Ob) überwiegen. Der Serumcalciumspiegel während der Vitamin-D-Behandlung soll beim HP wegen der relativen Hyperkalziurie in den unteren, beim PHP zur Suppression des sekundären HP in den oberen Normbereich angehoben werden.

allem durch die verminderte Hemmung der tubulären Phosphatrückresorption als Folge der verminderten PTH-Wirkung.

**Einteilung der verschiedenen Formen des Hypoparathyreoidismus.** Tab. 4.**3** gibt eine mögliche Einteilung der verschiedenen Formen des Hypoparathyreoidismus, die sich klinisch bewährt hat. Die Erkrankung kann *primär* oder *sekundär* (Epithelkörperchenschädigung durch radioaktive Strahleneinwirkung, Hämosiderose, Infiltrationen durch Tumoren, Hypomagnesiämie und besonders im Erwachsenenalter eine postoperative Nebenschilddrüsenschädigung, z. B. nach einer Strumektomie) auftreten. Zu einem transitorischen sekundären Hypoparathyreoidismus kann es bei Neugeborenen von Müttern mit primärem Hyperparathyreoidismus, also als Folge einer Hemmung der fetalen Nebenschilddrüse durch die mütterliche Hyperkalzämie, kommen (79).

Der primäre Hypoparathyreoidismus kann isoliert oder mit anderen Symptomen kombiniert (syndromatisch) jeweils hereditär oder nichthereditär auftreten und bereits in der Neugeborenenperiode oder später einsetzen.

- *Isolierter familärer Hypoparathyreoidismus*: Der Erbgang bei den isolierten hereditären

Tabelle 4.**3** Hypoparathyreoidismus im Kindesalter

**Primär:**

- Isoliert:
  – hereditär/nichthereditär

- syndromatischer Hypoparathyreoidismus:
  – nicht hereditär:
  Kearns-Sayre-Syndrom
  MELAS-Syndrom (mt-DNA-Deletionen)
  DiGeorge-Syndrom (CATCH22)
  – hereditär:
  APECED (ar)
  Nephropathie und/oder Innenohr-
  schwerhörigkeit (ad/ar)
  Kenney-Caffey-Syndrom (ad)
  Minderwuchs, Retardierung, Dysmorphie (ar)

**Sekundär:**

- Operation
- Tumor
- Bestrahlung
- Hypomagnesiämie u. a.

ar autosomal rezessiv
ad autosomal dominant

Formen kann autosomal dominant, autosomal rezessiv oder X-chromosomal rezessiv sein.

- *Mutationen im PTH-Gen*: Umfangreiche molekulargenetische Untersuchungen zahlreicher Patienten mit isoliertem Hypoparathyreoidismus (9, 111) ergaben nur in 2 Familien Defekte im Exon 2 des auf dem kurzen Arm des Chromosoms 11 (11p15) lokalisierten PTH-Gens.
  Beide Defekte bewirken offenbar einen gestörten intrazellulären Transport im endoplasmatischen Retikulum und Golgi-Apparat und letztlich eine gestörte PTH-Sekretion.

- *Autosomal dominante Hypokalzämie (ADH):* Seit 1994 wurden mehrere Familien mit autosomal dominantem Hypoparathyreoidismus beschrieben, der auf eine heterozygote *aktivierende Mutation des CaR* zurückzuführen ist (31, 112, 118). Durch unterschiedliche Mutationen vorwiegend in Exon 3 des auf dem kurzen Arm von Chromosom 3 (3q13) lokalisierten CaR-Gens werden abnorme CaR gebildet (Abb. 4.**3**). In Abhängigkeit von der Lokalisation der Mutation kommt es zu einer ver-

stärkten Bindung des extrazellulären Calciums oder einer vermehrten Signaltransduktion und dadurch zu einem Shift der Calcium-Response-Kurve nach links (Abb. 4.**4**).

Die Zellen der Nebenschilddrüsen und des distalen Nierentubulus reagieren also schon bei niedrigen extrazellulären Calciumkonzentrationen mit einer Einschränkung der PTH-Sekretion bzw. tubulären Calciumrückresorption. Diese Form des Hypoparathyreoidismus wird als *ADH* bezeichnet und weist einige charakteristische klinische und laborchemische Merkmale auf. Kürzlich wurde diese Erkrankung auch bei 2 Kindern mit sporadischem isolierten Hypoparathyreoidismus beschrieben (31). An die ADH sollte gedacht werden, wenn Patienten mit Hypoparathyreoidismus geringe Hypokalzämiesymptome, meßbare Serum-PTH-Spiegel, eine relative Hyperkalziurie aufweisen und bei einer Normalisierung des Serumcalciumspiegels durch Vitamin D oder Vitamin-D-Metabolite mit massiver Hyperkalziurie und Symptomen eines renalen Diabetes insipidus (Durst und Polyurie) reagieren. Infolge der überschießenden Hemmung der Calciumrückresoprtion bei normalen Serumcalciumspiegeln sind diese Patienten durch eine Nephrokalzinose und Nephrolithiasis gefährdet, so daß eine Vitamin-D-Behandlung dieser Erkrankung nur zurückhaltend oder gar nicht durchgeführt werden sollte.

- *Nebenschilddrüsenaplasie/-hypoplasie*: In einigen Familien mit X-chromosomal rezessivem Hypoparathyreoidismus (113, 152) und autoptisch nachgewiesener Nebenschilddrüsenaplasie oder -hypoplasie wurde eine Mutation auf dem distalen Anteil des langen Arms des X-Chromosoms (Xq26–27) nachgewiesen (81). Offenbar beeinflußt die Mutation Faktoren, die für die embryologische Entwicklung der Nebenschilddrüsen von Bedeutung sind.

- *Syndromatischer nichthereditärer Hypoparathyreoidismus (Mitochondriopathien)*: Bei den sporadisch auftretenden mitochondrialen Enzephalomyopathien Kearns-Sayre-Syndrom (progressive, mit Ptose beginnende externe Ophthalmoplegie, Pigmentdegeneration der Netzhaut, Reizleitungsstörungen des Herzens, Schwerhörigkeit, Kleinwuchs u. a.) sowie dem

MELAS-Syndrom (Myopathie, Enzephalopathie, Laktatazidose, Stroke-like episodes) kann sich im Verlauf der Erkrankung ein primärer Hypoparathyreoidismus manifestieren (70, 154).

- *CATCH 22*: Das DiGeorge-Syndrom ist charakterisiert durch die Kombination von Thymushypo- oder -aplasie, Nebenschilddrüsenhypo- oder -aplasie, Mißbildungen des Herzens, der großen Gefäße (unterbrochener Aortenbogen bzw. hypoplastische Aorta, Truncus arteriosus communis u. a.) sowie Gesichtsmißbildungen (Hypertelorismus, breite Nasenwurzel, kurzes Philtrum, kleiner Mund, Mikrogenie, dysmorphe Ohren, plumpe Nasenspitze mit hypoplastischen Nasenflügeln). Es handelt sich also um Fehlbildungen von Organen, deren Entwicklung in der 4.–7. Embryonalwoche in enger topographischer Nachbarschaft stattfindet (77). Pathogenetisch wird eine Migrationsstörung oder eine verringerte Anzahl der Neuralleistenzellen mit einem dadurch verursachten Defekt der Anlage der 3. und 4. Schlundtasche und des 4. Kiemenbogens verantwortlich gemacht. Ätiologisch spielt eine Mikrodeletion des Chromosomensegmentes 22q11.2 eine Rolle, die mit Hilfe der Fluoreszenz-In-situ-Hybridisierung (FISH) bei 88 % der Patienten nachzuweisen ist. Neuerdings wird das DiGeorge-Syndrom auch unter dem übergeordneten Begriff CATCH 22 subsummiert (77), das andere Phenotypen wie z. B. das velokardiofaziale Syndrom (Shprintzen-Syndrom) bei gleicher Deletion einbezicht und die Abkürzung für Cardiac defects, Abnormal facies, Thymus hypoplasia, Cleft palate und Hypocalcemia ist. 22 ist das Chromosom mit der Mikrodeletion. Über die Hälfte der Patienten mit DiGeorge-Syndrom sind mental retardiert und etwa 2/3 fallen durch eine neonatale Hypokalzämie auf, die oft transitorisch ist. Neben der Mikrodeletion 22q11 können auch andere Chromosomenabberationen wie Monosomie 10p (60, 77), 17p oder exogene Faktoren (mütterlicher Diabetes mellitus, Einnahme von Retinoiden oder Alkoholabusus während der Schwangerschaft) zum DiGeorge-Phänotyp führen (77).

- *Syndromatischer hereditärer Hypoparathyreoidismus:*
  - *APECED*: Die Autoimmunpolyendokrinopathie Typ 1, die synonym auch APECED (Autoimmunpolyendokrinopathie – Candidiasis – ektodermale Dystrophie) bezeichnet wird, tritt meist familiär mit autosomal rezessivem Erbgang, selten sporadisch auf. Sie manifestiert sich meist im frühen Kindesalter durch hartnäckigen Soorbefall von Finger- und Zehennägeln sowie der Mundschleimhaut, dem im Alter von etwa 3–5 Jahren ein Hypoparathyreoidismus und im Alter von etwa 11–15 Jahren ein Morbus Addison folgen (5). Später können weitere Störungen wie Alopezie, Vitiligo, Steatorrhö, perniziöse Anämie, Gonadeninsuffizienz, chronische Hepatitis, Hashimoto-Thyreoiditis, Diabetes mellitus und Nephropathie hinzutreten. Bei den meisten Patienten werden 3–5 Erkrankungen, z. T. noch bis zum 50. Lebensjahr manifest. Die oft nachweisbaren zirkulierenden Antikörper gegen Bestandteile von Nebenschilddrüsen, Nebennieren und anderen Zellen korrelieren nicht mit der klinischen Symptomatik und sind vermutlich nicht für die Destruktion der Organe verantwortlich.

    Der genetische Defekt wurde auf dem kurzen Arm des Chromoms 21 (21q22.3) lokalisiert (81), das APECED-Gen wurde kürzlich kloniert (107a), in über 80 % der Fälle fand sich die Mutation R 257X, das Genprodukt ist allerdings bisher unbekannt.

Bei Patienten mit idiopathischem Hypoparathyreoidismus, insbesondere bei vorangehender Monoliasis, muß an APECED gedacht werden und gezielt und mehrfach im Abstand von einigen Jahren ein Morbus Addison durch einen ACTH-Test erfaßt werden und bis ins späte Erwachsenenalter auf andere Manifestationen der Autoimmunkrankheit geachtet werden.

  - *Seltene hereditäre Syndrome mit Hypoparathyreoidismus*: In den letzten Jahren wurde der Hypoparathyreoidismus als Komponente einzelner familiärer Syndrome beschrieben, bei denen sich molekulargenetisch keine Defekte des PTH-Gens nachweisen ließen. Das Vorkommen eines Hypoparathyreoidismus mit Innenohrschwerhörigkeit und Nierendysplasie mit autosomal dominantem Erbgang wurde von Bilous u. Mitarb. (19), die Kombination eines Hypoparathyreoidismus mit Niereninsuffizienz wurde von Shaw u. Mitarb. (133) beobachtet. Die Kombination von Hypoparathyreoidismus, Innenohrschwerhörigkeit und steroidresistentem nephrotischen Syndrom mit späterem Nierenversagen wurde von Barakat u. Mitarb. (15) bei 4 Brüdern einer Familie, die Kombination mit Lymphödem, Nephropathie, Mitralklappenprolaps und Brachytelephalangie bei 2 Brüdern von Dahlberg u. Mitarb. (35a) beschrieben.

Seit 1990 wurde die Kombination eines Hypoparathyreoidismus mit ausgeprägtem Kleinwuchs in mehreren Familien vorwiegend aus dem mittleren Osten publiziert. Aufgrund einer Konsanguinität der Eltern wird in den meisten Fällen ein autosomal rezessiver Erbgang angenommen.

Richardson u. Kirk (127) beschrieben 8 Kinder aus 7 Familien mit prä- und postnatalem ausgeprägten Kleinwuchs, Entwicklungsverzögerung, Skelettveränderungen (vorwiegend Einengung der Knochenmarkskanäle der Röhrenknochen) und Dysmorphiezeichen (tiefgelegene Augen, eingesunkene Nasenwurzel, langes Philtrum, dünne Oberlippe, Mikrognathie und große Ohrläppchen). Einige Kinder wiesen zusätzlich eine Hepatopathie und reduzierte Anzahl der T-Lymphozyten auf.

Sanjad u. Mitarb. (130) publizierten 12 andere Kinder (6 Jungen und 6 Mädchen) aus 12 nicht miteinander verwandten Familien aus Saudi-Arabien, Hershkovitz u. Mitarb. (64) 6 Kinder (3 Mädchen und 3 Jungen) aus 5 arabischen Familien und Kalam u. Hafeez (73) ein Mädchen aus Saudi-Arabien, die mit Ausnahme der Skelettveränderungen und des T-Lymphozytenmangels identische Symptome wie die von Sanjad u. Mitarb. mitgeteilten aufwiesen.

Marsden u. Mitarb. (102) berichteten über ein 5 1/2jähriges Mädchen aus Saudi-Arabien mit ähnlicher Symptomatik und zusätzlichem Wachstumshormonmangel. Bei keinem der genannten Kinder mit Kleinwuchs und Dysmorphiezeichen konnten Herzfehler oder Chromosomenanomalien nachgewiesen werden.

– *Kenney-Caffey-Syndrom:* Dieses Syndrom ist charakterisiert durch:
proportionierten Kleinwuchs mit vorgewölbter Stirn und verzögertem Fontanellenschluß,
kleine Hände und Füße,
hypoplastische Finger- und Zehennägel,
Refraktionsanomalien der Augen (Myopie oder Hyperopie),
röntgenologisch nachweisbare Einengung der Markkanäle der Röhrenknochen durch Verminderung des Querdurchmessers der Diaphysen bei normal breiter Substantia corticalis und in etwa 50 % der Fälle einen Hypoparathyreoidismus (21a).
Die Erkrankung unterscheidet sich von der von Richardson u. Kirk (127) beschriebenen durch eine Makrozephalie und die Refraktionsanomalien sowie das Fehlen einer Entwicklungsverzögerung. Die Ursache des Hypoparathyreoidismus ist unklar. Bei einem verstorbenen Patienten konnte kein Nebenschilddrüsengewebe nachgewiesen werden (21a), was dafür spricht, daß es sich um einen embryonalen Defekt der Nebenschilddrüsenentwicklung handeln könnte. Bei einem anderen Patienten fand sich ein Hinweis auf eine Strukturanomalie des PTH (44). Eine molekulargenetische Untersuchung des PTH-Gens eines anderen Patienten mit Kenney-Caffey-Syndrom ergab allerdings keine Auffälligkeiten (21a).

• *Weitere Syndrome:* Weitere Syndrome bei denen in Einzelfällen ein Hypoparathyreoidismus beschrieben wurde, sind:
– Hallermann-Streiff-Syndrom (30),
– Dubowitz-Syndrom (95a),
– Russell-Silver-Syndrom (61),
– Mangel des trifunktionalen mitochondrialen Enzyms (39) (Abb. 4.**10**).
– *Bioinaktives PTH.* Die Synthese eines falschen, biologisch-inaktiven PTH-Moleküls (pseudoidiopathischer Hypoparathyreoidismus) wurde bei 3 nicht blutsverwandten Patienten vermutet (33, 44, 110). Eine

Nachuntersuchung des ersten Patienten von Nusynowitz (110) ergab allerdings, daß es sich in Wirklichkeit um einen „einfachen" idiopathischen Hypoparathyreoidismus handelt (4).

**Klinik.** Die klinische Symptomatik des Hypoparathyreoidismus (und Pseudohypoparathyreoidismus) wird durch die chronische Hypokalzämie, in geringerem Ausmaß auch durch die Hyperphosphatämie und ggf. durch assoziierte Erkrankungen geprägt. Dabei kann das Spektrum der Symptome in Abhängigkeit von Lebensalter sowie Ausmaß und zeitlicher Entwicklung der Nebenschilddrüseninsuffizienz variieren.

- *Neuromuskuläre Veränderungen*: Wichtigstes Symptom einer Hypokalzämie ist die Tetanie. Die *manifeste Tetanie* stellt eine Übererregbarkeit des Nervensystems dar, die sich episo-

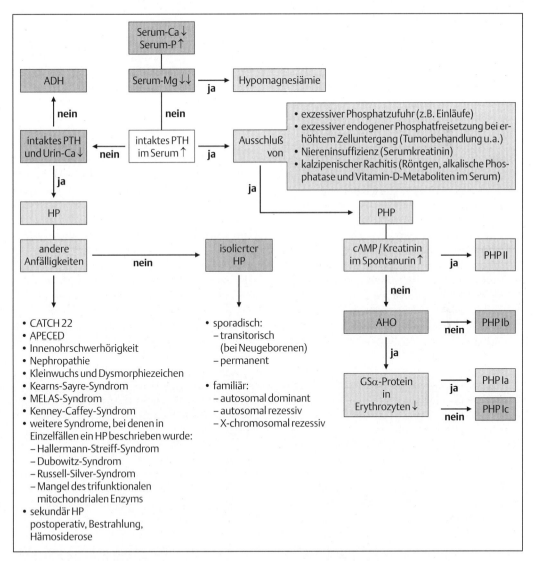

Abb. 4.**10**  Differentialdiagnostisches Vorgehen bei der Konstellation von Hypokalzämie und Hyperphosphatämie (nach 81).

disch mit tonischen, schmerzhaften Muskelkrämpfen (Karpopedalspasmen, Karpfenmund, Laryngospasmus) und Parästhesien manifestiert. Bei der *latenten Tetanie* kann die neuromuskuläre Erregbarkeit durch folgende diagnostische Maßnahmen demonstriert werden: Ein Beklopfen des N. facialis vor dem äußeren Gehörgang führt zu einer Zuckung aller 3 N.-facialis-Äste (positives Chvostek-Zeichen). Das alleinige Zucken des Mundasts ist ohne Aussagekraft, da es auch bei Individuen ohne Hypokalzämie vorkommt.

Das Aufblasen einer Blutdruckmanschette am Oberarm für die Dauer von 3 Minuten mit einem Druck oberhalb des systolischen Blutdrucks führt zum Karpalspasmus, also einer Geburtshelferhandstellung (positives Trousseau-Zeichen). Viel häufiger als die hypokalzämische Tetanie ist die sog. *Hyperventilationstetanie*. Bei den meist psychisch auffälligen normokalzämischen Kindern kommt es durch eine gesteigerte Abatmung von Kohlendioxid zur Alkalose und zum leichten Absinken des ionisierten Calciums. Der dadurch entstehende Spasmus der glatten Muskulatur der Bronchien führt zum Erstickungsanfall und zur Zunahme der Hyperventilation im Sinne einer Circulus vitiosus.

- *Zerebrale Veränderungen*: Eine chronische Hypokalzämie kann zu *generalisierten* und *fokalen Anfällen, psychischen Veränderungen* und selten zu einem *Pseudotumor cerebri* führen. Langdauernde zerebrale Anfälle als Folge einer fehlenden oder inadäquaten Therapie einer chronischen Hypokalzämie können bei Kindern zu einer psychomotorischen Retardierung führen.

Nicht selten werden Patienten mit Hypoparathyreoidismus (und Pseudohypoparathyreoidismus) als Epileptiker verkannt, die mittlere Latenzzeit der Diagnosestellung des idiopathischen Hypoparathyreoidismus beträgt etwa 5 Jahre.

Intrakranielle Verkalkungen, insbesondere der Basalganglien, sind bei etwa der Hälfte der Patienten mit chronischer Hypokalzämie computertomographisch, in ausgeprägten Fällen auch röntgenologisch nachweisbar. Dabei handelt es sich um pathogenetisch ungeklärte irreversible Ablagerungen von Calciumsalzen innerhalb und außerhalb der klei-

nen Blutgefäße, die meist keine Symptome hervorrufen. Sie kommen viel häufiger bei Patienten ohne Calciumstoffwechselstörungen vor und werden dann als Morbus Fahr bezeichnet.

- *Okulare Veränderungen*: Eine wichtige und häufige Langzeitfolge einer chronischen Hypokalzämie ist die *hypokalzämische Katarakt*, deren Entstehungsursache unklar ist. Eine Normalisierung der Hypokalzämie kann zwar keine Rückbildung der Veränderungen bewirken, jedoch ein Fortschreiten verhindern.
- *Ektodermale Veränderungen*: Trophische Störungen sind eine charakeristische Folge einer langdauernden Hypokalzämie: Sie äußern sich als *Zahnanomalien* (typische Querrillen und verzögerte Dentition), *Alopezie* sowie *Brüchigkeit von Finger-* und *Zehennägeln*.
- *Kardiale Veränderungen*: Diese sind meist harmloser Natur und im EKG als *Verlängerung der QT-Zeit* nachweisbar. Nur in seltenen Fällen kann eine *Herzinsuffizienz* auftreten (32).
- *Assoziierte, nicht hypokalzämiebedingte Erkrankungen oder Syndrome*: Siehe oben und Abb. 4.10).

**Differentialdiagnose.** Die Diagnose eines Hypoparathyreoidismus wird durch die Konstellation von Hypokalzämie, Hyperphosphatämie, Ausschluß einer Hypomagnesiämie und fehlendem Nachweis einer Erhöhung des intakten Serum-PTH gesichert (Abb. 4.**10**).

In der Regel ist das intakte PTH im Serum nicht meßbar (< 10 pg/ml bzw. < 1,1 pmol/l) und die Urincalciumausscheidung erniedrigt.

Eine sorgfältige Suche nach assoziierten Auffälligkeiten (Nierensonographie, Audiometrie, Echokardiographie, augenärztliche, röntgenologische u. a. Untersuchungen und natürlich eine gründliche Familienanamnese und klinische Untersuchung) ist unbedingt notwendig (Abb. 4.**10**), um einen isolierten Hypoparathyreoidismus von einem mit anderen Symptomen kombinierten hereditären oder nichthereditären Hypoparathyreoidismus abzugrenzen. Bei hypokalzämischen Patienten mit geringer Symptomatik und meßbarem intakten PTH und „normaler" oder sogar erhöhter Calciumausscheidung im Urin sollte an eine autosomal dominante Hypokalzämie (ADH) gedacht werden (Abb. 4.**10**).

**Therapie.** Siehe hierzu Pseudohypoparathyreoidismus, S. 135.

## Pseudohypoparathyreoidismus

**Ätiopathogenese.** Albright (1900–1969) klärte in den 30er und 40er Jahren dieses Jahrhunderts im Massachusetts General Hospital in Boston mit einfachen Methoden zahlreiche Endokrinopathien des Calcium- und Knochenstoffwechsels auf und wies 1942 erstmals darauf hin, daß Endokrinopathien nicht nur durch eine erhöhte oder verminderte Hormonsekretion, sondern auch durch eine fehlende Hormonwirkung auf die Zielzellen hervorgerufen werden können (7). Er beschrieb 3 nicht verwandte Patienten mit Hypokalzämie, Hyperphosphatämie, mentaler Retardierung und somatischen Auffälligkeiten. Im Gegensatz zu Kontrollpersonen und Patienten mit Hypoparathyreoidismus führte Parathyreoidiaextrakt weder nach intravenöser Injektion noch nach mehrmaliger intramuskulärer Applikation zum Anstieg der Urin-Phosphat-Ausscheidung oder des Serumcalciumspiegels.

Folgerichtig nahmen Albright u. Mitarb. an, daß es sich bei den Patienten um eine Endorganresistenz gegenüber PTH handeln müsse, die sie als Pseudohypoparathyreoidismus bezeichneten. In der Zwischenzeit wurden für fast alle Hormone Endorganresistenzen beschrieben. Es handelt sich um Experimente der Natur, die unsere Kenntnisse über zahlreiche Hormonwirkungen vertieft, z. T. erst ermöglicht haben.

In Abb. 4.**8** ist die Wirkung von PTH auf Rezeptor, G-Protein und cAMP-Bildung dargestellt. Normalerweise kommt es nach Injektion von PTH zu einem kräftigen Anstieg von cAMP in der Nierentubuluszelle mit Austritt in den Urin und Regurgitation in das Plasma. Dieser Anstieg ist bei Patienten mit Hypoparathyreoidismus normal und bleibt bei Patienten mit Pseudohypoparathyreoidismus Typ I aus (134). Bei Patienten mit Pseudohypoparathyreoidismus Typ II (40) erfolgt nach PTH-Injektion zwar eine normale Steigerung der cAMP-Ausscheidung, die Phosphatexkretion ist dagegen wie beim klassischen Pseudohypoparathyreoidismus Typ I gestört.

Der Pseudohypoparathyreoidismus Typ Ia ist charakterisiert durch die klinischen Zeichen einer hereditären Albright-Osteodystrophie (AHO) und Herabsetzung der Aktivität und Konzentration der α-Einheit des stimulierenden G-Proteins ($G_{S\alpha}$) auf etwa 50 % des Normwerts in Zellmembranen von Erythrozyten, Thrombozyten, Fibroblasten, transformierten Lymphoblasten und Nierenzellen (134). Ein großer Teil dieser Patienten hat zusätzliche Endokrinopathien, insbesondere eine primäre Hypothyreose, einen primären Hypogonadismus u. a. Störungen (96). Die verminderte Wirksamkeit zahlreicher Peptidhormone, die wie PTH ihren biologischen Effekt über die Aktivierung der Adenylatzyklase erzielen, deutet daraufhin, daß das $G_{S\alpha}$-Protein nicht gewebespezifisch ist und der Defekt auch in den Zielorganen anderer Hormone besteht, deren Wirkung auf die Adenylatzyklase durch das gleiche, in der Konzentration herabgesetzte G-Protein übertragen wird (134). Von anderen Untersuchern wurde darüber hinaus auch ein Prolactinmangel bei Patienten mit Pseudohypoparathyreoidismus Typ Ia festgestellt (28), dessen Genese unklar ist, da die Prolactinsekretion unabhängig von der Adenylatzyklase und G-Protein-Aktivität erfolgt. Seit 1986 konnten bei einigen Patienten mit Pseudohypoparathyreoidismus Typ Ia inaktivierende Mutationen des auf dem Chromosom 20 lokalisierten Gens, das für $G_{S\alpha}$ kodiert (GNAS-1-Gen), nachgewiesen werden (21a, 81, 128). In Abb. 4.**11** sind die bisher beschriebenen Mutationen auf DNA- und Proteinebene dargestellt.

Nur 2 Mutationen fanden sich in mehr als einer Familie.

Bei 2 nicht verwandten Jungen mit Testotoxikose (besondere Form einer Pseudopubertas praecox) und Pseudohypoparathyreoidismus Typ Ia wurde eine identische Mutation im GNAS-1-Gen nachgewiesen, die bei niedrigen Temperaturen (32°) zu einer erhöhten Aktivität des $G_{S\alpha}$-Proteins und damit zur vermehrten Testosteronproduktion im Hoden (Testotoxikose) und bei der Körpertemperatur von 37° zu einer vermehrten $G_{S\alpha}$-Protein-Degradation und damit zum Pseudohypoparathyreoidismus Typ Ia führt (71). Interessanterweise wurde bei Patienten mit McCune-Albright-Syndrom in zahlreichen Geweben eine erhöhte $G_{S\alpha}$-Protein-Aktivität als Folge somatischer Genmutationen nach-

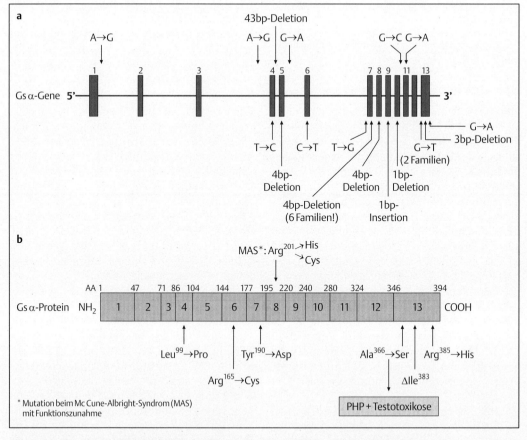

Abb. 4.**11 a,b**    Bisher beschriebene Mutationen im GNAS-1-Gen (nach 81 u. 128):

**a** In dieser Abbildung ist das menschliche GNAS-1-Gen dargestellt, das mindestens 13 Exons und 12 Introns enthält und deren Größe über 20 kb beträgt. 16 inaktivierende Mutationen, die zu einem Verlust der Funktion des $G_{s\alpha}$Proteins führen, wurden bisher in 23 Familien mit hereditärer Albright-Osteodystrophie (AHO) nachgewiesen. Lediglich 2 Mutationen (in Exon 7 und 13) wurden in mehr als einer Familie beschrieben.

**b** In dieser Abbildung sind die entsprechenden Mutationen im $G_{s\alpha}$-Protein markiert. Hervorgehoben ist die Muation in Exon 13, die zu einem $G_{s\alpha}$-Protein führt, das bei niedrigen Temperaturen (32 °C) zu einer erhöhten Aktivität des $G_{s\alpha}$-Proteins und damit zur vermehrten Testosteronproduktion im Hoden (Testotoxikose) und bei Körpertemperatur (37 °C) zu einer vermehrten $G_{s\alpha}$-Protein-Degradation und damit zum PHP Ia führt. Oberhalb des Proteins ist die Mutation von Arginin in Position 201 in Histidin bzw. Cystein angegeben, die zu einer Überfunktion des $G_{s\alpha}$-Proteins führt und Ursache des McCune-Albright-Syndroms ist (132a).

gewiesen (132a). Dies erklärt die bei diesen Patienten beschriebene erhöhte Empfindlichkeit zahlreicher Gewebe gegenüber verschiedenen Proteohormonen wie Gonadotropinen (Pseudopubertas praecox), TSH (Hyperthyreose) u. a.

Treten die Merkmale einer AHO ohne faßbare Störungen des Calciumstoffwechsels auf, spricht man vom Pseudopseudohypoparathyreoidismus (Pseudo-PHP). Dieser wurde erstmals von Albright u. Mitarb. 1952 beschrieben (8) und geht ebenfalls mit inaktivierenden Mutationen im GNAS-1-Gen bzw. einer Verminderung der Aktivität bzw. Konzentration des $G_{S\alpha}$-Proteins auf etwa 50% der Norm einher (21a, 81, 134).

Patienten, bei denen ein Pseudohypoparathyreoidismus ohne AHO und G-Proteindefekt festgestellt wird, werden als Patienten mit einem Pseudohypoparathyreoidismus Typ Ib klassifiziert. Es ergaben sich zwar Hinweise auf einen defekten PTH-/PTHrP-Rezeptor (133a, 138), molekulargenetische Untersuchungen schlossen allerdings eine Mutation der kodierenden Exone aus (131a), so daß die Ursache der erniedrigten Rezeptoraktivität von Patienten mit Pseudohypoparathyreoidismus Typ Ib in der gestörten Regulation oder Expression des PTH-/PTHrP-Rezeptors liegen dürfte. Da die Adenylatzyklase nicht nur durch stimulierende, sondern auch durch inhibierende G-Proteine gesteuert wird, lag es nahe, die Rolle dieser Proteine in der Ätiopathogenese des Pseudohypoparathyreoidismus Typ Ib zu untersuchen. Eine gesteigerte Aktivität des inhibierenden G-Proteins ($G_{i\alpha}$) konnte jedoch nicht nachgewiesen werden (134).

Eine gestörte Rezeptorfunktion infolge Blokkierung durch einen humoralen Faktor (bioinaktives, den Rezeptor blockierendes PTH) wurde postuliert, dürfte jedoch keine Erklärung für die Calciumstoffwechselstörung beim Pseudohypoparathyreoidismus Typ Ib sein (134).

Patienten mit einem Pseudohypoparathyreoidismus Typ I und einer AHO sowie weiterer Endokrinopathien wie Hypothyreose und Gonadotropinmangel, mit normalem $G_{S\alpha}$- oder $G_{i\alpha}$-Protein werden als Patienten mit Pseudohypoparathyreoidismus Typ Ic klassifiziert (81, 134). Die Ursache des Defekts ist bisher ungeklärt. Bei einem Patienten mit Pseudohypoparathyreoidismus Typ Ic wurde eine gestörte Aktivität der Adenylatzyklase nachgewiesen (17).

Auch der Pathomechanismus, welcher der herabgesetzten intrazellulären cAMP-Wirkung beim Pseudohypoparathyreoidismus Typ II zugrunde liegt, ist ungeklärt. Nach eigenen Untersuchungen kann eine derartige Störung auch durch Antikonvulsiva vom Typ des Primidon oder Phenytoin hervorgerufen werden (80,84). In einigen Fällen bestand ein Vitamin-D-Mangel (134).

**Klinik.** Hypokalzämie, AHO, assoziierte Endokrinopathien und zusätzliche Skelettveränderungen bestimmen die Symptomatik des Pseudohypoparathyreoidismus.

Die *Symptome der chronischen Hypokalzämie*, die meist erst im Alter von etwa 8 Jahren, selten vor dem 3. Lebensjahr auftritt, entsprechen den beim Hypoparathyreoidismus beschriebenen Veränderungen. Offenbar wird die angeborene Endorganresistenz in den ersten Lebensjahren noch durch eine vermehrte PTH-Sekretion und normale $1,25(OH)_2$-D-Sekretion (134) kompensiert. Einige Patienten mit Pseudohypoparathyreoidismus können lebenslang oder in verschiedenen Lebensphasen normokalzämisch sein (12, 81, 134). Man spricht dann vom *normokalzämischen Pseudohypoparathyreoidismus*.

Bei zahlreichen Patienten mit Pseudohypoparathyreoidismus (Typ Ia, Typ Ic, Pseudo-PHP) treten im Laufe des Lebensalters die folgenden Zeichen der AHO auf (Abb. 4.**12**):

- Kleinwuchs, gedrungener Körperbau,
- kurzer Hals,
- Übergewicht (manchmal extrem),
- geistige Retardierung,
- Brachydaktylie,
- subkutane Verkalkungen.

Ausmaß und Vorhandensein von Teilsymptomen der AHO sind variabel, der Kleinwuchs manifestiert sich nicht selten erst im Adoleszentenalter (48, 134). Die *Brachydaktylie* ist das Hauptsymptom der AHO. Charakteristisch ist die Kombination einer ein- oder beidseitigen Brachymetakarpie, besonders der Mittelhandknochen IV, V und seltener I und III, mit Brachytelephalangie, insbesondere einer Verkürzung des Daumenendglieds. Häufig ist auch eine Brachymetatarsie, insbesondere der Mittelfußknochen III–V, die kombiniert mit oder statt einer Brachymetakarpie auftreten kann (48).

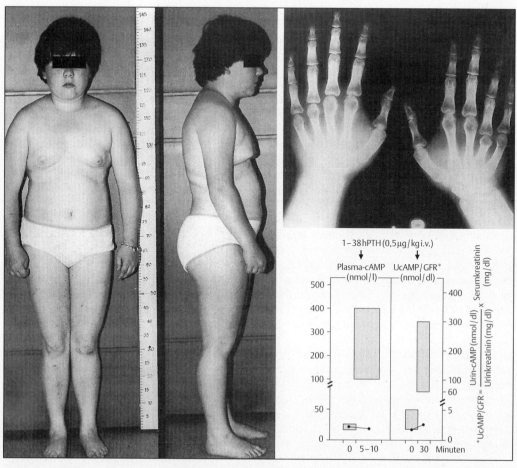

**Abb. 4.12** Pseudohypoparathyreoidismus Typ Ia bei einem 15jährigen, geistig retardierten Mädchen mit typischen Zeichen einer hereditären Albright-Osteodystrophie (Minderwuchs, rundes Gesicht, kurzer Hals, Übergewicht und Verkürzung des 4. Mittelhandknochens des rechten Hand). Nach Injektion von PTH steigen Plasma- und Urin-cAMP nicht an.

Die Verkürzung der Metakarpalia manifestiert sich erst nach dem 3. Lebensjahr, doch fallen die betroffenen Skelettanteile bereits vorher durch Verbreiterung und grobe Trabekelzeichnung auf.

*Weitere Skelettveränderungen* sind:

- Deformierungen langer Röhrenknochen, besonders des Radius,
- Exostosen oder röntgenologische Zeichen eines Hyperparathyreoidismus.

Letzere Veränderungen kommen bei Patienten mit und ohne AHO vor und sind ein Hinweis auf eine vorwiegend renale Endorganresistenz bei normalem Ansprechen des Skeletts auf das erhöhte Serum-PTH. Hierfür wurde die Bezeichnung „Hypo-Hyperparathyreoidismus" oder „Pseudohyperhypoparathyreoidismus" verwendet (33, 34). Eigene biochemische Untersuchungen des Knochenstoffwechsels ergaben, daß auch röntgenologisch unauffällige, unbehandelte Patienten mit Pseudohypoparathyreoidismus in Abhängigkeit vom Ausmaß des sekundären Hyperparathyreoidismus einen gesteigerten

Knochenumsatz aufweisen und in einigen Fällen der osteoklastäre Knochenabbau den kompensatorisch gesteigerten osteoblastären Knochenaufbau übertreffen kann (92). Vermutlich stellt die Skelettbeteiligung der unbehandelten Patienten mit Pseudohypoparathyreoidismus ein Spektrum unterschiedlicher Effekte dar, die vom Ausmaß der Skelettresistenz einerseits und dem Ausprägungsgrad des sekundären Hyperparathyreoidismus andererseits abhängen. Während manche dieser Patienten keine röntgenologisch erfaßbare verminderte Knochendichte aufweisen (22), können bei anderen Zeichen von Demineralisation bis massiven Knochenveränderungen, wie beim primären Hyperparathyreoidismus oder gar einer renalen Osteodystrophie, auftreten (74).

Auch *subkutane Verkalkungen*, bei denen es sich um amorphe Calcium-Phosphat-Ablagerungen oder echte ektope Knochenbildungen handelt, sind charakteristisch für die AHO. Nicht selten treten sie schon im ersten Lebensjahr vor der Manifestation von Hypokalzämie und Hyperphosphatämie auf, können die Lokalisation wechseln, sind oft gelenknah und betreffen im Gegenatz zur Myositis ossificans nie die Muskulatur.

Die Ursache des z.T . *extremen Übergewichts* bei Patienten mit Pseudohypoparathyreoidismus Typ Ia und Pseudo-PHP dürfte ein Defekt der Adenylatzyklase in Fettzellen sein (72).

Die Häufigkeit der *geistigen Retardierung* wird bei Patienten mit Pseudohypoparathyreoidismus Typ I mit 50–75 % angegeben. Ursächlich dürften die frühkindliche unbehandelte Hypokalzämie und/oder Hypothyreose keine relevante Rolle spielen. Dagegen weist eine Untersuchung von 25 Patienten mit Pseudohypoparathyreoidismus auf eine enge Assoziation zwischen $G_{s\alpha}$-Defekt und geistiger Retardierung hin, da von 25 Patienten mit Pseudohypoparathyreoidismus 9 von 14 mit Typ Ia, jedoch keiner von 11 Patienten mit Typ Ib eine herabgesetzte intellektuelle Leistungsfähigkeit zeigten (45a). Bei Patienten mit Pseudohypoparathyreoidismus Typ Ia sind Störungen des *Geruchs*, *Geschmacks* und *Hörvermögens* bekannt, deren Genese kontrovers diskutiert wird (134).

Kürzlich wurden bei verschiedenen Patienten mit AHO, normalem Calciumstoffwechsel und $G_{s\alpha}$-Protein kleine terminale Deletionen des langen Arms von Chromosom 2 (del[2]q37.3) nach-

gewiesen (39, 115). Möglicherweise kodiert einer der defekten Genabschnitte Proteine, die für die Morphogenese des Skeletts und die psychomotorische Entwicklung von Bedeutung sind und ihre Wirkung über $G_{s\alpha}$-Proteine erzielen.

*Vererbung des Pseudohypoparathyreoidismus*: Der Pseudohypoparathyreoidismus Typ Ia und Pseudo-PHP werden autosomal dominant vererbt (134). Beide Erkrankungen kommen innerhalb einer Familie, jedoch nicht innerhalb derselben Generation vor. Mit Ausnahme einer von uns selbst beschriebenen Familie (132) spricht der Vererbungsmodus für das Vorliegen eines Imprinting: Die betroffenen Jungen und Mädchen einer Mutter mit Pseudohypoparathyreoidismus Typ Ia oder Pseudo-PHP haben immer einen Pseudohypoparathyreoidismus Typ Ia, d. h. eine Calciumstoffwechselstörung in Verbindung mit AHO. Dagegen weisen betroffene Kinder von Vätern mit Pseudohypoparathyreoidismus Typ Ia oder Pseudo-PHP keine Calciumstoffwechselstörungen, sondern nur eine AHO auf, leiden also nur an einem Pseudo-PHP (156). Der Mechanismus dieses Imprintings ist bisher unklar. Eine einfache Erklärungsmöglichkeit bestünde darin, daß die $G_{s\alpha}$-Protein-Aktivität der betroffenen Kinder von Müttern mit Pseudohypoparathyreoidismus Typ Ia oder Pseudo-PHP in allen Körperzellen herabgesetzt ist, während die betroffenen Nachkommen von Vätern mit Pseudohypoparathyreoidismus Typ Ia oder Pseudo-PHP eine reduzierte $G_{s\alpha}$-Aktivität nur in einigen Zellen (z. B. Erythrozyten), nicht jedoch in Niere und Skelett aufweisen (156).

Die Vererbung der anderen Pseudohypoparathyreoidismustypen ist weniger klar: Der Typ Ib wird vermutlich ebenfalls autosomal dominant vererbt, während für den Pseudohypoparathyreoidismus Typ Ic aufgrund der bisher nur geringen Fallzahl noch keine Aussagen gemacht werden können. Der Pseudohypoparathyreoidismus Typ II ist mit weniger als 20 dokumentierten Fällen außerordentlich selten, kommt nicht familiär vor und ist auch nicht mit AHO oder Endokrinopathien kombiniert (134).

**Differentialdiagnose.** Die Diagnose eines Pseudohypoparathyreoidismus wird durch die Konstellation von Hypokalzämie, Hyperphosphatämie, Erhöhung des intakten Serum-PTH und Ausschluß einer Hypomagnesiämie, ekzessiver Zufuhr oder endogener Freisetzung von Phosphat, Niereninsuffizienz oder einer kalzipenischen Rachitis gesichert (Abb. 4.**10**).

Zur weiteren Differentialdiagnose müßte jetzt ein PTH-Test durchgeführt werden, um zwischen Pseudohypoparathyreoidismus Typ I und II zu unterscheiden (81, 134). Da derzeit kein geeignetes PTH für diesen Test zur Verfügung steht, muß sich die Differenzierung auf die Messung der kreatininbezogenen Urin-cAMP-Ausscheidung im Spontanurin beschränken. Beim Pseudohypoparathyreoidismus Typ II mit deutlichem sekundären Hyperparathyreoidismus ist die Ausscheidung erhöht, beim Pseudohypoparathyreoidismus Typ I erniedrigt bis normal (Abb. 4.**10**). Die weitere Differenzierung des Pseudohypoparathyreoidismus Typ I ist abhängig vom Ausschluß (Typ Ib) oder Nachweis (Typ Ia oder Ic) einer AHO.

Eine weitere Differenzierung zwischen den letztgenannten PHP-Typen setzt die Messung des $G_{S\alpha}$-Proteins in Erythrozyten voraus, die jetzt in unserem Labor möglich ist (Einsendung von 5 ml ungekühltem heparinisiertem Vollblut per Eilpost am Anfang einer Woche nach telefonischer Rücksprache).

Bei einer Herabsetzung der Aktivität dieses Proteins handelt es sich um einen Pseudohypoparathyreoidismus Typ Ia (oder einen Pseudo-PHP), andererseits um einen Pseudohypoparathyreoidismus Typ Ic.

Die Messung des $G_{S\alpha}$-Proteins hat auch eine Bedeutung für die Differenzierung von Patienten mit AHO ohne gleichzeitig nachweisbare Calciumstoffwechselstörung: Beim Pseudo-PHP ist das $G_{S\alpha}$-Protein vermindert, bei der Deletion des langen Arms von Chromosom 2 normal.

Tab. 4.**4** faßt die Differentialdiagnose des Pseudohypoparathyreoidismus zusammen.

Dabei ist zu berücksichtigen, daß der PTH-Test z.Z. nicht durchgeführt werden kann (s.oben).

Bei Patienten mit Pseudohypoparathyreoidismus Typ Ia und Ic muß nach weiteren Endokrinopathien (Hypothyreose, Hypogonadismus) durch die Messung von $T_3$, $T_4$, TSH, Estradiol bzw. Testosteron sowie TSH, LH und FSH vor und nach der Injektion von TRH bzw. LHRH gesucht werden.

Wichtig ist die differentialdiagnostische Abgrenzung der bei einer AHO auftretenden Brachydaktylie von der isolierten Brachydaktylie

Tabelle 4.**4**    Einteilung des Pseudohypoparathyreoidismus (PHP)

| PHP-Typ | Laborwerte im Serum (unbehandelt) | | | Anstieg von PcAMP/ UcAMP im PTH-Test | AHO | $G_{S\alpha}$-Protein | Vererbung |
|---|---|---|---|---|---|---|---|
| | Ca | P | PTH | | | | |
| Ia | ↓ | ↑ | ↑ | ↓ | + | ↓ | ad |
| Ib | ↓ | ↑ | ↑ | ↓ | – | n | ad |
| Ic | ↓ | ↑ | ↑ | ↓ | + | n | ? |
| II | ↓ | ↑ | ↑ | n | – | n | – |
| Normokalzämischer PHP | n | n | meist ↑ | ↓ | | je nach PHP-Typ (s. oben) | |
| Pseudo-PHP | n | n | n | n | + | ↓ | ad |
| Deletion von | | | | | | | |
| Chromocom 2q37 | n | n | n | n | + | n | – |

| | | | |
|---|---|---|---|
| ↓ | erniedrigt | PcAMP | Plasma-cAMP |
| ↑ | erhöht | UcAMP | Urin-cAMP |
| n | normal | ad | autosomal-dominant |
| AHO | hereditäre Albright-Osteodystrophie | | |

Typ E. Letztere autosomal dominant erbliche Dysostose ist von der AHO durch das Fehlen zusätzlicher Auffälligkeiten wie geistige Retardierung oder subkutane Verkalkungen zu unterscheiden, weist aber ebenfalls die für die AHO typische Kombination von selektiver Brachymetakarpie (meist des Metakarpale IV und V) mit einer Brachytelephalangie (vorwiegend des Daumens) auf. Brachydaktylien treten auch obligat bei der Akrodysostose und fakultativ beim Ullrich-Turner-Syndrom auf.

**Therapie.** Die Therapie des Pseudohypoparathyreoidismus und des Hypoparathyreoidismus gliedert sich in die Akut- und Dauertherapie der Hypokalzämie und ggf. assoziierter Störungen.

Die *Akutbehandlung* einer mit Tetanie und zerebralen Anfällen einhergehenden Hypokalzämie erfolgt durch die langsame intravenöse Injektion von 1–2 ml 10%iger Calcium-Gluconat-Lösung/kg KG (Tab. 4.5).

Die *Langzeitbehandlung* der Hypokalzämie sollte die etwas unterschiedliche Pathophysiologie des Hypoparathyreoidismus und Pseudohypoparathyreoidismus berücksichtigen, die in Abb. 4.9 dargestellt ist. Sie besteht in beiden Fällen in der Stimulation der Calciumaufnahme aus dem Darm durch Vitamin D$_3$ oder 1,25-Dihydroxyvitamin D$_3$ (1,25 [OH]$_2$D$_3$ = Calcitriol, Handelspräparat Rocaltrol) bei ausreichender oraler Calciumzufuhr mit der Nahrung oder in Form eines Calciumpräparats (0,5–1 g/Tag). Die Dosierung der Vitamin-D-Präparate ist individuell unterschiedlich und richtet sich nach den Laborparametern Serumcalcium und Urincalcium. Die Richtdosen betragen für Vitamin D$_3$ etwa 2000 E entsprechend 50 µg/kg KG und Tag und für Rocaltrol etwa 50 ng/kg KG und Tag.

> Die Calcitrioltherapie ist physiologischer, besser steuerbar, aber auch teurer als die herkömmliche Vitamin-D$_3$-Behandlung. Letztere hat den großen Nachteil, daß die Normalisierung einer Hyperkalzämie infolge Überdosierung nach Absetzen von Vitamin D$_3$ mehrere Wochen dauern kann, während eine calcitriolinduzierte Hyperkalzämie bereits wenige Tage nach Unterbrechung der Behandlung abklingt.

Eine Einschränkung der Phosphatzufuhr durch phosphatarme Kost oder gar eine medikamentöse Hemmung der intestinalen Phosphatabsorption ist unnötig, da sich der Serum-Phosphat-Spiegel durch die Normokalzämie selbst normalisiert.

> Bei Patienten mit Hypoparathyreoidismus soll der Serumcalciumspiegel aufgrund der Tendenz zur Hyperkalziurie nur in den unteren Normbereich (2–2,25 mmol/l bzw. 8–9 mg/dl) angehoben werden.

Manchmal kann die Hyperkalziurie trotzdem so ausgeprägt sein, daß die Gefahr der schweren Nierenschädigung mit Nephrokalzinose und/oder Nephrolithiasis droht. In diesen Fällen sollte die Diagnose einer ADH (s.oben) erwogen werden und bei Vorliegen dieser Anomalie evtl. sogar von einer Behandlung ganz Abstand genommen werden. Bei den anderen Hypoparathyreoidismustypen sollte bei einer stärkeren Hyperkalziurie eine zusätzliche Behandlung mit Hydrochlorothiazid (1–2 mg/kg KG täglich in 2–3 Einzeldosen) in Verbindung mit natriumarmer und kaliumreicher Kost erwogen werden, um die renale Hyperkalziurie einzuschränken. Bei fortbestehender Hyperkalziurie trotz niedrignormaler Serumcalciumspiegel ist bei Patienten mit symptomatischer Hypokalzämie ein Behandlungsversuch mit menschlichem PTH angezeigt, allerdings liegen diesbezüglich noch kaum klinische Erfahrungen vor (137, 157), darüber hinaus steht ja derzeit kein PTH zur Verfügung.

**Tabelle 4.5** Therapie des Hypoparathyreoidismus (HP) und Pseudohypoparathyreoidismus (PHP)

Akuttherapie:
- 1–2 ml 10% Ca-Glucose/kg intravenös

Dauertherapie:
- 0,5–1 g Ca per os
- 50 µg/kg Vitamin D$_3$ oder
- 50 ng/kg 1,25(OH)$_2$D$_3$ per os

Ziel:
- Serum-Ca:
  - ~2 nmmol/l (8 mg/dl) bei HP
  - ~2,5 mmol/l (10 mg/dl) bei PHP
- Urin-Ca:
  - <0,1 mmol/kg (4 mg/kg)/24 h
  - <0,7 mmol/mmol Cr (0,25 mg/mg)

Bei Patienten mit Pseudohypoparathyreoidismus besteht keine Tendenz zur relativen Hyperkalziurie (92).

Um den sich ungünstig auswirkenden sekundären Hyperparathyreoidismus möglichst zu supprimieren, soll der Serumcalciumspiegel in den oberen Normbereich (2,25–2,5 mmol/l bzw. 9–10 mg/dl) angehoben werden (81, 92).

Bei Patienten mit Hypoparathyreoidismus und Pseudohypoparathyreoidismus muß in Abständen von mindestens 3 Monaten auch die Urincalciumausscheidung kontrolliert werden. Diese sollte unter 0,1 mmol bzw. 4 mg/kg KG im 24-Stunden-Urin oder bei Kindern über 6 Jahren unter 0,7 mmol Calcium/mmol Kreatinin bzw. 0,25 mg Calcium/mg Kreatinin im 24-Stunden-Urin oder Spontan-Urin liegen. Referenzwerte für die Calcium/Kreatinin-Quotienten im Spontanurin von Säuglingen und Kleinkindern wurden von Matos u. Mitarb. (104) ermittelt (Tab. 4.**2**).

Während einer längerdauernden Imobilisierung, z. B. postoperativ oder nach Frakturen, muß die Vitamin-D- oder Rocaltrolbehandlung vorübergehend abgesetzt oder deutlich reduziert werden, um einer sonst drohenden Hyperkalzämie vorzubeugen.

Assoziierte Endokrinopathien, wie Morbus Addison beim Hypoparathyreoidismus oder Hypothyreose und Hypogonadismus beim Pseudohypoparathyreoidismus müssen substituiert werden.

## Hyperkalzämie

Eine Hyperkalzämie (Gesamtserumcalcium > 2,65 mmol/l bzw. 10,6 mg/dl oder ionisiertes Calcium > 1,4 mmol/l bzw. 5,6 mg/dl) tritt im Kindesalter viel seltener als eine Hyperkalzämie auf.

Wichtige Ursachen bzw. mit einer Hyperkalzämie einhergehende Erkrankungen sind bei Kindern:

- primärer Hyperparathyreoidismus,
- familiäre hypokalziurische Hyperkalzämie (FHH),

- Vitamin-D-Intoxikation,
- idiopathische infantile Hyperkalzämie,
- Morbus Jansen,
- Tumorhyperkalzämie:
  - durch direkte Wirkung auf das Skelett (Infiltration, Metastasen),
  - durch Fernwirkung auf das Skelett (Sekretion von PTHrP und Prostaglandinen),
- sonstige Ursachen:
  - granulomatöse Entzündungen (Sarkoidose, Adiponecrosis subcutanea neonatorum u. a.),
  - Vitamin-A-Intoxikation,
  - Thiazidüberdosierung,
  - plötzliche Immobilisierung (besonders bei mit Vitamin-D-Metaboliten behandelten Patienten),
  - Hypothyreose, Hyperthyreose, Nebennierenrindeninsuffizienz,
  - Phosphatmangel u. a. in der Neugeborenenphase auftretende Hyperkalzämien (S. 157).

An dieser Stelle soll nur auf die einige dieser Erkrankungen eingegangen werden, ein Teil der Neugeborenenhyperkalzämien wird auf S. 157 besprochen, bzgl. der übrigen Erkrankungen wird auf internistische Lehrbücher verwiesen.

## Primärer Hyperparathyreoidismus

**Definition.**    Unter Hyperparathyreoidismus versteht man eine chronische PTH-Übersekretion, die primär (autonom) oder sekundär, d. h. regulativ als Folge einer zur Hypokalzämie führenden Grundkrankheit (kalzipenische Rachitis, Niereninsuffizienz oder Pseudohypoparathyreoidismus) bedingt ist. Der tertiäre Hyperparathyreoidismus stellt eine seltene Verlaufsform des sekundären Hyperparathyreoidismus dar, bei dem nach einer langdauernden regulativen Überfunktion der Umschlag in eine Autonomie (Hyperkalzämie und Hyperparathyreoidismus) erfolgt.

Tab. 4.**6** gibt einen Überblick über die verschiedenen Formen des Hyperparathyreoidismus.

**Häufigkeit.**    Die Prävalenz des primären Hyperparathyreoidismus, der in etwa 80 % der Fälle auf ein solitäres Adenom, in 20 % der Fälle auf

Tabelle 4.**6**  Einteilung des Hyperparathyreoidismus

Primärer Hyperparathyreoidismus:
I. Sporadisch
II. Familiär:

- isoliert (ar, ad)
- MEN I (Wermer-Syndrom, ad):
  - primärer Hyperparathyreoidismus (90 %)
  - Gastrinom des Pankreas
  - Hypophysenvorderlappentumor
- MEN II (Sipple-Syndrom, ad):
  - primärer Hyperparathyreoidismus (10–20 %)
  - medulläres Schilddrüsenkarzinom
  - bilaterales Phäochromozytom

Sekundärer Hyperparathyreoidismus:
I. Kalzipenische Rachitis
II. Niereninsuffizienz
III. Pseudohypoparathyreoidismus

| | |
|---|---|
| ar | autosomal rezessiv |
| ad | autosomal dominant |
| MEN | multiple endokrine Neoplasie |

eine Hyperplasie und in weniger als 2 % der Fälle auf ein Karzinom zurückzuführen ist, wird mit etwa 1–3/1 000 angegeben. Von den betroffenen Patienten sind etwa 85 % zwischen 30 und 70 Jahre alt, Frauen erkranken 2- bis 3fach häufiger als Männer. Im Kindesalter ist der primäre Hyperparathyreoidismus außerordentlich selten und tritt meist erst nach dem 10. Lebensjahr auf. Die geschätzte Prävalenz der Erkrankung im Kindes- und Jugendalter beträgt etwa 2–5/ 100 000, es sind weniger als 90 gesicherte Fälle bekannt (21, 55, 80, 114).

**Ätiopathogenese.** Die Ursache des primären Hyperparathyreoidismus ist unklar. Die Kombination einer gesteigerten PTH-Basalsekretion durch vermehrte Zellmasse mit einer Reglerstörung, d. h. einer Suppression der PTH-Sekretion erst bei höheren als normalen Calciumspiegeln, dürfte von Bedeutung sein. Der CaR ist immunhistologisch vermindert nachweisbar, Mutationen im CaR-Gen liegen allerdings nicht vor (31).

Ursache der MEN Typ I sind unterschiedliche inaktivierende Keimbahnmutationen des auf dem langen Arm von Chromosom 11 (11q13) lokalisierten MEN-I-Gens, das für ein Tumorsuppressorprotein (Menin) kodiert. Erst wenn

zusätzliche somatische Mutationen dieses Gens auf dem anderen Allel auftreten, kommt es in den entsprechenden Organen (z. B. Nebenschilddrüse, Pankreas u. a.) zur Entwicklung eines Tumors (121).

Auch in sporadisch auftretenden Nebenschilddrüsenadenomen wurden in 25 % der Fälle (somatische) MEN-I-Gen-Defekte nachgewiesen. Dagegen ist MEN II durch aktivierende Keimbahnmutationen des RET-Protooncogens charakterisiert, welches für eine Tyrosinkinase kodiert (121).

**Klassifikation.** Der primäre Hyperparathyreoidismus kann bei Kindern sporadisch, meist als Folge eines Nebenschilddrüsenadenoms oder familiär, meist als Folge einer Hyperplasie aller 4 Nebenschilddrüsen, auftreten. Insbesondere beim primären Hyperparathyreoidismus im Neugeborenenalter muß an einen familiären Hyperparathyreoidismus gedacht werden. Dieser kann isoliert mit autosomal rezessivem oder autosomal dominantem Erbgang auftreten oder im Rahmen von MEN Typ I (primärer Hyperparathyreoidismus, Tumoren der Inselzellen des Pankreas und des Hypophysenvorderlappens) oder Typ II (primärer Hyperparathyreoidismus, medulläres calcitoninproduzierendes Schilddrüsenkarzinom und Phäochromozytom) vorkommen (Tab. 4.**6**).

**Klinik.** Die Symptome des primären Hyperparathyreoidismus sind auf die *Hyperkalzämie* (Anorexie, Übelkeit, Erbrechen, Gewichtsabnahme, psychische Veränderungen und Blutdruckerhöhung), *Hyperkalziurie* (ADH-resistente Polyurie, Polydipsie, Nephrolithiasis und Nephrokalzinose) und die *vermehrte PTH-Wirkung auf das Skelett* (Knochenschmerzen und Röntgenveränderungen, insbesondere subperiostale Defekte an den Radialseiten der Mittelphalangen II und III) zurückzuführen.

Bei den Syndromen MEN I und MEN II können entsprechend den assoziierten Endokrinopathien weitere Symptome auftreten, z. B. rezidivierende, multiple Magenulzera bei MEN I und hypertensive Krisen bei MEN II (128).

Aufgrund der oft ausgeprägten Hyperkalzämie und schwerer Skelettveränderungen kann die Symptomatik eines primären Hyperparathyreoidismus im Neugeborenenalter lebensbedrohlich sein (31, 41, 59).

**Pathophysiologie.** Die klinische Symptomatik wird durch die pathophysiologisch erklärbaren Folgen der PTH-Übersekretion verständlich. Die Hyperkalzämie entsteht durch die unmittelbare oder mittelbare vermehrte PTH-Wirkung auf die Nieren, das Skelett und den Darm mit der Folge einer erhöhten Calciumrückresorption in den Nieren, einer Calciummobilisation aus dem Skelett und (über eine vermehrte 1,25 [OH]$_2$D-Sekretion) einer Calciumaufnahme aus dem Darm. Die Hypophosphatämie und vermehrte cAMP-Ausscheidung im Urin sind Folge der PTH-Wirkung auf den Nierentubulus. Die Tendenz zur erhöhten Serum-Chlorid-Konzentration kann durch die PTH-bedingte renale Bicarbonatausscheidung erklärt werden. Die Urincalciumausscheidung ist trotz einer vermehrten PTH-bedingten tubulären Rückresorption wegen der durch die Hyperkalzämie hohen filtrierten Calciummengen erhöht.

**Diagnostik.** Die Diagnose wird durch den *mehrfachen Nachweis* einer Hyperkalzämie und Erhöhung des intakten Serum-PTH (> 6 pmol/l bzw. 60 pg/ml) gestellt. Zusätzlich können meist erhöhte Urin-cAMP-Werte in Verbindung mit einer Tendenz zur Hypophosphatämie und Hyperchlorämie sowie eine Hyperkalziurie nachgewiesen werden. Bildgebende Verfahren (insbesondere Sonographie) können zur Lokalisation eines Adenoms hilfreich sein. Differentialdiagnostisch müssen andere Hyperkalzämieursachen ausgeschlossen werden (s. unten). Beim endgültigen Nachweis eines primären Hyperparathyreoidismus soll immer eine Familienuntersuchung durchgeführt und nach anderen Endokrinopathien gesucht werden.

**Therapie.** Die Behandlung des primären Hyperparathyreoidismus besteht in der chirurgischen Nebenschilddrüsenexploration und beim Nachweis eines einzelnen Adenoms in der Entfernung, bei einer Hyperplasie aller 4 Nebenschilddrüsen in der totalen Parathyreoidektomie mit Autotransplantation eines Anteils von Nebenschilddrüsengewebe in die Muskulatur des Unterarms.

## ▪ Familiäre hypokalziurische Hyperkalzämie

**Ätiopathogenese.** Inaktivierende Mutationen des Calciumrezeptors bewirken eine Hemmung von PTH-Sekretion und renaler Calciumrückresorption erst bei erhöhten Serumcalciumkonzentrationen, also ein Shift der Calcium-Response-Kurve nach rechts (Abb. 4.4). Diese als familiäre hypokalziurische Hyperkalzämie (FHH) bezeichnete Störung folgt einem autosomal dominanten Abgang. In Abb. 4.3 sind die bis 1996 nachgewiesenen inaktivierenden Mutationen schematisch dargestellt. Es handelt sich um eine heterogene Störung, d. h. jede Familie hat offenbar ihre eigene Mutation, die besonders im aminoterminalen und transmembranen Anteil des CaR lokalisiert sind (31, 63). Homozygote und bestimmte heterozygote inaktivierende Mutationen des CaR können zum *neonatalen schweren Hyperparathyreodismus (NSHPT)* mit z. T. lebensbedrohlichem Verlauf führen. Eine Erklärung hierfür könnte darin bestehen, daß der CaR nicht nur die PTH-Sekretion, sondern auch die Proliferation der Nebenschilddrüsenzellen supprimiert und durch den Ausfall des CaR eine Hyperplasie aller Nebenschilddrüsen mit schwerem primären Hyperparathyreoidismus auftritt (31).

**Klinik.** Die meisten Patienten weisen trotz der Hyperkalzämie keine Symptome auf, was z. T. darauf zurückzuführen ist, daß die Urincalciumausscheidung nicht erhöht, sondern erniedrigt oder normal ist.

**Diagnostik.** Im Gegensatz zu den anderen primären Hyperparathyreoidismusformen liegen die Serum-PTH-Konzentrationen meist nicht oder nur unwesentlich über der Norm, sind allerdings unter Berücksichtigung der Hyperkalzämie relativ erhöht. Die Urincalciumausscheidung ist niedrignormal, der Serummagnesiumspiegel kann leicht erhöht sein.

**Therapie.** Eine Nebenschilddrüsenoperation ist kontraindiziert, da die Hyperkalzämie aufgrund der weiterhin bestehenden erhöhten tubulären Calciumrückresorption persistiert und die Patienten in der Regel keine Symptome aufweisen.

Dagegen muß bei Neugeborenen mit NSHPT mit ausgeprägter Hyperkalzämie und stark erhöhten Serum-PTH-Spiegeln sowie erheblichen Skelettveränderungen meist unmittelbar nach der Geburt eine Nebenschildrüsenoperation durchgeführt werden.

## Vitamin-D-Intoxikation

**Vorkommen.** Noch immer werden Intoxikationen bei Kindern beobachtet, bei denen eine hochdosierte Vitamin-D-Behandlung ohne Indikation durchgeführt wird (36). Hauptsächlich tritt eine Intoxikation unter Langzeittherapie mit Vitamin-D-Metaboliten bei Patienten mit Hypoparathyreoidismus, Pseudohypoparathyreoidismus und verschiedenen Rachitisformen auf, wobei die Empfindlichkeit, auf eine Vitamin-D-Behandlung mit einer Intoxikation zu reagieren, oft individuell unterschiedlich ist.

**Klinik.** Bei Aufnahme hoher Vitamin-D-Mengen (bei skelettgesunden Kindern z. B. täglich 10.000 IE über mehrere Wochen) kommt es zur Erhöhung von 25-OHD, bisweilen auch von 1,25 $(OH)_2D$ im Serum, zur vermehrten Calciumaufnahme über den Darm und aus dem Skelett und zur z. T. massiven Hyperkalzämie. Diese ist charakterisiert durch Appetitlosigkeit, Übelkeit, Erbrechen, Obstipation und Polyurie, in fortgeschrittenen Stadien extraossäre Verkalkungen, Nephrokalzinose und Niereninsuffizienz.

**Diagnostik.** Sie wird aufgrund der Anamnese vermutet und durch Laboruntersuchungen erhärtet. Charakteristisch ist die Konstellation von Hyperkalzämie und supprimiertem intaktem PTH (< 1 pmol/l bzw. 10 pg/ml), Hyperkalziurie und im Falle einer Intoxikation mit Vitamin D einer Erhöhung von 25-OHD (meist > 240 nmol/l bzw. 100 ng/ml).

**Therapie.** Die Therapie besteht im sofortigen Absetzen des Vitamin-D-Präparats und calciumarmer Ernährung bis zur Normalisierung des Serum- und Urincalciums, NaCl-Infusionen, Furosemid und in hartnäckigen Fällen einer mehrtägigen Glucocorticoidbehandlung.

## Idiopathische infantile Hyperkalzämie

**Definition.** Es handelt sich um eine heterogene, ätiologisch ungeklärte Hyperkalzämie, die in einer leichten (Typ Lightwood, 97) und schweren Form (Typ Fanconi-Schlesinger, 45) auftreten kann, sich im Säuglingsalter manifestiert und zur Spontanremission vor dem 4. Lebensjahr neigt.

**Klinik.** Die Symptomatik ist abhängig vom Ausmaß der Hyperkalzämie und entspricht der unter Vitamin-D-Intoxikation beschriebenen. Bei der schweren Verlaufsform (Typ Fanconi-Schlesinger) können morphologische Auffälligkeiten, die einem Williams-Beuren-Syndrom ähnlich sind (18, 153), vorhanden sein: Kraniofasziale Dysmorphie, kardiovaskuläre Veränderungen, insbesondere supravalvuläre Aortenstenose und periphere Pulmonalstenosen, prä- und postnataler Minderwuchs, Mikrozephalie, Kyphoskoliose, mäßige geistige Entwicklungsverzögerung, hypoplastische, spät durchbrechende Zähne und psychische Veränderungen sind charakteristisch. Nur ganz vereinzelt wurden mehrere Fälle in einer Familie beobachtet.

**Pathogenese.** Die Pathogenese der Hyperkalzämie und die symptomatischen Auffälligkeiten sind weitgehend ungeklärt. Während die morphologischen Auffälligkeiten als Folge einer intrauterinen Vitamin-D- oder Calciumintoxikation oder als assoziierte, von der Calciumstoffwechselstörung unabhängigen Fehlbildungen angesehen werden, wurden folgende z. T. inkonstante Veränderungen des Calciumstoffwechsels nachgewiesen: Ein überschießender Calciumanstieg im Serum nach oraler Calciumbelastung sowie erhöhte Serum-1,25 $(OH)_2$-D-Spiegel während der hyperkalzämischen Phase sprechen für eine ätiologisch unklare transitorische Erhöhung der Vitamin-D-Hormonsekretion und/oder -wirkung (16, 35, 50, 54, 80, 100, 139). Ein verzögerter Abfall des Serumcalciums nach intravenöser Calciumbelastung weist auf eine gestörte Calcitoninsekretion hin, die bei einigen Patienten durch Serumcalcitoninbestimmungen bestätigt wurde (35).

Eigene Untersuchungen des Calcium- und Knochenstoffwechsels ergaben bei normokalzämischen Patienten mit Williams-Beuren-Syndrom keinerlei Hinweise auf eine gestörte Sekretion oder Wirkung der calciumregulierenden Hormone 1,25 (OH)$_2$D, PTH und Calcitonin (94).

**Labordiagnostik und Therapie.** Beide entsprechen der einer Vitamin-D-Intoxikation. Die 25-Serum-Spiegel sind allerdings normal und die notwendige Behandlungsdauer mit calcium- und Vitamin-D-armer Ernährung, oft auch niedrig dosierter Glucocorticoidbehandlung, ist oft viel länger.

### ▓ Morbus Jansen

**Definition.** Der Mornus Jansen ist eine sehr seltene, sporadisch auftretende oder autosomal dominant erbliche metaphysäre Dysplasie mit ausgeprägtem Kleinwuchs und Hyperkalzämie.

**Ätiopathogenese.** Von uns wurde kürzlich erstmals eine aktivierende Mutation des PTH-PTHrP-Rezeptor-Gens bei einer Patientin mit Morbus Jansen nachgewiesen (131). Durch die Punktmutation kommt es zum Aminosäureaustausch von Histidin gegen Arginin in Position 223 des Rezeptors. Diese Mutation wurde inzwischen auch in 2 anderen Familien (einmal bei Mutter und Tochter) nachgewiesen, bei einem weiteren Patienten mit Morbus Jansen wurde eine andere aktivierende Mutation im PTH-PTHrP-Rezeptor-Gen (Austausch von Threonin gegen Prolin in Position 410 des Rezeptors) festgestellt (120).

Der ausgeprägte Kleinwuchs ist durch eine schwere Störung der enchondralen Ossifikation als Folge des überschießenden bremsenden Effekts von PTHrP auf den Übergang von proliferierenden in hypertrophische Knorpelzellen bedingt.
    Dagegen führt eine inaktivierende Mutation des PTH-PTHrP-Rezeptor-Gens durch den fehlenden hemmenden Einfluß von PTHrP zur beschleunigten enchondralen Ossifikation mit den Folgen einer letalen Skelettdysplasie (familiäre Chondrodysplasie Blomstrand, 71a).

**Klinik.** Die Patienten sind bei der Geburt normal groß, weisen dann einen zunehmenden erheblichen dysproportionierten Kleinwuchs zu Ungunsten der Extremitäten, Beindeformitäten, röntgenologisch auffällige Defekte der Metaphysen und subperiostale Knochenresorptionen sowie Gesichtsdysmorphien auf.

**Diagnostik.** Die Serumcalciumspiegel sind erhöht (3–4 mmol/l), die Serumphosphatspiegel niedrignormal, das Serumparathormon ist erniedrigt, der Knochenumsatz (alkalische Phosphatase und Hydroxyprolin oder cross-links im Urin) ist erhöht.

**Therapie.** Eine effektive Therapie ist bisher nicht bekannt. Eine Behandlung der eigenen Patientin mit einem die Osteoklastentätigkeit hemmenden Bisphosphanat führte zwar zu einer Normalisierung von Serumcalciumspiegel und Urincalciumausscheidung, jedoch nicht zu einer Verbesserung des Längenwachstums.

### ▓ Differentialdiagnose der Hyperkalzämie

Bei einer Hyperkalzämie ist die sofortige Bestimmung des intakten Serum-PTH notwendig. Ist die Konzentration erniedrigt, liegt eine nebenschilddrüsenunabhängige Erkrankung wie Vitamin-D-Intoxikation, infantile Hyperkalzämie oder eine der in der Einleitung dieses Kapitels erwähnten Erkrankungen vor (S. 136).
    Bei der Konstellation einer Hyperkalzämie und eines Hyperparathyreoidismus handelt es sich in der Regel um einen primären Hyperparathyreoidismus, der familiär oder sporadisch auftritt. Hierbei ist die Urincalciumausscheidung erhöht. Bei einer normalen oder erniedrigten Calciumausscheidung liegt die seltenere familiäre hypokalziurische Hyperkalzämie vor.

## Herabgesetztes Calcium-Phosphat-Produkt im Serum (Rachitis)

**Definition.** Rachitis bezeichnet eine gestörte Mineralisierung und Desorganisation der Wachstumsfuge, Osteomalazie eine mangelnde Mineralisation von Substantia spongiosa und Substantia compacta. Daher kommen beim Kind beide Defekte gleichzeitig vor, während beim Erwachsenen nach Epiphysenfugenschluß lediglich eine Osteomalazie auftreten kann. Die meisten Rachitiden sind auf eine Verminderung des Calcium-Phosphat-Produkts im Extrazellulärraum bzw. Serum zurückzuführen. Dabei können pathogenetisch 2 Rachitisformen unterschieden werden:

- kalzipenische Rachitiden, bedingt durch einen vorwiegenden Calciummangel als Folge einer verminderten 1,25 $(OH)_2$-D-Sekretion oder -Wirkung, außerordentlich selten auch durch einen alleinigen Mangel der Calciumzufuhr,
- phosphopenische Rachitiden, vorwiegend bedingt durch eine Herabsetzung der Phosphatrückresorption im proximalen Nierentubulus, selten durch eine geringe Phosphatzufuhr (mangelnde Phosphatsubstitution unreifer Frühgeborener).

## Kalzipenische Rachitiden

**Einteilung und Pathophysiologie.** In Abb. 4.**13** sind die wichtigsten erworbenen und angeborenen kalzipenischen Rachitiden jeweils auf der Ebene der entsprechenden Vitamin-D-Stoffwechselstörung aufgeführt.

Alle Störungen führen durch eine nicht ausreichende 1,25 $(OH)_2$-D-stimulierte intestinale Calciumaufnahme zum Calciummangel mit Tendenz zur Hypokalzämie (Stadium I). Kompensatorisch wird vermehrt PTH sezerniert, das den Serumcalciumspiegel zunächst durch eine vermehrte Calciumfreisetzung aus dem Skelett normalisiert und infolge einer vermehrten renalen Phosphatausscheidung eine Hypophosphatämie bewirkt (Stadium II). Schließlich ist nach längerer Verlaufsdauer trotz eines ausgeprägten sekundären Hyperparathyreoidismus nicht mehr genügend Calcium aus dem Skelett mobilisierbar und es tritt jetzt neben der Hypophosphatämie wieder eine Hypokalzämie auf (Stadium III, 52, 80).

Die Aktivität der alkalischen Serumphosphatase (AP) ist als Ausdruck einer gesteigerten Osteoblastentätigkeit, also eines gesteigerten Knochenumsatzes, in allen Rachitisstadien erhöht (80).

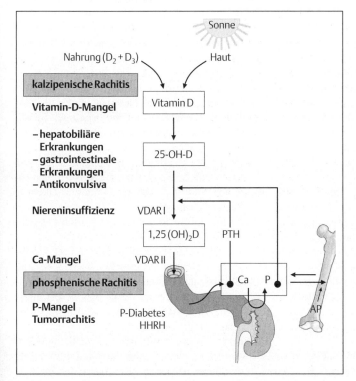

Abb. 4.**13** Kalzipenische und phosphopenische Rachitisformen (links: erworbene, rechts: erbliche Rachitiden).

VDAR I/II   Vitamin-D-abhängige Rachitis Typ I/II

HHRH   hereditäre hypophospatämische Rachitis mit Hyperkalziurie

**Laborchemische Befunde.** Die wichtigsten Laborbefunde der kalzipenischen Rachitiden sind:

- niedrignormale Serumcalciumspiegel,
- sekundärer Hyperparathyreoidismus,
- Hypophosphatämie infolge erniedrigter tubulärer Phosphatrückresorption,
- Hypokalziurie,
- erhöhte Aktivität der Serum-AP u. a. Meßgerößen, die einen gesteigerten Knochenumsatz erkennen lassen (z. B. Urinhydroxyprolin),
- Normabweichungen der Vitamin-D-Metabolite im Serum.

Die Serumspiegel der Vitamin-D-Metabolite 25-OHD und 1,25 (OH)$_2$D sind in Abhängigkeit von der jeweiligen Störung verändert und können differentialdiagnostisch wegweisend sein (Abb. 4.**16**). So ist der Serum-25-OHD-Spiegel bei Rachitis infolge Vitamin-D-Mangel, hepatobiliären und gastrointestinalen Erkrankungen und unter antikonvulsiver Behandlung erniedrigt. Der Serum-1,25 (OH)$_2$-D-Spiegel kann bei den genannten Erkrankungen in Abhängigkeit vom Stadium erhöht, normal oder erniedrigt sein, ist hier also differentialdiagnostisch nicht wegweisend.

Dagegen ist der Serumspiegel des Vitamin-D-Hormons bei fortgeschrittener Niereninsuffizienz und Vitamin-D-abhängiger Rachitis Typ I (VDAR I) erniedrigt und bei VDAR II erhöht (80).

**Klinik.** Die wichtigsten klinischen Symptome, deren Ausprägungsgrad und Auftreten von Ausmaß und Dauer der Grundkrankheit sowie dem Lebensalter abhängen, sind:

- Hypokalzämiesymptome wie Tetanie oder epileptische Anfälle (S. 127),
- Skelettveränderungen wie Verdickung von Hand- und Fußgelenken, Quadratschädel, Kraniotabes, Sitzkyphose, Genua valga oder vara, Harrison-Furche, rachitischer Rosenkranz (Auftreibungen der Knorpel-Knochen-Grenze im Bereich der vorderen Rippenenden), evtl. Frakturen,
- Myopathie (Bewegungsarmut, Muskelhypotonie und schlechte Kopfkontrolle),
- bei längerer Dauer ohne Behandlung Verzögerung von Wachstum und psychomotorischer

Entwicklung, Zahnschmelzdefekte, Infektanfälligkeit und Anämie.

**Radiologische Veränderungen.** Röntgenologisch findet man in fortgeschrittenen Rachitisstadien eine Auftreibung und Becherung der metaphysären Wachstumsfugen, Kalkarmut und Deformierungen des Skeletts, Grünholz-Frakturen, kolbige Auftreibungen der vorderen Rippenenden und bisweilen subperiostale Knochenresorptionen als Folge des sekundären Hyperparathyreoidismus.

**Erworbene kalzipenische Rachitiden.** *Vitamin-D-Mangel-Rachitis*: Voraussetzung für das Auftreten einer Vitamin-D-Mangel-Rachitis, der bei uns häufigsten kalzipenischen Rachitisform, ist die eingeschränkte physiologische Vitamin-D-Bildung in der Haut durch herabgesetzte Sonneneinwirkung in Kombination mit einer zu geringen Vitamin-D-Zufuhr mit der Nahrung bzw. eine unzureichende Vitamin-D-Prophylaxe.

Prädilektionsalter sind aufgrund der hohen Wachstumsrate (entsprechend dem hohen Vitamin-D- und Calciumbedarf) vorwiegend die ersten beiden Lebensjahre, seltener auch das Pubertätsalter.

In Deutschland sind vor allem 3 Personengruppen durch einen Vitamin-D-Mangel bedroht:

- Säuglinge, die keine ausreichende Vitamin-D-Prophylaxe und Sonneneinwirkung erfahren.
- Vegetarisch ernährte Kinder (besonders Säuglinge und Kleinkinder), deren Eltern Anhänger einer sog. „alternativen Ernährungsform" sind. Durch die Kombination von Calcium- und Vitamin-D-Mangel können schwere Rachitiden auftreten.
- Immigranten, vorwiegend Personen aus dem asiatischen Lebensraum. Ursache der Rachitis ist hier die Fortsetzung der gewohnten Ernährungsweise mit faserreichen Getreiden und Hülsenfrüchten, die die Absorption von Vitamin-D-Metaboliten im Darm hemmen, sowie eine mangelnde Aufnahme von phosphat- und Vitamin-D-haltigem Fleisch und Fisch. Daraus resultiert eine mangelnde Vitamin-D-, Calcium- und Phosphatzufuhr über den Darm, die jetzt nicht mehr wie im son-

nenreichen Herkunftsland durch die natürliche Vitamin-D-Bildung über die Haut kompensiert wird.

**Diagnostik.** Die Diagnose wird durch die Anamnese vermutet und kann durch den Nachweis erniedrigter Serum-25-OHD-Spiegel gesichert werden (übrige Laborbefunde sowie Röntgenuntersuchungen und klinische Daten s. oben).

**Therapie.** Die Verabreichung von etwa 5000 IE Vitamin $D_3$ und 0,5–1 g Calcium täglich per os über 3 Wochen führt in der Regel zu einer Ausheilung der Rachitis, wobei sich als erstes die Serumspiegel von Calcium, Phosphat und PTH (innerhalb 1–2 Wochen) normalisieren, während sich die röntgenologischen Skelettveränderungen und die Hyperphosphatasie (die Serum-AP kann vorübergehend sogar unter Behandlung noch ansteigen) erst nach Wochen bis Monaten zurückbilden.

- *Rachitis bei hepatobiliären und gastrointestinalen Erkrankungen*: Diese Erkrankungen führen meist nicht zu einer klassischen Rachitis, sondern zu einer Osteopenie, also Verminderung der Knochenmasse. Treten Calciumstoffwechselstörungen auf, sind sie vorwiegend durch Malabsorption von Calcium und Vitamin D, in einigen Fällen auch eine durch die Grundkrankheit eingeschränkte Sonnenlichtexposition bedingt. Ein Mangel an Vitamin-D-Metaboliten als Folge einer gestörten hepatischen Hydroxylierung oder einer Unterbrechung eines enterohepatischen Kreislaufs dürfte dagegen keine größere Rolle spielen (80).
- Die Behandlung besteht in der Therapie der Grundkrankheit, evtl. einer parenteralen Vitamin-D-Substitution.
- *Rachitis antiepileptica*: Noch komplexer ist die Genese der vorwiegend unter Behandlung mit Phenobarbital und Phenytoin auftretenden Osteopathie (84): Sie entsteht durch direkte Hemmung der intestinalen Calciumaufnahme, gesteigerten Vitamin D-Metabolismus mit Reduktion der 25-OHD-Serum-Spiegel als Folge einer hepatischen Enzyminduktion sowie zusätzliche Risikofaktoren wie mangelnde Sonnenlichtexposition, calcium- und Vitamin-D-arme Ernährung und verminderte körperliche Aktivität. Zusätzlich scheint nach eigenen Untersuchungen, eine antikonvulsivbedingte Hemmung der Sekretion von Calcitonin und der dadurch hervorgerufene Wegfall der skelettprotektiven Wirkung dieses Hormons eine Rolle zu spielen (95).
Behandlung und Prophylaxe entsprechen derjenigen der Vitamin-D-Mangel-Rachitis.

- *Renale Osteopathie*: Sie entsteht durch die Kombination einer zunächst reversiblen, später irreversiblen Herabsetzung der 1,25 $(OH)_2$-D-Synthese mit einer verminderten renalen Phosphatausscheidung (80). Bei dieser Osteopathie handelt es sich meist um die Kombination einer Fibroosteoklasie (Folge des sekundären Hyperparathyreoidismus) mit einer Rachitis und Osteomalazie (Folge der Vitamin-D-Stoffwechselstörung). Laborchemisch findet man in fortgeschrittenen Fällen Hypokalzämie, Hyperphosphatämie, sekundären Hyperparathyreoidismus und Serum-AP-Erhöhung. Die Therapie besteht in der frühzeitigen oralen Gabe von Calcium und 1,25 $(OH)_2D_3$ in niedriger Dosis, die in fortgeschrittenen Stadien der Niereninsuffizienz durch phosphatarme Diät, einem oralen, möglichst nicht aluminiumhaltigen Phosphatbinder und 1,25 $(OH)_2D_3$ in höherer Dosis (im Kindesalter bis zu 1 µg täglich) ergänzt wird.
- Neuerdings wird über positive Erfahrungen mit einer intermittierenden, d.h. nicht täglichen prophylaktischen 1,25 $(OH)D_3$-Gabe berichtet, die mit geringeren Nebenwirkungen verbunden ist. Diese Therapieform könnte zukünftig an Bedeutung gewinnen.

## ▨ Erbliche kalzipenische Rachitiden
(Tab. 4.8)

Im gleichen Ausmaß wie die auf einem Vitamin-D-Mangel beruhenden Rachitiden aufgrund der Vitamin-D-Prophylaxe an Bedeutung verloren, traten in den letzten Jahren die erblichen Rachitiden in den Vordergrund.

Prader u. Mitarb. beschrieben 1961 2 Patienten mit einer kalzipenischen Rachitis, die sich laborchemisch und röngenologisch nicht von der Vitamin-D-Mangel-Rachitis abgrenzen ließ (122). Der einzige Unterschied war das Auftreten weiterer familiärer Rachitisfälle und die fehlende Ansprechbarkeit auf Vitamin-D-Dosen, die zur Behandlung der Vitamin-D-Mangel-Rachitis ausreichten. Prader bezeichnete diese Rachitisform daher als hereditäre Pseudomangelrachitis. Die Bezeichnung Vitamin-D-abhängige Rachitis (VDAR) weist darauf hin, daß die Patienten dauernd eine erhöhte Vitamin-D-Zufuhr benötigen (80).

### ▓ Vitamin-D-abhängige Rachitis Typ I (VDAR I)

**Vererbung und Häufigkeit.** Der Erbgang ist autosomal rezessiv, die Häufigkeit ist unbekannt, sie liegt vermutlich zwischen derjenigen des Phosphatdiabetes und der VDAR II.

**Klinik.** Die VDAR I manifestiert sich meist im 3.–5. Lebensmonat mit den oben genannten Symptomen einer kalzipenischen Rachitis.

**Diagnostik.** Laborchemisch finden sich die oben genannten Veränderungen einer meist fortgeschrittenen kalzipenischen Rachitis im Stadium II oder III. Im Unterschied zur Vitamin-D-Mangel-Rachitis sind die 25-OHD-Spiegel normal, die Serumkonzentrationen von 1,25 $(OH)_2D$ dagegen deutlich erniedrigt und liegen meist unter 5 pmol/l (12 pg/ml).

**Ätiopathogenese.** Niedriger 1,25 $(OH)_2$-D-Serum-Spiegel und das therapeutische Ansprechen auf niedrige 1,25 $(OH)_2$-$D_3$-Dosen im Gegensatz zu massiven Mengen von Vitamin $D_3$ oder 25-$OHD_3$ weisen darauf hin, daß bei dieser Rachitisform ein genetisch bedingter Defekt der renalten 25-OHD-$1\alpha$-Hydrolylase, also eine gestörte 1,25 $(OH)_2$-D-Synthese vorliegt (51). Hierbei handelt es sich um ein komplexes Enzymsystem, das starke Ähnlichkeit zu den mitochondrialen Hydroxylasen der Nebenniere aufweist und aus einem Cytochrom P450, Ferredoxin (einem Eisen-Schwefel-Protein) und Ferredoxinreduktase (einem Flavoprotein) besteht (57). Vermutlich betrifft der Defekt das Cytochrom P450 (57).
Der Enzymdefekt der renalen 25-OHD-$1\alpha$-Hydroxylase konnte aus ethischen Gründen bisher nicht in der Niere des Menschen, jedoch in

der einer Schweinerasse, die an einer menschlichen VDAR I vergleichbaren Rachitis leidet, bestätigt werden (158). Der Enzymdefekt ist in der Plazenta von Frauen mit VDAR I nachweisbar (57). Kürzlich wurde das Gen für die menschliche 25-OHD-$1\alpha$-Hydroxylase kloniert (76): Es besteht aus 9 Exons und ist auf dem langen Arm von Chromosom 12 (12q13.3) in der Nähe des Vitamin-D-Rezeptor-Gens lokalisiert. Bei mehreren Patienten mit VDAR wurden unterschiedliche inaktivierende Mutationen in dem vermutlich für Cytochrom P450 des 25O-HD-$1\alpha$-Hydroxylase-Komplexes kodierenden Gens nachgewiesen (76).

**Therapie.** Die Behandlung besteht in der lebenslangen Substitution von 0,5–2 µg 1,25 $(OH)_2D_3$ (Rocaltrol) bei ausreichender Calciumzufuhr mit der Nahrung.

### ▓ Vitamin-D-abhängige Rachitis Typ II (VDAR II)

**Vererbung und Häufigkeit.** Das häufige Auftreten von Geschwistererkrankungen und einer Konsanguinität in der Aszendenz sprechen für einen autosomal rezessiven Erbgang. Seit der Erstbeschreibung im Jahre 1978 durch Brooks u. Mitarb. (23) wurden über 50, vorwiegend aus Arabien und Japan stammende Familien beschrieben (99, 76, 106).

**Klinik.** Die Rachitis manifestiert sich meist in den ersten beiden Lebensjahren, bisweilen erst im Alter von 3–15 Jahren mit klinischen, radiologischen und laborchemischen Zeichen einer kalzipenischen Rachitis. In etwa der Hälte der Fälle besteht eine Alopezie. Diese kann angeboren sein, tritt aber meist in den ersten beiden Lebensmonaten, spätestens im Alter von 4 Jahren auf.
Histologisch fanden sich keine lymphozytären Infiltrationen.

**Laborveränderungen.** Laborchemisch bestehen die oben genannten Veränderungen einer kalzipenischen Rachitis im Stadium II und III, bisweilen findet man normale oder leicht erhöhte Serum-Phosphat-Spiegel. Im Unterschied zur VDAR I sind die 1,25 $(OH)_2$-D-Konzentrationen im Serum bei unbehandelten Patienten stark erhöht (320–2400 pmol/l bzw. 132–1000 pg/ml) und steigen während der Therapie auf z. T. exzessive Werte (bis 45.000 pmol/l bzw. 19 000 pg/ml) an. Die Serum-25-OHD-Spiegel sind bei unbehandelten Patienten normal.

**Ätiopathogenese.** Dieser Rachitisform liegt eine angeborene Endorganresistenz von Darm und Skelett gegenüber 1,25 $(OH)_2D$ zugrunde, die an kultivierten Fibroblasten, Knochen- und Epidermiszellen nachweisbar ist (99). Die Erkrankung ist biochemisch heterogen. In den letzten Jahren wurden zahlreiche Vitamin-D-Rezeptordefekte auf verschiedene Mutationen im Bereich der DNA- oder 1,25 $(OH)_2$-D-Bindungsstelle zurückgeführt, die in Abb. 4.**14** schematisch dargestellt sind. Es handelt sich vorwiegend um Punktmutationen, die den Austausch einer Aminosäure in Position 30–80 und damit eine offenbar schwerwiegende Veränderung innerhalb der beiden Zinkfinger hervorrufen, wodurch die DNA-Bindung erheblich gestört ist (99).

Weitere Mutationen wurden im Bereich des 1,25 $(OH)_2$-D-bindenden Anteils nachgewiesen, die zu einer fehlenden Hormonbindung des defekten Rezeptors führen. Darüber hinaus wurde auch eine Patientin mit normalem Rezeptor, aber fehlendem Effekt des Hormons auf die Zielzelle, also vermutlich einem Postrezeptordefekt beschrieben, der die Regulation der in Abb. 4.1 dargestellten 1,25 $(OH)_2$-D-Aktivierung oder die Synthese des Vitamin-D-Rezeptors betrifft (65). Die Alopezie kommt bei allen Subtypen vor, ist in der Regel mit einer schweren klinischen Symptomatik korreliert und vermutlich Folge der pränatalen 1,25 $(OH)_2$-D-Resistenz (103).

**Diagnostik.** Diese kann durch die Untersuchung von Rezeptoren in Hautfibroblasten gestellt werden. Eine prognostische Aussage über das Ausmaß des Defekts ist durch die Messung der 1,25 $(OH)_2$-D$_3$-stimulierten 25-OHD-24-Hydroxylase-Aktivität in Fibroblasten, einer normalerweise nachweisbaren Vitamin-D-Hormon-Wirkung (Abb. 4.**1**), möglich. Bei Patienten mit fehlender Stimulierbarkeit dieses Enzyms kann die Hypokalzämie auch durch maximale Dosen von Vitamin D oder 1,25 $(OH)_2D_3$ nicht beeinflußt werden (53, 149).

**Therapie.** Patienten mit VDAR II sind im Gegensatz zu denen mit VDAR I oft schlecht, z. T. gar nicht mit Vitamin D oder Vitamin-D-Metaboliten zu behandeln und versterben bisweilen in den ersten Lebensjahren, meist an den Folgen einer Pneumonie. Bei neu entdeckten Patienten mit VDAR II sollte zunächst immer ein Behandlungsversuch mit 1,25 $(OH)_2D_3$ (Rocaltrol bis 50 µg/Tag) oder Vitamin D$_3$ (bis 5 Mio. IE/Tag) gemacht werden. Bei fehlendem Therapieerfolg

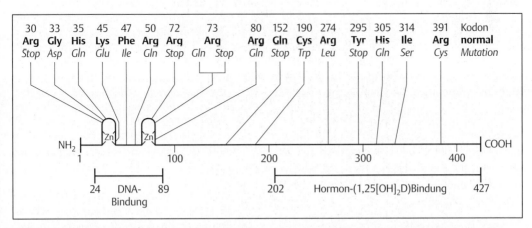

**Abb. 4.14** Struktur des Vitamin-D-Rezeptors (VDR). Die Zahlen geben die Aminosäuresequenz des aus 427 Aminosäuren bestehenden Proteins an. Die Lokalisation der bisher bekannten Mutationen, die zu einer Vitamin-D-abhängigen Rachitis Typ II führen, sind im unteren Teil der Abbildung dargestellt (Übersicht bei 99). Nach der gültigen Numerierung sind die erstbeschriebenen Aminosäuresubstitutionen um die Zahl 3 zu erhöhen (z. B. statt His 32 Gln in der Originalbeschreibung jetzt His 35 Gln).

ist eine Behandlung mit mehreren Gramm Calcium täglich intravenös oder auch oral, z. B. in Form einer nächstlichen Zufuhr über eine Magensonde, sinnvoll (13, 66).

Bei einigen Patienten mit Rezeptordefekten im Bereich der DNA- oder 1,25 $(OH)_2$-D-Bindungsstelle sowie der dazwischenliegenden (Hinge)-Region, die zuvor trotz Langzeitbehandlung mit hohen Dosen von Calcium und Vitamin-D-Metaboliten hypokalzämisch blieben und schwere Rachitiszeichen aufwiesen, trat im Alter zwischen 7–15 Jahren eine ungeklärte Spontanheilung auf, die keine weitere Therapie mehr notwendig machte (83, 99).

## Phosphopenische Rachitiden

### Erworbene phosphopenische Rachitiden

Die wichtigsten erworbenen phosphopenischen Rachitiden sind:

- Phosphatmangel Frühgeborener (S. 158),
- Tumorrachitis,
- erworbenes Fanconi-Syndrom (s. unten).

Seit der Erstbeschreibung durch Prader (123) wurde die Kombination einer phosphopenischen Rachitis bzw. Osteomalazie mit einem Tumor (Tumorrachitis) in etwa 50 Einzelbeobachtungen meist bei Erwachsenen, aber auch bei Kindern beschrieben (10, 101, 119).

**Klinik.** Im Gegensatz zum Phosphatdiabetes (s.unten) handelt es sich um sporadische Fälle, die sich im späteren Kindes- oder im Erwachsenenalter mit Knochenschmerzen, Muskelschwäche und gelegentlich Spontanfrakturen manifestieren. Die Tumoren sind in der Regel benigne und mesenchymalen Ursprungs. Es handelt sich vorwiegend um Riesenzellgranulome, nichtossifizierende Fibrome und Fibroangiome, die an unterschiedlichen Stellen des Körpers lokalisiert sind und aufgrund ihrer geringen Größe lange unerkannt bleiben.

Bei jeder „sporadischen hypophosphatämischen Rachitis oder Osteomalazie" die mit Knochenschmerzen einhergeht und sich nicht bereits im Kleinkindalter manifestiert, sollte an eine Tumorrachitis gedacht werden.

**Laborchemische und radiologische Befunde.** - Diese sind dem Phosphatdiabetes vergleichbar (s.unten), wobei die Serum-1,25 $(OH)_2$-D-Spiegel oft deutlich niedriger liegen.

**Pathogenese.** Offenbar bilden die Tumoren eine hormonähnliche Substanz (Phosphatonin), die die Phosphatrückresorption und die 1,25 $(OH)_2$-D-Synthese im proximalen Nierentubulus hemmt (42).

**Therapie.** Nach Entfernen des Tumors normalisieren sich die laborchemischen und röntgenologischen Veränderungen. Falls der Tumor nicht operabel ist, erfolgt eine Therapie der Rachitis mit Calcitriol und Phosphat wie beim Phosphatdiabetes (s. unten).

## Phosphatdiabetes (familiäre hypophosphatämische Rachitis)

**Vererbung und Häufigkeit.** Marker für die Erkrankung, die 1937 erstmals von Albright u. Mitarb. (6) beschrieben wurde, ist die Hypophosphatämie (Altersabhängigkeit beachten), die nicht immer mit einer klinischen Symptomatik einhergeht. Der Erbgang des Phosphatdiabetes, fehlerhaft auch als „Vitamin-D-resistente Rachitis" bezeichnet, ist X-chomosomal dominant: Bei einer Erkrankung des Vaters sind also alle Töchter betroffen und alle Söhne gesund, während die Hälfte der Söhne und die Hälfte der Töchter einer hypophosphataämischen Mutter erkranken. Mädchen sind doppelt so häufig betroffen wie Jungen, dafür in der Regel leichter. Vereinzelt wurden Familien mit autosomal dominantem oder autosomal rezessivem Erbgang beschrieben (124).

Mit einer geschätzten Häufigkeit von etwa 1 : 20 000 Neugeborenen ist der Phosphatdiabetes die häufigste der erblichen Rachitisformen.

**Klinik.** Die Erkrankung manifestiert sich meist erst am Ende des 1. oder häufiger im 2. Lebensjahr. Die betroffenen Kinder fallen durch einen watschelnden-breitbeinigen Gang, Minderwuchs und rachitische Beindeformitäten auf (Abb. 4.**15**). Der klinische Ausprägungsgrad korreliert nicht mit dem Ausmaß der Hypophosphat-

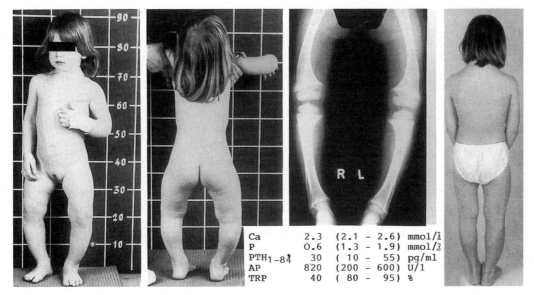

| Ca | 2.3 | (2.1 | – | 2.6) | mmol/l |
| P | 0.6 | (1.3 | – | 1.9) | mmol/l |
| PTH$_{1-84}$ | 30 | ( 10 | – | 55) | pg/ml |
| AP | 820 | (200 | – | 600) | U/l |
| TRP | 40 | ( 80 | – | 95) | % |

Abb. 4.**15**   Phosphatdiabetes bei einem 3jährigen unbehandelten Mädchen mit ausgeprägten Beindeformitäten und röntgenologischen Rachitiszeichen im Bereich der Metaphysen von distalem Femur und proximaler Tibia. Die für die Diagnose entscheidenden Laborwerte sind angegeben.

Rechts ist dieselbe Patientin im Alter von 5 1/2 Jahren unter Therapie mit 1,25-Dihydroxyvitamin D$_3$ und Phosphat abgebildet. Beachte die weitgehende Normalisierung der ausgeprägten O-Beine unter konservativer Therapie.

ämie. Muskelschmerzen treten nicht auf, eine gestörte Zahnentwicklung und Zahnabszesse können vorkommen. Unbehandelte erwachsene Patienten können beschwerdefrei sein oder Verkalkungen im Bereich von Sehnen, Gelenkkapseln und Ligamenten sowie eine Innenohrschwerhörigkeit aufweisen und über Knochenschmerzen klagen (38, 117).

**Ätiopathogenese.**   Der Phosphatdiabetes wird durch heterogene, auf dem distalen Anteil des kurzen Arms des X-Chromosoms lokalisierte Mutationen des PHEX-Gens (phosphate regulation gene with homologies to endopeptidases located on the X-chromosome) hervorgerufen (42, 68). Es wird angenommen, daß die Mutationen zu einer verminderten Aktivität einer neutralen Endopeptidase führen, die normalerweise einen phosphaturischen Faktor („Phosphatonin") inaktiviert. Phosphatonin wird vermutlich in Osteoblasten, möglicherweise auch in anderen Zellen gebildet und soll den für die Phosphatrückresorption wichtigen Natrium-Phosphat-Kotransporter Typ 2 (NaPi-2) hemmen. Das Gen für den NaPi-2 ist auf dem kurzen Arm von Chromosom 5 lokalisiert (42).

Die Serum-1,25 (OH)$_2$-D-Spiegel sind trotz ausgepräger Hypophosphatämie nicht erhöht, das Weglassen von Phosphat aus der Nahrung und eine PTH-Infusion bewirken eine im Vergleich zu Kontrollen geringere 1,25 (OH)$_2$-D-Sekretion (124).

Es besteht also eine kombinierte Störung der Phosphatrückresorption und der Regulation des Vitamin-D-Stoffwechsels im proximalen Nierentubulus aufgrund einer Hemmung des NaPi-2-Kotransporters durch einen zirkulierenden Faktor (Phosphatonin). Die herabgesetzte renale Phosphatrückresorption bewirkt eine mehr oder weniger ausgeprägte Hypophosphatämie, das dadurch herabgesetzte Calcium-Phosphat-Produkt im Serum führt zu Rachitis und Osteomalazie. Darüber hinaus bestehen auch Hinweise für einen primären Osteoblastendefekt (58).

Die Aufklärung der Pathogenese wurde wesentlich erleichtert durch die Züchtung einer Maus

(Hyp-Maus) mit einer dem menschlichen Phosphatdiabetes vergleichbaren Rachitis (42, 68).

**Radiologische Veränderungen.** Im Säuglingsalter überwiegen Becherung und Auftreibung der Metaphysen von Unterarmen und Beinen, später nach dem Laufenlernen Veränderungen im Bereich der Knie- und Sprunggelenke (Abb. **4.15**). Eine mediale Verbreiterung der Epiphysen am distalen Femur und an der proximalen Tibia sowie eine O-Beinstellung der Unterschenkel mit einem keilförmigen Defekt der statisch überlasteten Tibiametaphyse sind charakteristisch. Bei älteren unbehandelten Patienten findet sich eine grobe Trabekelzeichnung der Röhrenknochen (Osteomalazie), paradoxerweise nicht selten auch eine Erhöhung der Knochendichte (starke Anhäufung von intermittierend verkalktem Osteoid?).

**Diagnostik.** Leitbefunde der laborchemischen Diagnostik sind die unter der Altersnorm liegenden Werte von Serumphosphat und tubulärer Phosphatrückresorption (TRP) bzw. des auf die glomeruläre Filtrationsrate (GFR) bezogenen Transportmaximums für Phosphat (TmP/GFR). Die alkalische Serum-Phosphatase-Aktivität und andere Marker für die vermehrte Osteoblastentätigkeit sind mäßig erhöht.
Die laborchemischen Veränderungen lassen sich meist schon in den ersten Lebensmonaten, nie aber unmittelbar nach Geburt nachweisen (85). Calcium, PTH und 25-OHD im Serum sowie Urincalcium sind bei unbehandelten Patienten normal, der 1,25 $(OH)_2$-D-Serum-Spiegel ist altersentsprechend, jedoch für die Hypophosphatämie zu niedrig (124).

**Therapie.** Die kombinierte orale Verabreichung von Phosphat und einem Vitamin-D-Präparat zielt darauf ab, die rachitischen Knochenveränderungen zu beseitigen (bei frühzeitigem Einsatz zu verhindern) und das Wachstum zu normalisieren. Die Phosphatzufuhr erfolgt mit einer Lösung aus Natriumdihydrogenphosphat und Natriumhydrogenphosphat, Reducto spezial oder Phosphat Sandoz-Brausetabletten. Die Dosierung beträgt je nach Lebensalter und Verträglichkeit etwa 40–50 (–70) mg/kg KG und Tag, wobei sich die angegebene Menge auf den Gehalt an elementarem Phosphor bezieht. Die Substitution muß gleichmäßig in mindestens 5 Einzeldosen erfolgen, um eine möglichst kontinuierliche Erhöhung des Serumphosphatspiegels zu erzielen.

Um einer phosphatinduzierten Tendenz zur Hypokalzämie mit sekundärem (47) oder tertiären Hyperparathyreoidismus entgegenzuwirken und eine Ausheilung der Mineralisationsstörung im Bereich von Substantia spongiosa und Substantia compacta zu erzielen (58), wird zusätzlich 1,25 $(OH)_2D_3$ (Rocaltrol) in einer Dosis von initial 15–20 ng/kg täglich oral in 2 Einzeldosen verabreicht und innerhalb von einigen Wochen auf die Erhaltungsdosis von täglich 20–40 (–60) ng/kg gesteigert
Die Therapie mit Phosphat und Vitamin-D-Metaboliten sollte so früh wie möglich, bei einem Indexfall in der Familie schon in den ersten beiden Lebensmonaten einsetzen, da hierdurch schwere Knochendeformierungen und vermutlich auch ein Minderwuchs verhindert werden können (85).
Die Mitbetreuung durch einen Kinderorthopäden ist nötig, bei ausgeprägten und im Wachstumsalter nicht selten progredienten Fehlstellungen sind Korrekturosteotomien manchmal nicht zu umgehen.
Erwachsene Patienten mit erneut auftretender Symptomatik nach Absetzen der Therapie sollten evtl. lebenslang behandelt werden.

**Nebenwirkungen.** Nebenwirkungen der *Phosphatbehandlung* sind intestinale Unverträglichkeit und Diarrhö, sekundärer Hyperparathyreoidismus und Nephrokalzinose. Letztere wurde aufgrund regelmäßiger Ultraschalluntersuchungen in unterschiedlichem Ausprägungsgrad sehr häufig bei behandelten Patienten mit Phosphatdiabetes nachgewiesen (126). Ihr Ausprägungsgrad ist offenbar um so größer, je höher die langfristige Phosphatsubstitution war (148). Die Pathogenese der phosphatbedingten Nephrokalzinose ist unklar. Neben der erhöhten Phosphatausscheidung, die um so höher ist, je mehr Phosphat substituiert wird, könnte auch eine intestinalbedingte Hyperoxalurie (vermehrte Oxalsäureaufnahme im Darm) in Abhängigkeit von der oralen Phosphatzufuhr (124) eine Rolle spielen.

Tabelle 4.**7**   Steuerung der Behandlung des Phosphatdiabetes

| Therapie | Serum | | Morgen-urin |
|---|---|---|---|
| | PHT↑ | AP↑↑ Wachs-tum↓ | Ca/Cr↑ |
| Phosphat per os 50–70 mg/kg KG in 5–6 ED | ↓ | ↑ | (↑) |
| Rocallrol per os 20–40 ng/kg KG in 1–2 ED | ↑ | (↑) | ↓ |

Nebenwirkungen der *Rocaltrolbehandlung* sind Hyperkalzämie, Hyperkalziurie, Nephrolithiasis und Nephrokalzinose.

**Steuerung der Therapie.** Die Behandlung des Phosphatdiabetes erfordert eine sorgfältige klinische und laborchemische Überwachung zur Vermeidung einer iatrogenen Nierenschädigung. Sie gehört in die Hand eines Spezialisten. Prinzipien der Steuerung der Behandlung sind in Tab. 4.7 dargestellt:

- Beim Nachweis einer Hyperkalziurie (Calcium im 24-Stunden-Urin über 0,1 mmol/kg [4 mg/kg] KG oder über 0,7 mmol/mmol Kreatinin [0,25 mg/mg Kreatinin] im 24-Stunden- oder Spontanurin) und/oder Hyperkalzämie (Serumcalcium über 2,6 mmol/l bzw. 10,4 mg/dl) muß die Rocaltroldosis reduziert werden. Bei Kindern unter 7 Jahren gelten höhere obere Grenzwerte der Calcium-Kreatinin-Werte im Spontanurin (Tab. 4.**2**).
- Beim Nachweis eines sekundären Hyperparathyreoidismus muß die Dosis von Rocaltrol erhöht und/oder die Phosphatzufuhr vermindert werden.
- Bei einer verminderten Wachstumsrate soll die Phosphatdosis gesteigert werden, was allerdings wegen gastrointestinaler Symptome und eines sekundären Hyperparathyreoidismus nicht immer möglich ist. Die Aktivität der alkalischen Serumphosphatase läßt sich meist nicht völlig normalisieren.
- Bei einer Nephrokalzinose (isoliert oder in Kombination mit Hyperkalziurie) soll die Phosphatdosis (evtl. auch Rocaltroldosis) reduziert werden.
- Während einer längeren Bettruhe, insbesondere nach Operationen, muß das Rocaltrol zur Vermeidung einer unter den Bedingungen der Immobilisierung drohenden Vitamin-D-Intoxikation vorübergehend abgesetzt werden.

Stickler u. Morgenstern haben 1989 aufgrund der bei ihren Patienten beobachteten Häufigkeit von iatrogenen Nierenschädigungen und eines unbefriedigenden Effekts auf die Wachstumsstörung die medikamentöse Therapie des Phosphatdiabetes in Frage gestellt (136). Bei sorgfältiger klinischer und laborchemischer Überwachung unter den oben genannten Kriterien ist dieser therapeutische Nihilismus aber auf keinen Fall vertretbar, wie Untersuchungen anderer Austoren ergaben (126, 148). So läßt eine neuere Studie von Balsan u. Mitarb.. (14) den Schluß zu, daß die Behandlung sich positiv auf die Endgröße auswirkt. Die Studie weist darüber hinaus darauf hin, daß eine Abhängigkeit der Endgröße von der Elterngröße nur bei weiblichen, jedoch nicht bei männlichen Patienten besteht.

Wilson u. Mitarb. (155) sowie Saggese u. Mitarb. (129a) berichteten über einen positiven Einfluß von Wachstumshormon auf Wachstumsrate und Hypophosphatämie von Kidnern mit Phosphatdiabetes und halten Langzeitstudien zu diesem neuen therapeutischen Ansatz für sinnvoll.

### Hereditäre hypophosphatämische Rachitis mit Hyperkalzurie (HHRH)

**Ätiopathogenese.** Bei dieser sehr seltenen, vorwiegend autosomal rezessiv vererbten phosphopenischen Rachitis sind die 1,25 $(OH)_2$-D-Serum-Spiegel im Gegensatz zum Phosphatdiabetes stark erhöht als Hinweis einer adäquaten Reaktion auf den renalen Phosphatverlust. Offenbar betrifft die Störung lediglich die tubuläre Phosphatrückresorption, nicht aber, wie beim klassischen Phosphatdiabetes, die Regulation des Vitamin-D-Stoffwechsels (142).

Durch die 1,25 $(OH)_2$-D-Erhöhung im Serum kommt es zur vermehrten Aufnahme von Calcium aus dem Darm, Tendenz zur Hyperkalzämie und PTH-Suppression mit der Folge einer Hyperkalziurie.

Offenbar besteht eine Beziehung zur absorptiven Hyperkalziurie (143).

**Diagnostik.** Sie stützt sich auf den Nachweis einer Hyperkalziurie und einer Erhöhung der 1,25 $(OH)_2$-D-Serum-Konzentration bei unbehandelten Patienten mit hypophosphatämischer Rachitis.

**Klinik.** Es handelt sich um ein Spektrum von Symptomen, das von einer asymptomatischen Hyperkalziurie bis zum schweren Ausprägungsgrad mit Rachitis, Nephrokalzinose, Nephrolithiasis und Minderwuchs reicht (143).

**Therapie.** Die Behandlung besteht in der alleinigen oralen Phosphatsubstitution (70–100 mg/kg elementarer Phosphor).

## De-Toni-Debré-Fanconi-Syndrom

**Definition.** Bei dieser auch als Fanconi-Syndrom bezeichneten Erkrankung handelt es sich um eine komplexe Störung der Tubulusfunktion mit Hyperphosphaturie, Glukosurie, generalisierter Hyperaminoazidurie, häufig auch weiteren tubulären Funktionsstörungen mit Verlust von Bicarbonat (renal-tubuläre Azidose), Kalium und Wasser (75).

**Ätiopathogenese.** Neben der seltenen idiopathischen Form kommt das Fanconi-Syndrom als Begleitkrankheit angeborener Stoffwechselstörungen (Zystinose, Galaktosämie, Fructoseintoleranz, Morbus Wilson, Tyrosinämie, Glykogenose) oder erworbener Krankheiten (nephrotisches Syndrom u. a.) und Vergiftungen (Schwer-

Tabelle 4.**8**   Laborwerte und Genetik der familiären Rachitiden[1]

| Erkrankung | Serum | | | | Urin | | | | Chromosom | Gen |
|---|---|---|---|---|---|---|---|---|---|---|
| | Ca | P | 1,25 $(OH)_2$D | PTH | TRP | Ca | Amino-säuren | Glu-cose | | |
| **Kalzipenische Rachitits:** | | | | | | | | | | |
| • VDAR I | ↓ | ↓/n | ↓ | ↑ | ↓ | ↓ | ↑ | – | 12q13.3 | 1αOHase |
| • VDAR II | ↓ | ↓/n | ↑↑ | ↑ | ↓ | ↓ | ↑ | – | 12q12-q14 | VDR |
| **Phosphopenische Rachitis:** | | | | | | | | | | |
| • Phosphaldiabetes | n | ↓ | ↓/n | n | ↓ | n | n | n | Xp22.1 | PHEX |
| • HHRH | n | ↓ | ↑ | n | ↓ | ↑ | n | n | ? | ? |
| • Lowe-Syndrom | n/↓ | ↓ | ↓/n | n/↑ | ↓ | ↑/n | ↑ | ↑ | Xq25-q26 | OCRL |
| • Dent-Syndrom | n | ↓ | ↑ | n | ↓/n | ↑ | ↑/n | ↑/n | Xq11.22 | CLCN5 |

[1] Serum-25(OHD) normal, alkalische Phosphatase im Serum und Urinhydroxyprolin erhöht

| | |
|---|---|
| TRP | tubuläre Phosphatrückresorption |
| VDAR I | Vitamin-D-abhängige Rachitis Typ I (Pseudeomangelrachitis) |
| VDAR II | Vitamin-D-abhängige Rachitis Typ II (hypokalzämische Vitamin-D-resistente Rachitis) |
| HHRH | hereditäre hypophosphatämische Rachitis mit Hyperkalziurie |
| 1αOHase | renales 25-OHD-1α-Hydrolylase-Gen |
| VDR | Vitamin-D-Rezeptor-Gen |
| PHEX | phosphatregulierendes Gen mit Homologien zu Endopeptidasen auf dem X-Chromosomen |
| OCRL | okulozerebrorenales Syndrom des Lowe-Gens |
| CLCN5 | Gen des spannungsabhängigen Chloridkanals 5, das auch bei der X-chromosomal rezessiven hypophosphatämischen Rachitis (XLRH) und X-chromosomal rezessiven Nephrolithiasis (XRN) betroffen ist |
| n | normal |
| ↓ | erniedrigt |
| ↑ | erhöht |

metalle u. a.) vor. Die Tubulopathie kann auch unter dem Einfluß zahlreicher Toxine und Medikamente (Cisplatin, Ifosfamid) auftreten.

Die Vererbung des idiopathischen Fanconi-Syndroms kann autosomal dominant, autosomal rezessiv oder X-chromosomal rezessiv sein. Ein Teil der Fälle tritt sporadisch auf.

Kürzlich wurden mehrere genetische Ursachen des Fanconi-Syndroms teilweise aufgeklärt (98) (Tab. 4.**8**). Das X-chromosomal rezessiv erbliche *Lowe-Syndrom* (okulozerebrorenales Syndrom) ist zusätzlich zur Tubulopathie durch eine angeborene Katarakt, geistige Retardierung, Muskelhypotonie und einen Kleinwuchs charakterisiert. Die Mutationen des OCRL-Gens betreffen den für die Signaltransduktion wichtigen Inositol-Phosphat-Stoffwechsel. Das *Dent-Syndrom* ist eine ebenfalls X-chromosomal vererbte Tubulopathie. Es ist neben dem Aminoglucophosphatdiabetes durch eine Hyperkalziurie, Nephrokalzinose und Nephrolithiasis charakterisiert. Ursache der Erkrankung sind Mutationen des 12fach membrangängigen Chloridkanals 5 (CLCN5).

**Klinik.** Der tubuläre Phosphatverlust kann bei Kindern mit einer schweren phosphopenischen Rachitis einhergehen. In Abhängigkeit von den weiteren Tubulusdefekten bestehen zusätzliche Symptome wie Gedeihstörungen, Minderwuchs, Polyurie, Dehydratation und Muskelschwäche.

**Diagnostik.** Sie stützt sich auf die klinischen Befunde und den Nachweis eines Aminoglucophosphatdiabetes, ggf. weiterer Tubulusdefekte. Immer sollte nach einer der zahlreichen möglichen Grundkrankheiten gesucht werden.

**Therapie.** Die Behandlung der Rachitis entspricht derjenigen des Phosphatdiabetes (s.unten), die bei einer zusätzlichen tubulären Azidose und Hypokaliämie mit der Substitution von Bicarbonat und Kalium kombiniert wird.

**Prognose.** Sie ist abhängig von der Grundkrankheit. Bei der häufig zugrunde liegenden Zystinose, aber auch bei einem Teil der Fälle von idiopathischem Fanconi-Syndrom, entwickelt sich eine Niereninsuffizienz.

## ■ Differentialdiagnose der Rachitis

Die Diagnose einer Rachitis stützt sich auf den Nachweis einer Erhöhung der alkalischen Serumphosphatase und röntgenologischer Skelettveränderungen (Abb. 4.**16**).

Sind die Serum-PTH-Konzentrationen normal, handelt es sich um eine phosphopenische Rachitis, also eine primäre Störung der tubulären Phosphatrückresorption, bei der die Serumphosphatkonzentration deutliche erniedrigt ist und das Serumcalcium normal ist. Bei einer normalen Calciumausscheidung im Urin und einer fehlenden Erhöhung der 1,25 (OH)$_2$-D-Serum-Spiegel liegt eine klassische familiäre hypophosphatämische Rachitis oder eine Tumorrachitis, andernfalls die seltene hereditäre hypophosphatämische Rachitis mit Hyperkalziurie

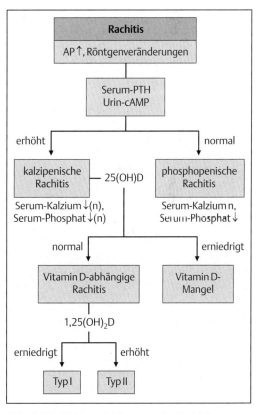

Abb. 4.**16** Differentialdiagnose der Rachitis.

D       Vitamin D
SCa/SP Serumcalcium und Serumphosphat
VDAR  Vitamin-D-abhängige Rachitis

(HHRH) vor. Schließlich muß differentialdiagnostisch auch ein Fanconi-Syndrom, bei zusätzlicher Nephrokalzinose/Nephrolithiasis ein Dent-Syndrom, berücksichtigt werden.

Findet sich bei einer Rachitis ein sekundärer Hyperparathyreoidismus, so handelt es sich um eine kalzipenische Rachitis, bei der eine Tendenz zur erniedrigten Konzentration von Serumcalcium und/oder Phosphat besteht. Zur weiteren Differentialdiagnose wird der Vitamin D-Metabolit 25-OHD bestimmt. Ist diese Substanz erniedrigt, ist eine Vitamin-D-Mangel-Rachitis bzw. Rachitis bei hepatobiliären Erkrankungen oder unter Antikonvulsivabehandlung gesichert.

Bei einer normalen Konzentration von 25-OHD handelt es sich um eine Vitamin-D-abhängige Rachitis, die durch die zusätzliche Bestimmung des Vitamin-D-Hormons 1,25 (OH)$_2$D weiter differenziert wird: Bei einer Erniedrigung dieses Hormons handelt es sich bei fehlendem Hinweis auf eine Niereninsuffizienz um eine renale Synthesestörung, also eine Vitamin-D-abhängige Rachitis Typ I, bei einer Erhöhung des Hormons um eine sehr seltene Endorganresistenz, also eine Vitamin-D-abhängige Rachitis Typ II.

## Normabweichungen der alkalischen Serumphosphatase

### ▧ Physiologische Grundlagen

Alkalische Phosphatasen stellen eine Gruppe von Enzymen mit niedriger Substratspezifität dar, die bei einem alkalischen pH-Wert die Hydrolyse von Phosphatestern katalysieren, z. B. p-Nitrophenylphosphat in p-Nitrophenol, der am meisten angewandten Nachweismethode. Es handelt sich um membrangebundene Glykoproteine, die z. T. in das Blut sezerniert werden und einen hohen Stellenwert in der Diagnostik von Leber- und Skeletterkrankungen haben (151).

Die physiologischen Funktionen der alkalischen Phosphatasen sind unklar. Die Lokalisation in absorbierenden und sezernierenden Zellen wie Bürstensaum des Nierentubulus, Dünndarmmukosa, Gallengängen, Lebersinusoiden und Plazenta läßt daran denken, daß die Enzyme im aktiven Transport von Substanzen durch die entsprechenden Zellmembranen beteiligt sind.

Im Serum eines gesunden Menschen außerhalb der Schwangerschaft ist ein Gemisch von Leber-, Knochen- und Dünndarmphosphatasen enthalten. Im Kindesalter überwiegt der Anteil der Knochenisoform bei weitem. Beim Mineralisationsvorgang des Skeletts spielt sie eine wesentliche Rolle. Man nimmt heute an, daß die Knochenphosphatase in sog. extrazellulären Matrixvesikeln (Absprossungen der Zellmembranen der Knorpelzellen und Osteoblasten) durch Spaltung des inhibierenden Pyrophosphats und Bereitstellung von anorganischem Phosphat die Ausbildung von Calcium-Phosphat-Kristallen und damit die nachfolgende Mineralisation des Osteoids einleitet.

Analog zur Biosynthese anderer Glykoproteine erfolgt zunächst die Proteinsynthese und im Anschluß daran eine posttranslationale Ankopplung von Kohlenhydraten. Die meisten Phosphatasen enthalten darüber hinaus zusätzlich N-Acetyl-Neuraminsäure, die vermutlich für die Fixierung an die Zellmembranen über Phosphatdylinositol von Bedeutung ist (151).

Die alkalischen Phosphatasen werden durch mindestens 3 verschiedene Gene kodiert, und zwar jeweils durch ein Gen für die Plazentaphosphatase, Dünndarmphosphatase und die übrigen Phosphatasen, die auch als unspezifische alkalische Gewebephosphatasen (tissue-nonspecific alkaline phosphatases [TNSALP]) bezeichnet werden und zu denen die Knochen-, Leber- und Nierenphosphatasen zählen. Letzteres Gen ist auf dem kurzen Arm des Chromosoms 1 (1p36.1-p34) lokalisiert und besteht aus 12 Exons, die für ein aus 507 Aminosäuren zusammengesetztes Zinkmetalloglykoprotein kodieren (151). Leber- und vermutlich auch Knochenphosphatase bestehen aus 2 identischen Untereinheiten mit einem Gesamtmolekulargewicht von etwa 140 kD (108).

Die Differenzierung der verschiedenen alkalischen Phosphatasen im Serum – die praktisch wichtigste ist die Unterscheidung zwischen Leber- und Knochenphosphatase – ist meist nur semiquantitativ möglich. Sie stützt sich auf die unterschiedliche Stabilität gegenüber chemischen Substanzen und erhöhter Temperatur (Knochenphosphatase am stärksten durch Hitze und Harnstoff inaktivierbar), unterschiedliche Wanderungsgeschwindigkeit in der Elektrophorese und chromatographische Methoden (151).

Neuerdings ist die direkte radioimmunologische Messung der Knochenphosphatase im Serum möglich (125).

## Kongenitale Hypophosphatasie

**Vererbung und Häufigkeit.** Die kongenitale Hypophosphatasie ist eine seltene, autosomal rezessiv erbliche Erkrankung, die aufgrund einer Aktivitätsminderung der alkalischen Phosphatase zu einer Knochenmatrixstoffwechselstörung mit rachitisähnlichen Veränderungen führt. Die Häufigkeit wird mit etwa 1 : 100 000 Neugeborenen angegeben (151).

**Ätiopathogenese.** Ursache der herabgesetzten Synthese der unspezifischen Gewebephosphatasen (z. B. Knochen- und Leberphosphatasen) sind unterschiedliche, beide Allele betreffende inaktivierende Mutationen des TNSALP-Gens. Die von anderen Genen kodierten Dünndarm- und Plazentaphosphatasen sind dagegen normal. Aufgrund der gestörten Mineralisationsvorgänge (s. oben) kommt es zu einem Defekt der desmalen und enchondralen Ossifikation und einer Erhöhung der physiologischen Substrate der alkalischen Phosphatase Pyrophosphat, Pyridoxal-5-Phosphat und Phosphoethanolamin (156).

**Einteilung in verschiedene Formen.** Nach dem Manifestationsalter werden folgende Formen der kongenitalen Hypophosphatasie unterschieden:

- *Perinatale Form*: Einige Säuglinge werden mit schweren Verknöcherungsstörungen wie fehlender Verkalkung des Hirnschädels, ausgeprägten Knochenverbiegungen und Frakturen geboren und sterben bereits kurz nach der Geburt an den Folgen von Rippenfrakturen und Ateminsuffizienz.
- *Infantile Form*: Bei anderen Säuglingen treten erst zwischen dem 1. und 6. Lebensmonat schwere rachitische Veränderungen, Gedeihstörung, vorzeitiger Ausfall der Milchzähne, prämature Schädelnahtsynostose, Krampfanfälle und eine ätiologisch ungeklärte Hyperkalzämie mit Nephrokalzinose auf.
- *Kindliche Form*: Sie manifestiert sich meist erst nach dem 1. Lebensjahr durch vorzeitigen

Ausfall der Milchzähne, Rachitiszeichen und Minderwuchs.
- *Adulte Form*: Diese ist durch Knochenschmerzen und -deformierungen, Osteoporose und ektope Verkalkungen charakterisiert. Es handelt sich wahrscheinlich um eine milde Verlaufsform, die bereits im Kindesalter einsetzt, jedoch erst im Erwachsenenalter diagnostiziert wird.
- *Odontohypophosphatasie*: Milde Form, die nicht das Skelett, sondern nur die Zähne betrifft.
- *Pseudohypophosphatasie*: Sehr seltene Form, bei der die klinischen und radiologischen Veränderungen vorliegen, aber die Serumphosphataseaktivität unter den In-vitro-Bedingungen normal ist. Dagegen ist die biologische Aktivität der TNSALP herabgesetzt, so daß die natürlichen Substrate Phosphoethanolamin, Pyrophosphat und Pyridoxal-5-Phosphat wie bei den anderen Hypophosphatasieformen erhöht sind (151).

**Zahnveränderungen.** Unterschiedliche, alle Hypophosphatasieformen in Korrelation zur klinischen Ausprägung betreffende Aplasie, Hypoplasie oder Dysplasie des Zements, das normalerweise vom Zahnhals bis zur Wurzelspitze reicht.

**Radiologische Veränderungen.** Die röntgenologischen Zeichen der kongenitalen Hypophosphatasie entsprechen denen einer kalzipenischen oder phosphopenischen Rachitis, von der sie sich allerdings durch Ossifikationsdefekte der Metaphysen unterscheiden.

**Diagnostik.** Laborchemisches Leitsymptom ist die verminderte Aktivität der alkalischen Serumphosphatase, wobei die Altersabhängigkeit der Normalwerte zu beachten ist.

Es besteht keine Korrelation zwischen dem Ausmaß der Aktivitätsverminderung der alkalischen Serumphosphatase und dem Schwergrad der klinischen Symptomatik. Bei Isoenzymuntersuchungen ist die Dünndarmphosphatase normal nachweisbar, während Knochen- und Leberphosphatasen stark vermindert sind oder fehlen. Die Diagnose wird gesichert durch den Nachweis einer gesteigerten Ausscheidung von Phosphoethanolamin und Pyrophosphat im 24-Stunden-Urin oder einem erhöhten Plasmaspiegel von Pyridoxal-5-Phosphat (151).

**Differentialdiagnose.** Andere Rachitisformen sind durch eine Hyperphosphatasie, andere Zustände mit Hypophosphatasie (Hypothyreose, Hungerzustand, Zinkmangel, Zöliakie, Morbus Wilson, Magnesiummangel, Therapie mit Glucocorticoiden oder Zytostatika oder Vitamin-D-Intoxikation) durch die Grundkrankheit auszuschließen.

**Therapie.** Eine kausale Therapie durch Infusionen von phosphatasereichem Plasma oder eine medikamentöse Behandlung mit Phosphat per os sind erfolglos. Die Behandlung ist symptomatisch und besteht vorwiegend in orthopädisch-operativen Korrekturen der Skelettveränderungen. Aufgrund der Hyperkalzämietendenz ist eine Vitamin-D-Behandlung kontraindiziert.

## ▪ Hyperphosphatasie

Eine Erhöhung der Aktivität der alkalischen Phosphatase findet man im Kindesalter bei hepatobiliären Erkrankungen oder Osteopathien (insbesondere Rachitis).

**Osteoektasie mit Hyperphosphatasie.** Dies ist eine autosomal rezessiv erbliche generalisierte Erkrankung mit schweren progredienten Verdickungen der Schäfte der Röhrenknochen und des Schädeldachs. Es handelt sich um eine sehr seltene Osteopathie, die der Paget-Erkrankung des Erwachsenen ähnelt und sich im Alter von 2–3 Jahren mit schmerzhaften Deformierungen der Extremitäten, Frakturen, Gangstörungen, großem Schädel und einer stark erhöhten Aktivität der alkalischen Serumphosphatase (Folge der erheblich gesteigerten Osteoblastentätigkeit) manifestiert. Wie beim Morbus Paget sind Bisphosponate und Calcitonin therapeutisch wirksam.

**Isolierte Erhöhung der alkalischen Serumphosphatase.** Nach Ausschluß hepatobiliärer Erkrankungen oder einer Osteopathie (Normalwerte von Leberenzymen, Calcium und Phosphat im Serum, unauffälliger Röntgenaufnahme der linken Hand) wird eine erhöhte Aktivität der alkalischen Serumphosphatase als isolierte Hyperphosphatasie bezeichnet. Diese kann transitorisch oder permanent auftreten.

**Transitorische Hyperphosphatasie.** Sie kommt bei Säuglingen und Kleinkindern vor, ist keinesfalls selten und normalisiert sich immer spontan nach 6–12 Wochen. Bei Isoenzymuntersuchungen ist meist sowohl das Leber- als auch das Knochenisoenzym erhöht. Bei vielen der betroffenen Kinder besteht zum Zeitpunkt der Hyperphosphatasie ein Infekt der oberen Luftwege oder eine Durchfallerkrankung. Ursächlich wird eine transitorisch gestörte Enzymclearance durch ein noch unbekanntes infektiöses Agens vermutet (89).

**Persistierende Hyperphosphatasie.** Diese ist viel seltener. Sie kann sporadisch oder familiär auftreten. Die familiäre Form kann vermutlich dominant (89) oder rezessiv vererbt werden.

Die rezessiv vererbte Form sowie die sporadische Hyperphosphatasie können mit Retardierung, Anfällen und neurologischen Auffälligkeiten einhergehen (89). Die Assoziation von Hyperphosphatasie und klinischer Symptomatik ist bisher ungeklärt. Bei ihrem Auftreten kann die Enzymbestimmung einen genetischen Marker bei Familienuntersuchungen darstellen. Eigene Isoenzymuntersuchungen weisen darauf hin, daß sich die erhöhte Phosphataseaktivität bei Kindern mit schwerer psychomotorischer Retardierung vorwiegend wie eine Leberphosphatase verhält (89).

Bei einer isolierten Hyperphosphatasie sind eine weiterführende Diagnostik mit Knochenszintigraphie oder -biopsie oder eine probatorische Vitamin-D-Behandlung unangebracht.

# Störungen des Calcium- und Knochenstoffwechsels in der Neugeborenenperiode

## Physiologische Grundlagen

Während der Schwangerschaft besteht ein kontinuierlicher, vom mütterlichen Darm in das fetale Skelett gerichteter Calciumtransfer. In Abb. 4.**17** ist die Beziehung zwischen mütterlichem und fetalem Calciumstoffwechsel im 3. Schwangerschaftstrimenon schematisch dargestellt.

Um den steigenden Calciumbedarf des wachsenden Fetus zu decken, sind *bei der Mutter* folgende Regulationsmechanismen wirksam (27, 79): Durch die Tendenz zur Hypokalzämie wird vermehrt PTH sezerniert, das u. a. die renale Umwandlung von 25-OHD in 1,25 (OH)$_2$D fördert. Letzteres Hormon stimuliert die intestinale Calciumaufnahme und verhindert dadurch ein zu starkes Absinken des mütterlichen Calciumspiegels.

*Beim Fetus* kommt es durch die Tendenz zur Hyperkalzämie zu einer Suppression der PTH-Sekretion aus den Nebenschilddrüsen und einer Stimulation der Calcitoninsekretion aus der Schilddrüse. Calcitonin hemmt vermutlich beim Fetus den Knochenabbau, bahnt also den Calciumstrom in das Skelett. Im Gegensatz zu PTH und Calcitonin sind die Vitamin-D-Metabolite 25-OHD und 1,25 (OH)$_2$D plazentagängig (27). Das im fetalen Blut zirkulierende 1,25 (OH)$_2$D stammt allerdings nicht nur aus dem Kreislauf der Mutter, sondern auch aus der fetalen Niere und vermutlich der Plazenta. Lange Zeit wurde angenommen, daß 1,25 (OH)$_2$D der einzige Faktor ist, der über in der Plazenta nachweisbare Vitamin-D-Hormonrezeptoren den diaplazentaren Calciumgradienten sowie einen ebenfalls vorhandenen Phosphatgradienten aufrecht erhält. Neuere Untersuchungen weisen darauf hin, daß auch PTHrP (PTH-related peptide) für den diaplazentaren Calciumtransport eine wesentliche Bedeutung hat (27, 79).

In Abb. 4.**17** ist die Regulation des fetalen Calciumstoffwechsels unter Einbeziehung von PTHrP dargestellt: Während PTH durch die Hyperkalzämie supprimiert ist, bewirkt PTHrP, welches ebenfalls in den fetalen Nebenschilddrüsen gebildet wird (1) und im Vergleich zu PTH offenbar erst bei höheren Calciumserumspiegeln supprimiert wird, direkt über Rezepto-

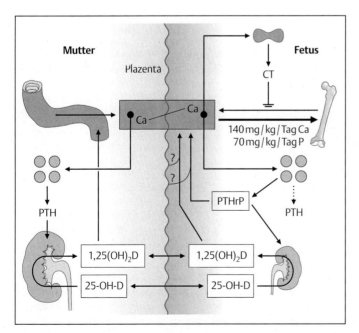

Abb. 4.**17** Mütterlicher und fetaler Calciumstoffwechsel im 3. Schwangerschaftstrimenon. Die Serumcalciumspiegel (Ca) von Mutter und Fetus sind durch ein rechteckiges Kästchen symbolisiert.

CT Calcitonin
PTHrP PTH-ähnliches Protein

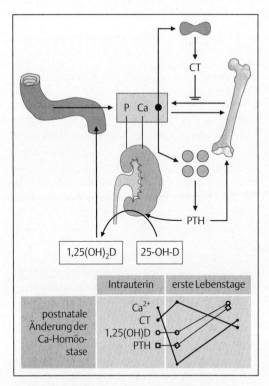

**Abb. 4.18**   Postnataler Calciumstoffwechsel. Schematische Darstellung der postnatalen Änderungen der calciumregulierenden Hormone Calcitonin (CT), 1,25-Dihydroxyvitamin D (1,25 [OH]$_2$ D). Ca$^{2+}$ ionisiertes Calcium

ren in der Plazenta die Stimulation des diaplazentaren Calciums und offenbar auch des 1,25 (OH)$_2$-D-Transports.

Beide Hormone sollen auch in der Plazenta selbst gebildet werden. Der relative Anteil von PTHrP und 1,25 (OH)$_2$D an der Stimulation des diaplazentaren Calciumtansports ist bisher noch ungeklärt.

**Postnataler Calciumstoffwechsel.**   Nach der Abnabelung sinkt der Calciumspiegel des Neugeborenen durch das Sistieren der mütterlichen Zufuhr innerhalb von 24–48 Stunden auf einen Tiefpunkt, um nach etwa 5 Tagen durch folgende Regulationsmechanismen wieder zur Norm anzusteigen (Abb. 4.**18**).

Die postnatale Hypokalzämie bewirkt einen Anstieg des intrauterin supprimierten Serum-

PTH. PTH führt zur vermehrten Freisetzung von Calcium und Phosphat aus dem Skelett und einer vermehrten renalen Umwandung von 25-OHD in 1,25 (OH)$_2$D. Das Vitamin-D-Hormon bewirkt bei adäquater Milchnahrung eine ansteigende intestinale Aufnahme von Calcium und Phosphat. Calcitonin, das bereits vor der Geburt erhöht ist, steigt offenbar unter dem Einfluß gastrointestinaler Faktoren (27, 79) trotz der Hypokalzämie postnatal vorübergehend weiter an, um dann innerhalb der ersten 8 Lebenswochen deutlich abzufallen. Der Serumphosphatspiegel des Neugeborenen ist bei der Geburt gegenüber dem übrigen Kindesalter als Folge der noch geringen glomerulären Filtrationsleistung erhöht und kann in den ersten Lebenstagen in Abhängigkeit vom Phosphatgehalt der Milchnahrung noch weiter ansteigen.

## Störungen des postnatalen Calcium- und Knochenstoffwechsels

Die wichtigsten postnatalen Calciumstoffwechselstörungen sind:

- Neugeborenenhypokalzämie und -hyperkalzämie,
- Frühgeborenenosteopathie.

### ▓ Neugeborenenhypokalzämie

Die Neugeborenenhypokalzämie, definiert als Unterschreiten des Gesamtcalciumserumspiegels von 1,75 mmol/l (7 mg/dl), kann in Abhängigkeit des zeitlichen Auftretens in eine *frühe* und eine *späte Form* unterteilt werden (Tab. 4.**9**).

### ▓ Frühe Form der Neugeborenenhypokalzämie

Diese von beiden weitaus am häufigsten auftretende Form manifestiert sich in den ersten 3 Lebenstagen besonders bei Frühgeborenen, Mangelgeborenen und Kindern diabetischer Mütter. Die betroffenen Säuglinge sind klinisch meist asymptomatisch. Die Pathogenese ist komplex: Bei den Frühgeborenen spielt das abrupte Sistieren der hohen diaplazentaren Calciumzufuhr und vermutlich auch ein transitorischer Pseudohypoparathyreoidismus, also eine

Tabelle 4.**9**   Frühe und späte Neugeborenenhypokalzämie (nach 43)

|  | Frühe Form | Späte Form |
|---|---|---|
| Alter | erste 3 Tage | erste 3 Wochen |
| Auftreten | häufig | selten |
| Symptome | selten | häufig |
| Serum-P | normal | erhöht |
| Vorkommen | Frühgeborene Mangelgeborene Kinder diabetischer Mütter | idiopathisch mütterliche Hyperkalzämie |
| Pathogenese | akuter Ca-Mangel nach Geburt transitorischer Pseudohypoparathyreoidismus | transitorischer Hypoparathyreoidismus |
| Therapie | Ca intravenös/per os | Ca, Vitamin-D-Metabolite, P-arme Mich |

vorübergehende Endorganresistenz gegenüber PTH (93), möglicherweise auch eine überschießende Calcitoninsekretion eine Rolle. Bei Kindern diabetischer Mütter ist die Hypokalzämie möglicherweise auf eine verminderte PTH-Sekretion infolge Hypomagnesiämie, eine erhöhte Calcitoninsekretion und einen vermehrten Calciumbedarf aufgrund des größeren Skeletts dieser meist übergroßen Kinder zurückzuführen (146).

Ein wesentlicher Faktor der neonatalen Hypokalzämie Neugeborener mit perinataler Asphyxie oder anderen Geburtskomplikationen scheint ein vermehrter Übertritt von intrazellulärem Phosphat in den Extrazellulärraum und ein dadurch bedingter Serumcalciumabfall zu sein (145).

Die Therapie besteht bei einer entsprechenden Symptomatik wie Zittern, Übererregbarkeit oder Neugeborenenkrämpfen in der intravenösen oder oralen Calciumzufuhr (s. unten).

## Späte Form der Neugeborenenhypokalzämie

Diese viel seltenere postnatale Calciumstoffwechselstörung manifestiert sich unabhängig vom Gestationsalter zwischen dem 4. und 21. Lebenstag, meist mit generalisierten Neugeborenenkrämpfen. Pathogenetisch handelt es sich offenbar um einen transitorischen Hypoparathyreoidismus, der durch eine vermehrte Phosphatzufuhr mit einer Säuglingsnahrung aggraviert

wird (43). Bei einer Neugeborenenhypokalzämie muß immer an eine intrauterine und postnatal vorübergehend anhaltende Suppression der PTH-Sekretion durch eine mütterliche Hyperkalzämie, z. B. im Rahmen eines primären Hypoparathyreoidismus, gedacht werden (79).

Weitere Ursachen der Neugeborenenhypokalzämie sind in Tab. 4.**9** zusammengefaßt.

Die Behandlung besteht in der Verabreichung von Calcium (langsame intravenöse Injektion von 10 % Calcium-Gluconat-Lösung in einer Dosierung von 2 ml/kg unter Kontrolle der Herzfrequenz), Vitamin-D-Metaboliten (5000–10.000 IE Vitamin $D_3$ oder 50 ng/kg KG Rocaltrol) unter regelmäßiger Überwachung der Serum- und Urincalciumwerte. Zusätzlich kann die Fütterung einer phosphatarmen Milch hilfreich sein. Beim Vorliegen eines Hypoparathyreoidismus wird das Absetzen dieser Therapie nach wenigen Wochen ergeben, ob es sich um eine transitorische oder permanente Form handelt.

## Neugeborenenhyperkalzämie

Eine Hyperkalzämie, definiert als Überschreiten einer Gesamtserumcalciumkonzentration von 2,65 mmol/l (10,6 mg/dl), tritt bei Neugeborenen relativ selten auf.

**Klinik.** Sie ist abhängig vom Ausmaß der Hyperkalzämie. Säuglinge mit leichter Hyperkalzämie können asymptomatisch sein. Bei höheren Calciumkonzentrationen treten Trinkschwäche, Erbrechen, Muskelhypotonie, Gewichtsab-

Tabelle 4.**10**    Hypokalzämien und Hyperkalzämien im frühen Säuglingsalter (nach 80)

Hypokalzämien:

- frühe Form der Neugeborenenhypokalzämie:
  - Frühgeborene
  - Kinder diabetischer Mütter
  - Neugeborene mit Geburtskomplikationen
- späte Form der Neugeborenenhypokalzämie:
  - transitorischer Hypoparathyreoidismus
  - Hypomagnesiämie
  - langdauernde Bicarbonatbehandlung
  - kongenitaler permanenter Hypoparathyreoidismus
  - müttlericher primärer Hyperparathyreoidismus
  - intestinale Malabsorption von Calcium und Vitamin D
  - mütterlicher Vitamin-D-Mangel

Hyperkalzämien:

- idiopathische infantile Hyperkalzämie
- familiäre hypokalziurische Hyperkalzämie
- neonataler primärer Hyperparathyreoidismus
- Adiponecrosis subcutanea
- Phosphatmangel
- Hypervitaminosis D
- Hypervitaminosis A
- konnatale Hypothyreose
- mütterlicher Hypoparathyreoidismus oder Pseudohypoparathyreoidismus
- kongenitale Hypophosphatasie
- Nebenniereninsuffizienz
- Blue-diaper-Syndrom
- Neoplasien
- metaphysäre Dysplasie, Typ Jansen

nahme, Polyurie, Polydipsie, Obstipation und Unruhe auf. Blutdruckerhöhung, Nephrokalzinose und Nierenversagen machen eine rasche Diagnosestellung und Therapie erforderlich.

**Ursachen.** Mögliche Ursachen der Neugeborenenhyperkalzämie sind in Tab. 4.**10** zusammengefaßt.

Ein Teil der Hyperkalzämien wurde auf S. 136 besprochen. An dieser Stelle wird nur auf die Neugeborenenhyperkalzämien infolge einer mütterlichen Hypokalzämie, eines Phosphatmangels des Neugeborenen, eines neonatalen primären Hyperparathyreoidismus und einer Adiponecrosis subcutanea eingegangen.

- *Mütterliche Hypokalzämie*: Eine chronische mütterliche Hypokalzämie als Folge eines nicht oder schlecht eingestellten Hypoparathyreoidismus oder Pseudohypoparathyreoidismus bewirkt über einen erniedrigten diaplazentaren Calciumgradienten beim Fetus eine intrauterine Stimulation von PTH (vermutlich auch PTHrP) mit erhöhtem Skelettabbau und osteolytischen Veränderungen (2, 56, 79). Der sekundäre Hyperparathyreoidismus des Neugeborenen bildet sich postnatal spontan nach einigen Wochen zurück, die Röntgenveränderungen normalisieren sich erst nach Monaten. Bei den meisten Neugeborenen ist die Serumcalciumkonzentration trotz des zunächst anhaltenden Hyperparathyreoidismus vermindert, bei einigen tritt jedoch eine transitorische postnatale Hyperkalzämie im Sinne eines tertiären Hyperparathyreoidismus auf.
- *Phosphatmangel*: Eine mangelnde Phosphatzufuhr führt insbesondere bei Frühgeborenen auf folgende Weise zur Hyperkalzämie (107): Durch die Tendenz zur Hypophosphatämie wird die 1,25 $(OH)_2$-D-Sekretion mit der Folge einer erhöhten intestinalen Calciumabsorption, Hyperkalzämie, PTH-Suppression und Hyperkalzämie stimuliert. Durch eine kompensatorische Hemmung der Phosphatausscheidung ist die Serumphosphatkonzentration zunächst normal, fällt jedoch bei fortbestehendem Phosphatmangel schließlich ab. Durch die Hypophosphatämie ist die Mineralisierung des Skeletts gestört (Rachitis und Osteomalazie), das überschüssige Calcium wird vermehrt im Urin ausgeschieden und verstärkt die intestinal bedingte Hyperkalziurie. Unter ausreichender Phosphatzufuhr (s. unten) normalisieren sich sämtliche Befunde.
- *Neonataler primärer Hyperparathyreoidismus*: Es handelt sich um eine sehr seltene Erkrankung, die sporadisch oder familiär, dann autosomal rezessiv oder autosomal dominant oder im Rahmen einer familiären hypokalziurischen Hyperkalzämie (S. 138) auftritt. Die Serumcalciumkonzentration kann auf Werte zwischen 3,75–7,5 mmol/l (15–30 mg/dl) erhöht sein, das Serumphosphat ist meist erniedrigt, die alkalische Phosphataseaktivität deutlich erhöht. Diagnostisch entschei-

dend ist der Nachweis einer massiv erhöhten Konzentration des Serum-PTH, ggf. eine positive Familienanamnese. Oft stellt der neonatale primäre Hyperparathyreoidismus einen chirurgischen Notfall dar, unbehandelte Säuglinge sterben oft in den ersten 6 Monaten an den Folgen einer respiratorischen Insuffizienz aufgrund von Thoraxdeformierungen und Rippenfrakturen (41).

- Therapie der Wahl ist die Entfernung aller 4 hyperplastischen Nebenschilddrüsen mit dem Versuch der Autotransplantation eines geringen Anteils in die Unterarmmuskulatur. Bei subtotaler Parathyreoidektomie besteht Rezidivgefahr (59). Mit einem postoperativen Hypoparathyreoidismus muß gerechnet werden.
- *Adiponecrosis subcutanea*: Es handelt sich um besonders am Rumpf auftretende ausgedehnte Fettgewebsnekrosen mit tief subkutan gelegenen Verhältungen und blau-roter Verfärbung der darüber gelegenen Haut, die besonders bei Neugeborenen nach perinatalen Komplikationen vorkommen und mit schweren Hyperkalzämien einhergehen können. Als Ursache der Hyperkalzämie wird eine erhöhte 1,25 (OH)$_2$-D-Sekretion aus den makrophageähnlichen Fettgewebsnekrosezellen angenommen (46, 86).

Durch die unregulierte, gesteigerte Vitamin-D-Hormon-Bildung kommt es über eine vermehrte intestinale Calciumaufnahme zur Hyperkalzämie mit der Folge von PTH-Suppression und Hyperkalziurie, evtl. Nephrokalzinose.

Die spontane Rückbildung der Hyperkalzämie erfolgt mit der Normalisierung der Hautveränderungen. Da dies allerdings mehrere Wochen dauern kann, muß eine calcium- und Vitamin-D-arme Kost verabreicht werden, oft ist auch eine zusätzliche Glucocorticoidbehandlung (1–2 mg/kg KG Prednison) notwendig.

## Frühgeborenenosteopathie

**Definition.** Besonders die sehr unreifen Frühgeborenen mit einem Geburtsgewicht unter 1000 g und einem Gestationsalter unter 30 Wochen, die im Gegensatz zu früher durch die verbesserten Intensivmaßnahmen überleben, weisen nicht selten Zeichen einer Frühgeborenenosteopathie auf. Es handelt sich dabei um ein Spektrum von Skeletterkrankungen, das von einer Osteopenie (Verminderung der Knochenmasse) bis zur schweren Rachitis mit Frakturen reicht (20, 144).

**Pathogenese.** Hauptursache ist eine verminderte Zufuhr von Phosphat und/oder Calcium mit der Milch oder bei der parenteralen Ernährung. Seltenere Ursachen sind ein Vitamin-D-Mangel, eine langdauernde Behandlung mit Furosemid mit Tendenz zur Hyperkalziurie, Langzeitbeatmung in Verbindung mit Azidose sowie eine mehrwöchige parenterale Ernährung (80, 147).

> Die gewichtsbezogene intrauterine Einlagerung von Calcium und Phosphat des Fetus im letzten Trimenon beträgt etwa 3,5 mmol/kg (140 mg/kg) Calcium und 2,3 mmol/kg (70 mg/kg) Phosphat (11).

Nach vollständigem Nahrungsaufbau wird bei Muttermilchernährung täglich weniger als die Hälfte dieser Mineralien zugeführt. Darüber hinaus wird von dieser Menge weniger als 73 % des Calciums und 80–94 % des Phosphats im Darm aufgenommen und ein Teil dieser Mineralien (insbesondere des Phosphats) im extraossären Gewebe benötigt (20, 80). Die tägliche Einlagerung von Calcium und Phosphat im Skelett ist stark abhängig von der täglichen Gewichtszunahme, erhöht oder vermindert sich bei stärkeren oder verminderten Wachstumsraten. Weiterhin ist die Höhe der intestinalen Aufnahme von der quantitativen Zusammensetzung der Milch, insbesondere dem Fett- und Lactosegehalt sowie dem Calcium-Phosphat-Quotienten abhängig. Steichen u. Mitarb. (135) konnten 1980 anhand von Knochendichtemessungen zeigen, daß Frühgeborene unter herkömmlichen Säuglingsnahrungen eine verminderte Skelettmineralisierung aufweisen und daß prinzipiell durch die Fütterung von mit stark durch Calcium und Phosphat angereicherten Nahrungen eine Zunahme der Mineralisation möglich ist, die der intrauterinen entspricht. In der Folgezeit ergaben sich wegen des begrenzten Löslichkeitsprodukts von Calcium und Phosphat zunehmende Schwierigkeiten bei einer derartig massiven

Tabelle 4.11 Maßnahmen zur Prophylaxe der Frühgeborenenosteopathie

| |
|---|
| Angemessene Ca-P-Zufuhr: |
| • parenteral: |
|   – 1,5 mmol/kg Ca/Tag und |
|   – 1,1 mmol/kg P/Tag |
| • mit der Nahrung: |
|   – Anreicherung von Muttermilch[1] |
|   – Frühgeborenen-Nahrung ca. |
|     21 mmol/l Ca |
|     16 mmol/l P |
| 1000 E Vitamin $D_3$/Tag |
| Möglichst kein Furosemid (Cave: Hyperkalziurie) |
| Labor- und Röntgenuntersuchungen: |
| • Serum-AP (Soll: < 5facher oberster Erwachsenenwert) |
| • Konzentration von Ca und P im Spontanurin (Soll: 1–2 mmol/l) |
| Hyperkalziurie/Hypophosphaturie: P-Mangel (P-Substitution) |
| Hypokalziurie/Hyperphosphaturie: Ca-Mangel (Ca-Substitution) |
| • Röntgenuntersuchung (linke Hand) bei Hyperphosphatasie und Hinweis auf Ca-/P-Mangel |

[1] z. B. mit FM 85 (5 g/100 ml Muttermilch)

Ca   Calcium
P    Phosphat
P    alkalische Phosphatase

Anreicherung der Milch mit Mineralien, wiederholt wurden erhebliche Nebenwirkungen bis zum Ileus durch die Fütterung entsprechender unphysiologischer Nahrungen beobachtet (78).

**Prophylaxe und Therapie.** Zahlreiche Studien der letzten Jahre weisen darauf hin, daß es vermutlich gar nicht notwendig ist, postpartal die gleiche Einlagerung von Calcium und Phosphat im Skelett zu erreichen, wie sie intrauterin vorkommt (80).

> Leichte Mineralisierungsstörungen des Frühgeborenen haben offenbar klinisch keine Relevanz und normalisieren sich spontan innerhalb der ersten Lebensmonate.

Nach eigenen Untersuchungen führt eine mäßig mit Calciumphosphat angereicherte, gut verträgliche Frühgeborenennahrung (17 mmol/l Calcium und 13 mmol/l Phosphat) zu Veränderungen des Knochenstoffwechsels, die zwischen eindeutig pathologisch und eindeutig normal liegen. Keines der mit dieser Nahrung aufgezogenen Frühgeborenen wies eine relevante Osteopathie im Röntgenbild oder relevante Störungen des extrazellulären Calcium-Phosphat-Stoffwechsels auf.

Regelmäßige Untersuchungen von Serum und Spontanurin sind allerdings notwendig, um einen gestörten Knochenstoffwechsel (erhöhte alkalische Phosphataseaktivität im Serum), einen Phosphatmangel (Hypophosphaturie und Hyperkalziurie) oder einen Calciummangel (Hypokalziurie und Hyperphosphaturie) zu erfassen (Tab. 4.**11**).

Derartige Störungen müssen durch entsprechende Nahrungszusätze ausgeglichen werden. Die notwendige Anreicherung der Milchnahrung, einschließlich der Muttermilch, kann mit einem Gemisch aus mono- und dibasischen Phosphatsalzen durchgeführt werden, während eine Calciumsupplementation zwischen den Nahrungen mit Calciumgluconat, Calciumcitrat oder Calciumlactat erfolgen sollte (116).

## Literatur

1 Abbas, S. K., D. W. Pickard, D. Illingworth et al.: Measurement of parathyroid hormone-related protein in extracts of fetal parathyroid glands and placental membranes. J. Endocrinol. 124 (1990) 319–325

2 Aceto, T., Jr., R. E. Batt, E. Bruck, K. P. Schultz, Y. R. Peres: Intrauterine hyperparathyroidism: a complication of untreated maternal hypoparathyroidism. J. clin. Endocrinol. 26 (1966) 487–492

3 Agbenu, J., K. Kruse: Ausscheidung von Kollagen-Crosslinks im Morgenurin. Mschr. Kinderheilk. 145 (1997) 822–828

4 Ahn, T. G., S. E. Antonarakis, H. M. Kronenberg, T. Igarashi, M. A. Levine: Familial isolated hypoparathyroidism: a molecular genetic analysis of 8 families with 23 affected persons. Medicine 65 (1986) 73–81

5 Ahonen, P., S. Myllarniemi, I. Sipila, J. Perheentupa: Clinical variation of autoimmune polyendocrinopathy-candidiasis-ectodermal dystrophy (APECED) in a series of 68 patients. New Engl. J. Med. 322 (1990) 1829–1836

6 Albright, F., A. M. Butler, E. Bloomberg: Rickets resistant to vitamin D therapy. Amer. J. Dis. Childh. 54 (1937) 529–547

7 Albright, F., C. H. Burnett, P. H. Smith: Pseudohypoparathyroidism: an example of „Seabright-Bantam syndrome". Endocrinology 30 (1942) 922–932

8 Albright, F., A. P. Forbes: Pseudopseudohypoparathyroidism. Trans. Ass. Amer. Phycns 65 (1952) 337–350

9 Arnold A., S. A. Horst, T. J. Gardella et al.: Mutation of the signal peptide-encoding region of the pre-proparathyroid hormone gene in familial isolated hypoparathyroidism. J. clin. Invest. 86 (1990) 1084–1087

10 Aschineberg, L. C., L. M. Salomon, P. M. Zeis, J. Parvin, J. M. Rosenthal: Vitamin D-resistant rickets associated with epidermal nevus syndrome: demonstration of a phosphaturic substance in the dermal lesions. J. Pediat. 91 (1977) 55–60

11 Atkinson, S. A.: Calcium and phosphorus requirements of low birth weight infants: a nutritional and endocrinological perspective. Nutr. Rev. 41 (1983) 69–78

12 Balachandar, V., J. Pahuj, V. T. Maddaiah, P. J. Colipp: Pseudohypoparathyroidism with normal serum calcium level. Amer. J. Dis. Childh. 129 (1975) 1092–1095

13 Balsan, S., M. Garabédian, M. Larchet et al.: Long-term-nocturnal calcium infusions can cure rickets and promote normal mineralization in hereditary resistance to 1,25-dihydroxyvitamin D. J. clin. Invest. 77 (1986) 1661–1667

14 Balsan, S., M. Tieder: Linear growth in patients with hypophosphatemic vitamin D-resistant rickets: Influence of treatment regimen and parenteral height. J. Pediat. 116 (1990) 365–371

15 Barakat, A. Y., J. B. D'Albora, M. M. Martin, P. A. Jose: Familial nephrosis, nerve deafness and hypoparathyroidism. J. Pediat. 91 (1977) 61–64

16 Barr, D. G. D., J. O. Forfar: Oral calcium-loading test in infancy with particular reference to idiopathic hypercalcemia. Brit. med. J. I (1969) 477–480

17 Barrett, D., N. A. Breslau, M. B. Wax, P. B. Molinoff, R. W. Downs, Jr.: A new form of pseudohypoparathyroidism with abnormal catalytic adenylate cyclase. Amer. J. Physiol. 257 (1989) E 277–E 283

18 Beuren, A. J., J. Apitz, D. Harmjanz: Supravalvular aortic stenosis in association with mental retardation and certain facial appearance. Circulation 26 (1962) 1235–1240

19 Bilous, R. W., G. Murty, D. B. Parkinson et al.: Brief report: autosomal dominant familial hypoparathyroidism, sensineural deafness, and renal dysplasia. New Engl. J. Med. 327 (1992) 1069–1074

20 Bishop, N.: Bone disease in preterm infants. Arch. Dis. Childh. 64 (1989) 1403–1409

21 Bjernulf, D., K. Hall, J. Sjögren, J. Werner: Primary hyperparathyroidism in children. Brief review of the literature and a case report. Acta paediat. scand. 59 (1970) 249–258

21a Bosset, J. H. D., R. V. Thakker: Molecular genetics of disorders of calcium homeo-stasis. Baillieres clin. Endocrinol. Metab. 9 (1995) 581–608

22 Breslau, N. A., A. M. Moses, C. Y. Y. Pak: Evidence for bone remodeling but lack of calcium mobilization to parathyroid hormone in pseudohypoparathyroidism. J. clin. Endocrinol. 57 (1983) 638–644

23 Brooks, M. H., N. H. Bell, P. H. Stern et al.: Vitamin dependent rickets type II. Resistance of target organs to 1,25-dihydroxyvitamin D. New Engl. J. Med. 298 (1978) 996–999

24 Brown, E. M., G. Gamba, D. Riccardi et al.: Cloning and characterisation of an extracellular $Ca^{2+}$-sensing receptor from bovine parathyroid. Nature 366 (1993) 575–580

25 Budayr, A. A., B. P. Halloran, J. C. Kling et al.: High levels of a parathyroid hormone-like protein in milk. Proc. nat. Acad. Sci. 86 (1989) 7183–7185

26 Calvo, M. S., D.R. Eyre, C. M. Gundberg: Molecular basis and clinical application of biological markers of bone turnover. Endocr. Rev. 17 (1996) 333–368

26a Campbell, R., C. M. Gosden, D. T. Bonthron: Parental origin of transcription from the human GNAS1 gene. J. med. Genet. 31 (1994) 607–614

27 Care, A. D.: Development of endocrine pathways in the regulation of calcium homeostasis. Baillieres clin. Endocrinol. Metab. 3 (1989) 671–688

28 Carlson, H. E., A. S. Brickman, G. F. Bottazo: Prolactin deficiency in pseudohypoparathyroidism. New Engl. J. Med. 296 (1977) 140–144

29 Carter, A., C. Bardin, R. Collins et al.: Reduced expression of multiple forms of the $\alpha$ subunit of the stimulatory GTP-binding protein in pseudohypoparathyroidism type Ia. Proc. nat. Acad. Sci. 84 (1987) 7266–7269

30 Chandra, R. K., S. Jolyekar, Z. Antonio: Deficiency of humoral immunity and hypoparathyroidism associated with Hallerman-Streiff syndrome. J. Pediat. 93 (1978) 892–893

31 Chattopadhyay, N., A. Mithal, E. M. Brown: The calcium-sensing receptor: a window into the physiology and pathophysiology of mineral ion metabolism. Endocr. Rev. 17 (1996) 289–307

32 Connor, T. B., R. L. Rosen, M. P. Blaustein, M. M. Applefield, L. A. Doyle: Hypocalcemia precipitating congestive heart failure. New Engl. J. Med. 307 (1982) 869–872

33 *Connors, M. H., J. J. Irias, M. Golabi*: Hypo-hyperparathyroidism: evidence for a defective parathyroid hormone. Pediatrics 60 (1977) 343–348

34 Costello, J. M., C. E. Dent: Hypo-hyperparathyroidism. Arch. Dis. Childh. 38 (1963) 397–407

35 Culler, F. L., K. L. Jones, J. J. Deftos: Impaired calcitonin secretion in patients with Williams syndrome. J. Pediat. 107 (1985) 720–723

35a Dahlberg, P.-J., W. Z. Borer, K. K. Newcomer, W. R. Yutuc: Autosomal or X-linked recessive syndrome of congenital lymphedema, hypoparathyroidism, nephropathy, prolapsing mitral valve and brachytelephalangy. Amer. J. med. Genet. 16 (1983) 99–104

36 Davies, M., P. H. Adams: The continuing risk of vitamin D-Intoxication. Lancet II (1978) 621–623

37 Davies, S. J., H. E. Hughes: Imprinting in Albright's hereditary osteodystrophy. J. med. Genet. 30 (1993) 101–103

38 Davies, M., R. Kane, J. Valentine: Impaired hearing in X-linked hypophosphatemic (vitamin-D-resistant) osteomalacia. Ann. intern. Med. 100 (1984) 230–232

39 Dionisi-Vici, C., B. Garavaglia, A.B. Burlina et al.: Hypoparathyroidism in mitochondrial trifunctio-

nal protein deficiency. J. Pediat. 129 (1996) 159–162

40 Drezner, M. K., F. A. Neelon, H. E. Lebovitz: Pseudo-hypoparathyroidism type II. A possible defect in the reception of the cyclic AMP signal. New Engl. J. Med. 289 (1973) 1056–1060

41 Eftekhari, F., D. K. Yousefzadeh: Primary infantile hyperparathyroidism: clinical, laboratory, and radiographic features in 21 cases. Skeletal. Radiol. 8 (1982) 201–208

42 Econs, M. J., F. Francis: Positional cloning of the PEX gene: new insights into the pathophysiology of X-linked hypophosphatemic rickets. Amer. J. Physiol. 273 (1997) F 489–F498

43 Fanconi, A.: Kalzium-Homöostase des Neugeborenen. Pädiat. u. Pädol. 18 (1983) 113–118

44 Fanconi, S., J.A. Fischer, P. Wieland et al.: Kenny syndrome: evidence for idiopathic hypoparathyroidism in two patients and for abnormal parathyroid hormone in one. J. Pediat. 109 (1986) 469–475

45 Fanconi, G., P. Giardet, B. Schlesinger, H. Butler, J. S. Black: Chronische Hypercalcämie kombiniert mit Osteosklerose, Hyperazotämie, Minderwuchs und kongenitalen Mißbildungen. Helv. paediat. Acta 7 (1952) 314–334

45a Farfel, Z., E. Friedman: Mental deficiency in pseudohypoparathyroidism type I is associated with Ns-protein deficiency. Ann. intern. Med. 105 (1986) 197–199

46 Finne, P. H., L. Aksnes, D. Brutlid, D. Aarskog: Hypercalcemia with increased and unregulated 1,25-dihydroxyvitamin D production in a neonate with subcutaneous fat necrosis. J. Pediat. 112 (1988) 792–794

47 *Firth, R.G., S.C. Grant, B.L. Riggs:* Development of hypercalcemic hyperparathyroidism after long-term phosphate supplementation in hypophosphatemic osteomalacia. Report of two cases. Amer. J. Med. 78 (1985) 669–673

48 Fitch, N.: Albright's hereditary osteodystrophy: a review. Amer. J. med. Genet. 11 (1982) 11–29

49 Foley, T. P., H. C. Harrison, C. D. Arnaud, H. E. Harrison: Familial benign hypercalcaemia. J. Pediat. 81 (1972) 1060–1067

50 Forbes, G. B., M. F. Bryson, J. Manning, G. H. Amirhakimi, J. C. Reina: Impaired calcium homeostasis in the infantile hypercalcemic syndrome. Acta paediat. scand. 61 (1972) 305–309

51 Fraser, D., S. W. Kooh, H. P. Kind et al.: Pathogenesis of hereditary vitamin D-dependent rickets. An inborn error of vitamin D metabolism involving defective conversion of 25-hydroxyvitamin D to 1,25-dihydroxyvitamin D. New Engl. J. Med. 289 (1973) 817–822

52 Fraser, D., S. W. Koogh, C. R. Scriver: Hyperparathyroidism as the cause of hyperaminoaciduria and phosphaturia in human vitamin D deficiency. Pediat. Res. 1 (1967) 425–435

53 Gamblin, G.T., U.A. Liberman, C. Eil et al.: Vitamin D-dependent rickets type II-defective induction of 25-hydroxyvitamin $D_3$-24-hydroxylase by 1,25-dihydroxyvitamin $D_3$ in cultured skin fibroblasts. J. clin. Invest. 75 (1985) 954–960

54 Garabedian, M., E. Jacqz, H. Guillozo et al.: Elevated plasma 1,25 dihydroxyvitamin D concentrations in infants with hypercalcemia and an elfin facies. New Engl. J. Med. 312 (1985) 948–952

55 Girard, R.M., A. Belanger, B. Hazel: Primary hyperparathyroidism in children. Canad. J. Surg. 25 (1982) 11–13

56 Glass, E. J., D. G. D. Barr: Transient neonatal hyperparathyroidism secondary to maternal pseudohypoparathyroidism. Arch. Dis. Childh. 56 (1981) 556–568

57 Glorieux, F. H.: Pseudo-vitamin D deficiency rickets. J. Endocrinol. 154 (1997) 575–578

58 Glorieux, F.H., P.J. Marie, J.M. Pettifor, E.E. Delvin: Bone response to phosphate salts, ergocalciferol and calcitriol in hypophosphatemic vitamin D resistant-rickets. New Engl. J. Med. 303 (1980) 1023–1031

59 Goldbloom, R. B., D. A. Gillis, M. Prascad: Hereditary parathyroid hyperplasia: surgical emergency of early infancy. Pediatrics 49 (1972) 514–523

60 Grennberg, F., C. Valdes, H. M. Rosenblatt, J. L. Kirkland, D. H. Ledbetter: Hypoparathyroidism and T cell immune defect in a patient with 10 p deletion syndrome. J. Pediat. 109 (1986) 489–492

61 Hansen, K. K., L. A. Latson, B. A. Buehler: Silver-Russell syndrome with unusual findings. Pediatrics 79 (1987) 125–128

62 Haussler, M. R., C. A. Haussler, P. W. Jurutka et al.: The vitamin D hormone and its nuclear receptor: molecular actions and disease states. J. Endocrinol. 154 (1997) 557–573

63 Heath III, H., S. Odelberg, C. E. Jackson et al.: Clustered inactivating mutations and benign polymorphisms of the calcium receptor gene in familial benign hypocalciuric hypercalcemia suggest receptor functional domains. J. clin. Endocrinol. 81 (1996) 1312–1317

64 Hershkovitz, E., S. Shalitin, J. Levy et al.: The new syndrome of congenital hypoparathyroidism associated with dysmorphism, growth retardation, and developmental delay – a report of six patients. Israel J. med. Sci. 31 (1995) 293–297

65 Hewison, M., A. R. Rut, K. Kristjansson et al.: Tissue resistance to 1,25-dihydroxy-vitamin D without a mutation of the vitamin D receptor gene. Clin. Endocrinol. 39 (1993) 663–670

66 Hochberg, Z., D. Tiosano, L. Even: Calcium therapy for calcitriol-resistant rickets. J. Pediat. 121 (1992) 803–808

67 Holick, F., J. S. Adams: Vitamin D metabolism and biological function In Avioli, L. V., S. M. Krane: Metabolic Bone Disease and Clinically Related Disorders, 3rd ed. Academic, San Diego 1998 (pp. 123–164)

68 HYP Consortium: Positional cloning of PEX: a gene with homologies to endopeptidases is mutated in patients with X-linked hypophosphatemic rickets. Nat. Genet. 11 (1995) 130–136

69 Ikeda, K., T. Sakurada, Y. Sasaki, T. Takasaka, Y. Furukawa: Clinical investigation of olfactory and auditory function in type I pseudophyoparathyro-

idism: participation of adenylate cyclase system. J. Laryngol. Otol. 102 (1988) 1111–1114

70 Isotani, H., Y. Fukumoto, H. Kawamura et al.: Hypoparathyroidism and insulin-dependent diabetes mellitus in a patient with Kearns-Sayre-syndrome harbouring a mitochondrial DNA deletion. Clin. Endocrinol. 46 (1996) 637–641

71 Ilri, T., P. Herzmark, J. M. Nakamoto, C. van Dop, H. R. Bourne: Rapid GDP release from $G_{s\alpha}$ in patients with gain and loss of function. Nature 371 (1994) 164–168

71a Jobert, A.-S., P. Zhang, A. Couvineau, J. Bonaventure, J. Roume, M. LeMerrer: Absence of functional receptors for parathyroid hormone and parathyroid hormone-related peptide in Blomstrand chondrodysplasia. J. clin. Invest. 102 (1998) 34–40

72 Kaartinen, J. M., M.-L. Käär, J. J. Ohisalo: Defective stimulation of adipocyte adenylate cyclase, blunted lipolysis, and obesity in pseudohypoparathyroidism 1a. Pediat. Res. 35 (1994) 594–597

73 Kalam, M. A., W. Hafeez: Congenital hypoparathyroidism, seizure, extreme growth failure with developmental delay and dysmorphic features – another case of this new syndrome. Clin. Genet. 42 (1992) 110–113

74 Kidd, G. S., M. Schaaf, R. A. Adler, M. N. Lassman, H. L. Wray: Skeletal responsiveness in pseudohypoparathyroidism. A spectrum of clinical disease. Amer. J. Med. 68 (1980) 772–781

75 Kirschstein, M.: Fanconi-Syndrom. Mschr. Kinderheilk. 146 (1998) 59–64

76 Kitanaka, S., K.-J. Takeyama, A. Murayama et al.: Inactivating mutations in the 25-hydroxyvitamin $D_3$ 1$\alpha$-hydroxylase gene in patients with pseudovitamin D-deficiency rickets. New Engl. J. Med. 338 (1998) 653–661

77 König, R.: CATCH 22. Kinderarzt 28 (1997) 43–48

78 Koletzko, B., R. Tangermann, R.v. Kries et al.: Intestinal milk-bolus obstruction in formula-fed premature infants given high doses of calcium. J. pediat. Gastroenterol. Nutr. 7 (1988) 548–553

79 Kovacs, C. S., H. M. Kronenberg: Maternal-fetal calcium and bone metabolism during pregnancy, puer-perium, and lactation. Endocr. Rev. 18 (1997) 832–872

80 Kruse, K.: Disorders of calcium and bone metabolism. In Brook, D. D.: Clinical Paediatric Endocrinology, 3rd ed. Blackwell, Oxford 1995 (pp. 735–778)

81 Kruse, K.: Neue Aspekte zum Hypoparathyreoidismus und Pseudohypoparathyreoidismus im Kindes- und Jugendalter. Mschr. Kinderheilk. 145 (1997) 1264–1280

82 Kruse, K.: Der perinatale Calciumstoffwechsel. Physiologie und Pathophysiologie. Mschr. Kinderheilk. 140, Suppl. (1992) S1–S7

83 Kruse, K., E. Feldmann: Healing of rickets during vitamin D therapy despite defective vitamin D receptors in two siblings with vitamin D dependent rickets type II. J. Pediat. 126 (1995) 145–148

84 Kruse, K.: On the pathogenesis of anticonvulsant-drug-induced alterations of calcium metabolism. Europ. J. Pediat. 138 (1982) 202–205

85 Kruse, K., G. K. Hinkel, B. Griefahn: Calcium metabolism and growth during early treatment of children with X-linked hypophosphatemic rickets. Europ. J. Pediat. 157 (1998) 894–900

86 Kruse, K., U. Irle, R. Uhlig: Elevated 1,25-dihydroxyvitamin D serum concentrations in infants with subcutaneous fat necrosis. J. Pediat. 122 (1993) 460–463

87 Kruse, K., U. Kracht: Urinary adenosine 3′,5′-monophosphate excretion in childhood. J. clin. Endocrinol. 53 (1981) 1251–1255

88 Kruse, K., U. Kracht: Die Hydroxyprolin-Ausscheidung im Morgen-Urin. Ein geeigneter Parameter des Knochen-Umsatzes im Kindesalter. Mschr. Kinderheilk. 131 (1983) 797–803

89 Kruse, K., U. Kracht: Isolierte Erhöhung der alkalischen Serum-Phosphatase. Dtsch. med. Wschr. 110 (1985) 669–674

90 Kruse, K., U. Kracht, G. Göpfert: Renal threshold phosphate concentration ($TmPO_4$/GFR). Arch. Dis. Childh. 57 (1982) 217–223

91 Kruse, K., U. Kracht, U. Kruse: Reference values for urinary calcium excretion and screening for hypercalciuria in children and adolescents. Europ. J. Pediat. 143 (1984) 25–31

92 Kruse, K., U. Kracht, K. Wohlfahrt, U. Kruse: Biochemical markers of bone turnover, intact serum parathyroid hormone and renal calcium excretion in patients with pseudohypoparathyroidism and hypoparathyroidism before and during vitamin D treatment. Europ. J. Pediat. 148 (1989) 535–539

93 Kruse, K., W. Küstermann: Evidence for transient peripheral resistance to parathyroid hormone in premature infants. Acta paediat. scand. 76 (1987) 115–118

94 Kruse, K., R. Pankau, A. Gosch, K. Wohlfahrt: Calcium metabolism in Williams-Beuren syndrome. J. Pediat. 121 (1992) 902–907

95 Kruse, K., A. Süß, M. Büsse, P. Schneider: Monomeric serum calcitonin and bone turnover during anticonvulsant treatment and in congenital hypothyroidism. J. Pediat. 111 (1987) 57–63

95a Lerman-Sagie, T., P. Merlob, A. Shuper et al.: New findings in a patient with Dubowitz syndrome: velopharyngeal insufficiency and hypoparathyroidism. Med. Genet. 37 (1990) 241–243

96 Levine, M. A., R. W. Downs, Jr., A. M. Moses et al.: Resistance to multiple hormones in patients with pseudohypoparathyroidism. Association with deficient activity of guanine nucleotide regulatory protein. Amer. J. Med. 74 (1983) 545–556

97 Lightwood, R., T. Stapelton: Idiopathic hypercalcaemia in infants. Lancet II (1953) 255–256

98 Lloyd, S. E., W. Günther, S. H. S. Pearce et al.: Characterisation of renal chlorid channel, CLCN5, mutations in hypercalciuric nephrolithiasis (kidney stones) disorders. Hum. Mol. Genet. 6 (1997) 1233–1239

99 Malloy, P. J., J. W. Pike, D. Feldman: Hereditary 1,25-dihydroxyvitamin D resistant rickets. In Feldman, D., F. C. Glorieux, J. W. Pike: Vitamin D. Academic, San Diego 1997 (pp. 765–787)

100 Martin, N. D. T., G. J. A. I. Snodgrass, R. D. Cohen et al.: Vitamin D metabolites in idiopathic infantile hypercalcemia. Arch. Dis. Childh. 60 (1985) 1140–1143

101 Martini, A., L. D. Notarangelo, L. Barberis et al.: Aquired vitamin D-resistant rickets caused by prolonged latency in appearance of bone tumor. Amer. J. Dis. Childh. 137 (1983) 1205–1206

102 Marsden, D., W. L. Nykan, N. O. Sakati: Syndrome of hypoparathyroidism, growth hormone deficiency, and multiple minor anomalies. Amer. J. med. Genet. 52 (1994) 334–338

103 Marx, S. J., M. M. Bliziotes, M. Nanes: Analysis of the relation between alopecia and resistance to 1,25-dihydroxyvitamin D. Clin. Endocrinol. 25 (1986) 373–381

104 Matos, V., G. v. Melle, O. Boulat, M. Markert, C. Bachmann, J.-P. Guignard: Urinary phosphate/creatinine, calcium/creatinine, and magnesium/creatinine ratios in a healthy pediatric population. J. Pediat. 131 (1997) 252–257

105 McSheehy, P. M. J., T. J. Chambers: Osteoblast-like cells in the presence of parathyroid hormone release soluble factor that stimulates osteoclastic bone resorption. Endocrinology 119 (1986) 1654–1659

106 Mechica, J. B., M. O. R. Leite, B. B. Mendonca et al.: A novel nonsense mutation in the first zinc finger of the vitamin D receptor causing hereditary 1,25-dihydroxyvitamin D$_3$-resistant rickets. J. clin. Endocrinol. 82 (1997) 3892–3894

107 Miller, R. R., J. A. Menke, M. I. Mentser: Hypercalcemia associated with phosphate depletion in the neonate. J. Pediat. 105 (1984) 814–817

107a Nagamine K., P. Peterson, H. S. Scott et al.: Positional cloning of the APECED gene. Nat. Genet. 17 (1997) 393–398

108 Nair, B. C., R. J. Majeska, G. A. Rodan: Rat alkaline phosphatase I. Purification and characterization of the enzyme from osteosarcoma: Generation of monoclonal and polyclonal antibodies. Arch. Biochem. Biophys. 154 (1987) 18–27

109 Nemeth, E. F., M. E. Steffey, J. Fox: The parathyroid calcium receptor: a novel therapeutic target for treating hyperparathyroidism. Pediat. Nephrol. 10 (1996) 275–279

110 Nusynowitz, M. L., M. H. Klein: Pseudoidiopathic hypoparathyroidism with ineffective parathyroid hormone. Amer. J. Med. 55 (1973) 677–689

111 Parkinson, D. B., R. V. Thakker: A donor splice site mutation in the parathyroid hormone gene is associated with autosomal recessive hypoparathyroidism. Nat. Genet. 1 (1992) 149–152

112 Pearce, S. H. S., C. Williamson, O. Kifor et al.: A familial syndrome of hypocalcemia with hypercalciuria due to mutations in the calcium-sensing receptor. New Eng. J. Med. 335 (1996) 1115–1122

113 Peden, V. H.: True idiopathic hypoparathyroidism as a sex-linked recessive trait. Amer. J. hum. Gen. 12 (1960) 323–337

114 Petrykowski v., W., A. Jobke, I. Keefer, F. P. Kuhn: Asymptomatische exzessive Hypercalcämie bei einem 12jährigen. Mschr. Kinderheilk. 131 (1983) 166–168

115 Phelan, M. C., R. C. Rogers, K. B. Clarkson et al.: Albright hereditary osteodystrophy and del (2) (q37.3) in four unrelated individuals. Amer. J. med. Genet. 58 (1995) 1–7

116 Pohlandt, F.: Vermeidung der postnatalen Knochendemineralisierung durch eine individuell gesteuerte Calcium- und Phosphatsubstitution bei Säuglingen mit sehr niedrigem Geburtsgewicht. Mschr. Kinderheilk. 143, Suppl.2 (1995) S130–S136

117 Polisson, R. P., S. Martinez, M. Khoury et al.: Calcification of entheses associated with X-linked hypophosphatemic osteomalacia. New Engl. J. Med. 313 (1985) S313–S316

118 Pollak M. R., C. E. Seidman, E. M. Brown: Three inherited disorders of calcium sensing. Medicine 75 (1996) 115–123

119 Pollak, J. A., A. L. Schiller, J. D. Crawford: Rickets and myopathy cured by removal of a nonossifying fibroma of bone. Pediatrics 52 (1973) 364–371

120 Potts, J. T., Jr., H. Jüppner: Parathyroid hormone and parathyroid hormone-related peptide in calcium homeostasis, bone metabolism, and bone development: The proteins, their genes, and receptors. In Avioli, L. V., S. M.Krane: Metabolic Bone Disease and Clinically Related Disorders, 3rd ed., Academic, San Diego 1998 (pp. 51–94)

121 Potts, J. T., Jr.: Primary hyperparathyroidism. In Avioli, L. V., S. M.Krane: Metabolic Bone Disease and Clinically Related Disorders, 3rd ed., Academic, San Diego 1998 (pp. 411–442)

122 Prader, A., R. Illig, E. Heierli: Eine besondere Form der primären Vitamin-D-resistenten Rachitis mit Hypocalcämie und autosomal-dominantem Erbgang: Die hereditäre Pseudo-Mangelrachitis. Helv. paediat. Acta 16 (1961) 452–468

123 Prader, A., R. Illig, R. E. Uehlinger, G. Stalder: Rachitis infolge Knochentumors. Helv. paediat. Acta 14 (1959) 554–565

124 Rasmussen, H., H. S. Tenenhouse: Hypophosphatemias. In Scriver, C. R., A. L. Beaudet, W. S. Sly, D. Valle: The Metabolic and Molecular Basis of Inherited Disease, 7th ed. McGraw-Hill, New York 1995 (pp. 3117–3145)

125 Reiss, I., D. Inderieden, K. Kruse: Bestimmung der knochenspezifischen alkalischen Phosphatase bei Störungen des Calciumstoffwechsels im Kindesalter. Mschr. Kinderheilk. 144 (1996) 885–890

126 Reusz, G. S., P. F. Hoyer, M. Lucas et al.: X linked hypophosphataemia: treatment, height gain, and nephrocalcinosis. Arch. Dis. Childh. 65 (1990) 1125–1128

127 Richardson, R. J., J. M. W. Kirk: Short stature, mental retardation, and hypoparathyroidism: a new syndrome. Arch. Dis. Childh. 65 (1990) 1113–1117

128 Ringel, M. D., W. F. Schwindinger, M. A. Levine: Clinical implications of genetic defects in G proteins. The molecular basis of McCune-Albright syndrome and Albright hereditary osteodystrophy. Medicine 75 (1996) 171–184

129 Rodda, C. P., M. Kubota, J. A. Heath et al.: Evidence for a novel parathyroid hormone-related protein in fetal lamb parathyroid glands and sheep placenta: comparisons with a similar protein implicated in humoral hypercalcemia of malignancy. J. Endocrinol. 117 (1988) 261–271

129a Saggese G., G. I. Baroncelli, S. Bertelloni, G. Perri: Long-term growth hormone treatment in children with renal hypophosphatemic rickets: Effects on growth, mineral metabolism, and bone density. J. Pediat. 127 (1995) 395–402

130 Sanjad, S. A., N. A. Sakati, Y. K. Abu-Osba, R. Kaddoura, R. D. G. Milner: A new syndrome of congenital hypoparathyroidism, severe growth failure, and dysmorphic features. Arch. Dis. Childh. 66 (1991) 193–196

131 Schipani, E., K. Kruse, H. Jüppner: A constitutively active mutant PTH-PTHrP receptor in Jansen-type metaphyscal chondrodysplasia. Science 268 (1995) 98–00

131a Schipani, E., L. S. Weinstein, C. Bergwith et al.: Pseudohypoparathyroidism type Ib is not caused by mutations in the coding exons of the human parathyroid hormone (PTH)/PTH-related peptide receptor gene. J. clin. Endocrinol. 80 (1995) 1611–1621

132 Schuster, V, W. Kress, K. Kruse: Paternal and maternal transmission of pseudohypoparathyroidism type Ia in a family with Albright hereditary osteodystrophy: no evidence of genomic imprinting (letter). J. med. Genet. 31 (1994) 84

132a Schwindinger, W. F., C. A. Francomano, M. A. Levine: Identification of a mutation in the gene encoding the alpha subunit of the stimulatory G protein of adenylyl cyclase in McCune-Albright syndrome. Proc. nat. Acad. Sci. 89 (1992) 5152–5156

133 Shaw, N. J., D. Haigh, G. T. Lealmann et al.: Autosomal recessive hypoparathyroidism with renal insufficiency and developmental delay. Arch. Dis. Childh. 66 (1991) 1191–1194

133a Silve, C., A. Santova, A. Moses, A. M. Spiegel: Selective resistance to parathyroid hormone in cultured skin fibroblasts from patients with pseudohypoparathyroidism type Ib. J. clin. Endocrinol. 62 (1986) 640–644

134 Spiegel, A. M., L. S. Weinstein: Pseudohypoparathyroidism. In Scriver, C. R., A. L. Beaudet, W. S. Sly, D. Valle: The Metabolic and Molecular Basis of Inherited Disease, 7th ed. McGraw-Hill, New York 1995 (pp. 3073–3089)

135 Steichen, J. J., T. L. Gratton, R. C. Tsang: Ostepenia of prematurity: the cause and possible treatment. J. Pediat. 96 (1980) 528–534

136 Stickler, G. B., B.Z. Morgenstern: Hypophosphataemic rickets: final height and clinical symptoms in adults. Lancet II (1989) 902–905

137 Stögmann, W., E. Bohrn, W. Woloszczuk: Erste Erfahrungen in der Substitutionsbehandlung des Hypoparathyreoidismus mit synthetischem humanen Parathormon. Mschr. Kinderheilk. 138 (1990) 141–146

138. Suarez, F., J. J. Lebrun, D. Lecossier et al.: Expression and modulation of the parathyroid hormone (PTH)/PTH-related peptide receptor messenger ribonucleic acid in skin fibroblasts from patients with type Ib pseudohypoparathyroidism. J. clin. Endocrinol. 80 (1995) 965–970

139. Taylor, A. B., P. H. Stern, N. H. Bell: Abnormal regulation of circulating 25-hydroxyvitamin D in the Williams syndrome. New Engl. J. Med. 306 (1982) 972–975

140. Thakker, R. V., K. E. Davies, M. P. Whyte, C. Wooding, J. L. H. O. Riordan: Mapping the gene causing X-linked recessive idiopathic hypoparathyroidism to Xq26-Xq27 by linkage studies. J. clin. Invest. 86 (1990) 40–45

141 Thiede, A. M., G. A. Rodan: Expression of a calcium-mobilizing parathyroid hormone-like peptide lactating mammary tissue. Science 242 (1988) 278–280

142 Tieder, M., D. Modai, R. Samuel et al.: Hereditary hypophosphatemic rickets with hypercalciuria. New Engl. J. Med. 312 (1985) 611–617

143 Tieder, M., R. Samuel, U. A. Liberman et al.: Hypercalciuric rickets: metabolic studies and pathophysiological considerations. Nephron 39 (1985) 194–200

144 Tsang, R. C., S. Demarini: Rickets and calcium and phosphorus requirements in very low birth weight infants. Mschr. Kinderheilk. 143, Suppl.2 (1995) S125–S129

145 Tsang, R. C., J. Chen, W. Hayes et al.: Neonatal hypocalcemia in infants with birth asphyxia. J. Pediat. 84 (1974) 428–433

146 Tsang, R. C., L. J. Kleinman, J. M. Sutherland, I. J. Light: Hypocalccmia in infants of diabetic mothers. Studies in calcium, phosphorus and magnesium metabolism and parathormone responsiveness. J. Pediat. 80 (1972) 384–395

147 Venkataraman, P. S., B. K. Han, R. C. Tsang, C. C. Daugherty: Secondary hyperparathyroidism and bone disease in infants receiving long-term furosemid therapy. Amer J. Dis. Child. 137 (1983) 1157–1161

148 Verge, C. F., A. Lam, J. M. Simpson: Effects of therapy in X-linked hypophosphatemic rickets. New Engl. J. Med. 325 (1991) 1843–1848

149 Walka, M. M., S. Däumling, H.-B. Hadorn, K. Kruse, B. H. Belohradsky: Vitamin D dependent rickets type II with myelofibrosis and immune dysfunction. Europ. J. Pediat. 150 (1991) 665–668

150 Walton, R. J., O. L. M. Bijvoet: Nomogram for derivation of renal threshold phosphate concentration. Lancet II (1975) 309–310

151 Whyte, M.: Hypophosphatasia. In Scriver, C. R., A. L. Beaudet, W. S. Sly, D. Valle: The Metabolic and Molecular Basis of Inherited Disease, 7th ed. McGraw Hill, New York 1995 (pp. 4095–4111)

152 Whyte, M. P., V. V. Weldon: Idiopathic hypoparathyroidism presenting with seizures during infancy: X-linked recessive inheritance in a large Missouri kindred. J. Pediat. 99 (1981) 608–611

153 Williams, J. C. P., B. G. Barratt-Boyes, J. B. Lowe: Supravalvular aortic stenosis. Circulation 24 (1961) 1311–1318

154 Willichowski, E., A. Grüters, K. Kruse et al.: Hypoparathyroidism and deafness associated with large scale re-arrangements of the mitochondrial DNA: a clinical and moleculargenetic study of four children with Kearns-Sayre syndrome. Pediat. Res. 41 (1997) 193–200

155 Wilson, D. M., P. D. K. Lee, A. H. Morris et al.: Growth hormone therapy in hypophosphatemic rickets. Amer. J. Dis. Child. 145 (1991) 1165–1170

156 Wilson, L. C., M. E. Oude Luttikhuis, P. T. Clayton, W. D. Fraser, R. C. Trembath: Parental origin of Gs alpha gene mutations in Albright's hereditary osteodystrophy. J. med. Genet. 31 (1994) 835–839

157 Winer, K. K., J. A. Yanovski, G. B. Cutler Jr.: Synthetic human parathyroid hormone 1–34 vs calcitriol and calcium in the treatment of hypoparathyroidism. Results of a short-term randomized crossover trail. J. Amer. med. Ass. 276 (1996) 631–636

158 Winkler, I., F. Schreiner, J. Harmeyer: Absence of renal 25-hydroxycholecalciferol-1-hydroxylase activity in a pig strain with vitamin D-dependent rickets. Calcif. Tiss. int. 38 (1986) 87–94

159 Ziegler, R., U. Deutsche, F. Raue: Calcitonin in human pathophysiology. Horm. Res. 20 (1984) 65–73

# 5 Störungen der Keimdrüsen und der sexuellen Entwicklung

G. H. G. Sinnecker

Was macht den Mann zum Mann, die Frau zur Frau? Schon während der ersten Wochen der Embryonalentwicklung laufen die entscheidenden Schritte der sexuellen Differenzierung nach einem genau festgelegten Zeitplan ab. Eine Schlüsselfunktion kommt dabei der Wirkung der Sekretionsprodukte des fetalen Hodens zu, die darüber entscheiden, ob das Kind die Gestalt eines Jungen oder die eines Mädchens annehmen wird. Später, im Laufe der Pubertät, bewirken die gonadalen Hormone die Ausbildung der sekundären Geschlechtsmerkmale, die Entwicklung des Jungen zum fertilen Mann und die des Mädchens zur fertilen Frau. Das Verständnis von Störungen dieser Entwicklung basiert auf der Kenntnis der physiologischen Abläufe.

## Physiologische Grundlagen

### Sexualhormone

#### Biosynthese der Sexualhormone

Gemeinsames Substrat der Sexualhormonbiosynthese ist das Cholesterin. Es gelangt überwiegend als LDL-(Low-density-lipoprotein-)Cholesterin durch rezeptorvermittelte Endozytose in das Innere der Drüsenzelle. Das endozytierte Vesikel fusioniert mit den Lysosomen, der Proteinanteil wird lysiert und das Cholesterin in die Mitochondrien transportiert, um dort für die Steroidhormonsynthese zur Verfügung zu stehen (*48*).

Der erste und gleichzeitig geschwindigkeitsbestimmende Schritt der Biosynthese ist der Transport des Cholesterins von der äußeren an die innere mitochondriale Membran, der durch das StAR-Protein vermittelt wird (15). Dort wird das Cholesterin durch das mitochondriale Enzym CYP11A1 (Cytochrom P450scc) katalysiert. Es spaltet die Seitenkette zwischen den beiden Kohlenstoffatomen in Position 20 und 22 des Cholesterinmoleküls ab, hydroxyliert diese beiden C-Atome und wandelt es dadurch in das Progestagen Pregnenolon um (Abb. 5.1) (56).

Die Aktivität des StAR-Proteins wird durch die trophen hypophysären Hormone (LH, FSH, ACTH) reguliert (198). Die Steroidhormonsynthese wird dadurch über die Menge des zur Verfügung gestellten Substrats reguliert.

Über eine Kaskade weiterer Enzymsysteme wird das Pregnenolon je nach Syntheseort (Nebennierenrinde, Ovar, Testis) und Enzymaktivität in Gluco- oder Mineralocorticoide, Androgene oder Östrogene umgewandelt. Die Progestagene werden zunächst durch das mikrosomale Enzym CYP17 (17α-Hydroxylase, 17,20-Lyase) in mehreren Stufen zu Androgenen, z. B. dem Androstendion, hydroxyliert. Androstendion wird dann durch die 17β-Hydroxysteroiddehydrogenase (17β-HSD) in das stark wirksame Androgen Testosteron oder durch eine Aromatase in das Östrogen Estron umgewandelt. Das stark wirksame Östrogen 17β-Estradiol entsteht entweder unter dem Einfluß der 17β-HSD aus Estron oder durch Aromatisierung des Testosterons. Diese Aromatase (CYP19) steht ebenfalls unter hormonaler Kontrolle. In der Sertolizelle wird sie durch FSH, in der Leydig-Zelle und in den Follikelzellen des Ovars durch LH stimuliert.

Eine Sonderrolle kommt der Steroid-5α-Reduktase 2 zu, die hauptsächlich in den Geweben der Erfolgsorgane selbst lokalisiert ist und dort das Testosteron in das noch stärker wirksame Androgen Dihydrotestosteron umwandelt.

Die organspezifischen Steroidbiosynthesemuster sind nicht allein als Ausdruck verschiedener Enzymaktivitäten zu verstehen. Unterschiedliche zytoarchitektonische Kompartimentierung identischer Enzymproteine in verschie-

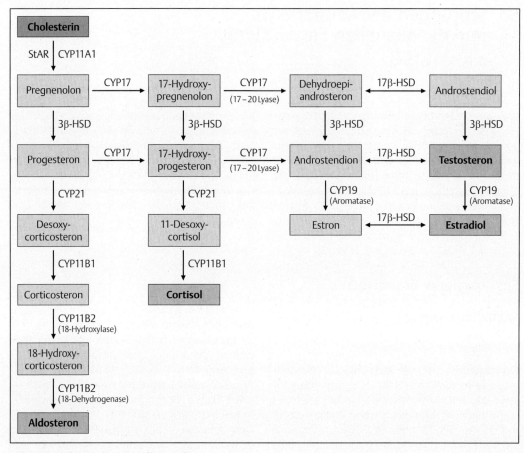

Abb. 5.**1** Schema der Steroidbiosynthese.

denen Organen und der intermediäre Steroid-transport in verschiedenen Kompartimenten innerhalb einer Zelle bilden ein komplexes Bio-synthesesystem innerhalb dessen die Stoffwech-selwege der Steroidbiosynthese von mehreren Mechanismen moduliert werden (56). Die hypo-physären trophen Hormone haben einen stimu-lierenden Einfluß, darüber hinaus müssen aber auch eine Reihe lokaler Aktivatoren und Inhibi-toren angenommen werden, über die bisher aber noch wenig bekannt ist.

Nach ihrer Synthese werden die Steroidhor-mone nicht in den Drüsenzellen gespeichert, sondern unmittelbar in den Extrazellulärraum und von dort in das Blutplasma abgegeben.

*Wirkungsmechanismus der Sexualhormone*

Die Entfaltung der spezifischen Sexualhormon-wirkung im Zellkern der Zielorganzelle steht am Ende einer langen Wirkungskette, in deren Ver-lauf das Hormon nach seiner Biosynthese in den Keimdrüsen unter Bindung an Transportproteine vom Syntheseort über das Plasma zu den Zielor-ganzellen gelangt. Nach Überwindung des Inter-stitiums und der Plasmamembran gelangt es durch das Zytoplasma hindurch an das Chroma-tin, um dort die spezifische Proteinbiosynthese zu aktivieren.

Im Plasma werden die Steroidhormone größ-tenteils an Transportproteine gebunden trans-

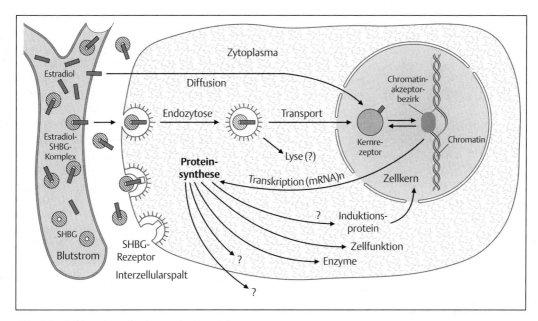

Abb. 5.**2**   Wirkungsmechanismus der Steroidhormone.

portiert. Neben der unspezifischen Bindung an Albumin scheint der spezifischen Bindung an das Sexualhormon bindende Globulin (SHBG) eine besondere Bedeutung zuzukommen (179). Die Bioverfügbarkeit der an SHBG gebundenen Sexualhormone ist in Geweben endokriner Erfolgsorgane (Testes, Prostata) außerordentlich hoch (160). Es konnte gezeigt werden, daß in diesen Geweben Rezeptoren für SHBG-Steroidhormonkomplexe an der Plasmamembran existieren (72, 197) und SHBG auch intrazellulär nachweisbar ist (172, 177). Abb. 5.**2** zeigt eine Zusammenfassung des Wirkungsmechanismus der Steroidhormone. Neben dem in allen Geweben gleichartigen kontinuierlichen Einstrom der Steroidhormone in die Zellen durch freie Diffusion existiert wahrscheinlich ein spezifischer Transportmechanismus in endokrinen Erfolgsorganen. Das an SHBG gebundene Steroidhormon wird als SHBG-Steroidhormonkomplex durch rezeptorvermittelte Endozytose in die Zelle aufgenommen. Dadurch kommt es zu einer selektiven Anreicherung des Hormons im Zytoplasma der Zielorganzelle, die Voraussetzung zur vollen Entfaltung der biologischen Wirkung des Hormons sein könnte („SHBG-Steroidhormonkomplexhypothese") (179).

Vom Zytoplasma wird das Steroidhormon in den Zellkern transportiert. Dort assoziiert es mit dem Steroidhormonrezeptor, der ausschließlich im Zellkern lokalisiert ist (92). Die Steroidhormonrezeptoren gehören einer Superfamilie regulatorischer Proteine an, zu denen auch Rezeptoren für Vitamin D, Thyroxin und das Onkogen v-erb A zählen. Diese Rezeptoren haben 3 Domänen. Die aminoterminale Domäne ist in die Gentranskription involviert. Die DNA-bindende Domäne enthält 2 Zink-Finger. Dies sind länglich ausgerichtete molekulare Komplexe, die ein zentrales Zinkatom enthalten. Der eine Zinkfinger steuert die sequenzspezifische Bindung an die DNA, der andere stabilisiert die Bindung des Rezeptors an die DNA. Die karboxyterminale Domäne ist für die Bindung des Liganden verantwortlich (hormonbindende Domäne) (136). Durch Bindung des Steroidhormons an seinen Rezeptor wird dieser aktiviert. Der Steroidhormonrezeptorkomplex bindet an die DNA und aktiviert (oder reprimiert) dort die Transkription bestimmter Gene. Die Translation der dadurch gebildeten mRNA führt in der Regel zur Synthese spezifischer Enzymproteine, deren Stoffwechselwirkungen letztendlich die hormonalen Effekte vermitteln. Derartige Effekte liegen sowohl den

Reifungsprozessen während der Pubertät, als auch den Differenzierungsprozessen während der Embryonal- und Fetalperiode zugrunde.

## Sexualdifferenzierung

In der Zeit um 500 v. Chr. glaubte man, aus Samen des rechten Hodens würden Jungen, aus Samen des linken Hodens würden Mädchen gezeugt. Die Bedeutung der Geschlechtschromosomen wurde erst mehr als 2000 Jahre später entdeckt. Die Verfügbarkeit molekularbiologischer Methoden entfesselte eine fieberhafte Suche nach demjenigen Faktor, der die indifferente gonadale Anlage veranlaßt, sich zum Testis zu differenzieren, dem testisdeterminierenden Faktor (TDF).

### Genetisches Geschlecht

Im Moment der Konzeption wird das genetische Geschlecht durch die Geschlechtschromosomen festgelegt. Die Bedeutung des Y-Chromosoms für die männliche Entwicklung wurde erstmalig 1959 beschrieben (80). Wird die Eizelle mit einer Samenzelle befruchtet, die zusätzlich zum haploiden Autosomensatz ein X- oder ein Y-Chromosom enthält, so ist das chromosomale Geschlecht entweder weiblich (46,XX) oder männlich (46,XY).

Von den 30–40 Mio. Basenpaaren des Y-Chromosoms sind aber nur weniger als 250 für die Determinierung des männlichen Geschlechts verantwortlich. Schon 1966 wurde die Bedeutung des kurzen Arms des Y-Chromosoms erkannt (81). Ein Jahrzehnt lang glaubte man, ein spezifisches männliches Histokompatibilitätsantigen (HY-Antigen) wäre der entscheidende Faktor für die Entwicklung männlicher Gonaden (207). HY-Antigen-negative männliche Mäuse entkräfteten diese Hypothese (121). Der nächste Kandidat für den TDF war ein in der 1A2-Region des kurzen Arms des Y-Chromosoms liegendes Gen, das ein Zinkfinger enthaltendes Protein kodiert (ZFY) (138). 3 ZFY-negative XX-Männer lieferten aber den Beweis, daß ZFY nicht TDF sein konnte (139).

Dagegen war bei jedem dieser 3 XX-Männer Y-spezifisches Material aus der 1A1-Region nachweisbar. In diesem Bereich des Y-Chromosoms konnte ein hochkonserviertes Gen, die sex-determinierende Region des Y-Chromosoms (SRY), gefunden werden (169). Bisher sind weder männliche Individuen bekannt, die SRY-negativ sind, noch weibliche, bei denen SRY nachweisbar ist. Kürzlich produzierten Koopman u. Mitarb. (96) durch Transfer des SRY-Gens in Eizellen von Mäusen transgene männliche XX-Mäuse. Damit konnte bewiesen werden, daß SRY tatsächlich TDF ist.

### Gonadales Geschlecht

Während der ersten Entwicklungswochen sind die Gonaden beider Geschlechter indifferent und bipotent. Unter dem Einfluß des TDF kommt es in der 7. Woche post conceptionem zur Differenzierung der bipotenten gonadalen Anlage zu Testes. Verantwortlich dafür dürfte das SRY-Gen sein, das die Transkription bestimmter autosomaler Gene aktiviert und dadurch die Entwicklung von Sertoli-Zellen in der bipotenten Gonade induziert. Die Differenzierung von Sertoli-Zellen ihrerseits zieht die weitere Entwicklung der Gonade in Richtung Testis nach sich. Ist TDF (SRY) nicht vorhanden, entwickeln sich ab der 10. Woche Ovarien.

In den *Testes* entwickeln sich zuerst Tubuli seminiferi und Leydig-Zellen. Die Leydig-Zellen werden zunächst durch das plazentare hCG, in der zweiten Hälfte der Schwangerschaft durch das fetale hypophysäre LH zur Testosteronproduktion stimuliert (218). Die Entwicklung der Samenzellen führt von den Urkeimzellen, die sich entlang der Tubuli seminiferi teilen, nur zu Vorstufen der Spermatogonien. Die weitere Ausreifung der Keimzellen erfolgt erst in der Pubertät.

Die Entwicklung der *Ovarien* beginnt erst in der 10. Woche post conceptionem. In der 14. Woche sind erste Primordialfollikel erkennbar. Bis zur Geburt haben die Eizellen mit der Reduktionsteilung begonnen, die aber in der Prophase stehen bleibt. Erst unmittelbar vor der Ovulation wird die Meiose in der jeweils betroffenen Eizelle beendet. Von den maximal 6–7 Mio. Oogonien in der 20. Gestationswoche atresiert der größte Teil. Bei der Geburt sind nur noch 1 Mio., zum Zeitpunkt der Menarche noch 400 000 Oogonien vorhanden. Davon kommen höchstens 400 Eizellen zur Ovulation (7).

Die weitere Differenzierung der inneren und äußeren Geschlechtsanlagen steht unter der Kontrolle der Sekretionsprodukte des fetalen Hodens.

### Somatisches Geschlecht

Bei beiden Geschlechtern entwickeln sich zunächst 2 paarige innere Geschlechtsgänge, aus denen das innere männliche oder das innere weibliche Genitale entstehen:

- Wolff-Gänge,
- Müller-Gänge.

Sind keine Testes vorhanden, kommt es immer zu einer Regression der Wolff-Gänge, während sich aus den Müller-Gängen immer Uterus, Tuben und der obere Teil der Vagina entwickeln. Auch das äußere Genitale differenziert sich aus der indifferenten Anlage (Sinus urogenitalis und Tuberculum urogenitale) immer weiblich, wenn es nicht unter dem Einfluß von Androgenen virilisiert wird. Das Vorhandensein eines funktionsfähigen Ovars ist dazu nicht notwendig, lediglich die Abwesenheit von Testes.

Im Gegensatz dazu ist die männliche Differenzierung immer ein aktiver Prozeß. Der fetale Hoden produziert Testosteron und das Anti-Müller-Hormon. Unter der Einwirkung des Anti-Müller-Hormons, das von den Sertoli-Zellen produziert wird, kommt es zur Regression der Müller-Gänge (85), während die Entwicklung der Wolff-Gänge durch die Einwirkung hoher lokaler Testosteronkonzentrationen stimuliert wird (167). Daraus gehen Nebenhoden, Samenleiter und Samenblasen hervor. Aus der Mündung der Wolff-Gänge in den Sinus urogenitalis gehen die Pars prostatica und membranosa der Urethra hervor.

Auch das äußere Genitale ist bei beiden Geschlechtern während der ersten Wochen der Embryonalentwicklung noch indifferent und bipotent. Sind Hoden vorhanden, so kommt es unter der Einwirkung des von den Leydig-Zellen produzierten Testosterons zur Fusion der Urethralfalten und der Labioskrotalwülste, aus denen das Corpus cavernosum urethrae und das Skrotum hervorgehen. In der 12. Woche post conceptionem ist diese Entwicklung mit der Ausbildung des Skrotums abgeschlossen. Eine Stö-

rung der Androgenwirkung während dieser Zeit führt immer zur Ausbildung eines *intersexuellen Genitales*. Nach der 12. Woche können Androgene eine bis zu diesem Zeitpunkt unzureichende labioskrotale Fusion nicht mehr komplettieren. Im Gegensatz dazu induzieren Androgene, insbesondere das im Gewebe unter dem Einfluß des Enzyms 5α-Reduktase aus Testosteron gebildete Dihydrotestosteron, zu jedem späteren Zeitpunkt das Wachstum von Phallus und Prostata (167).

Sind keine Hoden vorhanden, so kommt es zur Regression der Wolff-Gänge. Die Müller-Gänge fusionieren ab der 6. Woche post conceptionem. Aus ihrem kranialen Anteil gehen die Tuben hervor, die kaudalen Anteile verschmelzen zum uterovaginalen Kanal. Diese Anlage verbindet sich mit dem Epithel des Sinus urogenitalis, aus dem die Vagina hervorgeht (137) (Abb. 5.**3**).

### Psychisches Geschlecht

Tierexperimentelle Befunde lassen die Fähigkeit des embryonalen Gehirns erkennen, sich je nach hormonellem Einfluß männlich oder weiblich zu differenzieren. Ein männlich differenziertes Gehirn steuert bei der Ratte z. B. das männliche Sexualverhalten und die tonische Sekretion der Gonadotropine. Ein weiblich differenziertes Gehirn steuert dementsprechend das weibliche Sexualverhalten und die zyklische Sekretion der Gonadotropine.

Bei der Ratte scheint sich diese Differenzierung im Verlauf einer sensitiven Phase in der Perinatalperiode irreversibel ausschließlich unter dem Einfluß der Sexualhormone zu vollziehen. Dabei wird das fetale Testosteron im Gehirn zunächst zu Östrogenen aromatisiert. Die Östrogene bewirken dann die männliche Differenzierung des Gehirns (32).

Männliche Rattenfeten, die während der sensiblen Phase kastriert, mit Antiöstrogenen, Antiandrogenen oder Aromatasehemmern behandelt werden, verlieren dauerhaft, auch unter Einfluß von Androgenen, die Fähigkeit, männliches Sexualverhalten zu zeigen (Demaskulinisierung). Dafür entwickeln sie weibliches Sexualverhalten und zyklische Gonadotropinsekretion, wenn sie im Erwachsenenalter mit Östrogenen behandelt werden (Feminisierung).

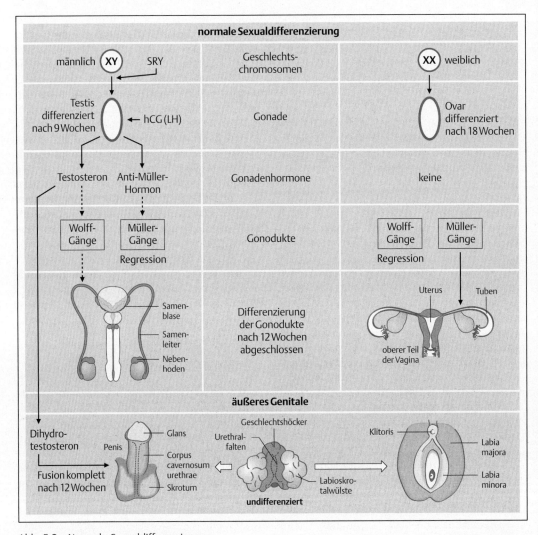

Abb. 5.**3** Normale Sexualdifferenzierung.

hCG humanes Choriongonadotropin
LH luteinisierendes Hormon
SRY sexdeterminierende Region des Y-Chromosoms

Weibliche Rattenfeten, die während der sensiblen Phase mit Testosteron oder Östrogenen behandelt werden, verlieren dauerhaft, auch unter Einfluß von Östrogenen, die Fähigkeit, weibliches Sexualverhalten zu zeigen (Defeminisierung). Dafür entwickeln sie männliches Sexualverhalten, wenn sie im Erwachsenenalter mit Androgenen behandelt werden (Maskulinisierung).

Sowohl die weibliche als auch die männliche Entwicklung des Gehirns scheint also vom Einfluß der Östrogene abhängig zu sein. Quantitative Unterschiede scheinen die Differenzierung in die männliche oder weibliche Richtung maßgeblich zu bestimmen (32).

Ein struktureller Unterschied männlich oder weiblich differenzierter Gehirne konnte ebenfalls zunächst an der Ratte nachgewiesen werden. Eine Ansammlung von Nervenzellen in der präoptischen Hirnregion bildet den sog. geschlechtsdimorphen Nukleus (sexually dimorphic nucleus of the preoptic area [SDN-POA]). Beim in der sensiblen Phase männlich geprägten Tier ist dieser Nukleus um ein Vielfaches größer als beim weiblich geprägten Tier (33). Inzwischen konnte die Existenz des SDN-POA auch bei anderen Säugetieren und beim Menschen nachgewiesen werden.

Diese und eine Vielzahl anderer tierexperimenteller Untersuchungen haben belegt, daß bei niederen Säugern, aber auch bei Primaten, das Vorhandensein oder Fehlen von Hormoneffekten während kritischer Phasen der Entwicklung entscheidenden Einfluß hat auf die zyklische (weibliche) oder tonische (männliche) Gonadotropinsekretion, das männliche oder weibliche Paarungsverhalten und die Stuktur des geschlechtsdimorphen Nukleus.

Beim Menschen sind vergleichbare Experimente selbstverständlich nicht möglich. Daher können Erkenntnisse nur aus Beobachtungen der „Experimente der Natur" gewonnen werden. Die meisten Untersuchungen an Patienten, die während ihrer Entwicklung unter abnormem Einfluß von Sexualhormonen gestanden haben, liegen über Patientinnen mit einem AGS vor. Von der Arbeitsgruppe um Money wurden bei AGS-Patientinnen männliche Verhaltensmuster (tomboy) vermehrt gefunden (40). Dittmann (35) bestätigte diese Befunde nur mit wesentlichen Einschränkungen. Money u. Mitarb. (127) berichteten auch über eine erhöhte Frequenz bisexueller oder homosexueller Orientierung von AGS-Patientinnen. Sie deuteten diese Beobachtung als Resultat der Interaktion pränataler und/oder neonataler maskulinisierender Effekte auf das Gehirn und anderer Einflußgrößen auf die Entwicklung (körperliche Virilisierung, andere kindliche sexuelle Erfahrungen infolge selbsterlebter Andersartigkeit). Im Gegensatz dazu fanden Müller u. Mitarb. (129) bei der Mehrzahl der von ihnen befragten AGS-Patientinnen keine Einschränkung ihrer heterosexuellen Aktivität und keine erhöhte Frequenz homosexueller Phantasien oder Erfahrungen.

Bei Mädchen, deren Mütter während der Schwangerschaft mit androgen wirksamen Gestagenen behandelt worden waren, fanden sich, ähnlich wie bei AGS-Patientinnen, vermehrt männliche Verhaltensmuster (125). Demgegenüber wurde progesteronverwandten Gestagenen ein protektiver Effekt vor den maskulinisierenden Wirkungen von Androgenen und Östrogenen zugeschrieben. Obwohl die Arbeitsgruppen um Meyer-Bahlburg u. Ehrhardt bei Mädchen, deren Mütter in der Schwangerschaft mit dem antiandrogen wirksamen Medroxyprogesteronacetat behandelt worden waren, eher weniger Tomboy-Verhaltensmuster und dafür eher „weibliches" Spielverhalten zeigten, kommen sie selbst zu dem Schluß, daß die geringfügigen Unterschiede möglicherweise nicht auf Hormone, sondern auf andere Faktoren zurückzuführen sein könnten (41).

Im Gegensatz zum AGS sind Patienten mit kompletter Androgenresistenz (testikulärer Feminisierung") keinerlei Androgenwirkung in utero ausgesetzt. Geschlechtsidentität und Verhaltensrepertoire sind typischerweise weiblich (119). Da die Serumtestosteronspiegel dieser Patienten eher im hohen männlichen Bereich liegen und die Aromatisierung in Östrogene ungehindert stattfinden kann, wäre nach dem quantitativen Modell der östrogenen Induktion sowohl der männlichen als auch der weiblichen Hirndifferenzierung (32), eher eine Maskulinisierung des Gehirns zu erwarten. Tatsächlich ist die Entwicklung aber vollständig weiblich. Östrogene allein scheinen daher, auch in hoher Konzentration, beim Menschen keine erkennbare Maskulinisierung des Gehirns zu bewirken.

Patienten mit 5α-Reduktasemangel werden mit weiblich erscheinendem äußeren Genitale geboren und wachsen meist als Mädchen auf. In der Pubertät kommt es zu einer ausgeprägten Virilisierung. Bei der von Imperato-McGinley u. Mitarb. (76, 77, 78) beschriebenen Gruppe von Patienten aus der Dominikanischen Republik wechselten die meisten ihre Geschlechtsrolle und -identität in der Pubertät. Der Deutung, dies sei ein Beweis für die entscheidende Bedeutung biologischer (hormoneller) Faktoren für die Geschlechtsidentitätsentwicklung, wurde von Rubin u. Mitarb. (157) widersprochen. Die besonderen soziokulturellen Gegebenheiten in der Dominikanischen Republik scheinen eine wesentliche Rolle bei dem Wechsel der Geschlechtsidentität dieser Patienten gespielt zu haben. Vergleichbare Patienten in den USA behielten ihre weibliche Identität bei, trotz Virilisierung in der Pubertät.

> Zusammenfassend scheinen intrauterin erhöhte Androgenspiegel von AGS-Patientinnen trotz virilisierender Wirkung auf die Genitalentwicklung, keinen nachhaltigen Effekt auf die Geschlechtsidentität und psychosexuelle Orientierung zu haben (35, 39, 126). Die Entwicklung der Geschlechtsidentität von Intersexpatienten scheint größtenteils von der Geschlechtsrolle abhängig zu sein, in der das Kind aufwächst. Eine ambivalente Identität scheint dann zu entstehen, wenn Unsicherheiten der Eltern hinsichtlich der Geschlechtszuweisung bestehen (41).

Die meisten Untersucher sehen die zur Entwicklung der Geschlechtsidentität beitragenden Faktoren weder als „angeboren" noch „erworben" allein an, sondern vielmehr als Interaktion hormoneller und psychosozialer Einflüsse" (157).

*Schlußfolgerung*

Die Annahme, die Seitenlokalisation des Hodens im Skrotum entscheide über das Geschlecht, ist wohl als ebenso falsch anzusehen wie die Annahme, TDF, die Chromosomen oder Hormone allein legten das Geschlecht eines Menschen fest.

Das Geschlecht eines Menschen wird vielmehr durch seine eigene Geschlechtsidentifizierung bestimmt. Diese wiederum ist als Resultat komplexer Einflüsse anzusehen, unter denen die genetische Disposition, der Chromosomensatz, hormonelle Einflüsse während der Embryonalentwicklung und in späteren Lebensphasen, das somatische und psychische Geschlecht, das personenstandsrechtliche Geschlecht und die Geschlechtsrollenzuweisung von Beziehungspersonen eine mehr oder weniger wichtige Bedeutung haben. Je besser diese verschiedenen Faktoren im Einklang stehen, desto früher, harmonischer und stabiler wird die Geschlechtsidentifikation erfolgen. Sind einzelne dieser Faktoren im Mißklang, so dürften die verbleibenden Faktoren von noch größerer Wichtigkeit für die Geschlechtsidentifizierung des betreffenden Menschen sein. Hierin dürfte eine der großen Chancen des Therapeuten liegen: durch Aufklärung der Beziehungspersonen für das Kind mit ambivalenten Genitale eine Umwelt zu schaffen, die an seiner Geschlechtsidentität keine Zweifel hat. Dadurch erfolgt die Geschlechtsrollenzuweisung unmißverständlich und eindeutig und das Kind kann, trotz körperlicher Handicaps, ein Junge werden, der keinen Zweifel hat, ein Junge zu sein, oder ein Mädchen, das keinen Zweifel hat, ein Mädchen zu sein. Dieses sichere Gefühl macht nach Abschluß der sexuellen Reifung letztlich den Mann zum Mann und die Frau zur Frau.

## Störungen der sexuellen Differenzierung

> Störungen können zu jedem Zeitpunkt auf allen Stufen der sexuellen Differenzierung vorkommen.

Je nach Art, Ausmaß und Zeitpunkt der Störung resultieren geringfügige Abweichungen ohne Krankheitswert, verschiedenste Grade der Ambivalenz oder eine nahezu vollständige Umkehr des somatischen gegenüber dem genetischen Geschlecht.

Der echte Hermaphroditismus, bei dem ein und dasselbe Individuum sowohl testikuläres als auch ovarielles Gewebe hat, ist eine Rarität. Meist handelt es sich um genetisch weibliche Individuen, die trotz mehr oder weniger funktionierender Ovarien virilisiert sind (Pseudoherm-

aphroditismus femininus) oder um genetisch männliche Individuen (TDF bzw. Hoden vorhanden), bei denen die Maskulinisierung unzureichend ist (Pseudohermaphroditismus masculinus).

## Pseudohermaphroditismus masculinus

**Definition.** Männliche Pseudohermaphroditen sind genetisch männliche Individuen (d. h. TDF ist vorhanden) mit Testes, deren inneres und/oder äußeres Genitale unzureichend maskulinisiert ist. Das klinische Spektrum reicht vom äußerlich komplett weiblichen Genitale über sämtliche Stufen der Ambivalenz bis zum nor-

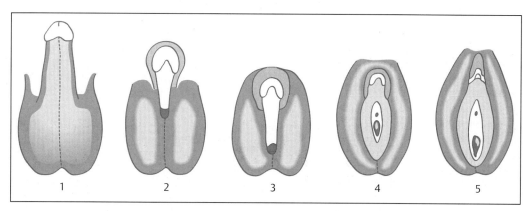

Abb. 5.**4**   Klassifikation der Phänotypen des männlichen Pseudohermaphroditismus.

Tabelle 5.**1**   Klassifikation der Phänotypen des Pseudohermaphroditismus masculinus
(nach Sinnecker u. Mitarb. 1996, 1997)

| Typ | Phänotyp | Phänotyp/Funktion |
|-----|----------|-------------------|
| 1 | männlich | gestörte Spermatogenese und/oder gestörte Virilisierung in der Pubertät |
| 2 | vorwiegend männlich | isolierte Hypospadie und/oder Mikropenis und höhergradige Hypospadie, bipartiertes Skrotum |
| 3 | ambivalent | klitorisähnlicher Mikropallus, labienähnliches bipartiertes Skrotum, perineoskrotale Hypospadie oder Sinus urogenitalis mit kurzer, blind endender Vagina |
| 4 | vorwiegend weiblich | Klitorishypertrophie und/oder labiale Fusion, Sinus urogenitalis mit kurzer, blind endender Vagina |
| 5 | weiblich | keine Virilisierungszeichen präpuberal (in der Pubertät Virilisierung bei 5α-Reduktasedefekt, Feminisierung bei Androgenrezeptordefekt) |

mal erscheinenden männlichen Genitale mit Hypospadie. Das Virilisierungsdefizit genetisch männlicher Kinder wird gemäß Abb. 5.**4** u. Tab. 5.**1** klassifiziert (181, 182).

Ursache für eine unzureichende Virilisierung kann entweder ein generelles Funktionsdefizit des fetalen Hodens sein (Gonadendysgenesie), der Verlust einer isolierten Funktion des sonst normal entwickelten Hodens (Testosteronbiosynthesedefekt, Leydig-Zell-Hypoplasie) oder eine Unfähigkeit der Gewebe, auf das vom normal funktionierenden Hoden gebildete Testosteron anzusprechen (Androgenresistenz, 5α-Reduktasemangel).

## ▨ Gonadale und chromosomale Störungen

Entwicklungsstörungen des fetalen Hodens sind meist auf chromosomale Aberrationen zurück-

zuführen, kommen aber auch ohne erkennbare Ursache, gelegentlich familiär gehäuft, vor. Je nach Ausmaß der Differenzierungsstörung und je nachdem ob die Störung ein- oder beidseitig auftritt, resultieren äußerlich weibliche, ambivalente oder äußerlich männliche Individuen.

**Ätiologie/Pathogenese.**   10 bis über 50 % der Gonadendysgenesien sind auf ein 45,X-/46,XY-Mosaik zurückzuführen (44). Mehr als die Hälfte dieser Patienten sind phänotypisch weiblich mit mehr oder weniger ausgeprägter Virilisierung (211). Im Rahmen der Pränataldiagnostik zeigte sich im Gegensatz dazu, daß die überwiegende Mehrzahl (ca. 95 %) der Individuen mit diesem Mosaik ein normales männliches Genitale haben. Nur eine Minderheit hat eine Hypospadie, ein ambivalentes oder ein weibliches Genitale (23, 73, 211). Ursächlich ist der Verlust eines strukturell abnormen Y-Chromosoms in der

Anaphase anzunehmen (87, 111). Im Gegensatz dazu ist das Y-Chromosom bei der 46,XY-Gonadendysgenesie strukturell unauffällig. Neben sporadischen Fällen gibt es Formen, die X-chromosomal rezessiv oder geschlechtsgebunden (männlich) autosomal dominant vererbt werden (168). Ätiologisch ist eine Vielzahl unterschiedlicher Störungen zu vermuten, deren Auswirkungen die Differenzierung der Testes in unterschiedlichem Ausmaß behindern. Einige dieser Erkrankungen, die mit verschiedenen Organfehl-

bildungen einhergehen, sind ätiologisch geklärt: Mutationen des WT1-Gens wurden beim *Denys-Drash*- und *WAGR-Syndrom* gefunden (130), das *Smith-Lemli-Opitz-Syndrom* ist auf eine Störung der Dehydrocholesterin-C7-Reduktase mit konsekutiv stark erhöhtem 7-Dehydrocholesterin im Serum zurückzuführen (202). Gonadendysgenesien gehen auch mit einer Duplikation des DSS-Locus auf Xp21 und mit Mutationen des SOX9-Gens auf 17q21, assoziiert mit der *campomelischen Dysplasie* (208), einher.

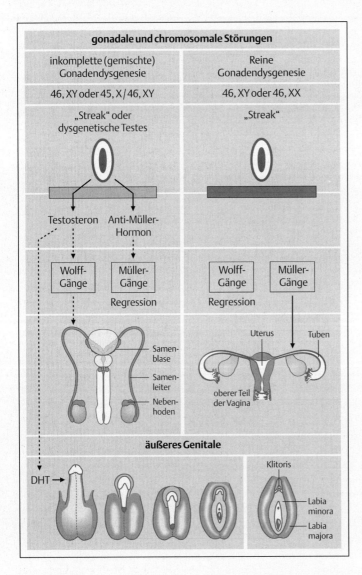

Abb. 5.**5**  Gonadale und chromosomale Störungen der Sexualdifferenzierung. (Die von der jeweiligen Störung betroffenen Bereiche sind durch schraffierte oder gestrichelte Symbole gekennzeichnet.)

DHT   Dihydrotestosteron

## Inkomplette (gemischte) Gonadendysgenesie

Die Differenzierungsstörung der Testes kann unterschiedlich stark ausgeprägt, auf beiden Seiten gleich oder seitendifferent (asymmetrisch) sein. Das Spektrum reicht vom einseitig normal differenzierten und kontralateral dysgenetischen Hoden über alle Zwischenstufen der beidseitigen Gonadendysgenesie bis zur kompletten Gonadendysgenesie mit beidseitig bindegewebigen Strängen in der Position von Ovarien (sog. Streak-Gonaden). Dementsprechend vielfältig sind die funktionellen Auswirkungen: Je nach Schweregrad der Dysgenesie und konsekutiv unzureichender Sekretion von Testosteron und Anti-Müller-Hormon kommt es auf der betroffenen Seite zu einer unzureichenden Induktion der Wolff-Gänge und dadurch einer Hypoplasie von Samenblase, Samenleiter und Nebenhoden. Die im dysgenetischen Hoden immer auch gestörte Sekretion des Anti-Müller-Hormons führt auf der ipsilateralen Seite zur unvollständigen Regression der Müller-Gänge und daher zur Persistenz mehr oder weniger dysplastischer Müller-Strukturen (Tuben, Uterus und oberer Anteil der Vagina) (Abb. 5.**5**).

**Klinik.** Das klinische Spektrum umfaßt weibliche, ambivalente und männliche Phänotypen mit sämtlichen möglichen Zwischenstufen. Infolge der parakrinen Wirkung der Sekretionsprodukte des fetalen Hodens (Testosteron und Anti-Müller-Hormon) auf die Induktion der Wolff- und Regression der Müller-Gänge hängt die Entwicklung der Gonodukte vom Grad der Dysgenesie der jeweiligen Gonade ab. Sind die beiden Gonaden unterschiedlich stark dysgenetisch (sog. gemischte Gonadendysgenesie), kommt es zu einer asymmetrischen Differenzierung des inneren Genitale. Im Gegensatz dazu ist die Entwicklung des äußeren Genitale nur von der endokrinen Funktion des fetalen Hodens abhängig. Infolgedessen reicht ein einziger funktionsfähiger Hoden allein zur kompletten Maskulinisierung des äußeren Genitale aus.

Der Funktionsverlust dysgenetischer Testes betrifft die Sekretion von Testosteron und Anti-Müller-Hormon in der Regel in annähernd gleichem Ausmaß. Ist die Störung so ausgeprägt, daß die Maskulinisierung des äußeren Genitale

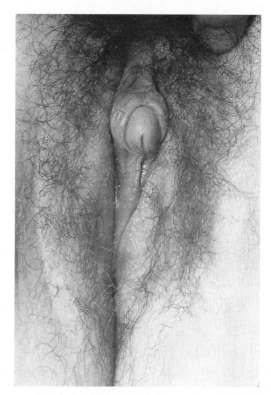

Abb. 5.**6**  Genitale einer Patientin mit 46,XY inkompletter Gonadendysgenesie.

unzureichend (ambivalent oder weiblich) ist, so ist stets auch eine Persistenz von Müller-Strukturen (Tuben, Uterus, oberer Anteil der Vagina) am inneren Genitale zu erwarten. Diese wichtige Gemeinsamkeit des sonst sehr heterogenen klinischen Bilds unterscheidet die Gonadendysgenesie von allen anderen Ursachen des Pseudohermaphroditismus masculinus (Abb. 5.**6**).

**Diagnostik.** Die Verdachtsdiagnose inkomplette Gonadendysgenesie sollte bei Patienten mit ambivalentem Genitale gestellt werden, wenn Müller-Derivate (z. B. Uterus) nachweisbar sind und entweder die Gonaden tastbar sind (das sind dann immer Hoden) oder ein Y-Chromosom vorhanden ist.

Der Karyotyp ist 46,XY; 45,X/46,XY; 45,X/47,XYY; 45,X/46,XY/47,XYY; 45,X/47,XXY oder ähnlich. Das äußere Genitale ist weiblich (mit Klitorishypertrophie), ambivalent oder männlich. Die Wolff-Gänge sind mehr oder weniger stark differenziert, die Müller-Gänge dementsprechend mehr oder weniger stark regrediert. Die Gonaden sind bindegewebige Stränge (Streaks), dysgenetische Hoden oder einseitig dysgenetisch (oder Streaks) und kontralateral normaler oder dysgenetischer Hoden (sog. gemischte Gonadendysgenesie). Die Pubertätsentwicklung bleibt aus oder es kommt zu einer Virilisierung. Wenn eine Gynäkomastie auftritt, ist sie am ehesten als Folge eines estradiolsezernierenden Gonadoblastoms anzusehen. Die Plasmakonzentrationen der Gonadotropine (LH, FSH) sind in der zweiten Dekade erhöht, Testosteron ist vermindert.

## Therapie:

Die Entscheidung, in welchem Geschlecht das Kind aufwachsen sollte, basiert auf der Einschätzung, in welchem Geschlecht am ehesten mit einer normalen Funktion des äußeren Genitale gerechnet werden kann.

Diese Einschätzung ist von folgenden Faktoren abhängig:

- von den konkreten anatomischen Verhältnissen im jeweiligen Einzelfall,
- von den operativen Korrekturmöglichkeiten,
- von den kulturellen Gegebenheiten der betroffenen Familie.

Deshalb sollte diese Entscheidung gemeinsam mit Fachvertretern der Gynäkologie, Urologie oder Kinderchirurgie, Psychologie und Humangenetik getroffen werden.

Bei Patienten, die als *Mädchen* aufwachsen sollen, müssen die Gonaden entfernt werden. Ein Verbleiben der Gonaden birgt zweierlei Risiken:

- eine Restfunktion der Gonaden kann eine heterosexuelle (männliche) Pubertät auslösen,
- dysgenetische Gonaden, die ein Y-Chromosom enthalten, haben ein hohes Entartungsrisiko.

Dies ist auf die Wirkung des Gens GBY (Gonadoblastom locus auf Y) zurückzuführen, das zur Gonadoblastomentstehung prädestiniert (204). Das Tumorrisiko liegt im Alter von 10 Jahren bei 2 %, im Alter von 20 Jahren bei 16 % und im Alter von 30 Jahren bei 27,5 % (113). Meist handelt es sich um Gonadoblastome und Germinome (Seminome, Dysgerminome).

Das äußere Genitale sollte, falls erforderlich, bis zum Abschluß des 2. Lebensjahrs operativ so gestaltet werden, daß es eindeutig weiblich aussieht (Introitusplastik). Dies ist als wesentliche Voraussetzung dafür anzunehmen, daß sowohl das Kind selbst als auch seine Spielgefährten keinen Zweifel an dem weiblichen Geschlecht entwickeln. Eine Reduktionsplastik der Klitoris sollte in diesem Alter nur dann vorgenommen werden, wenn eine erhebliche phallusartige Vergrößerung vorliegt. Eine Vaginoplastik oder operative Anlage einer Neovagina sollte nicht frühzeitig, sondern erst dann erfolgen, wenn von Seiten der Patientin Kohabitationsfähigkeit gewünscht wird. Dies ist in der Regel erst nach der Pubertät der Fall. Unter dem Einfluß der Östrogene und durch die Kohabitation selbst wird einer Schrumpfung der Vagina besser vorgebeugt als durch lästige und traumatisierende Bougierungsbehandlungen der Vagina während der Kindheit.

Die Pubertät wird in dem Alter, in dem normalerweise die Pubertät beginnt, durch Substitution mit Östrogenen und Gestagenen eingeleitet.

Bei Patienten, die als *Jungen* aufwachsen sollen, werden die Gonaden nur dann entfernt, wenn sie nicht im Skrotum liegen und dadurch einer regelmäßigen einfachen Untersuchung nicht gut zugänglich sind. In diesem Fall werden Hodenprothesen in den (evt. operativ rekonstruierten) Hodensack implantiert. Müller-Derivate werden entfernt und die Hypospadie wird operativ korrigiert. Die Androgensubstitutionstherapie wird im Alter der nomalen Pubertät begonnen, wenn die Testosteronproduktion der evtl. verbliebenen Hoden unzureichend ist. Aufgrund des erhöhten Entartungsrisikos dysgenetischer Hoden (s.oben) müssen Patienten, die als Jungen aufwachsen und deren Hoden im Skrotum verbleiben, regelmäßig untersucht werden.

## Komplette (reine) Gonadendysgenesie

Bei der kompletten (sog. reinen) Gonadendysgenesie finden sich an Stelle der Gonaden beidseits bindegewebige Stränge (Streaks). Der Karyotyp ist 46,XY oder 46,XX. Die 46,XY-Gonadendysgenesie ist in gut 10 % der Fälle auf eine Mutation im SRY-Gen zurückzuführen (45). Die übrigen Fälle dürften auf Mutationen in nachgeordneten autosomalen Differenzierungsgenen zurückzuführen sein. Die Expression von SRY-Mutationen kann innerhalb betroffener Familien variabel sein. Eine Mosaikmutation konnte sogar bei dem Vater mehrerer Mädchen mit reiner 46,XY-Gonadendysgenesie nachgewiesen werden (164). Eine familiäre Form der 46,XX-Gonadendysgenesie ist im Zusammenhang mit einer Mutation des FSH-Rezeptors (Chromosom 2) (1) und im Zusammenhang mit Taubheit (140) sowie mit Anomalien der Augenlider (3) beschrieben worden.

**Klinik.** Patienten mit einer kompletten Gonadendysgenesie haben einen normal weiblichen Phänotyp (inneres und äußeres Genitale sind normal weiblich) (Abb. 5.7). Sie sind normal groß und haben keine Stigmata des Ullrich-Turner-Syndroms. Meist werden diese Patientinnen erst durch die ausbleibende Pubertätsentwicklung mit primärer Amenorrhö auffällig. Bei Patientinnen mit 46,XY Karyotyp (Swyer-Syndrom) wird häufiger eine Klitorishypertrophie beobachtet. Die Entartung der Streak-Gonaden, die ein Y-Chromosom enthalten, entspricht dem bei den inkompletten Formen genannten Risiko. Im Gegensatz dazu ist die Entartung dysgenetischer Gonaden, die kein Y-Chromosom enthalten, eine Rarität.

**Diagnostik.** Die Verdachtsdiagnose komplette Gonadendysgenesie sollte bei Patientinnen mit normalem männlichen oder weiblichen Chromosomensatz, ausbleibender Pubertätsentwicklung und hypergonadotropem Hypogonadismus gestellt werden. Ovarien sind sonographisch nicht darstellbar, ansonsten sind inneres und äußeres Genitale normal weiblich.

**Therapie.** Die Substitutionstherapie mit Östrogenen und Gestagenen wird zum Zeitpunkt der normalerweise einsetzenden Pubertät eingeleitet. Aufgrund des Entartungsrisikos müssen die Streak-Gonaden der 46,XY-Patientinnen möglichst frühzeitig entfernt werden (170) (Abb. 5.8).

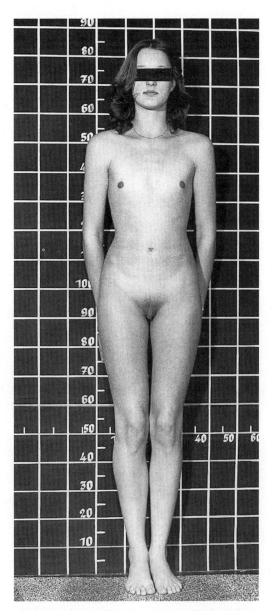

Abb. 5.**7** Patientin mit 46,XY Gonadendysgenesie (aus Sinnecker u. Mitarb.: Mschr. Kinderheilk. 130 [1982] 795).

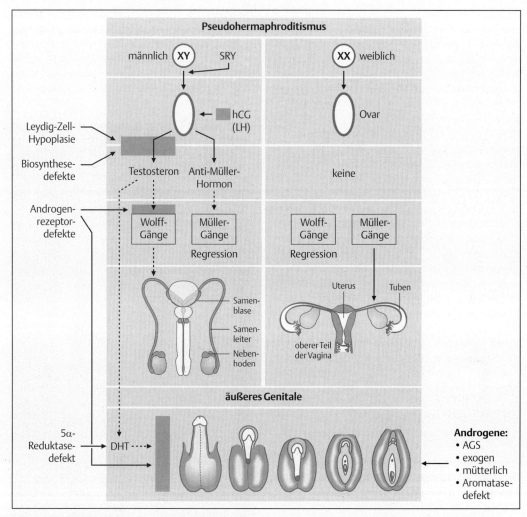

**Abb. 5.8**    Entstehungsmechanismen des Pseudohermaphroditismus masculinus. (Die von der jeweiligen Störung betroffenen Bereiche sind durch schraffierte oder gestrichelte Symbole gekennzeichnet.)

AGS    adrenogenitales Syndrom
DHT    Dihydrotestosteron
hCG    humanes Choriongonadotropin
LH     luteinisierendes Hormon
SRY    sexdeterminierende Region des Y-Chromosoms

## ▨ Testosteronbiosynthesedefekte

**Ätiologie/Pathogenese.**    Gemeinsames Merkmal der Testosteronbiosynthesedefekte (Abb. 5.9) ist die unzureichende Virilisierung genetisch männlicher Individuen. Da die Produktion des Anti-Müller-Hormons ungestört ist, kommt es aber, im Gegensatz zur Gonadendysgenesie, zu einer vollständigen Regression der Müller-Gänge.

Drei Defekte betreffen sowohl die Glucocorticoid- als auch die Sexualhormonbiosynthese:

• StAR-Protein,
• 3β-Hydroxysteroiddehydrogenase 2,
• CYP17-Hydroxylase.

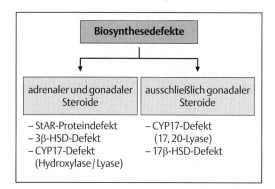

Abb. 5.**9** Differentialdiagnose der Testosteron-biosynthesedefekte.

HSD Hydroxysteroiddehydrogenase
StAR-Protein Steroidogenic-acute-regulatory-Protein

Zwei andere Enzymdefekte betreffen nur die Sexualhormonbiosynthese:

- CYP17-/17,20-Lyase,
- 17β-Hydroxysteroiddehydrogenase 3.

## Biosynthesedefekte adrenaler und gonadaler Steroide (Abb. 5.**10**)

### StAR-Protein-Defekt

Cholesterin, das Substrat der Steroidbiosynthese, wird durch das StAR-Protein von der äußeren an die innere mitochondriale Membran transportiert und dort dem Enzym CYP11A1 (Cytochrom P450scc) zur Steroidbiosynthese zur Verfügung gestellt (15). Ein Defekt betrifft die Produktion sämtlicher Steroidhormone im gleichen Maße. Die klinische Symptomatik entspricht den Folgen der gestörten Synthese der Gluco- und Mineralocorticoide und der Sexualhormone.

**Klinik.** Betroffene Jungen haben einen weiblichen oder ambivalenten Phänotyp. Die Vagina endet blind, Müller-Derivate sind nicht vorhanden. Die Wolff-Gänge sind rudimentär. Die schwere Insuffizienz der Nebennierenrinde führt rasch zum Tode, wenn sie nicht frühzeitig erkannt und behandelt wird. Alle bisher überlebenden Kinder sind als Mädchen aufgewachsen. In der Pubertät kann es zu einer leichten Virilisierung kommen.

**Diagnostik.** Diagnostisch wegweisend sind sehr niedrige Plasmakonzentrationen sämtlicher Steroidhormone (Gluco-, Mineralocorticoide, Sexualhormone), erhöhte Konzentrationen von ACTH, Renin und evtl. auch Gonadotropinen, sonographisch erkennbar hyperplasierte Nebennieren mit Dislokation der Nieren nach kaudal und ein hyperpigmentiertes, bronzefarbenes Hautkolorit. Nach ACTH-Stimulation folgt kein Anstieg der Cortisolkonzentration im Plasma. Ergänzt wird die Diagnostik durch die DNA-Analyse.

**Therapie.** Die Substitution von Mineralo- und Glucocorticoiden ist lebensnotwendig. Wegen des Risikos unerwünschter Virilisierung in der Pubertät sollten die Gonaden vor der Pubertät entfernt werden. Die Pubertät wird durch Substitution von Östrogenen eingeleitet, Pubesbehaarung wird durch niedrig dosierte Testosteronsupplementation induziert.

### 3β-Hydroxysteroiddehydrogenasedefekt (3β-HSD-Defekt)

**Ätiologie/Pathogenese.** Der Defekt dieses Enzyms führt zu einem frühzeitigen Block der Steroidhormonbiosynthese und betrifft dadurch sowohl die Gluco- und Mineralocorticoide als auch die Sexualhormone. Ursache ist eine Mutation des HSD3B2-Gens, das für das Isoenzym 3βHSD/4,5-Isomerase Typ 2 kodiert, das vorwiegend in den Nebennieren und den Gonaden exprimiert wird. Es hat über 90% Homologie mit dem Typ 1 Isoenzym, das in peripheren Geweben exprimiert wird. Der Defekt ist in der Regel partiell und kann in Gonaden und der Nebennierenrinde unterschiedlich stark ausgeprägt sein. Dadurch ist das klinische Bild sehr variabel.

**Klinik.** Männliche Individuen mit 3βHSD-Defekt haben ein ambivalentes Genitale mit Mikropenis, Hypospadie, inkompletter labioskrotaler Fusion, Sinus urogenitalis und blind endender Vagina und, je nach Schwere des Enzymdefekts, mehr oder weniger stark ausgeprägte Zeichen der Insuffizienz der Nebennierenrinde. Das innere Genitale ist normal männlich, Müller-Derivate sind nicht vorhanden. In der Pubertät kommt es zur leichten Virilisierung mit Gynäkomastie.

**Diagnostik.** Charakteristisch sind erhöhte Serumkonzentrationen des 17α-Hydroxypregnenolons und Dehydroepiandrosterons. Da auch gesunde Neugeborene hohe Werte haben können, sind zur sicheren Beurteilung Stimulationstests mit ACTH und hCG hilfreich. Ergänzt wird die Diagnostik durch die DNA-Analyse.

**Therapie.** Erforderlich ist die Substitution mit Glucocorticoiden und je nach Ausprägung des Defekts auch mit Mineralocorticoiden. Im Pubertätsalter beginnt die Substitution der Sexualhormone. Bei Mikropenis kann eine frühzeitige Testosteronbehandlung indiziert sein (19). Die Genitalfehlbildung wird den anatomischen Gegebenheiten entsprechend operativ korrigiert.

### CYP17
### (17α-Hydroxylasedefekt/17,20-Lyasedefekt)

Das mikrosomale Enzym CYP17 (Cytochrom P450c17) katalysiert die Hydroxylierung des Pregnenolons und des Progesterons in 17α-Position (Hydroxylaseaktivität) und die Seitenkettenabspaltung der 17α-hydroxylierten Substrate (17,20-Lyaseaktivität). Obgleich dieses Enzym von einem einzigen Gen kodiert wird (24), können diese beiden Enzymaktivitäten mehr oder weniger unabhängig voneinander oder gemeinsam gestört sein und dadurch verschiedene Krankheitsbilder verursachen:

- 17α-Hydroxylasedefekt/17,20-Lyasedefekt,
- isolierter 17,20-Lyasedefekt.

Der Defekt der 17α-Hydroxylaseaktivität führt zu einer Störung der Glucocorticoid- und Sexualhormonbiosynthese. Die vermehrte Bildung von 11-Desoxycorticosteron und Corticosteron führt zu arteriellem Hypertonus, Hypokaliämie und Suppression der Plasmareninaktivität. Der Block kann unterschiedlich stark ausgeprägt sein, dementsprechend variabel ist das klinische Bild.

**Klinik.** Das klinische Bild betroffener genetisch männlicher Individuen reicht vom normal weiblich erscheinenden Phänotyp mit blind endender Vagina über verschiedene Stufen der Ambivalenz bis zum männlich erscheinenden Phänotyp mit Mikropenis und Hypospadie. Die Wolff-Strukturen sind hypoplastisch, Müller-Derivate sind

nicht vorhanden. In der Pubertät kann es zur milden Virilisierung und Gynäkomastie kommen. Die mineralokortikoide Wirkung hoher Konzentrationen von Desoxycorticosteron (DOC) und Corticosteron führen zu Salz- und Wasserretention, Kaliumverlust, Volumenexpansion, arteriellem Hypertonus mit Hyporeninämie und Alkalose.

**Diagnostik.** Charakteristisch sind erhöhte Plasmakonzentrationen von ACTH, 11-Desoxycorticosteron, Corticosteron und Progesteron und erniedrigte Konzentrationen von Aldosteron, 17α-Hydroxyprogesteron, Cortisol und Sexualhormonen. Außerdem besteht ein hyporeninämischer Hypertonus und eine hypokaliämische Alkalose.

**Therapie.** Glucocorticoidsubstitution normalisiert den Blutdruck und die Hypokaliämie. Sexualhormone werden zum Zeitpunkt der Pubertät substituiert. Aufgrund des Virilisierungsrisikos sollten die Gonaden chromosomal männlicher Patienten, die als Mädchen aufwachsen, vor der Pubertät entfernt werden.

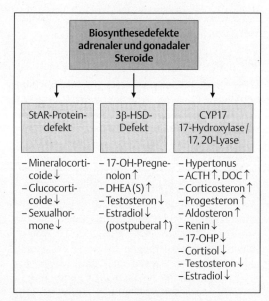

Abb. 5.**10** Differentialdiagnose der Biosynthesedefekte adrenaler und gonadaler Steroide.

| | |
|---|---|
| ACTH | adrenokortikotropes Hormon |
| DHES(S) | Dehydroepiandrosteron-Sulfat |
| DOC | Desoxycorticosteron |
| HSD | Hydroxysteroiddehydrogenase |
| StAR-Protein | Steroidogenic-acute-regulatory-Protein |

## Biosynthesedefekte ausschließlich gonadaler Steroide (Abb. 5.**11**)

Bisher sind 2 Enzymdefekte bekannt, die nur die Sexualhormonbiosynthese, nicht aber die Glucocorticoidsynthese betreffen:

- Defekte der 17,20-Lyaseaktivität des CYP17-Enzyms,
- Defekte der 17β-Hydroxysteroiddehydrogenase.

### CYP17-Defekt (isolierter 17,20-Lyasedefekt)

Der Defekt der 17,20-Lyaseaktivität des Enzyms CYP17 (Cytochrom P450c17) führt zu einer gestörten Umwandlung der $C_{21}$-Steroide 17α-Hydroxypregnenolon und 17α-Hydroxyprogesteron zu den androgen wirksamen $C_{19}$-Steroiden Dehydroepiandrosteron (DHEA) und Androstendion. Die 17,20-Lyaseaktivität scheint durch 2 unterschiedliche Mechanismen unabhängig von der 17α-Hydroxylaseaktivität reguliert zu werden. Durch den Elektronentransfer von Redoxpartnern (NADPH-P450) und durch posttranslationale Modifikation durch Phosphorylierung wird diese Aktivität um das Vielfache gesteigert (124). Dementsprechend unterschiedlich stark kann, je nach Art und Lokalisation der Mutation im CYP17-Gen, der Defekt ausgeprägt sein. Das klinische Bild ist dementsprechend variabel.

**Klinik.** Der Phänotyp betroffener genetisch männlicher Individuen kann weiblich mit blind endender Vagina, ambivalent oder überwiegend männlich sein. Die Wolff-Gänge sind normal differenziert oder hypoplastisch, Derivate der Müller-Gänge sind nicht vorhanden. Im Pubertätsalter bleibt die Entwicklung sekundärer Geschlechtsmerkmale aus oder es kommt zu einer leichten Virilisierung.

**Diagnostik.** Die Plasmakonzentrationen der $C_{21}$-Steroide 17α-Hydroxyprogesteron und 17α-Hydroxypregnenolon sind erhöht, die Konzentrationen der $C_{19}$-Steroide Dehydroepiandrosteron und Androstendion sowie Testosteron und Estradiol sind erniedrigt. Der Quotient der $C_{21}$/$C_{19}$-Steroide wird durch Stimulation mit hCG oder ACTH deutlich erhöht.

**Therapie.** Die Substitution mit Sexualhormonen beginnt im Pubertätsalter. Bei genetisch männlichen Patienten, die als Mädchen aufwachsen, sollten die Gonaden vor der Pubertät entfernt werden, um eine Virilisierung in der Pubertät zu verhüten.

### 17β-Hydroxysteroiddehydrogenasedefekt (17β-HSD-Defekt)

Unter den 5 Isoenzymen der 17β-HSD kommt dem in den Testes lokalisierten Enzym 17β-HSD Typ 3, das den letzten Schritt der Sexualhormonbiosynthese, die Umwandlungen von Dehydroepiandrosteron zu $\Delta^5$-Androstendiol, von Androstendion zu Testosteron und von Estron zu 17β-Estradiol katalysiert, für die männliche Differenzierung besondere Bedeutung zu. Der Testosteronmangel bewirkt in utero eine beinahe gänzlich ausbleibende Maskulinisierung männlicher Feten. Im Gegensatz dazu kommt es in der Pubertät aufgrund extraglandulärer Umwandlung des angestauten Androstendions zu Testosteron durch andere 17β-HSD-Isoenzyme zu einer ausgeprägten Virilisierung.

**Klinik.** Die meisten genetisch männlichen Patienten haben ein weibliches äußeres Genitale mit blind endender Vagina und gelegentlich leichten Virilisierungszeichen. Die Wolff-Gänge sind differenziert, Müller-Strukturen sind nicht vorhanden. In der Pubertät kommt es zu einer ausgeprägten Virilisierung mit Stimmbruch und zunehmender Vergrößerung der Klitoris. Nicht immer entwickelt sich eine Gynäkomastie. Ähnlich wie beim 5α-Reduktasemangel sind einzelne Patienten einer Familie beschrieben, die im Rahmen der Virilisierung in der Pubertät ihre Geschlechtsrolle von weiblich nach männlich geändert haben.

**Diagnostik.** Ab dem Pubertätsalter sind die Plasmakonzentrationen von Androstendion und Estron erhöht, die von Testosteron und Estradiol erniedrigt. Vor der Pubertät ist die Stimulation mit hCG notwendig: Dadurch kommt es zu einem verstärkten Anstieg der Quotienten Androstendion/Testosteron und Estron/Estradiol. Ergänzend kann das HSD17B3-Gen analysiert werden.

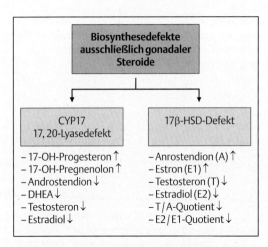

**Abb. 5.11** Differentialdiagnose der Biosynthesedefekte ausschließlich gonadaler Steroide.
HSD   Hydroxysteroiddehydrogenase

**Therapie.** Bei genetisch männlichen Individuen, die als Mädchen aufwachsen, sollten die Gonaden vor der Pubertät entfernt werden. Im Pubertätsalter wird die Substitution mit Östrogenen und Gestagenen begonnen. Bei ambivalentem Genitale kommt auch eine Zuweisung zum männlichen Geschlecht in Frage. Dann sollte der Phallus im Säuglingsalter durch eine Testosterontherapie vergrößert und anschließend das Genitale operativ vermännlicht werden. Im Pubertätsalter sollte eine Testosteronsubstitutionstherapie durchgeführt werden, um eine komplette Vermännlichung zu erreichen und einer Gynäkomastie vorzubeugen.

## Leydig-Zell-Hypoplasie

Eine seltene Ursache des männlichen Pseudohermaphroditismus ist das Nichtansprechen der Leydig-Zellen auf hCG und LH (Leydig-Zell-Agenesie oder -Hypoplasie).

**Ätiologie/Pathogenese.** Die Agenesie oder Hypoplasie der Leydig-Zellen ist auf einen Rezeptordefekt dieser Zellen mit konsekutivem Nichtansprechen auf hCG und LH zurückzuführen (201). Die konsekutiv mangelhafte Testosteronproduktion führt zu einer mangelhaften Maskulinisierung männlicher Feten in utero. Da die Sertoli-Zellen im Gegensatz zur Gonadendysgenesie intakt sind und daher Anti-Müller-Hormon

normal sezerniert wird, sind Müller-Derivate nicht vorhanden. Die Wolff-Gänge sind bei einigen Patienten trotz unzureichender Maskulinisierung des äußeren Genitales differenziert. Dies dürfte auf die parakrine Testosteronwirkung zurückzuführen sein, die lokal ausreicht, die Differenzierung der Wolff-Gänge zu induzieren. Die fetale Plasmakonzentration bleibt aber zu niedrig für eine ausreichende Maskulinisierung des äußeren Genitale. Die klinischen Auswirkungen des Testosteronmangels entsprechen den bei den Biosynthesedefekten gemachten Beobachtungen.

**Klinik.** Das äußere Genitale ist meist weiblich mit blind endender Vagina und leichten Virilisierungszeichen, aber auch ambivalent oder überwiegend männlich. Die Entwicklung der Wolff-Derivate ist variabel, Müller-Derivate sind nicht vorhanden. Die Pubertätsentwicklung bleibt aus.

**Diagnostik.** Die Testosteronkonzentration im Plasma ist niedrig, vor der Pubertät aber nicht aussagekräftig. Nach hCG-Stimulation kommt es zu einem verminderten Testosteronanstieg, im Gegensatz zu den Biosynthesedefekten aber auch nicht zu einem Anstieg von Hormonvorstufen. Die hCG-/LH-Bindung an den Rezeptor von Leydig-Zellen ist vermindert.

**Therapie.** Die Geschlechtszuordnung erfolgt je nach Grad der Maskulinisierung. Die Substitutionstherapie mit Sexualhormonen erfolgt zum Zeitpunkt der Pubertät. Bei Jungen mit Mikropenis kann eine kurzzeitige Testosteronbehandlung schon in den ersten Lebensmonaten sinnvoll sein (19).

## Steroid-5α-Reduktase-2-Defekt

Nowakowski u. Lenz beschrieben 1961 erstmals eine autosomal rezessiv vererbliche Form des Pseudohermaphroditismus, die sie „pseudovaginale perineoskrotale Hypospadie" nannten. Der dieser Störung zugrunde liegende Mangel des Enzyms Steroid-5α-Reduktase Typ 2 (SRD5A2) wurde 1974 von Imperato-McGinley u. Mitarb. aufgedeckt.

**Ätiologie/Pathogenese.** Die Umwandlung von Testosteron in das biologisch aktive Androgen

Dihydrotestosteron (DHT) wird im Genitalgewebe durch das Enzym Steroid-5α-Reduktase Typ 2 katalysiert, das von dem SRD5A2-Gen kodiert wird. (4). Unterschiedliche Defekte dieses Enzyms sind bekannt. Meist ist die Affinität zu Testosteron vermindert und dadurch die Enzymaktivität herabgesetzt (128). Andere Defekte beruhen auf einer verminderten Stabilität und verminderten Affinität des Enzyms zu dem Kofaktor NADPH (106). In jedem Fall ist die in den Geweben der Erfolgsorgane stattfindende Umwandlung von Testosteron zu DHT gestört. Dadurch kommt es zu einer mangelhaften Maskulinisierung des äußeren Genitale. Die Entwicklung der Wolff-Gänge, die ausschließlich der parakrinen Testosteronwirkung unterliegt, sowie die Regression der Müller-Gänge verlaufen ungestört. In der Pubertät kommt es zu einer ausgeprägten Virilisierung, trotz des weiterhin bestehenden 5α-Reduktasedefektes. Dies dürfte auf die Interaktion ansteigender Testosteronkonzentrationen (erhöhter Substratdruck) mit der 5α-Reduktase Typ 1 und auf direkte Effekte des Testosterons am Androgenrezeptor zurückzuführen sein, an den Testosteron im Vergleich zum Dihydrotestosteron mit geringerer aber deutlich vorhandener Affinität bindet. Die Estradiolsekretion ist normal, eine Gynäkomastie tritt nicht auf.

**Klinik.** Genetisch männliche Kinder mit Steroid-5α-Reduktase-2-Defekt können Maskulinisierungsdefekte sehr unterschiedlicher Schweregrade haben. Die Spanne reicht vom äußerlich normal aussehenden Jungen über alle Zwischenstufen ambivalenter Genitalentwicklung bis hin zum äußerlich komplett weiblichen Phänotyp. Die Testes liegen inguinal, labioskrotal oder skrotal. Die Wolff-Derivate (Nebenhoden, Samenleiter und Samenblasen) sind voll entwickelt. Der Samenleiter mündet ggf. in die Vagina. Müller-Strukturen sind nicht vorhanden (143, 181, 209).

In der Pubertät kommt es unter normal ansteigenden Testosteronwerten zu einer ausgeprägten Virilisierung mit Vertiefung der Stimme und Wachstum des Phallus ohne Auftreten einer Gynäkomastie. In einer Familie der Dominikanischen Republik wuchsen 18 von 38 betroffenen Kindern als Mädchen auf, 16 von diesen wech-

selten ihre Geschlechtsrolle nach Einsetzen der Pubertät (77).

**Diagnostik.** Während der Kindheit ist das basale Hormonprofil nicht aussagekräftig. Nach Stimulation mit hCG steigt der Quotient Testosteron/Dihydrotestosteron auf deutlich erhöhte Werte an (65). Außerdem kann die verminderte Enzymaktivität in kultivierten Genitalhautfibroblasten nachgewiesen werden (145). Die Analyse des SRD5A2-Gens gestattet die Diagnostik auch von Minimalvarianten des Enzymdefekts (65, 181).

**Therapie.** Kinder, deren Phallus einigermaßen groß ist, sollten nach Möglichkeit als *Jungen* aufwachsen. Eine frühzeitige Behandlung mit Dihydrotestosteron dient der Vergrößerung des Penis und erleichtert die operative Korrektur der Hypospadie. Nach der Pubertät sind auch hohe Dosen Testosteron geeignet, die Virilisierung zu verbessern (147).

Bei Kindern, die als *Mädchen* aufwachsen, sollten die Testes unbedingt vor der Pubertät entfernt werden, um die Virilisierung zu verhindern. Die Pubertät wird durch Substitution mit Östrogenen und Gestagenen zum entsprechenden Zeitpunkt eingeleitet.

## ▣ Androgenresistenz

Die Androgenresistenz (Androgen-Insensitivitäts-Syndrom [AIS]) ist nach der Gonadendysgenesie die zweithäufigste Ursache des männlichen Pseudohermaphroditismus. Trotz normaler oder sogar erhöhter Androgenkonzentrationen im Plasma ist die Androgenwirkung im Gewebe unzureichend. Das klinische Spektrum reicht vom komplett weiblichen Phänotyp (AIS-Typ 5, Abb. 5.**4** u. Tab. 5.**1**) bei kompletter Androgenresistenz (früher bezeichnet als testikuläre Feminisierung) über alle Stufen der Ambivalenz (AIS-Typen 4–2) bis hin zum äußerlich normalen, aber infertilen Mann bei partieller Androgenresistenz (AIS-Typ 1).

**Ätiologie/Pathogenese.** Ursache der Androgenresistenz ist eine Störung im Androgenrezeptormechanismus. Gestört sein können:

- Bindung des Androgens an den Rezeptor,
- Translokation des Steroidhormonrezeptorkomplexes vom Zytoplasma in den Zellkern,
- Dimerisierung,
- Bindung des Rezeptors an die DNA,
- nachfolgende Transkription und Translation.

Keenan u. Mitarb. (90) wiesen erstmalig die verminderte Bindung von 5α-Dihydrotestosteron in kultivierten Genitalhautfibroblasten von Patienten mit Androgenresistenz nach. Qualitative Rezeptordefekte sind durch eine verminderte Stabilität oder erhöhte Thermolabilität des Rezeptors und/oder eine erhöhte Dissoziationsrate des Steroidhormonrezeptorkomplexes charakterisiert (50).

Das Androgenrezeptorprotein wird durch das Androgenrezeptorgen kodiert, das auf dem langen Arm des X-Chromosoms (Xq11–12) lokalisiert ist. Seine komplementäre DNA wurde erstmalig von Chang u. Mitarb. (22) und Lubahn u. Mitarb. (108) kloniert. Es besteht ein hohes Maß an Sequenzhomologie mit anderen Steroidhormonrezeptoren (122). Ebenso wie diese hat auch der Androgenrezeptor eine DNA-bindende und eine hormonbindende Domäne am karboxyterminalen Ende des Rezeptors (136). Das aminoterminale Ende reguliert die Transkription von Zielgenen und wird durch das Exon 1 kodiert. Darin enthalten sind polymorphe Wiederholungssequenzen (GGN, CAG), deren Funktion noch nicht ganz geklärt ist. Das Krankheitsbild der spinalen und bulbären Muskelatrophie

(Morbus Kennedy), das durch neurologische Ausfälle und nur milde Zeichen der Androenresistenz im höheren Lebensalter gekennzeichnet ist, wird durch eine Vermehrung der CAG-Sequenzen verursacht (100).

Bei fast allen Patienten mit Androgenresistenz konnten Mutationen im Androgenrezeptorgen gefunden werden. Meist handelt es sich um Punktmutationen, die eine einzige Aminosäuresubstitution verursachen. Je nach Position der Mutation sind die Auswirkungen unterschiedlich: Komplette Aufhebung (18, 114) oder qualitative Veränderung der Androgenbindung (122) oder eine Störung der Bindung des Steroidhormonrezeptorkomplexes an die DNA. Durch Aberrant splicing infolge einer einzelnen Basensubstitution, ebenso wie durch Basensubstitutionen in der Coding-sequence des Gens kann es zur Bildung eines prämaturen Stopkodons mit konsekutivem Verlust der DNA-bindenden und hormonbindenden Domäne des Rezeptors kommen (67, 114, 122, 159). Darüber hinaus kommen auch Deletions- und Insertionsmutationen vor, die in der Regel mit einer kompletten Androgenresistenz einhergehen. Meist ist der Phänotyp von Patienten mit derselben Mutation sehr ähnlich, in Einzelfällen können die Phänotypen aber auch innerhalb betroffener Familien stark variieren. Dies zeigt, daß weitere Mechanismen eine Androgenresistenz verursachen oder beeinflussen können. Einer dieser Mechanismen beruht auf dem Vorkommen somatischer Mosaikmutationen, bei denen, je nach Anteil und

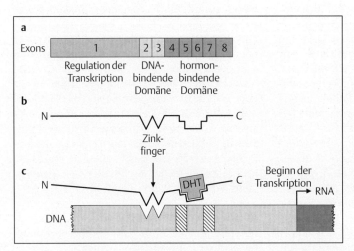

Abb. 5.**12 a-c**
**a**   Schematische Darstellung des Androgenrezeptorgens mit seinen 8 Exons.
**b**   Schematische Darstellung des Androgenrezeptors mit seiner DNA- und hormonbindenden Domäne.
**c**   Schematische Darstellung der Interaktion des aktivierten Androgenrezeptor-DHT-Komplexes mit der DNA.

somatischer Verteilung des Wildtyprezeptors, eine stärkere Virilisierung resultiert, als aufgrund der mutierten Variante des Rezeptors anzunehmen wäre (71) (Abb. 5.**12**).

## Komplette Androgenresistenz

**Klinik.** Ist die Wirkung der Androgene komplett aufgehoben, so kommt es während der Embryogenese weder zu einer Entwicklung der Wolff-Gänge, noch zu einer Maskulinisierung des äußeren Genitales. Da andererseits die Bildung und Wirkung des Anti-Müller-Hormons ungestört ist, kommt es zur vollständigen Regression der Müller-Gänge (Abb. 5.**8**). Während der Kindheit sind die Sexualhormon- und Gonadotropinkonzentrationen im Serum normal (42). In der Pubertät führt die auch im Hypothalamus-Hypophysen-Bereich bestehende Androgenresistenz zu einem Anstieg von Frequenz und Amplitude der LH-Ausschüttung (16) mit konsekutivem Anstieg der testikulären Produktion von Testosteron (204) und Estradiol (110). Durch extraglanduläre Aromatisierung des in hoher Konzentration vorhandenen Testosterons kommt es zu einem weiteren Anstieg der Estradiolkonzentration und dadurch zu einer ausgeprägten Feminisierung.

Das klinische Bild der kompletten Androgenresistenz ist dementsprechend durch einen äußerlich weiblichen Phänotyp (Abb. 5.**13**) genetisch männlicher Individuen und eine gute Entwicklung weiblicher sekundärer Geschlechtsmerkmale in der Pubertät (AIS-Typ 5) charakterisiert. Die Sekundärbehaarung ist meist spärlich. Die Klitoris ist normal groß, die kleinen Labien sind häufig unterentwickelt und die Vagina endet blind. Müller-Strukturen (Uterus, Tuben) und Wolff-Derivate sind nicht vorhanden. Die Länge der Vagina reicht in der Regel für eine normale Vita sexualis aus. Die Geschlechtsidentifikation ist normal weiblich. Die Prävalenz der kompletten Androgenresistenz wird auf 1 ÷ 20.000 Jungengeburten geschätzt (53).

In der Kindheit fallen gelegentlich inguinal oder in den großen Labien gelegene Testes oder Leistenhernien auf. Häufig führt aber erst das Ausbleiben der Regelblutung trotz guter Pubertätsentwicklung zur diagnostischen Abklärung.

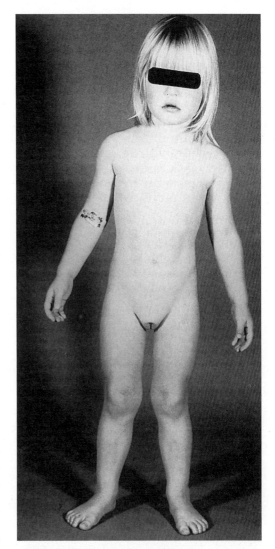

Abb. 5.**13** Patientin (Karyotyp 46,XY) mit kompletter Androgenresistenz.

**Diagnostik.** *Nach der Pubertät* sind das klinische Bild und das Hormonprofil charakteristisch:

- Feminisierung,
- primäre Amenorrhö,
- blind endende Vagina,
- erhöhte LH- und stark erhöhte Testosteronwerte im Serum.

*Vor der Pubertät* sind das klinische Bild und das Hormonprofil uncharakteristisch. Der Verdacht entsteht durch inguinal oder in den Labien tastbare Gonaden. Gelegentlich wird bei einer Herniotomie ein Hoden gefunden. Die Diagnose wird dann durch den Androgenresistenztest und den molekulargenetischen Nachweis der Mutation des Androgenrezeptorgens gesichert.

Der Androgenresistenztest erfaßt den biologischen Effekt des anabol-androgenen Hormons Stanozolol auf die androgenabhängige Konzentration des SHBG im Serum. Nach Gabe von 0,2 mg/kg KG Stanozolol über 3 Tage fällt die SHBG-Konzentration normalerweise nach 5–8 Tagen auf die Hälfte des Ausgangswerts ab. Bei Patienten mit kompletter Androgenresistenz (AIS-Typ 5) zeigt sich keinerlei Reaktion, während bei Patienten mit partieller Androgenresistenz, je nach Schweregrad des Maskulinisierungsdefizits, eine mehr oder weniger verminderte Reaktion beobachtet werden konnte (Abb. 5.**14**) (174, 182). Der SHBG-Test gestattet daher die Abschätzung des Schweregrads des Rezeptordefekts in vivo und ergänzt so die strukturelle Information, die durch die DNA-Analyse gewonnen wird. Nach den bisher vorliegenden Ergebnissen scheint dieser Test damit eine Voraussage über die in der Pubertät zu erwartende Entwicklung (Feminisierung oder Virilisierung?) und das mögliche Ansprechen auf eine hochdosierte Testosterontherapie zu ermöglichen (182).

Die biochemische Charakterisierung des Androgenrezeptors in kultivierten Genitalhautfibroblasten eignet sich in vielen Fällen zum Nachweis einer Androgenresistenz. Aufgrund der schlechten Korrelation zwischen dem Grad des In-vitro-Rezeptordefekts und dem Schweregrad der Maskulinisierungsstörung ist eine Prognose über die in der Pubertät zu erwartende Entwicklung auf der Basis des Rezeptorbefunds allein nicht möglich.

Durch die DNA-Analyse konnten in den meisten der bisher untersuchten Familien einzelne Punktmutationen in jeweils unterschiedlichen Positionen des Androgenrezeptorgens gefunden werden (67). Die weltweit publizierten Mutationen werden in einer gemeinsamen Datenbank gespeichert, um so Informationen über den Zusammenhang zwischen Genotyp und Phänotyp verfügbar zu machen. Dieser Zusammenhang ist bei einer Reihe von Mutationen recht varia-

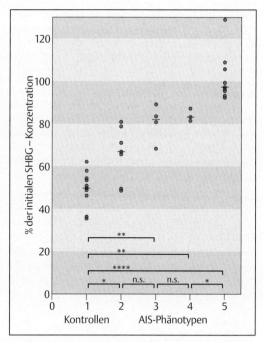

**Abb. 5.14** Abfall der SHBG-Konzentration im Serum nach 3 Tagen Stanozololbehandlung (0,2 mg/kg), ausgedrückt als prozentuale Veränderung vom Ausgangswert bei Patienten mit AIS (Phänotypen 2–5) und bei Kontrollpatienten mit Genitalfehlbildungen, die nicht durch Androgenresistenz verursacht sind. Die Punkte repräsentieren die Patienten, die Linien repräsentieren den Median jeder Gruppe. Die Sterne zeigen das Signifikanzniveau der Unterschiede zwischen den benachbarten Gruppen.

| | |
|---|---|
| n.s. | nicht signifikant |
| * | < 0,05 |
| ** | < 0,01 |
| *** | < 0,001 |
| **** | < 0,0001 |
| AIS | Androgen-Insensitivitäts-Syndrom |
| SHBG | sexualhormonbindendes Globulin |

bel, bei anderen aber sehr konstant. Für das Management von Kindern mit Androgenresistenz werden diese Informationen zunehmend an Bedeutung gewinnen. Schließlich können mit Hilfe der DNA-Analyse auch der Heterozygotenstatus von Müttern betroffener Patienten überprüft und dadurch familiäre Fälle von Neumutationen unterschieden werden. Dies ist die Basis für eine definitive genetische Beratung (63,68).

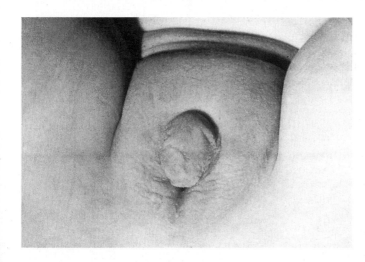

Abb. 5.**15** Genitale eines Patienten mit partieller Androgenresistenz.

**Therapie.** Das Management der kompletten Androgenresistenz ist unkompliziert. Die Gonaden werden möglichst bis zum Abschluß der Pubertätsentwicklung belassen, um eine physiologisch ablaufende spontane weibliche Pubertät zu ermöglichen. Danach sollten sie entfernt werden, da das Entartungsrisiko ab der 3. Lebensdekade ansteigt auf eine Größenordnung von 4–10 % im Laufe des Lebens (113, 158, 206). Nach der Gonadektomie ist die Substitution mit Östrogenen und Gestagenen notwendig. Sollte die Vagina sehr kurz sein, kann sie durch Tragen eines Phantoms bougiert und verlängert werden.

### Partielle Androgenresistenz

**Klinik.** Ist die Wirkung der Androgene nur partiell aufgehoben, so kommt es während der Embryogenese zu einer partiellen Stimulation der Wolff-Gänge und einer partiellen Maskulinisierung des äußeren Genitale. Da das Anti-Müller-Hormon ungestört wirkt, kommt es immer zur vollständigen Regression der Müller-Gänge (Abb. 5.**8**).

Das Spektrum der klinischen Erscheinungsformen reicht, je nach Ausprägung des Defekts, vom überwiegend weiblichen Phänotyp mit blind endender Vagina und nur geringen Virilisierungszeichen (AIS-Typ 4) über alle Stufen der Ambivalenz (AIS-Typen 2 und 3) bis hin zu normal entwickelten Männern, die lediglich infolge einer Azoospermie infertil sind (AIS-Typ 1). Die in der Kindheit häufigste Erscheinungsform ist ein ansonsten normal entwickelter Junge mit perineoskrotaler Hypospadie und sehr kleinem Penis (AIS-Typ 2) (Abb. 5.**15**). In der Pubertät kommt es aufgrund der partiellen Wirkung der Androgene trotz hoher Testosteronwerte nur zur mäßigen Ausbildung männlicher sekundärer Geschlechtsmerkmale. Die gesteigerte extraglanduläre Östrogenproduktion (s. oben) führt gleichzeitig zu einer meist ausgeprägten Gynäkomastie.

Die Variabilität der klinischen Erscheinungsformen ist gewaltig. Obwohl aufgrund des X-chromosomal rezessiven Vererbungsmodus davon ausgegangen werden muß, daß die innerhalb einer Familie betroffenen Patienten ein und denselben Rezeptordefekt haben, kann der Grad der Maskulinisierung sehr unterschiedlich sein. Die Vielfalt der klinischen Bilder macht die diagnostische Abgrenzung von allen anderen Formen des männlichen Pseudohermaphroditismus erforderlich.

**Diagnostik.** Die Entwicklung des äußeren Genitale ist sehr variabel. Die Wolff-Derivate sind entweder nicht vorhanden, hypoplastisch oder normal. Müller-Derivate sind grundsätzlich nicht vorhanden. Das Hormonprofil ist vor der Pubertät nicht aussagekräftig. Nach hCG-Stimulation ist der Testosteronanstieg normal, im Androgenresistenztest ist die SHBG-Reaktion vermindert, aber im Gegensatz zum kompletten Defekt noch deutlich vorhanden (174, 182). Die biochemischen Rezeptorbefunde sind variabel. Häufig finden sich qualitative Rezeptordefekte, nicht selten ist an kultivierten Fibroblasten aus Genitalhaut aber auch überhaupt kein Rezeptordefekt nachweisbar (49). Die DNA-Analyse gestattet die definitive Diagnose, die Unterscheidung erblicher Formen von Neumutationen und die Erkennung somatischer Mosaike (63, 68, 71).

> Die früher häufiger angewendete probatorische Testosteronbehandlung ist bei Kindern, die möglicherweise als Mädchen aufwachsen könnten, obsolet. Bei diesen Kindern sollte jedes Risiko einer zusätzlichen Virilisierung (Klitorishypertrophie) unbedingt vermieden werden.

**Therapie**. Die Entscheidung über das Geschlecht, in dem das Kind aufwachsen sollte, ist abhängig vom Schweregrad des Maskulinisierungsdefekts. Die Chancen, durch hochdosierte Testosterontherapie eine ausreichende Virilisierung zu erreichen, können mit Hilfe des SHBG-Androgenresistenztests abgeschätzt und bei familiären Fällen ggf. durch eine probatorische Behandlung älterer betroffener Verwandter geklärt werden (180). In der Pubertät kommt es meist zu einer ausgeprägten Gynäkomastie. Bei zu erwartendem schlechten Ansprechen auch auf eine hochdosierte Androgentherapie dürfte es richtig sein, Kinder mit ambivalentem Genitale dem weiblichen Geschlecht zuzuordnen. Das Genitale sollte dann frühzeitig (vor Abschluß des 2. Lebensjahrs) äußerlich verweiblicht werden (Vulvaplastik). Die Introitus- und Vaginalplastik sollte erst am Ende der Pubertät oder noch später (s.unten) durchgeführt werden. Eine Gonadektomie ist aus 2 Gründen indiziert:

- das Entartungsrisiko ist erhöht (s. oben),
- es ist mit einer (teilweisen) Virilisierung in der Pubertät zu rechnen.

> Im Gegensatz zur kompletten Androgenresistenz sollten die Gonaden von Kindern mit partieller Androgenresistenz, die als Mädchen aufwachsen, deshalb unbedingt schon vor der Pubertät entfernt werden.

Die Pubertät wird dann durch Substitution mit Östrogenen und Gestagenen eingeleitet.

Bei Kindern mit partieller Androgenresistenz, die als Jungen aufwachsen, sind häufig Aufrichtungsoperationen am Penis sowie Korrekturen der Hypospadie erforderlich. Im Säuglingsalter und in der Pubertät kann versucht werden, durch Behandlung mit hochdosierten Androgenen ein besseres Phalluswachstum und in der Pubertät eine bessere Virilisierung zu erreichen.

## Pseudohermaphroditismus femininus

**Definition.** Weibliche Pseudohermaphroditen sind genetisch weibliche Individuen (d. h. TDF ist nicht vorhanden) mit Ovarien und weiblichem inneren Genitale, deren äußeres Genitale virilisiert ist. Das klinische Spektrum reicht vom weiblichen Phänotyp mit leicht virilisiertem Genitale über sämtliche Stufen der Ambivalenz bis zum normal erscheinenden männlichen Genitale mit leerem Skrotum (Abb. 5.**16**).

Aufgrund der Tatsache, daß die Entwicklung des inneren und äußeren Genitales immer weiblich verläuft, wenn keine funktionierenden Testes vorhanden sind, folgt, daß ein weiblicher Fetus nur dann virilisieren kann, wenn Androgene extragonadaler Herkunft wirksam werden. Die Androgene können fetaler (AGS) oder mütterlicher (Medikamente, Tumoren, Schwangerschaftsluteome) Herkunft sein.

### ▍Adrenogenitales Syndrom

Die häufigste Ursache des weiblichen Pseudohermaphroditismus ist ein Defekt des Enzyms CYP21 ($C_{21}$-Hydroxylase). Dieses in der Nebennierenrinde lokalisierte Enzym katalysiert die Umwandlung von 17α-Hydroxyprogesteron in Richtung Cortisol und die Umwandlung von Progesteron in Richtung Aldosteron. Aufgrund des vor dem Enzymdefekt angestauten Substrats (17α-Hydroxyprogesteron) kommt es zur vermehrten Bildung von Androstendion und Testosteron (Abb. 5.**1**) mit konsekutiver Virilisierung des äußeren Genitale. Die klinische Symptomatik entspricht, je nach Schwere des Enzymdefekts, den Folgen der vermehrten Androgenwirkung sowie den Folgen des Cortisol- und evtl. auch des Aldosteronmangels. Einzelheiten sind in Kap. 3 ausführlich dargestellt.

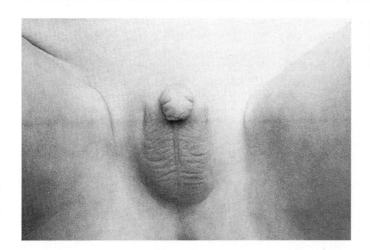

Abb. 5.**16** Genetisch weiblicher Patient mit Pseudohermaphroditismus femininus infolge transplazentarer Virilisierung.

Ein Defekt des Enzyms CYP11B1 (11β-Hydroxylase) führt zu einer Störung der Umwandlung von 11-Desoxycortisol zu Cortisol und von 11-Desoxycorticosteron zu Corticosteron (Abb. 5.**1**). Auch diese Störung führt zu einer vermehrten Androgenproduktion mit konsekutiver intrauteriner Virilisierung weiblicher Feten (s. Kap. 3).

### ▣ Plazentaaromatasedefekt

Die plazentare Aromatase CYP19 katalysiert die Umwandlung von Androstendion und 16α-Hydroxyandrostendion in Östrogene und schützt so den Fetus vor dem virilisierenden Einfluß der plazentaren Androgene. Fehlt die Aromatase, so ist nicht nur die Synthese der Östrogene gestört, sondern es kommt auch zu einem Aufstau von Androstendion und Testosteron mit konsekutiver Virilisierung des weiblichen Fetus und der Schwangeren (26, 166).

Betroffene Mädchen haben bei der Geburt ein mehr oder weniger stark virilisiertes äußeres und ein normales inneres weibliches Genitale. In der Pubertät kommt es zu einem hypergonadotropen Hypogonadismus, zur Hyperandrogenämie und zur Ausbildung polyzystischer Ovarien. Die Knochenreifung, nicht aber das Wachstum, ist verzögert und die Mineralisation des Skeletts ist vermindert. Durch Östrogensubstitutionstherapie können diese Symptome behoben werden.

### ▣ Transplazentare Virilisierung

#### Exogene mütterliche Androgene

Die Behandlung Schwangerer mit Testosteronderivaten und Gestagenen (unter diesen insbesondere die 19-Nortestosteronderivate) kann zur intrauterinen Virilisierung weiblicher Feten führen (51). Das Ausmaß der Virilisierung ist abhängig von Art und Dosis des Steroids und vor allem vom Zeitpunkt der Einnahme. Nach der 12. Woche post conceptionem kommt es nicht mehr zur labioskrotalen Fusion, sondern lediglich noch zur Hypertrophie der Klitoris.

#### Endogene mütterliche Androgene

Eine intrauterine Virilisierung weiblicher Feten kann auch als Folge mütterlicher Androgene eintreten, die von virilisierenden Tumoren der Nebenniere oder Ovarien (131, 84) oder aufgrund eines mütterlichen AGS (86), gebildet werden. Ein Schwangerschaftsluteom oder ovarielle Luteinzysten können ebenfalls Ursache einer fetalen Virilisierung sein (112, 60, 163). Hinweisend ist, ähnlich wie beim plazentaren Aromatasemangel, eine Virilisierung der Mutter während der Schwangerschaft.

**Therapie.** Therapeutisch besteht wenig Handlungsbedarf, da ein Fortschreiten der Virilisierung postnatal nicht eintritt und in der Pubertät die normale Entwicklung weiblicher sekundärer Geschlechtsmerkmale erwartet werden kann. Operative Korrekturen des Genitales sollten schwer maskulinisierten Fällen vorbehalten bleiben. Besteht nur eine Klitorishypertrophie, so kann es im Laufe des weiteren Wachstums des Kindes zu einer relativen Verkleinerung der Klitoris kommen (eigene Beobachtung). Reduktionsplastiken erscheinen deshalb nicht bei jeder Klitorishypertrophie indiziert, sondern nur bei phallusähnlichen Vergrößerungen, die das Genitale ambivalent oder männlich erscheinen lassen.

## Echter Hermaphroditismus (Abb. 5.17)

**Definition**. Ein echter Hermaphroditismus ist durch das gleichzeitige Vorhandensein ovariellen und testikulären Gewebes in einem Individuum definiert. Meist finden sich beide Gewebsarten einseitig in einer Gonade (Ovotestis) und auf der anderen Seite ein Ovar oder (seltener) ein Testis. Aber auch andere Kombinationen kommen vor: Ein Testis auf der einen und ein Ovar auf der anderen Seite oder auch beidseitig Ovotestes.

**Ätiologie/Pathogenese**. Ursachen des echten Hermaphroditismus können sein:

- Geschlechtschromosomenmosaike,
- Translokationen des Y-Chromosoms oder Y-spezifischen Materials auf Autosomen oder X-Chromosomen,
- Chimerismus.

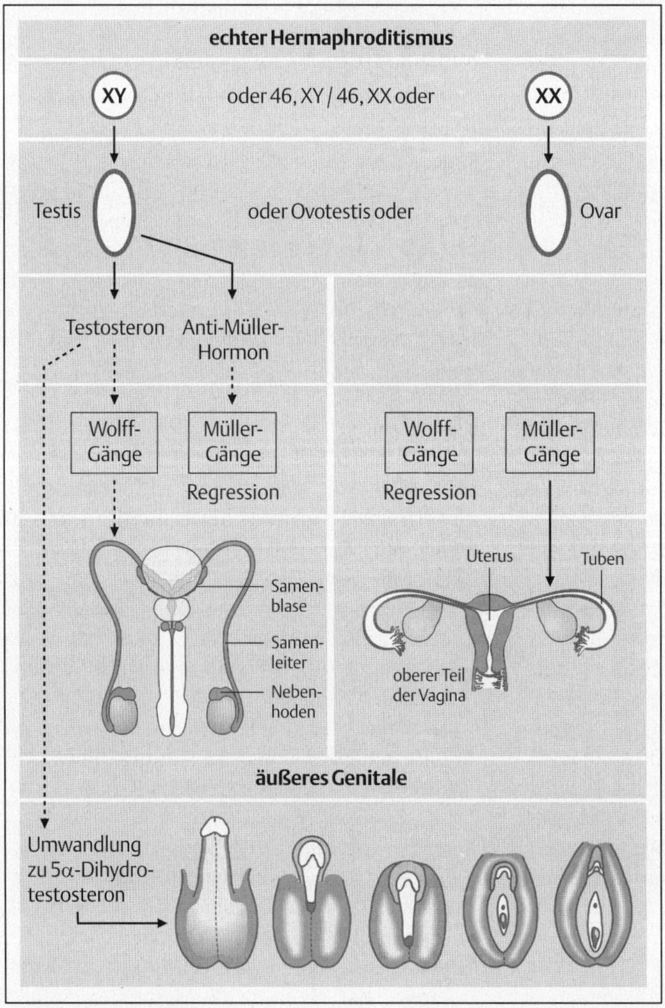

Abb. 5.**17**   Echter Hermaphroditismus.

Der Karyotyp ist meist 46,XX, seltener 46,XY oder ein Geschlechtschromosomenmosaik (203). Es ist anzunehmen, daß „versteckte" Mosaike durch Translokation von Y-spezifischen Genen (SRY-Gen) auf Autosomen oder Geschlechtschromosomen entstehen. Außerdem kann es durch doppelte Fertilisierung oder Fusion zweier normal fertilisierter Eizellen zum 46,XX-/46XY-Chimerismus kommen (8).

**Klinik.** Das klinische Erscheinungsbild ist äußerst variabel. Das Genitale ist meist ambivalent, kann aber auch überwiegend weiblich oder männlich aussehen. Häufige Befunde sind:

- Hypospadie,
- inkomplette labioskrotale Fusion,
- Kryptorchismus,
- Leistenhernien, in denen sich Gonaden oder Müller-Derivate finden.

Die Entwicklung des inneren Genitale entspricht der ipsilateralen Gonade: Auf der Seite des Testis werden die Wolff-Gänge stimuliert und die Entwicklung der Müller-Gänge gehemmt, auf der Seite des Ovars entwickeln sich die Müller-Derivate während die Wolff-Gänge regredieren. Da der testikuläre Anteil der Ovotestes meist dysgenetisch ist, entwickelt sich das innere Genitale auf dieser Seite meist weiblich. In der Pubertät kommt es zur partiellen Virilisierung und Gynäkomastie, häufig auch zu Regelblutungen.

**Diagnostik.** Der Verdacht entsteht bei Patienten mit ambivalentem Genitale und einer doppelovalär tastbaren Gonade (Ovotestis). Hinweisend ist auch der 46,XX-/46,XY-Karyotyp. Die Diagnose wird erhärtet durch den Nachweis testikulären und ovariellen Gewebes durch Stimulation mit hCG und hMG und durch den histologischen Nachweis beider Gewebstypen.

**Therapie.** Die Geschlechtszuordnung ist abhängig von den anatomischen Verhältnissen und den operativen Korrekturmöglichkeiten. *Bei Kindern, die als Mädchen aufwachsen*, sollte das testikuläre Gewebe frühzeitig entfernt werden zur Prophylaxe unerwünschter Virilisierung und Entartung. Der spontane Pubertätsverlauf kann vor Einleitung einer Substitutionstherapie abgewartet werden, da die ovarielle Funktion ausrei-

chen kann (134). *Bei Kindern, die als Jungen aufwachsen*, sollten die Müller-Derivate und das ovarielle Gewebe entfernt werden. Da der testikuläre Anteil eines Ovotestis meist dysgenetisch und das Entartungsrisiko erhöht ist, sollten diese Anteile ebenfalls entfernt werden. Ein im Skrotum gelegener Testis kann in situ belassen werden, sollte aber regelmäßig kontrolliert werden. Plastische Korrekturoperationen und hormonelle Substitutionstherapie werden den Erfordernissen des Einzelfalls entsprechend durchgeführt.

## Differentialdiagnostisches Vorgehen bei Intersexualität

### Basisdiagnostik

**Familienanamnese.** Sind Indexfälle (z. B. Enzymdefekte der Testosteron- und Nebennierenrindensteroidsynthese, Androgenresistenz, 5α-Reduktasemangel) oder die mütterliche Hormoneinnahme oder Virilisierungserscheinungen der Mutter während der Schwangerschaft bekannt?

**Körperliche Untersuchung.** Sind die Gonaden tastbar? Wenn ja, handelt es sich um einen Pseudohermaphroditismus masculinus (Ausnahme: echter Hermaphroditismus). Ist beim Neugeborenen Sekret aus der Vagina exprimierbar? Wenn ja, ist ein Uterus vorhanden. Der Virilisierungsgrad ist ein wichtiges Kriterium für die Festlegung des Geschlechts. Assoziierte Symptome weisen ggf. auf das Vorliegen eines komplexen Syndroms oder einer chromosomalen Störung hin.

**Untersuchung des inneren Genitale.** Das innere Genitale sollte immer sonographisch, ggf. auch vaginoskopisch oder röntgenologisch (Genitographie) untersucht werden. Ist das innere Genitale weiblich bzw. sind Müller-Derivate vorhanden (Uterus, Tuben, oberer Anteil der Vagina), so handelt es sich entweder um eine Gonadendysgenesie, oder um einen Pseudohermaphroditismus femininus (AGS, Aromatasemangel, exogene oder mütterliche Androgenwirkung während der Schwangerschaft). Sind keine Müller-Derivate vorhanden, so handelt es sich immer

Tabelle 5.**2**   Intersexualität: Basisdiagnostik

Familienanamnese:
- Indexfälle?
- Medikamente?
- Virilisierung der Mutter in SS?

Körperliche Untersuchung:
- Gonaden tastbar (PHM!)?
- Sekret exprimierbar (Uterus!)?
- Virilisierungsgrad?
- Assoziierte Symptome?

Untersuchung des inneren Genitale:
- Uterus, Tuben, Vagina?
- Sonographie
- Vaginoskopie/Genitographie

Laboruntersuchungen:
- Chromosomenanalyse
- 17α-OH-Progesteron
- Cortisol, Elektrolyte
- Testosteron, Estradiol
- Gonadotropine

PHM  Pseudohermaphroditismus masculinus
SS     Schwangerschaft

Tabelle 5.**3**   Intersexualität: spezielle Diagnostik

**Gonaden, Karyotyp, inneres Genitale weiblich (Pseudohermaphroditismus femininus)**

AGS:
- 17α-OH-Progesteron ↑
- evtl. ACTH-Test

Transplazentare Virilisierung:
- Medikamente?
- Zysten?
- Tumor?

Echter Hermaphroditismus:
- Bipartierte Hoden tastbar?
- hCG-/hMG-Test: Anstieg von Estradiol und Testosteron?
  (evtl. Biopsie, Laparoskopie)

↑        erhöht
ACTH  adrenokortikotropes Hormon
AGS    adrenogenitales Syndrom

um einen Pseudohermaphroditismus masculinus (Androgenresistenz, Testosteronbiosynthesedefekt, 5α-Reduktasemangel, Leydig-Zell-Hypoplasie, aber nicht Gonadendysgenesie).

**Laboruntersuchungen.** Chromosomenanalyse und folgende Hormonbestimmungen sind obligatorisch:

- 17α-Hydroxyprogesteron (AGS?),
- Testosteron, Estradiol und Gonadotropine (Testosteronbiosynthesedefekt? Testikuläres/ovarielles Gewebe funktionell vorhanden?).

Bei Neugeborenen sind aufgrund der endogenen Stimulation basale Werte häufig ausreichend. Gegebenenfalls sind Stimulationstests mit hCG/hMG und/oder ACTH erforderlich (Tab. 5.**2**).

### ▓ Spezielle Diagnostik

**Gonaden, Karyotyp und inneres Genitale sind weiblich (Pseudohermaphroditismus femininus)** (Tab. 5.**3**).

Häufigste Ursache ist das *AGS*. Diagnostisch ist das erhöhte 17α-Hydroxyprogesteron im Serum (17-OHP), ggf. nach Stimulation mit ACTH. Abzugrenzen sind Virilisierungen weiblicher Feten durch den plazentaren Aromatasedefekt sowie exogene oder endogene mütterliche Androgene während der Schwangerschaft (durch Medikamente, Zysten, Tumoren). Abzugrenzen ist weiterhin der sehr seltene echte Hermaphroditismus. Hinweisend sein können in der Inguinalregion tastbare, evtl. bipartierte Gonaden (Ovotestes). Diagnostisch sind die Stimulierbarkeit von Estradiol und Testosteron im hCG-/hMG-Stimulationstest sowie der histologische Nachweis ovariellen und testikulären Gewebes.

**Gonaden und Karyotyp sind männlich, Müller-Strukturen sind vorhanden (Pseudohermaphroditismus masculinus)** (Tab. 5.**4**).

Meist handelt es sich um eine partielle ein- oder beidseitige Gonadendysgenesie („gemischte Gonadendysgenesie"). Das äußere Genitale ist ambivalent. Abzugrenzen ist der echte Hermaphroditismus (s. oben). Bei der (kompletten)

Tabelle 5.**4**  Intersexualität: spezielle Diagnostik

| **Gonaden und Karyotyp sind männlich, Müller-Strukturen vorhanden (Pseudohermaphroditismus masculinus)** |
| --- |

Reine Gonadendysgenesie:

- Phänotyp ist weiblich
- hCG-/hMG-Test: kein Anstieg von Estradiol und Testosteron, Gonadotropine meist erhöht

Patrielle (gemischte) Gonadendysgenesie:

- Phänotyp ist ambivalent
- hCG-/hMG-Test: Anstieg von Estradiol, Testosteron variabel, Gonadotropine variabel

Tabelle 5.**5**  Intersexualität: spezielle Diagnostik

| **Gonaden und Karyotyp sind männlich, Müller-Strukturen nicht vorhanden (Pseudohermaphroditismus masculinus)** |
| --- |

Androgenresistenz:

- DNA-Analyse aus Blutzellen
- Androgenresistenztest
- biochemische AR-Charakterisierung
- (Genitalhautfibroblasten)
- hCG-Test

5α-Reduktasemangel:

- T/DHT-Quotient im hCG-Test ↑
- Androgenresistenztest normal
- 5α-Reduktaseaktivität in Genitalhautfibroblasten vermindert

Testosteronbiosynthesedefekte:

- hCG-Test
- evtl. ACTH-Test
- Androgenresistenztest normal

Leydig-Zell-Hypoplasie:

- hCG-Test
- Androgenresistenztest normal

| ↑ | erhöht |
| --- | --- |
| ACTH | adrenokortikotropes Hormon |
| AR | Androgenrezeptor |
| T | Testosteron |
| DHT | Dihydrotestosteron |

reinen Gonadendysgenesie ist der Phänotyp weiblich.

**Gonaden und Karyotyp sind männlich, Müller-Strukturen sind nicht vorhanden (Pseudohermaphroditismus masculinus) (Tab. 5.5).**

Die häufigste Ursache ist die partielle oder komplette Androgenresistenz. Sie kann in vivo durch eine verminderte SHBG-Reaktion auf Stanozolol im Androgenresistenztest (174, 182), und in vitro durch eine Störung der Bindungscharakteristika des Androgenrezeptors in Fibroblastenkulturen aus Genitalhaut (90), sowie die molekulargenetische Analyse des Androgenrezeptorgens nachgewiesen werden (63, 67). Der hCG-Test ergibt einen deutlichen Testosteronanstieg. Eine probatorische Testosteronbehandlung kann bei Jungen mit Mikrophallus indiziert sein (19), sollte aber aufgrund des Risikos unerwünschter Virilisierung bei Kindern, die möglicherweise als Mädchen aufwachsen werden, nicht durchgeführt werden. Beim Steroid 5α-Reduktase-2-Defekt ist der Testosteron/Dihydrotestosteron-Quotient im Serum nach hCG-Stimulation erhöht (66). Die verminderte 5α-Reduktaseaktivität kann auch in Fibroblastenkulturen aus Genitalhaut nachgewiesen werden. Die DNA-Analyse des SRD5A2-Gens gestattet eine definitive Diagnose. Die Testosteronbiosynthesedefekte sind durch charakteristische Hormonprofile nach Stimulation mit hCG und ACTH charakterisiert. Die DNA-Analyse gestattet auch hier definitive Diagnosen. Auch die Leydig-Zell-Hypoplasie geht mit einem verminderten Testosteronanstieg im hCG-Test einher. Während sich bei den Biosynthesedefekten das Verhältnis von Hormonvorstufen zu Testosteron und Estradiol unter Stimulation durch Anstieg der Vorstufen zu deren Gunsten verändert, ist die Reaktion bei der Leydig-Zell-Hypoplasie insgesamt vermindert. Die DNA-Analyse gestattet den Nachweis von LH-/hCG-Rezeptormutationen.

Abb. 5.**18** faßt die Differentialdiagnose der Intersexualität zusammen.

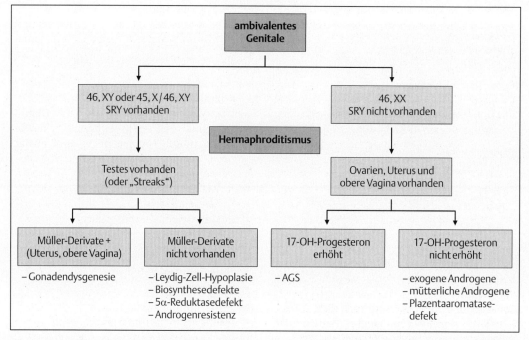

Abb. 5.**18**    Differentialdiagnose der Intersexualität.

AGS    adrenogenitales Syndrom
SRY    sexdeterminierende Region des Y-Chromosoms

## Therapeutisches Vorgehen bei Intersexualität

### Festlegung des Geschlechts

Die rasche, richtige und sichere Festlegung des Geschlechts, in dem ein Kind mit ambivalentem Genitale aufwachsen soll, ist für seine weitere Entwicklung von erheblicher Bedeutung.

> Die Entscheidung basiert auf der Einschätzung, in welchem Geschlecht am ehesten mit einer normalen Genitalfunktion gerechnet werden kann.

Diese Einschätzung ist abhängig von den anatomischen Verhältnissen, insbesondere von der Größe und dem Entwicklungspotential des Phallus. Die operativen Korrekturmöglichkeiten und auch die kulturellen Gegebenheiten der betroffenen Familie müssen berücksichtigt werden. Deshalb sollte diese Entscheidung gemeinsam mit Fachvertretern der Gynäkologie, Urologie oder Kinderchirurgie, Psychologie und Humangenetik getroffen werden.

### Chirurgische Therapie

Der äußere Aspekt des Genitale sollte weder bei den Eltern, noch bei dem Kind selbst und bei seinen Spielgefährten Zweifel an seiner Geschlechtsidentität aufkommen lassen. Deshalb ist bei allen Kindern, die ein ambivalentes Genitale haben und *als Mädchen aufwachsen*, eine möglichst frühzeitige Korrektur des äußeren Genitale (Vulvaplastik) anzustreben. Eine Reduktionsplastik der Klitoris, bei der unter Erhaltung der Gefäß-Nerven-Stränge und der Glans nur der Phallusschaft entfernt wird, kann bei phallusähnlicher Klitorishypertrophie indiziert sein. Da Langzeitresultate noch nicht vorliegen, sollte die Indikation mit Zurückhaltung gestellt werden. Die früher häufig praktizierte Klitorektomie ist heute obsolet.

Eine Vaginalplastik sollte möglichst erst in der Pubertät bzw. dann angelegt werden, wenn die Patientin dies wünscht. Aufgrund der Schrumpfungstendenz von Introitus und Neovagina ist häufig eine Reoperation in der Adoleszenz notwendig, wenn diese Operation frühzeitig in der Kindheit durchgeführt wurde. In diesem Fall wird der Eingriff an dem voroperierten Genitale durch Narbengewebe eher erschwert (Terruhn, pers. Mitteilung). Durch die Kohabitation und die Wirkung der Östrogene wird einer Schrumpfung der Vagina besser vorgebeugt als durch lästige und traumatisierende Bougierungsbehandlungen der Vagina während der Kindheit.

Bei *Kindern, die als Jungen aufwachsen*, ist häufig frühzeitig eine Aufrichtungsoperation notwendig. Je nach Ausprägung der Ambivalenz wird das Skrotum plastisch gestaltet, ggf. mit Hodenprothesen versorgt, und meist in mehreren Sitzungen die Hypospadie durch Neuanlage einer penilen Urethra behandelt. Bei sehr kleinem Phallus (Länge < 2,5 cm) sollte frühzeitig eine Therapie mit 25 oder 50 mg Testosteronoenanthat intramuskulär einmal pro Monat über 3 Monate durchgeführt werden (19). Die dadurch induzierte Verlängerung des Phallus normalisiert den äußeren Aspekt des Genitale, erleichtert operative Korrekturen der Hypospadie und verbessert wahrscheinlich auch die in der Pubertät erreichbare Endlänge des Penis.

Bei Patienten, die genetisch männlich sind (Y-Chromosom vorhanden), aber als Mädchen aufwachsen, müssen die Gonaden frühzeitig, spätestens bis zum Beginn der Pubertät, entfernt werden. Eine Restfunktion der Gonaden birgt das Risiko einer heterosexuellen (männlichen) Pubertätsentwicklung. Einzige Ausnahme ist die komplette Androgenresistenz, bei der die Gonaden bis nach der Pubertät belassen werden können, um eine spontane Feminisierung zu ermöglichen.

> Aufgrund des Entartungsrisikos dysgenetischer Gonaden, die ein Y-Chromosom enthalten, ist die Gonadektomie auch bei Patienten angezeigt, die als Jungen aufwachsen.

Nur wenn die Gonaden im Skrotum liegen und dadurch einer regelmäßigen Palpation gut zugänglich sind, können sie unter guter klinischer Überwachung zunächst belassen werden, um bei ausreichender Restfunktion eine spontane männliche Pubertät zu ermöglichen.

## Hormontherapie

Die Substitutionstherapie mit Sexualhormonen wird bei hypogonadalen Kindern zum Zeitpunkt der normalerweise einsetzenden Pubertät begonnen. Bei Mädchen also im 12. und bei Jungen im 13. Lebensjahr. Ziel der Substitutionstherapie sollte ein möglichst natürlicher Ablauf der Pubertätsentwicklung sein.

*Mädchen* werden anfangs mit 0,3 mg konjugierter Östrogene per os kontinuierlich behandelt. Nach 6–12 Monaten, oder wenn Durchbruchblutungen auftreten, wird eine zyklische Östrogen-Gestagen-Therapie mit einem Präparat begonnen, dessen Dosierung einer Substitutionstherapie entspricht. Dazu wird das Östrogen während der ersten 21 Tage und zusätzlich vom 12.–21. Tag ein Gestagen (z. B. 5 mg Medroxyprogesteronacetat) gegeben, danach Medikamentenpause vom 22.–28. Tag. Die Östrogendosis wird während der nächsten 2–3 Jahre bis auf 0,6–1,25 mg konjugierter Östrogene angehoben. Die Verwendung von Ovulationshemmern geht immer mit einer unphysiologisch starken Hormonwirkung einher und ist daher nicht zweckmäßig. Bei Patientinnen mit assoziierten Wachstumsproblemen (z. B. Ullrich-Turner-Syndrom) muß der wachstumsfördernde Einfluß sehr niedrig dosierter Östrogene und der wachstumshemmende Einfluß hochdosierter Östrogene bei der Indikationsstellung berücksichtigt werden.

*Jungen* werden im ersten halben Jahr mit 50 mg Testosteronoenanthat intramuskulär alle 4 Wochen, danach alle 2 Wochen behandelt. In 6monatigen Abständen wird die Dosis um 50–100 mg pro Monat gesteigert, bis die Vollsubstitutionsdosis von 200 mg alle 2 Wochen erreicht ist. Die Schnelligkeit der Dosissteigerung hängt nicht nur vom chronologischen Alter, sondern auch vom Skelettalter und damit dem noch zu erwartenden Wachstum ab.

## Psychologische Führung

> Die Geburt eines Kindes mit ambivalentem Genitale bedeutet einen psychosozialen Notfall. Im Kreißsaal sollte darauf verzichtet werden, schon den Versuch einer Geschlechtszuordnung zu unternehmen. Auch Mutmaßungen sollten unbedingt vermieden werden.

Den Eltern sollte erklärt werden, daß man noch nicht genau wisse, welches Geschlecht das Kind hat. Sie sollten darüber informiert werden, daß die Geschlechtsentwicklung, ebenso wie in anderen Fällen die Entwicklung des Herzens oder der Nieren, bei der Geburt gelegentlich noch nicht abgeschlossen ist. Durch gezielte Diagnostik sollte die Ursache der Störung dann schnellstmöglich ermittelt und die konkreten anatomischen Verhältnisse geklärt werden. Der pädiatrische Endokrinologe sollte dann gemeinsam mit dem Gynäkologen, Urologen oder Kinderchirurgen, dem Psychologen und Humangenetiker unter Einbeziehung psychosozialer und kultureller Rahmenbedingungen (Einstellung der Eltern) das für das jeweilige Kind „richtige" Geschlecht festlegen. Durch eine rasche und unzweifelhafte Geschlechtszuweisung, kontinuierliche ärztliche und psychologische Betreuung und vertrauensvolle interdisziplinäre Zusammenarbeit, sollten die Voraussetzungen dafür geschaffen werden, daß das Kind später ein normales Leben inklusive Partnerschaft und Vita sexualis führen kann.

## Sexuelle Reifung

Die sexuelle Entwicklung beginnt während der Fetalzeit mit der männlichen oder weiblichen Differenzierung der geschlechtsdimorphen Anlagen und mit der Ausdifferenzierung eines voll funktionsfähigen Regelkreises, der unter Kontrolle des Hypothalamus die Ausschüttung der trophen hypophysären Hormone und dadurch die Produktion der gonadalen Sexualhormone steuert. Im ersten Lebenshalbjahr wird dieses System für einige Wochen auf ein relativ hohes Niveau hochgeregelt, so daß die Sexualhormone vorübergehend sogar Erwachsenenwerte erreichen können. Danach beginnt eine hormonelle Ruhephase, in der die Sexualhormone auf ein niedriges Niveau heruntergeregelt werden, so daß es nicht zur Ausbildung sekundärer Geschlechtsmerkmale kommt. Das Ende der Kindheit wird durch eine zunehmende Aktivierung der hypothalamisch-hypophysär-gonadalen Achse mit dementsprechend vermehrter Ausschüttung von Sexualhormonen eingeleitet. Dadurch beginnt die letzte Phase der sexuellen Reifung, die Pubertät.

> Die Pubertät ist diejenige Entwicklungsperiode, in der die primären Geschlechtsmerkmale (Gonaden, Genitalien) reifen, sich die sekundären Geschlechtsmerkmale (Stimmbruch, Sekundärbehaarung, Brustdrüsenwachstum) entwickeln und schließlich die Fortpflanzungsfähigkeit erreicht wird.

### Physiologie

Der Zeitpunkt des Pubertätsbeginns ist von genetischen Faktoren abhängig, wird aber auch durch eine Reihe anderer Einflüsse modifiziert.

Obwohl das Konzept vom „kritischen Körpergewicht" als maßgeblichem Faktor für die Pubertätsauslösung nicht bewiesen werden konnte (21), besteht kein Zweifel, daß der Ernährungszustand eine wichtige Rolle spielt. Während Untergewichtigkeit den Pubertätsbeginn bei Mädchen verzögert, scheint leichtes Übergewicht diesen Zeitpunkt vorzuverlegen (58). Starke körperliche Belastung (Leistungssport) und chronische Erkrankungen wirken ebenfalls hemmend auf den Pubertätsbeginn (210).

Nachem in den ersten Lebensmonaten die Konzentrationen von Gonadotropinen und Sexualhormonen vorübergehend auf ein hohes Niveau ansteigen, wird die hypothalamisch-hypophysär-gonadale Achse während der Kindheit auf ein niedriges Niveau heruntergeregelt. Für diese Hemmung dürften mindestens 2 unterschiedliche Mechanismen verantwortlich sein:

- eine negative Rückkopplung durch Sexualhormone,
- ein intrinsischer inhibitorischer Einfluß des ZNS, der sexualhormonunabhängig wirkt.

Angriffspunkt für beide Mechanismen ist der hypothalamische Gonadotropin-Releasing-Hormon-(GnRH-)Pulsgenerator.

### GnRH-Pulsgenerator

Im Bereich der präoptischen Region des mediobasalen Hypothalamus inklusive des Nucleus arcuatus (93) liegen neurosekretorische Neuronen, die das GnRH, ein Decapeptid, produzieren. Die GnRH-Produktion dieser Neuronen ist autonom rhythmisch (123). Die Funktion dieser Einheit dürfte als neuronaler Oszillator des hypothalamischen GnRH-Pulsgenerators anzusehen sein, also der Funktion des schwingenden Quarzkristalls einer elektrischen Uhr entsprechen. Unter dem Einfluß neuronaler Impulse und Transmittersubstanzen (Katecholamine, Opioide, CRH, neuroinhibitorische und neuroexzitatorische Aminosäuren) wird GnRH von diesen Neuronen episodisch oder pulsatil in das hypothalamisch-hypophysäre Portalgefäßsystem abgegeben und zum Hypophysenvorderlappen transportiert (150).

Im Hypophysenvorderlappen stimuliert GnRH die Abgabe von LH und FSH. Dabei folgt jedem GnRH-Puls ein LH-/FSH-Puls. Die Gonadotropine LH und FSH wiederum gelangen auf dem Blutweg zu den Gonaden und stimulieren dort die Produktion der Sexualhormone.

### Hemmende Mechanismen während der Kindheit

Während der Kindheit werden nur geringe Mengen LH und FSH von der Hypophyse in das Blut abgegeben und dementsprechend auch nur wenig Sexualhormone produziert. Die geringen Konzentrationen der Sexualhormone reichen allerdings aus, die Aktivität von Hypothalamus und Hypophyse zu hemmen. Der negative Rückkopplungsmechanismus der hypothalamisch-hypophysär-gonadalen Achse ist während der Kindheit also vollkommen intakt. Dementsprechend sind die Gonadotropinkonzentrationen bei Kindern mit Gonadendysgenesie, deren Sexualhormonkonzentrationen extrem niedrig sind, in den ersten Lebensjahren und mit Beginn der zweiten Dekade erhöht (Abb. 5.**19**) (25).

Weiterhin führt die Gabe sehr niedrig dosierter Sexualhormone während der Kindheit zu einer vollkommenen Suppression der Gonadotropine (91). Das negative Rückkopplungssystem der hypothalamisch-hypophysär-gonadalen Achse scheint also während der Kindheit hochempfindlich auf die Sexualhormone zu reagieren und dadurch die Konzentration dieser Hormone zu supprimieren.

Die auch bei Kindern mit Gonadendysgenesie in den mittleren Jahren der Kindheit sehr niedrigen Gonadotropinkonzentrationen (25) sind durch diesen negativen Rückkopplungsmechanismus allein nicht zu erklären. Es muß zusätzlich ein sexualhormonunabhängiger, im ZNS lokalisierter Mechanismus angenommen werden, der den hypothalamischen Pulsgenerator während der Kindheit hemmt (52).

### Pubertätsbeginn

Am Ende der Kindheit verlieren sich die hemmenden Einflüsse des ZNS auf den GnRH-Pulsgenerator und die Empfindlichkeit des negativen Rückkopplungsmechanismus nimmt ab. Dadurch kommt es als erstes Zeichen der bevorstehenden Pubertät im Tiefschlaf zu einem Anstieg

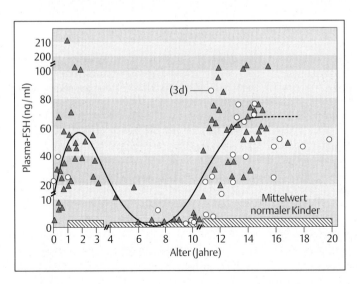

Abb. 5.**19** FSH-Konzentration im Plasma von Kindern mit Gonadendysgenesie.

FSH    follikelstimulierendes Hormon

von Amplitude und Frequenz der hypophysären LH-Pulse (212).

Die diesen Veränderungen zugrundeliegenden Ursachen sind nicht bekannt. Reifungsprozesse allein bieten aus zweierlei Gründen keine hinreichende Erklärung:

- Die neuroendokrinen Veränderungen der Pubertät können, z. B. infolge von hypothalamischen Tumoren, auch bei Kleinkindern auftreten (echte Pubertas praecox).
- Sämtliche pubertätsassoziierten Veränderungen sind prinzipiell reversibel, z. B. bei Patientinnen mit Anorexia nervosa.

Durch die Aktivierung (oder Enthemmung) des GnRH-Pulsgenerators kommt es zu einem Anstieg der Empfindlichkeit der Hypophyse gegenüber GnRH (self-priming) mit konsekutivem Anstieg der pulsatilen Gonadotropinsekretion (54). Die Gonadotropine wiederum stimulieren nicht nur die gonadale Sexualhormonsynthese, sondern erhöhen gleichzeitig die Empfindlichkeit der Leydig-Zelle gegenüber der stimulierenden Wirkung von LH (197). Gleichzeitig kommt es in der Pubertät zu einem deutlichen Abfall der Konzentration des SHBG im Serum, der auf einen vermehrten Einstrom von SHBG-Steroidhormonkomplexen in das Zellinnere, also einer gesteigerten Bioverfügbarkeit der Sexualhormone, zurückzuführen sein könnte (175). Die endokrinen Mechanismen der Pubertät bilden so ein komplexes System, das auf mehreren Stufen (Hypothalamus, Hypophyse, Gonaden, Gewebe) reguliert werden kann. Stellgrößen dieser Regulation sind dabei nicht nur Amplitude und Frequenz der pulsatil sezernierten Hormone, sondern auch die Empfindlichkeit der jeweils nachgeordneten Ebene dieses Regelkreises.

### Gonadotropine

Die Pulsatilität der hypothalamischen GnRH-Sekretion ist Voraussetzung für die stimulierende Wirkung auf die hypophysäre Gonadotropinsekretion (94). Während durch kontinuierliche Infusion von GnRH die hypopysären GnRH-Rezeptoren desensitiviert werden und dadurch die Gonadotropinsekretion gehemmt wird, kann durch pulsatile GnRH-Infusion die Gonadotropinsekretion wieder hergestellt werden.

Die Sekretion der Gonadotropine ist immer episodisch (Kindheit) oder pulsatil (Pubertät, Erwachsenenalter). Darüber hinaus sind 2 verschiedene Sekretionsmuster zu unterscheiden:

- tonische Sekretion,
- zyklische Sekretion.

Die *tonische* Gonadotropinsekretion wird durch die Konzentrationen von Sexualhormonen und Inhibin über den negativen Rückkopplungsmechanismus der hypothalamisch-hypophysär-gonadalen Achse gesteuert. Beim Mann ist die Gonadotropinsekretion immer tonisch. Die Periodizität der Pulse variiert zwischen 90 und 120 Minuten (28).

Bei der Frau ist die Regulation der basalen Gonadotropinkonzentration tonisch. Darüber hinaus kommt es infolge eines positiven Rückkopplungsmechanismus zu einer *zyklischen* Gonadotropinsekretion: Die unter FSH-Stimulation im ovariellen Follikel sezernierten Östrogene führen zu einer Sensitivierung der Hypophyse gegenüber GnRH. Wird nach ausreichender Dauer eine kritische Estradiolkonzentration erreicht, kommt es zum präovulatorischen LH-Peak und dadurch zur Auslösung der Ovulation. Dieser positive Rückkopplungsmechanismus ist bei Kindern noch nicht nachweisbar, sondern reift erst während der Pubertät (151). Die Periodizität der LH-Pulse variiert bei der Frau zwischen 60 Minuten in der Follikelphase und 5 Stunden in der Gelbkörperphase des Zyklus (28).

### Sexualhormone

**Testosteron.** Testosteron wird unter LH-Stimulation von den Leydig-Zellen der Hoden produziert. Seine biologischen Wirkungen sind vielfältig:

- endokrin-androgen: Virilisierung des Genitales, männliche sekundäre Geschlechtsmerkmale,
- endokrin-anabol: Vermehrung von Knochen- und Muskelmasse,
- parakrin: Spermiogenese unter Mitwirkung von FSH.

Am Hypothalamus hemmt Testosteron die GnRH-Produktion (negative Rückkopplung). Während

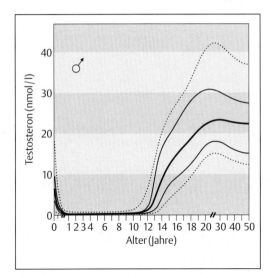

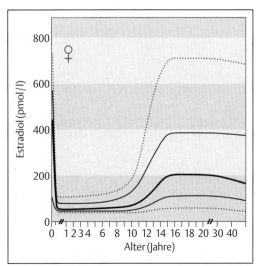

Abb. 5.**20** Testosteronkonzentrationen im Serum von Jungen und Männern von der Geburt bis zum 50. Lebensjahr (n = 253). Dargestellt sind die 10er, 25er, 50er, 75er und 90er Perzentilen.

Abb. 5.**21** Estradiolkonzentrationen im Serum von normalen Mädchen und Frauen von der Geburt bis zum 50. Lebensjahr (n = 142) (ohne Berücksichtigung der Zyklusphase).

der Kindheit unterscheiden sich die Testosteronwerte der Jungen nicht von denen der Mädchen. Bei Mädchen kommt es ab dem 10. Lebensjahr zu einem leichten Anstieg auf bis zu 1,5 ± 0,2 nmol/l (0,43 ± 0,06 ng/ml). Bei Jungen steigen die Werte im 10.–12. Lebensjahr leicht an. Mit Beginn der Pubertät kommt es dann zu einem kontinuierlichen Anstieg auf 14,1 ± 1,6 nmol/l (4,1 ± 0,46 ng/ml) im 15. und 16. Lebensjahr und weiter bis auf 28,4 ± 2,4 nmol/l (8,2 ± 0,7 ng/ml) bis zum 30. Lebensjahr (Abb. 5.**20**).

**Estradiol.** Estradiol ist ein Endprodukt der ovariellen Steroidhormonbiosynthese. Unter LH-Stimulation wird zunächst in den Thekazellen Androstendion synthetisiert (S. 168). Dieses diffundiert in die Granulosazellen und wird dort durch die FSH-stimulierte Aromatase zu Östrogenen umgewandelt. Im Menstruationszyklus führt der Anstieg der Östrogenkonzentration im Follikel zu einer erhöhten FSH-Sensitivität dieses Follikels mit konsekutiv weiterem Anstieg der Östrogenproduktion. Die hohen Östrogenspiegel wiederum hemmen die hypophysäre FSH-Produktion. Schließlich kann sich nur noch der eine Follikel weiterentwickeln, der infolge seiner Sensitivierung trotz niedrigerer FSH-Konzentration

weiterhin stimuliert wird. Dieser dominante Follikel wird ab dem 7. Zyklustag von Thekazellen umgeben, die von LH stimuliert werden. In Zyklusmitte kommt es zu einem kräftigen Östrogenanstieg mit konsekutiver Sensitivierung der Hypophyse gegenüber GnRH. Dadurch wird der präovulatorische LH- und FSH-Peak und schließlich die Ovulation getriggert. Der gesprungene Follikel wandelt sich danach zum Corpus luteum um. In der zweiten Zyklushälfte dominiert dann die Gestagenproduktion im Gelbkörper.

Bei Jungen und Mädchen liegen die Estradiolkonzentrationen in den ersten Lebenstagen deutlich oberhalb des Bereichs erwachsener Männer und Frauen. Diese stark erhöhten Werte aus der Schwangerschaft fallen in den ersten Lebenstagen steil in den niedrigen kindlichen Bereich ab. Bei Mädchen steigt die Estradiolkonzentration ab dem 10. Lebensjahr an und erreicht im 13.–15. Lebensjahr Erwachsenenwerte (Abb. 5.**21**). Auch bei Jungen kommt es im Laufe der Pubertät zu einem Anstieg der Estradiolkonzentration. Dieser Anstieg dürfte hauptsächlich auf die extraglanduläre Aromatisierung von Testosteron und Androstendion zurückzuführen sein (110).

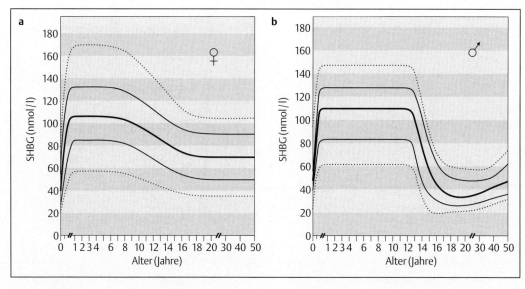

**Abb. 5.22 a,b**   SHBG-Konzentrationen. Dargestellt sind die 10er, 25er, 50er, 75er und 90er Perzentilen.

**a**   Im Serum von Mädchen und Frauen (n = 207) von der Geburt bis zum 50. Lebensjahr.

**b**   Im Serum von Jungen und Männern (n = 302) von der Geburt bis zum 50. Lebensjahr.

**SHBG.**   Nur 1–2 % der Sexualhormone sind nicht an Plasmaproteine gebunden. Unter den Bindungsproteinen scheint dem SHBG eine besondere Bedeutung für die Bioverfügbarkeit dieser Hormone zuzukommen (S. 169). Bei Neugeborenen beiderlei Geschlechts liegen die SHBG-Konzentrationen im Serum in einem niedrigen Bereich. Während der Säuglingszeit steigen die Konzentrationen rasch an. Während der Kindheit stehen den niedrigen Sexualhormonkonzentrationen bei beiden Geschlechtern hohe SHBG-Konzentrationen gegenüber. Mit Beginn der Pubertät kommt es bei Mädchen zu einem deutlichen, bei Jungen zu einem dramatischen Abfall der SHBG-Konzentration im Serum. Dieser Vorgang ist nicht, wie bisher angenommen, das Resultat einer SHBG-supprimierenden Wirkung ansteigender Testosteronkonzentrationen, sondern scheint ein eigenständiger, vom Testosteron unabhängiger Prozeß zu sein (176, 179) (Abb. 5.**22**).

Die hohen SHBG-Konzentrationen im Serum während der Kindheit könnten Ausdruck eines minimalen SHBG-Verbrauchs infolge der während der Kindheit geringen Aufnahme von SHBG-Steroidhormonkomplexen in die Zellen sein (S. 169). Die Reifungsprozesse der Pubertät und die biologischen Wirkungen der Sexualhormone Erwachsener werden möglicherweise nicht allein durch den Anstieg der Hormonkonzentrationen im Blut, sondern auch durch die vermehrte Aufnahme dieser an das SHBG gebundenen Hormone in die Erfolgsorganzellen hinein induziert. Die gleichzeitig infolge vermehrten Verbrauchs abnehmenden SHBG-Konzentrationen im Serum könnten als Äquivalent dieser in der Pubertät ansteigenden und im Erwachsenenalter anhaltend erhöhten biologischen Aktivität der Steroidhormone angesehen werden (175).

## Normale weibliche Pubertät

Die normale weibliche Pubertätsentwicklung vollzieht sich in folgenden Stadien:

- Thelarche,
- Pubarche,
- Menarche,
- puberaler Wachstumsschub.

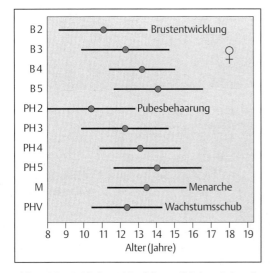

Abb. 5.**23**  Zeitlicher Ablauf der weiblichen Pubertät (gemäß Daten von Largo u. Prader 1983).

Tabelle 5.**6**  Stadien der Brustentwicklung nach Marshall u. Tanner (1969)

| B1 | präpuberal, keine palpable Drüse |
|----|----------------------------------|
| B2 | Brustknospung. Brustdrüse und Warzenhof sind leicht erhaben |
| B3 | Brustdrüse ist stärker vergrößert als der Warzenhof; die Form entspricht der einer erwachsenen Brust |
| B4 | die Drüse im Warzenhofbereich hebt sich mit einer eigenen Kontur vom übrigen Anteil der Brust ab |
| B5 | die Vorwölbung im Warzenhofbereich des Stadiums B4 weicht in die abgerundete Kontur der erwachsenen Brust zurück |

Während die Reihenfolge des Auftretens dieser Ereignisse relativ konstant ist, sind die Variationen des zeitlichen Ablaufs beträchtlich (Abb. 5.**23**). Die Pubertät beginnt in der Regel im Alter von 11 Jahren (8–14 Jahre) und dauert im Mittel ca. 3 Jahre (2–6 Jahre) (105).

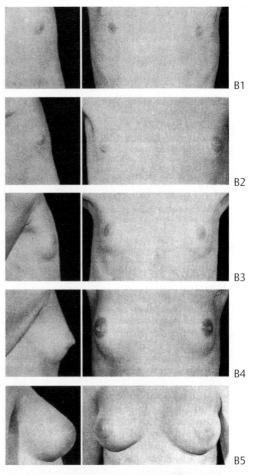

Abb. 5.**24**  Stadien der Brustentwicklung nach Marshall u. Tanner (1969) (aus van Wieringen u. Mitarb · Growth Diagrams. Wolters-Noordhoff, Groningen 1965).

## Brustdrüsen

Die weibliche Pubertät beginnt mit der Entwicklung der Brustdrüsen, der Thelarche, ab dem 8. Lebensjahr. Dabei kommt es, häufig zunächst einseitig, zu einer Vermehrung des Drüsen-, Binde- und Fettgewebes. Zur Beschreibung hat sich die Einteilung in 5 Entwicklungsstadien nach Marshall u. Tanner (116) bewährt (Abb. 5.**24** u. Tab. 5.**6**).

Bei einigen Mädchen geht das Stadium 3 unmittelbar in das Stadium 5 über, bei anderen Mädchen bleibt die Entwicklung im Stadium 4 stehen. Asymmetrische Entwicklungen sind nicht selten und sollten kein Grund zur Beunruhigung sein.

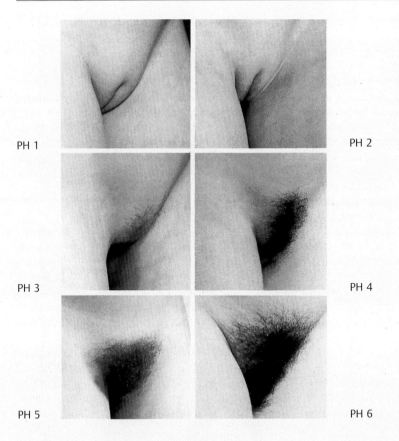

PH 1

PH 2

PH 3

PH 4

PH 5

PH 6

Abb. 5.**25**   Stadien der Pubesbehaarung nach Marshall u. Tanner (1969) (aus van Wieringen u. Mitarb.: Growth Diagrams. Wolters-Noordhoff, Groningen 1965).

Tabelle 5.**7**   Stadien der Pubesbehaarung nach Marshall u. Tanner (1969)

| | |
|---|---|
| P1 | präpuberal, keine Behaarung |
| P2 | wenige, leicht pigmentierte Schamhaare, glatt oder leicht gekräuselt, erscheinen an den Labia majora; auf einem Ganzkörperphoto nicht zu erkennen |
| P3 | kräftigere, dunklere und stärker gekräuselte Behaarung von umschriebener Ausdehnung |
| P4 | Behaarung wie beim Erwachsenen aber geringere Ausdehnung; kein Übergang auf die Oberschenkel |
| P5 | Behaarung des Erwachsenen mit horizontaler Begrenzung nach oben; Übergang auf die Oberschenkel ist möglich |
| P6 | Übergang der Behaarung entlang der Linea alba nach oben |

## Pubes- und Axillarbehaarung

Die Pubarche, das erste Auftreten von Schambehaarung, folgt der Thelarche in der Regel innerhalb von 6 Monaten, kann der Entwicklung der Brustdrüsen aber auch vorangehen. Das Auftreten der Sekundärbehaarung (Pubes- und Axillarhaare) steht zunächst unter dem Einfluß adrenaler Androgene (Adrenarche), später auch unter dem Einfluß von Androgenen ovarieller Herkunft. Die Einteilung in 6 Entwicklungsstadien nach Marshall u. Tanner (116) zeigen Abb. 5.**25** u. Tab. 5.**7**.

Die zeitliche Variation der Entwicklung der Schambehaarung zeigt Abb. 5.**23**. Unter Einwirkung der adrenalen Androgene kommt es ca. 1 Jahr nach dem Auftreten der Schambehaarung auch zur Entwicklung der Axillarbehaarung. Nach durchschnittlich 15 Monaten ist diese Entwicklung ungefähr zum Zeitpunkt der Menarche abgeschlossen.

## Menarche

Die erste Regelblutung tritt gewöhnlich erst in der zweiten Hälfte der Pubertät auf. Der Höhepunkt des puberalen Wachstumsschubs ist gerade überschritten, die Pubesbehaarung entspricht dem Tanner-Stadium 4. Der Menarche geht eine lange Phase voraus, während der ovarielle Östrogene das Endometrium stimulieren. Infolge der zyklischen Östrogenproduktion kommt es dann, wenn die Endometriumhyperplasie fortgeschritten ist, durch den Hormonentzug in der zweiten Zyklushälfte zur Abbruchblutung. In der Regel sind die ersten Zyklen noch sehr unregelmäßig und anovulatorisch. Während der ersten 2 Jahre nach der Menarche sind 55 %, nach 5 Jahren noch 20 % der Zyklen anovulatorisch (5, 34).

Das Menarchealter hat in den letzten 100 Jahren in den westlichen Industrieländern um ca. 3–4 Jahre abgenommen und liegt in Deutschland jetzt bei 12–13 Jahren. Die Ursachen dieses säkularen Trends, der sich in den letzten Jahrzehnten zu verlangsamen scheint, sind nicht genau bekannt. Zusammenhänge scheinen mit dem sozioökonomischen Status und den Ernährungsbedingungen zu bestehen (200, 219).

## Uterus

Der Uterus Neugeborener ist unter der Einwirkung mütterlicher Östrogene zunächst vergrößert, regrediert aber nach 4 Wochen auf die kindliche Form und Größe. Das Verhältnis von Korpus zu Zervix entspricht 1 : 2. Die sonographisch meßbare Fläche eines Längsschnitts durch den Uterus beträgt bei Mädchen im Alter von 6 Monaten bis zu 9 Jahren 2,5 cm². Mit Beginn der Pubertät kommt es zunächst nur zu einem Wachstum des Korpus und erst im weiteren Verlauf dann auch der Zervix (192).

## Ovarien

Auch während der sog. kindlichen „Ruhephase" sind die Ovarien aktiv. Einzelne Follikel wachsen bis zu einem Durchmesser von 9 mm, um dann wieder zu regredieren. Das ovarielle Volumen nimmt von präpuberal 0,7–0,9 ml auf 2–10 ml nach Beginn der Pubertät zu (161). Mit Beginn der Pubertät, in der Zeit ansteigender nächtlicher LH-Peaks, nimmt die Zahl der Follikel deutlich zu. Typisch sind in dieser Zeit „multizystische Ovarien", d. h. mindestens 6 Follikel von mindestens 4 mm Durchmesser sind sonographisch nachweisbar (191). Mit Fortschreiten der Pubertät wachsen einzelne Follikel zu beträchtlicher Größe heran, bevor sie regredieren. Erst nachdem eine Reihe anovulatorischer Zyklen durchlaufen sind, kommt es dann, wenn der präovulatorische LH-Peak mindestens 36 Stunden andauert, zur Ovulation.

## Vagina

Die Vagina ist von einem unverhornten, geschichteten Plattenepithel ausgekleidet. Während der Kindheit liegt auf der regenerativen Basalzellschicht nur eine dünne Schicht von Parabasalzellen. Der pH-Wert liegt im alkalischen Bereich, wodurch eine Prädisposition zu lokalen Infektionen (Vulvovaginitis) besteht. Unter zunehmendem Östrogeneinfluß in der Pubertät kommt es zur vermehrten Proliferation und Zunahme des Zytoplasmasaums mit Ausbildung von Intermediär- und Superfizialzellen. Letztere enthalten viel Glykogen. Die zunehmende Widerstandsfähigkeit gegen Infektionen resultiert aus der zunehmenden Dicke der Haut und des sauren Milieus, das durch Fermentation des Glykogens durch Laktobazillen entsteht. Im präpuberalen Vaginalsmear dominieren die Parabasalzellen, nur 10 % sind Intermediärzellen. Bei Pubertätsbeginn finden sich ausschließlich Intermediärzellen. Mit zunehmender Reifung finden sich in Zyklusmitte unter dem Einfluß hoher Östrogenspiegel 35–85 % Superfizialzellen.

## Pubertätswachstumsschub

Die Wachstumsgeschwindigkeit nimmt bei Mädchen und Jungen kurz vor der Pubertät auf 3–6 cm pro Jahr ab. Mit Beginn der Pubertät kommt es infolge ansteigender Konzentrationen der Sexualhormone zu einer vermehrten Ausschüttung von Wachstumshormon (107, 118). Die vermehrte Wachstumshormonwirkung und die anabolen, wachstumsfördernden Wirkungen der Sexualhormone selbst (6) dürften für den puberalen Wachstumsschub verantwortlich sein. Bei beiden Geschlechtern kommt es im

Laufe der ersten Hälfte der Pubertät zu einer Verdoppelung der Wachstumsgeschwindigkeit. Mädchen erreichen mit durchschnittlich 12 Jahren eine Spitzenwachstumsgeschwindigkeit von 8,13 cm/Jahr (± 0,78 cm [SD]/Jahr), Jungen mit 14 Jahren 8,8 cm/Jahr (± 1,05 cm [SD]/Jahr) (199).

Nicht nur das Skelett, sondern auch Muskeln und innere Organe wachsen in der Pubertät beschleunigt. Die Breite der Schultern nimmt bei Jungen im Mittel 2 cm mehr zu als bei Mädchen, deren Hüften andererseits um 1 cm mehr zulegen als die der Jungen (199). Unterschiedliche Muskelmasse und unterschiedliche Verteilung des subkutanen Fettgewebes führen zusätzlich zu den Unterschieden im Habitus erwachsener Männer und Frauen.

## Normale männliche Pubertät

Die männliche Pubertät beginnt mit dem Wachstum von Testes und Penis. Danach treten Schambehaarung, Axillarbehaarung, Stimmbruch und Bartwuchs auf. In der Mitte der Pubertät erfolgt der Pubertätswachstumsschub. Dieser ganze Ablauf kann 2 Jahre, aber auch 5 oder mehr Jahre dauern. Abb. 5.**26** zeigt die Variabilität des zeitlichen Ablaufs der männlichen Pubertät.

### Testes

Als erstes Pubertätszeichen nimmt beim Jungen das Hodenvolumen zu. Von 1–2 ml vor der Pubertät steigt es ab dem 10. Lebensjahr auf 3–8 ml noch vor Auftreten der ersten Schamhaare an. Am Ende der Pubertät wird die endgültige Größe von 10–25 ml erreicht (220) (Abb. 5.**27**). Die Größe der Testes hängt in erster Linie von der Menge des germinativen Epithels (Tubuli seminiferi, Sertoli-Zellen) und weniger von der Anzahl der Leydig-Zellen ab. Die Größe wird am besten durch vergleichende Palpation mit dem Prader-Orchiometer bestimmt (Abb. 5.**28**).

### Genitale

Die Pubertätsentwicklung des Genitale beginnt ab dem 10. Lebensjahr, kann aber auch erst im

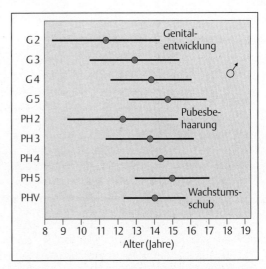

Abb. 5.**26**   Zeitlicher Ablauf der männlichen Pubertät (gemäß Daten von Largo u. Prader 1983).

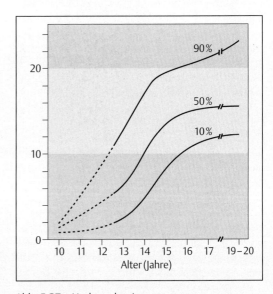

Abb. 5.**27**   Hodenvolumina.

14. oder 15. Lebensjahr einsetzen (Abb. 5.**26**). Bewährt hat sich die Stadieneinteilung nach Marshall und Tanner (117) (Abb. 5.**29** u. Tab. 5.**8** u. 5.**9**). Die Stadieneinteilung der Pubesbehaarung entspricht derjenigen der weiblichen Pubertät (Abb. 5.**25** u. Tab. 5.**7**).

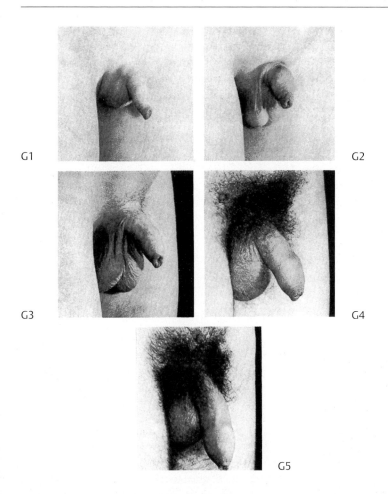

G1 G2

G3 G4

G5

Abb. 5.**28** Stadien der männlichen Genitalent-wicklung nach Marshall u. Tanner (1970) (aus van Wieringen u. Mitarb.: Growth Diagrams. Wolters-Noordhoff, Groningen 1965).

Tabelle 5.**8** Stadien der männlichen Genitalentwicklung nach Marshall u. Tanner (1970)

| | |
|---|---|
| G1 | prapuberal; Testes, Penis und Skrotum entsprechen in Form und Größe der frühen Kindheit |
| G2 | Skrotum und Testes sind vergrößert, die Textur der Skrotalhaut ist verändert |
| G3 | der Penis hat an Länge, weniger an Umfang zugenommen, weiteres Wachstum von Testes und Skrotum |
| G4 | der Penis hat an Länge und Umfang zugenommen, die Kontur der Glans wird deutlich; weiteres Wachstum von Testes und Skrotum |
| G5 | das Genitale ist voll entwickelt |

## Stimmbruch

Unter Einwirkung des Testosterons kommt es zu einer Vergrößerung des Kehlkopfes und dadurch im Alter von 14,5 ± 1 Jahren (SD) zum Stimm-bruch (10).

## Pubertätsgynäkomastie

Eine geringfügige Vergrößerung der Brustdrüsen tritt bei mindestens $^2/_3$ aller pubertierenden Jungen auf. Meist ist der Durchmesser dieser Pubertätsmakromastie nicht größer als der Warzenhof. Nach 1–2 Jahren kommt es zur Spontanre-

Tabelle 5.**9** Penislänge während Kindheit und Pubertät (Winter u. Faiman 1972)

| Alter (Jahre) | Penislänge ± SD |
|---|---|
| 0,2– 2,0 | 2,7 ± 0,5 |
| 1,1– 4,0 | 3,3 ± 0,4 |
| 4,1– 6,0 | 3,9 ± 0,9 |
| 6,1– 8,0 | 4,2 ± 0,8 |
| 8,1–10,0 | 4,9 ± 1,0 |
| 10,1–12,0 | 5,2 ± 1,3 |
| 12,1–14,0 | 6,2 ± 2,0 |
| 14,1–16,0 | 8,6 ± 2,4 |
| 16,1–18,0 | 9,9 ± 1,7 |
| 18,1–20,0 | 11,0 ± 1,1 |
| 20,1–25,0 | 12,4 ± 1,6 |

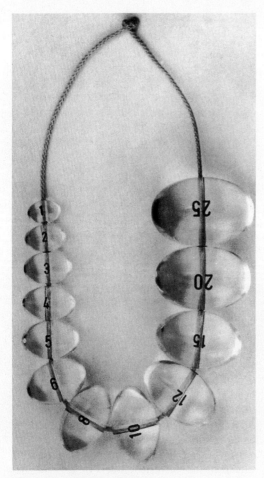

Abb. 5.**29**   Prader-Orchiometer.

gression. Bei Persistenz stärkerer Brustdrüsenvergrößerungen kann gelegentlich einmal eine chirurgische Mastektomie erforderlich werden.

## Pubertätswachstumsschub

Jungen erreichen die Spitzenwachstumsgeschwindigkeit mit durchschnittlich 14 Jahren (Abb. 5.**26**). Weitere Einzelheiten wurden oben bereits dargestellt (s. weibliche Pubertät, Wachstum).

# Varianten der Pubertätsentwicklung

Gelegentlich kommt es bei Kindern zum isolierten Auftreten einzelner Pubertätsmerkmale, die keinen Krankheitswert haben, aber von einer beginnenden Pubertas oder Pseudopubertas praecox zu unterscheiden sind.

## Prämature Thelarche

Die Vergrößerung der Brustdrüsen ohne andere Pubertätszeichen beginnt meist bei Mädchen im Alter von weniger als 2 Jahren und regrediert nach wenigen Monaten oder mehreren Jahren (74). Gelegentlich persistiert sie bis zum regulären Pubertätsbeginn. Die Östrogenkonzentration im Plasma ist normal präpuberal oder leicht erhöht. Charakteristisch ist die zyklische Zu- und Abnahme der Brustdrüsenschwellung. Gleichzeitig läßt sich sonographisch eine Zu- und Abnahme der Größe einzelner Ovarialzysten nachweisen (190). Der LH/FSH-Quotient liegt nach GnRH-Stimulation immer unter 1 und unterscheidet sich dadurch deutlich von der zentralen Pubertas praecox (LH/FSH-Quotient >1) (141). Trotz der zumindest intermittierend erhöhten Östrogenwirkung an den Brustdrüsen kommt es im Gegensatz zur Pubertas praecox nicht zu einer Vergrößerung des Uterus und insbesondere nicht zu einer Akzeleration von Wachstum und Knochenreifung.

**Diagnostik.** Bei einer isolierten prämaturen Thelarche ohne andere Zeichen einer beginnenden Pubertätsentwicklung sind Hormonbestimmungen nicht notwendig. Der weitere Verlauf von Wachstum und Entwicklung sollte aber regelmäßig kontrolliert werden. Bei Progredienz der Brustdrüsenentwicklung und Auftreten anderer Pubertätszeichen ist eine eingehende endokrinologische Ablärung erforderlich.

## Prämature Pubarche

Das Auftreten von Pubesbehaarung vor dem 8. Lebensjahr bei Mädchen und vor dem 9. Lebensjahr bei Jungen ohne andere Pubertätszeichen wird als prämature Pubarche oder prämature Adrenarche bezeichnet. Unabhängig von GnRH und ACTH kommt es aus bisher ungeklärter Ursache zu einer vorzeitig vermehrten Sekretion der adrenalen Androgene DHEA, DHEAS, Androstendion und Testosteron und zu einer vermehrten Ausscheidung von 17-Ketosteroiden im Urin (184). Unter GnRH-Stimulation läßt sich im Gegensatz zur beginnenden Pubertät kein puberaler Gonadotropinanstieg nachweisen (104). Unter ACTH-Stimulation kommt es zu einem geringeren Anstieg adrenaler Androgene und insbesondere des 17-Hydroxyprogesterons als bei dem AGS (97). Die Spätform dieses Syndroms (Late-onset-AGS) kann klinisch sehr ähnlich aussehen und sich zunächst nur durch vermehrte Pubesbehaarung bemerkbar machen (s. Kap. 3).

Betroffen sind meist Mädchen im Alter von 6–8 Jahren. Ein Häufung scheint bei Kindern mit Hydrozephalus zu bestehen. Die Pubesbehaarung kann isoliert oder gemeinsam mit Axillarhaaren, Seborrhö und Akne auftreten. Wachstum und Skelettreifung sind normal oder geringfügig akzeleriert.

**Diagnostik.** Finden sich keine weiteren Pubertätszeichen, so kann zunächst unter regelmäßigen Kontrollen abgewartet werden. Eine weiter-gehende endokrinologische Diagnostik ist notwendig, wenn weitere Pubertätszeichen (z. B. Thelarche, Wachstumsschub, Knochenalterakzeleration) auftreten.

## Isolierte prämature Menarche

Vaginale Blutungen sind im Kindesalter selten. In der Hälfte der Fälle finden sich lokale Ursachen, am häufigsten Fremdkörper und Tumoren (62). Verletzungen, die auf die Möglichkeit eines sexuellen Mißbrauchs hinweisen, sollten besonders beachtet werden. Die isolierte prämature Menarche ist daher eine Ausschlußdiagnose, nachdem durch eine eingehende Untersuchung (Vaginoskopie, Sonographie von Uterus und Ovarien) eine Blutungsquelle an Vulva und Vagina ausgeschlossen ist. Gelegentlich ist der Uterus leicht vergrößert und in den Ovarien sind Follikelzysten erkennbar, die bald darauf verschwinden (eigene Beobachtung). Ursächlich handelt es sich wahrscheinlich, ähnlich wie bei der prämaturen Thelarche, um passagere Follikelzysten, die nach so kurzer Zeit regredieren, daß es zwar zum Aufbau von Endometrium, nicht aber zum Brustdrüsenwachstum kommt. Durch die Regression dieser Zysten kommt es dann zur Hormonentzugsblutung.

Die prämature Menarche tritt daher meist erst dann auf, wenn das hormonelle Geschehen (Follikelreifung, Östrogenproduktion, Endometriumaufbau) gerade ein Ende gefunden hat. Hormonuntersuchungen sind daher entbehrlich, wenn keine anderen Pubertätszeichen bestehen. Regelmäßige Kontrollen von Wachstum und Entwicklung inklusive Sonographie von Uterus und Ovarien sind angezeigt.

# Störungen der Pubertätsentwicklung

Der Zeitpunkt des Pubertätsbeginns und die Dauer des Pubertätsablaufs sind sehr variabel (S. 203, 206). Die Reihenfolge des Auftretens der einzelnen Pubertätsmerkmale ist hingegen recht konstant. Am Beginn einer normalen, harmonischen Pubertätsentwicklung steht immer die Vergrößerung von Hoden oder Ovarien als Ausdruck der einsetzenden hypothalamisch-hypophysären Stimulation. Kurz danach zeigen sich die Wirkungen der einsetzenden Sexualhor-monproduktion: Thelarche bei Mädchen und Peniswachstum bei Jungen. Der Zeitpunkt des Auftretens der ersten Schambehaarung (Pubarche oder Adrenarche) ist hauptsächlich von der Androgenproduktion der Nebennierenrinden abhängig und daher weniger stark an den übrigen Pubertätsablauf gebunden. Sie tritt normalerweise kurz vor oder kurz nach der Thelarche auf. Auch der Pubertätswachstumsschub ist eng mit dem Auftreten der sekundären Geschlechtsmerkmale verknüpft. Bei Mädchen eher am Beginn der Pubertät, wenn das Wachstum der Brustdrüsen beginnt, bei Jungen eher in der zweiten Hälfte der Pubertät, wenn die Genitalentwicklung schon weiter fortgeschritten ist. Ein Verlust dieser Harmonie im Ablauf der Pubertät deutet immer auf das Vorliegen einer endokrinen Störung hin (192).

## Vorzeitige Pubertätsentwicklung

**Definition.** Eine vorzeitige Pubertätsentwicklung liegt vor, wenn erste Pubertätszeichen in einem Alter von mehr als 2 Standardabweichungen unter dem durchschnittlichen Pubertätsbeginn auftreten. Das entspricht einem Lebensalter von weniger als 8 Jahren bei Mädchen und weniger als 9 Jahren bei Jungen (102). Wichtig ist die Unterscheidung zwischen:

- der hypothalamisch-hypophysär ausgelösten zentralen Pubertas praecox, die zwar vorzeitig auftritt, deren Ablauf aber normal harmonisch ist und
- der GnRH-unabhängigen Pseudopubertas praecox, deren Ablauf in der Regel nicht harmonisch ist.

Jede Form der Pubertas praecox führt, unabhängig von der jeweiligen Ursache, zu beschleunigtem Wachstum und zu einer noch stärkeren Beschleunigung der Skelettreifung. Die Kinder sind anfangs übergroß, durch den vorzeitigen Schluß der Epiphysenfugen ist die Erwachsenengröße aber vermindert.

### ▦ Zentrale (echte) Pubertas praecox

**Ätiologie/Pathogenese.** Ungefähr 80 % der Kinder mit zentraler Pubertas praecox sind Mädchen. Davon sind wiederum ca. 80 % „idiopathische" Formen, bei denen keine zugrundeliegende Ursache erkennbar ist (54). Mit modernen bildgebenden Verfahren sind bei den restlichen 10–20 % der Kinder unterschiedliche ZNS-Veränderungen, insbesondere Tumoren im Hypothalamusbereich nachweisbar, die entweder selbst als ektoper GnRH-Pulsgenerator wirken können

(Hamartome des Tuber cinereum) (69) oder eine desinhibierende (oder aktivierende) Wirkung auf den hypothalamischen GnRH-Pulsgenerator ausüben. Bei diesen Tumoren handelt es sich meist um Astrozytome, Gliome oder Ependymome. Die Häufigkeit dieser Tumoren ist bei Mädchen und Jungen gleich groß.

> Grundsätzlich muß bei jeder zentralen Pubertas praecox ein Tumor als Ursache ausgeschlossen werden.

**Klinik.** Eine zentrale (echte) Pubertas praecox unterscheidet sich von einer normalen Pubertät nur durch den vorzeitigen Zeitpunkt ihres Auftretens. Die endokrinologischen Mechanismen, pulsatile GnRH-Sekretion, Hypophysen- und Gonadenstimulation sowie die Harmonie des klinischen Ablaufs entsprechen der normalen Pubertät. Der Zeitpunkt der Pubarche ist allerdings mehr vom Lebensalter als von der Genitalentwicklung abhängig. Häufig ist die Pubertätsdauer verkürzt. Aufgrund der stärkeren Beschleunigung der Knochenreifung als des Wachstums folgt dem initialen Hochwuchs eine deutlich unterhalb der Zielgröße liegende Endgröße. Gelegentlich schreitet die Entwicklung aber auch nur langsam voran, unterbrochen von Phasen des Stillstands (47). In diesen Fällen ist die Auswirkung auf Wachstum und Knochenreifung gering, so daß die Zielgröße erreicht werden kann.

**Diagnostik.** Die hypothalamisch-hypophysäre Aktivität wird durch den Nachweis nächtlicher LH-Pulsatilität und/oder den GnRH-Test erbracht, in dem sich nach Stimulation mit GnRH ein puberaler Anstieg von LH zeigt (142). Im Gegensatz dazu ist der Anstieg der Gonadotropine bei der Pseudopubertas praecox vermindert. Bei Mädchen weist auch die sonographisch erkennbare multizystische Struktur des Ovars auf eine gonadotrope Stimulation hin (S. 205). Die Serumkonzentrationen der Sexualhormone Estradiol oder Testosteron sind in der Regel erhöht meßbar. Bei Mädchen weisen Superfizialzellen im Vaginalsmear und ein vergrößerter Uterus mit aufgebautem Endometrium auf die vermehrte Östrogenwirkung hin. Grundsätzlich muß ein ZNS-Tumor durch ein kraniales CT oder MRT ausgeschlossen werden (Abb. 5.**30**).

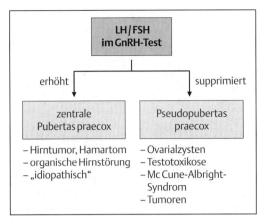

**Abb. 5.30** Differentialdiagnose der vorzeitigen Pubertätsentwicklung.

FSH    follikelstimulierendes Hormon
GnRH  Gonadotropin-Releasing-Hormon
LH     luteinisierendes Hormon

**Therapie.** Durch die Therapie soll der Pubertätsablauf unterbrochen und möglichst auch eine Regression bereits aufgetretener sekundärer Geschlechtsmerkmale erreicht werden. Dadurch soll eine dem chronologischen Alter und der geistig-seelischen Reife entsprechende körperliche Entwicklung ermöglicht werden. Psychosozialen Problemen durch ständige Überforderung und der Gefahr sexuellen Mißbrauchs könnte dadurch vorgebeugt werden. Ein weiteres wichtiges Therapieziel ist die Normalisierung von Wachstum und Knochenreifung, um das Erreichen einer normalen Erwachsengröße zu ermöglichen.

Mittel der Wahl sind heutzutage *GnRH-Agonisten*, die eine verstärkte und verlängerte Wirksamkeit im Vergleich zum natürlichen GnRH haben. Im Gegensatz zur pulsatilen Wirkung des natürlichen GnRH, führt die kontinuierliche Gabe dieser GnRH-Agonisten zu einer Down-Regulation hypophysärer GnRH-Rezeptoren und zu einer anhaltenden Desensitivierung der gonadotropen Hypophysenzellen. Dies bewirkt eine Hemmung der Gonadotropinsekretion und dadurch auch der Sexualhormonproduktion. GnRH-Agonisten können intranasal (z. B. Buserelin 1,2–1,8 mg täglich), subkutan oder intramuskulär (z. B. Leuprorelinacetat 3,75 mg mikroverkapselt einmal pro Monat) verabreicht wer-

den. Initial kommt es während einiger Tage zu einem Anstieg der LH- und FSH-Sekretion. Nach 2–4 Wochen liegt die LH-Reaktion im GnRH-Test im präpuberalen Bereich, die Sexualhormonkonzentrationen werden im Laufe von 4–12 Wochen supprimiert (88). Im Laufe des ersten Behandlungsjahrs regredieren die sekundären Geschlechtsmerkmale und die Geschwindigkeit von Wachstum und Skelettreifung geht zurück. Nach Unterbrechung der Therapie kommt es zu einem sehr raschen Pubertätsfortschritt (13). Nach den bisher vorliegenden Daten scheint diese Therapie die Wachstumsprognose von Kindern, die frühzeitig behandelt werden, zu verbessern. Nennenswerte Nebenwirkungen scheinen bei der Therapie mit GnRH-Agonisten nicht zu bestehen (183).

GnRH-Agonisten sind bei Mädchen und Jungen sowohl bei „idiopathischer" als auch bei organisch bedingter zentraler Pubertas praecox indiziert. Hamartome des Tuber cinereum wachsen in der Regel so langsam, daß die gut wirksame medikamentöse Therapie der risikoreichen chirurgischen Intervention (69) in der Regel vorzuziehen ist. Die Indikation zu Operation oder Bestrahlung hängt bei anderen Tumoren von deren Lokalisation, Wachstumstendenz und den assoziierten neurologischen Symptomen ab.

Die Therapie mit dem antiandrogen-, gestagen- und antigonadotropwirksamen Cyproteronacetat hat weitgehend an Bedeutung verloren. Die Wirkung auf die sekundären Geschlechtsmerkmale ist zwar ausreichend, die Wachstumsprognose wird aber, insbesondere bei Mädchen, nicht sicher verbessert (186). Ein wesentlicher Nachteil des Cyproteronacetats besteht in seiner supprimierenden Wirkung auf ACTH und Cortisol und der dadurch möglichen Nebenniereninsuffizienz (187).

Aufgrund der Diskrepanz zwischen vorzeitiger körperlicher aber altersgerechter mentaler und psychosexueller Reife sind die Kinder erheblichen psychosozialen Belastungen ausgesetzt. Der Gefahr ständiger Überforderung und dem Risiko des sexuellen Mißbrauchs sollten durch umfassende Aufklärung von Eltern und Kind sowie durch eine enge Anbindung an den ärztlichen Betreuer mit kontinuierlicher psychologischer Unterstützung begegnet werden.

## ▨ Pseudopubertas praecox
(Abb. 5.**31**–5.**34**)

Bei der Pseudopubertas praecox werden Sexualhormone unabhängig vom hypothalamischen
GnRH-Pulsgenerator sezerniert. Dementsprechend finden sich im Nachtprofil keine LH-
Pulse, im GnRH-Test sind LH und FSH nur im
präpuberalen Bereich stimulierbar oder sogar
gänzlich supprimiert (Abb. 5.**34**). Mit GnRH-Agonisten ist die Störung nicht behandelbar. Ursächlich kommen in Frage:

- GnRH-unabhängige Aktivität der Gonaden
  (familiäre Testotoxikose, autonome Ovarialzysten, McCune-Albright-Syndrom),
- gonadotropin- oder sexualhormonproduzie-
  rende Tumoren,
- adrenale Androgenproduktion infolge eines
  Enzymdefekts in der Nebennierenrinde
  (AGS, s. Kap. 3).

### Fämiliäre Testotoxikose

Die familiäre Testotoxikose wird geschlechtsgebunden autosomal dominant vererbt. Sie ist
gekennzeichnet durch eine gonadotropinunab-
hängige prämature Reifung von Leydig- und Sertoli-Zellen des Hodens (214). Ähnlich wie bei der
normalen Pubertät kommt es zur (mäßigen) Vergrößerung der Hoden mit Spermatogenese,
Anstieg der Testosteronkonzentration im Plasma
und entsprechender Entwicklung von Genitale
und sekundären Geschlechtsmerkmalen. Die
Gonadotropine sind präpuberal niedrig und steigen nach GnRH-Stimulation nicht in den puberalen Bereich an. Zum Zeitpunkt des normalen
Pubertätsalters setzt die einer normalen Pubertät entsprechende pulsatile LH-Sekretion ein
(38).
　　Ursache der familiären Testotoxikose ist eine
heterozygote konstitutiv-aktivierende Mutation
des Gs-Protein-gekoppelten LH-/hCG-Rezeptors,
die eine Transduktion des LH-/hCG-Signals auf
die Adenylatzyklase bewirkt, unabhängig davon,
ob tatsächlich LH oder hCG an den Rezeptor
gebunden ist (99, 165).
　　Therapeutisch kommt der Einsatz des Antiandrogens Cyproteronacetat oder des Gestagens
Medroxyprogesteronacetat in Frage (156). Möglich ist auch der Einsatz von Ketoconazol, einem

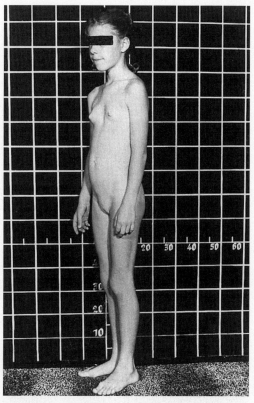

Abb. 5.**31**　6 Jahre und 11 Monate alte Patientin mit
Pseudopubertas praecox aufgrund autonomer
Ovarialzysten (aus Sinnecker u. Mitarb.: Europ. J.
Pediat. 148 [1989] 600).

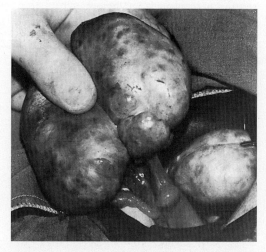

Abb. 5.**32**　Zystisches Ovar (Größe: 5 × 7 cm).

CYP17- Inhibitor (70), oder der Einsatz des Anti-androgens Spironolacton zusammen mit einem CYP19-(Aromatase-)Inhibitor, z. B. Testolacton (101).

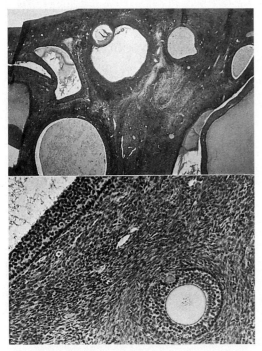

Abb. 5.**33 a, b** Multiple ovarielle Follikelzysten, stimulierte Granulosazellen, keine Luteinisierung.

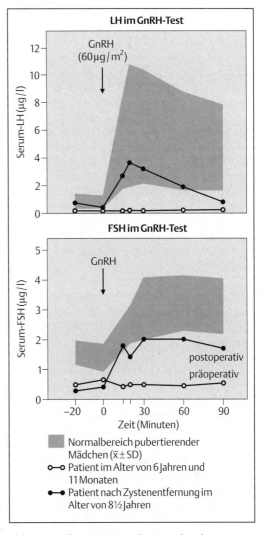

Abb. 5.**34 a, b** GnRH-Test bei Pseudopubertas praecox vor und nach Entfernung autonomer Follikelzysten der Ovarien.

FSH    follikelstimulierendes Hormon
GnRH  Gonadotropin-Releasing-Hormon
LH      luteinisierendes Hormon

### Autonome Follikelzysten des Ovars

Follikelzysten des Ovars kommen während der Fetalzeit, bei Neugeborenen und Kindern jeden Alters vor (31, 146). Sie sind in der Regel hormonell inaktiv (195). Ein Teil dieser Zysten produziert allerdings unabhängig von gonadotroper Stimulation Östrogene und induziert dadurch eine vorzeitige Pubertät (196). Häufig fluktuiert die Östrogenproduktion entsprechend den Fluktuationen der Zystengröße (43), die klinischen Zeichen der Pubertät können daher transient sein (109). Gelegentlich ist eine Hormonentzugsblutung das einzige klinische Zeichen einer spontan regredierenden, vorübergehend hormonell aktiven Ovarialzyste (eigene Beobachtung).

Die basalen und GnRH-stimulierten Gonadotropine im Serum sind präpuberal niedrig oder gänzlich supprimiert (Abb. 5.**33**). Die Estradiolonzentration im Plasma ist meist erhöht (173). Histologisch findet sich eine der Östrogenproduktion entsprechende Stimulation der Granulosazellen, die Luteinisierung (Stimulation der Thekazellen) ist variabel (Abb. 5.**33**).

Therapeutisch kommt eine Behandlung mit Cyproteronacetat oder Medroxyprogesteronacetat in Frage (88). Eine chirurgische Intervention ist selten indiziert. Sie sollte den Fällen vorbehalten bleiben, in denen eine Unterscheidung von ovariellen Tumoren anders nicht möglich ist oder lokale Komplikationen (z.B. Torsion) zur Intervention zwingen.

### McCune-Albright-Syndrom

Das sporadisch auftretende McCune-Albright-Syndrom ist durch die Trias Café-au-lait-Flecken, fibröse Knochendysplasie und GnRH-unabhängige Pseudopubertas praecox charakterisiert (2, 29, 120). Neben den Ovarien können auch andere endokrine Organe von der autonomen Überfunktion betroffen sein. Möglicherweise handelt es sich um eine besondere Form einer multiplen endokrinen Adenomatose (29). Ursächlich liegt eine somatische Mutation der betroffenen Gewebe zugrunde, die über eine Aktivierung des $G_s$-Proteins die Bildung von zyklischem AMP (cAMP) induziert. Primordialfollikel, die die Mutation tragen, reifen unabhängig von gonadotroper Stimulation. Die dadurch entstehenden autonomen Follikelzysten

verursachen die Pesudopubertas praecox (211). Klinisches Bild, Hormonbefunde und medikamentöse Therapie unterscheiden sich nicht von autonomen Ovarialzysten anderer Ursache. Beim Jungen entsprechen die Befunde hinsichtlich der Pseudopubertät der familiären Testotoxikose.

### Tumoren

Ovarialtumoren sind im Kindesalter sehr selten. Meist handelt es sich um Granulosazelltumoren, die aufgrund ihrer starken Östrogenproduktion eine Pseudopubertät induzieren (37). Gonadoblastome, Zystadenome und Karzinome sezernieren gelegentlich Östrogene und/oder Androgene und können daher eine isosexuelle oder heterosexuelle Pseudopubertas praecox verursachen.

## Verzögerte Pubertätsentwicklung

**Definition.** Eine Pubertätsentwicklung gilt dann als verzögert, wenn in einem Alter von mehr als 2 SD über dem durchschnittlichen Pubertätsbeginn keinerlei Pubertätszeichen aufgetreten sind. Das entspricht ungefähr einem Alter von 14 Jahren bei Mädchen und 15 Jahren bei Jungen (103).

**Ätiologie/Pathogenese.** Die möglichen Ursachen einer verzögerten Pubertätsentwicklung sind vielfältig. Chronische Darmerkrankungen wie z.B. Morbus Crohn und Zöliakie machen sich gelegentlich nur durch eine Retardierung von Wachstum und Entwicklung bemerkbar. Auch chronische Nieren- und Herzerkrankungen, zystische Fibrose, Unterernährung, psychosoziale Vernachlässigung und Anorexia nervosa kommen als Ursache in Frage. Bei Mädchen wirken sich Leistungssport und Gewichtsabnahme ebenfalls hemmend auf die Pubertätsentwicklung aus (S. 198). Neben diesen allgemeinpädiatrischen Ursachen gilt es, Störungen der Gonadotropinsekretion (hypogonadotroper Hypogonadismus) und Störungen der Keimdrüsen (hypergonadotroper Hypogonadismus) von der häufigsten Ursache der Entwicklungsverzögerung, der konstitutionellen Verzögerung von Wachstum und Pubertät, abzugrenzen.

## Konstitutionelle Verzögerung von Wachstum und Pubertät

**Definition.** Gesunde Kinder, die erst in einem Alter von mehr als 14 Jahren (Mädchen) oder mehr als 15 Jahren (Jungen) spontan in die Pubertät kommen, haben eine konstitutionelle Verzögerung von Wachstum und Pubertät (KEV).

**Ätiologie/Pathogenese.** Die puberale Reaktivierung des GnRH-Pulsgenerators tritt bei Kindern mit KEV verzögert ein. Die Spontansekretion von Wachstumshormon kann vermindert sein, normalisiert sich aber nach Behandlung mit Sexualhormonen (107, 193). Daher kann bei der KEV, bezogen auf das chronologische, nicht aber auf das Skelettalter, ein relativer Wachstumshormonmangel bestehen. Da IGF-I dementsprechend vermindert sein kann, dieses wiederum in den Gonaden mit den Gonadotropinen interagiert, könnte die Folge eine verminderte Empfindlichkeit der Gonaden gegenüber gonadotroper Stimulation sein (20). Der Ablauf der verspätet beginnenden Pubertät ist harmonisch und endet mit dem Erreichen der vollständigen körperlichen Reife und Fertilität. Es handelt sich bei der KEV also nicht um eine Krankheit, sondern um eine funktionelle Variante der normalen Entwicklung. Meist war auch die Entwicklung mindestens eines Elternteils oder eines Geschwisterkindes verzögert.

**Klinik.** Häufig fallen diese Kinder schon während der Kindheit aufgrund ihrer Unterlänge auf. Die Körperlänge liegt meist mehr als 2 SD unter der gleichaltriger Kinder. Bezogen auf das immer auch retardierte Knochenalter liegt die Länge aber innerhalb des nach der Elterngröße anzunehmenden Zielgrößenbereichs. Das Knochenalter korreliert bei diesen Patienten wesentlich besser mit der biologischen Reife als das chronologische Alter. Ab einem Knochenalter von ca. 11 Jahren bei Mädchen und 13 Jahren bei Jungen ist mit dem Auftreten erster Pubertätszeichen zu rechnen. Die Pubarche (Adrenarche) ist ebenfalls verzögert und unterscheidet sich dadurch vom isolierten hypogonadotropen Hypogonadismus, bei dem die Pubarche altersgerecht eintritt (185). Die Endlänge von Kindern mit KEV ist im Mittel geringfügig vermindert, liegt aber noch im unteren normalen Streuungsbereich der nach der Elternlänge zu erwartenden Zielgröße (215). Die Ursache für das geringfügige Längendefizit dürfte in dem verspäteten Beginn des Pubertätswachstumsschubs anzunehmen sein, der um so geringer ausfällt, je später er einsetzt. Nicht selten kommt die konstitutionelle Entwicklungsverzögerung kombiniert mit einem familiären Kleinwuchs vor. Durch diese Kombination wird der Entwicklungsrückstand häufig schon während der Kindheit, spätestens aber dann, wenn gleichaltrige Kinder in die Pubertät kommen, besonders auffällig.

**Diagnostik.** Während der Kindheit steht der Wachstumsrückstand im Vordergrund. Im Gegensatz zum Wachstumshormonmangel liegt die Körperlänge bezogen auf das Knochenalter in der Regel innerhalb des Zielgrößenbereichs. Obligat ist daher die Bestimmung des Skelettalters anhand einer Röntgenaufnahme der linken Hand. Die Wachstumsgeschwindigkeit liegt im unteren Bereich der Norm. Bestehen Zweifel, so sollte ein Wachstumshormonmangel durch Stimulationstests, im Pubertätsalter nach einer kurzzeitigen Behandlung mit Sexualhormonen (Priming), ausgeschlossen werden (s. Kap. 6).

Im Pubertätsalter steht neben dem häufigen aber nicht obligaten Kleinwuchs die verzögerte Pubertätsentwicklung im Vordergrund. Ab dem 10. Lebensjahr sind die basalen Gonadotropine LH und FSH bei primären Störungen der Keimdrüsen erhöht (25). Die Unterscheidung eines hypogonadotropen Hypogonadismus von der KEV ist schwierig, da die Gonadotropine sowohl basal, als auch nach GnRH-Stimulation gleichermaßen niedrig sein können. Möglicherweise gestattet die Stimulation mit dem GnRH-Agonisten Nafarelin eine bessere Unterscheidung.

Wenig hilfreich sind in der Regel Bestimmungen der Sexualhormone im Plasma. Bei Jungen ist die Testosteronkonzentration im Pubertätsbeginn nur morgens erhöht und entgeht daher dem Nachweis, wenn die Blutentnahme während des Tages erfolgt. Nach hCG-Stimulation ist der Testosteronanstieg bei hypogonadotropem Hypogonadismus geringer als bei der KEV. Bei Mädchen liegt die Estradiolkonzentration im Pubertätsbeginn im untersten Sensitivitätsbereich der meisten verwendeten Assays. Dadurch sind diese Bestimmungen häufig sehr ungenau, wenn sie nicht in einem speziell einge-richteten pädiatrisch endokrinologischen Labor durchgeführt werden.

Die Prolaktinbestimmung ist zum Ausschluß eines (sehr seltenen) Prolaktinoms notwendig.

Die Chromosomenanalyse sollte großzügig veranlaßt werden, um Störungen im Bereich der Geschlechtschromosomen (z. B. Ullrich-Turner-, Klinefelter-Syndrom) oder bestimmte Formen der Intersexualität (z. B. komplette Gonadendys-genesie) nachzuweisen. Hilfreich ist in diesem Zusammenhang auch die Sonographie, durch die Uterus und Ovarien beurteilt werden kön-nen. Die kraniale CT und MRT sind unentbehr-liche Verfahren zum Nachweis intrakranieller Tumoren.

**Therapie.** Bei Jungen vor dem Pubertätsalter kann das Wachstum durch Anwendung von Ana-bolika (z. B. Oxandrolon) in niedriger Dosis (2,5 mg täglich per os) beschleunigt werden. Ab einem Hodenvolumen von mehr als 4 ml reicht eine kurzzeitige Behandlung über 3 Monate aus. Danach bleibt die erhöhte Wachstumsgeschwin-digkeit auch nach Absetzten des Medikaments erhalten (189). Dies dürfte auf folgende Punkte zurückzuführen sein:

- auf einen Primingeffekt des Steroids,
- auf die GnRH-Pulsatilität,
- (direkt oder indirekt) auch auf die Wachs-tumshormonsekretion.

Die Akzeleration des Knochenalters entspricht dem Längenzuwachs. Eine Verschlechterung der Endlänge ist daher nicht zu befürchten. Im Gegensatz zu Langzeitbehandlungen mit anabo-len Steroiden wurden Nebenwirkungen nach 3monatiger Anwendung in niedriger Dosis nicht beobachtet (194). Steht nicht das Wachstum, sondern die Verzögerung der Pubertätsentwick-lung im Vordergrund, so kommt bei Jungen die schon im Pubertätsalter sind (>14 Jahre), auch eine Behandlung mit Testosteron, z. B. 100 mg Testosteronoenanthat einmal im Monat über 3–6 Monate in Betracht (89, 152, 221). Dadurch wird schon während der Therapie die Entwick-lung sekundärer Geschlechtsmerkmale be-schleunigt. Nach Absetzen ist mit einem sponta-nen Fortschreiten der Pubertät zu rechnen. Bei Mädchen kann im Pubertätsalter (>13 Jahre)

eine Therapie mit niedrig dosierten Östrogenen, z. B. 0,3 mg konjugierte Östrogene täglich über 3–6 Monate durchgeführt werden. Dadurch wird die Entwicklung der sekundären Ge-schlechtsmerkmale induziert, ohne eine Vermin-derung der Endlänge befürchten zu müssen (155). Nach 6 Monaten sollte die Therapie für ein 1/2 Jahr unterbrochen werden, um den wei-teren Spontanverlauf beobachten zu können. Sollte die Pubertät dann nicht voranschreiten, kann ein zweiter Therapiezyklus durchgeführt werden. Ist das Knochenalter auf mehr als 13 Jahre vorangeschritten und bleibt eine spontane Weiterentwicklung dennoch aus, so handelt es sich mit großer Wahrscheinlichkeit um einen Hypogonadismus und nicht um eine KEV. In diesem Fall sollte die zugrundeliegende Ursache geklärt und eine dementsprechende Therapie ein-geleitet werden. Gegebenenfalls ist eine dauer-hafte Substitutionstherapie notwendig (S. 197).

## Hypogonadotroper Hypogonadismus

Eine unzureichende Sekretion von GnRH und/oder LH und FSH führt, je nachdem wie ausge-prägt die Störung ist, zu einer verzögerten oder gänzlich ausbleibenden Pubertätsentwicklung. Diese Störungen können entweder angeboren sein oder durch Tumoren, Traumen oder ent-zündliche Prozesse hervorgerufen werden. Gemeinsam ist diesen Erkrankungen der feh-lende Anstieg der Gonadotropine nach GnRH-Stimulation und der im Vergleich zur KEV ver-minderte Testosteronanstieg nach hCG-Stimula-tion. Das therapeutische Vorgehen hängt von der zugrundeliegenden Ursache ab. Einzelheiten sind in Kap. 1, S. 10 ff. ausführlich dargestellt.

## Hypergonadotroper Hypogonadismus (primäre Gonadeninsuffizienz)

Eine primäre Gonadeninsuffizienz führt zu einer verminderten Sekretion der Sexualhormone und infolge der fehlenden Hemmung von Hypothala-mus und Hypophyse, zu einer gesteigerten Sekretion der Gonadotropine. Während die Serumkonzentrationen von LH und FSH in der Kindheit noch normal niedrig sein können, stei-gen die basalen Werte ab dem 10. Lebensjahr bei Mädchen, ab dem 12. Lebensjahr bei Jungen deutlich an und sind daher, gemeinsam mit den verminderten Blutspiegeln und klinischen Effekten der Sexualhormone, diagnostisch verwertbar. Die primäre Gonadeninsuffizienz ist in der Regel Bestandteil klinischer Syndrome mit spezifischen klinischen Charakteristika (z. B. Smith-Lemli-Opitz-, Leopard-, Louis-Bar-Syndrom, myotonische Dystrophie Curschmann-Steinert). Die verschiedenen Formen der Gonadendysgenesien wurden bereits auf S. 175 ff., die Testosteronbiosynthesedefekte und die Leydig-Zell-Hypoplasie auf den Seiten 180 ff. dargestellt.

## Klinefelter-Syndrom

Das Klinefelter-Syndrom ist mit einer Prävalenz von 1 : 1000 eine relativ häufige Ursache für Hypogonadismus und Infertilität des Mannes. Der Karyotyp ist 47,XXY. Varianten mit dem Karyotyp 46,XY/47,XXY oder 48,XXYY oder 48,XXXY kommen vor.

Klinische Merkmale sind:

- männlicher Phänotyp mit eunuchoiden Proportionen,
- sehr kleine feste Hoden,
- Azoospermie,
- eine in der Pubertät ausgeprägte Gynäkomastie.

Die Pubertät beginnt meist zum normalen Zeitpunkt, entwickelt sich aber häufig nur langsam und nicht ausreichend weiter. Ursache ist eine gestörte Leydig-Zell-Funktion, aufgrund derer die Testosteronsekretion unzureichend ist. Eine fortschreitende Hyalinisierung und Fibrose der Tubuli seminiferi führt zur Störung der Spermiogenese. Mammakarzinome kommen 18mal häufiger vor (57), eine Insulinresistenz wird bei 20 % der Patienten beobachtet, bei 8 % kommt es zur Manifestation eines Diabetes mellitus Typ II (133). Das Wachstum verläuft schon während der Kindheit oberhalb des Zielgrößenbereichs. Die eunuchoiden Proportionen sind diagnostisch richtungweisend (161). Gesichert wird die Diagnose durch das Karyogramm. Therapeutisch ist meist nach spontanem Pubertätsbeginn eine Testosteronsubstitution erforderlich (S. 197). Eine Behandlung mit Dihydrotestosteron reduziert möglicherweise die Neigung zur Gynäkomastie (36). Letztere bedarf nicht selten einer operativen Korrektur.

## 46,XX-Männer

Dieses Syndrom ist mit einer Prävalenz von 1 : 20.000 sehr viel seltener als das Klinefelter-Syndrom. Die klinischen Charakteristika sind aber sehr ähnlich. Unterschiede bestehen in der Körperlänge (meist kleiner als normale Männer) und den Proportionen, die normal sind (30). Ursächlich liegt eine Translokation Y-spezifischen Materials (mindestens von SRY, S. 170), meist eine Y zu X Translokation vor.

## Anorchie

Die angeborene Anorchie ist durch ein leeres Skrotum eines sonst normal männlichen Jungen gekennzeichnet. Die Unterscheidung vom Kryptorchismus ist nur durch den fehlenden Testosteronanstieg nach hCG-Stimulation möglich. Der Begriff Anorchie ist ein wenig irreführend, da aufgrund des normal differenzierten inneren und äußeren Genitales angenommen werden muß, daß die Hoden ursprünglich auf beiden Seiten intakt gewesen sein müssen. Aus bisher nicht geklärter Ursache scheint es nach Abschluß der Embryogenese, also nach der 12. Woche post conceptionem zu einem Verlust der Hoden zu kommen. Im Gegensatz zu dysgenetischen Hoden, die mit einer Sexualdifferenzierungsstörung und erhöhtem Entartungsrisiko einhergehen, besteht bei der Anorchie keine Indikation zur operativen Exploration. Im Pubertätsalter wird die Testosteronsubstitutionstherapie eingeleitet (S. 197).

## Ullrich-Turner-Syndrom

**Klinik.** Patientinnen mit Ullrich-Turner-Syndrom haben einen Karyotyp 45,X oder 46,XY-/45,X-Mosaik. Die Häufigkeit liegt bei ca. 1 : 2500 Mädchengeburten. Der Phänotyp ist weiblich. Beim 45,X-Karyotyp sind Minderwuchs und retardierte Knochenreifung obligat. Die Endgröße liegt in einem Bereich um 145 cm (148) und ist abhängig von der Elterngröße. Die Proportionen sind zugunsten der Oberlänge verschoben. Daneben können eine Reihe charakteristischer Stigmata in unterschiedlicher Ausprägung und Kombination assoziiert sein. Am häufigsten werden ein kurzer Hals, inverser Haarstrich der Nackenhaare, breiter Thorax mit Trichterbrust, Nageldysplasien, Pigmentnävi und Cubitus valgus beobachtet. Das auffällige Pterygium colli und der weite Mamillenabstand gehören zu den selteneren Symptomen (< 50 %) (9). Die primäre Ovarialinsuffizienz macht sich erst durch die ausbleibende Pubertätsentwicklung bemerkbar. Die Variabilität des klinischen Bilds der Mosaikformen reicht vom völlig unauffälligen weiblichen Phänotyp bis zum Vollbild des Ullrich-Turner-Syndroms.

**Diagnostik.** Diagnostisch wegweisend sind neben den fakultativen Stigmata der zugunsten der Oberlänge dysproportionierte Minderwuchs und das retardierte Skelettalter (171). Gesichert wird die Diagnose durch die Chromosomenanalyse. Die Gonadotropine sind in den ersten Lebensjahren und ab dem 10. Lebensjahr erhöht (25). Insbesondere bei den Mosaikformen ist eine spontane Pubertätsentwicklung nicht ausgeschlossen (74).

**Therapie.** Therapeutisch steht die Behandlung des Minderwuchses und der Ovarialinsuffizienz im Vordergrund. Durch die Behandlung mit biosynthetischem Wachstumshormon (28 IE/m²/ Woche in 7 Einzeldosen abends subkutan) gelingt es, die Endgröße vieler Patientinnen in den unteren Normalbereich gesunder Erwachsener zu verbessern (154). Wachstumsfördernde Effekte werden auch dem anabolen Steroid Oxandrolon zugeschrieben (188). Die Kombination von Wachstumshormon und Oxandrolon scheint besonders wirksam zu sein (154).

Ziel der Sexualhormonsubstitution ist die Einleitung der Pubertätsentwicklung, die Förderung des Wachstums und die Prophylaxe der Osteoporose. Östrogene in niedriger Dosis haben, im Gegensatz zu hochdosierten Östrogenen, eine wachstumsfördernde Wirkung. Deshalb sollte die Substitutionsbehandlung mit Sexualhormonen niedrig dosiert beginnen, z. B. mit konjugierten Östrogenen 10 µg/kg/Tag (14, 27, 149). Die Dosis sollte in ca. 6monatigen Intervallen langsam gesteigert werden, bis nach ca. 3 Jahren die Vollsubstitutionsdosis (0,6–1,25 mg konjugierter Östrogene) erreicht wird. Nach 6–12 Monaten, oder wenn Durchbruchblutungen auftreten, wird ein Gestagen vom 12.–21. Tag hinzugefügt

(z. B. 5 mg Medroxyprogesteronacetat täglich). Vom 22.–28. Tag Medikamentenpause.

Infolge der heutzutage zur Verfügung stehenden therapeutischen Möglichkeiten darf ein Ullrich-Turner-Syndrom nicht mehr erst im späten Adoleszentenalter im Rahmen der Abklärung der primären Amenorrhö entdeckt werden. Schon im frühen Kindesalter sollte das hinter der Zielgröße zurückbleibende Wachstum Anlaß zur Einleitung der Diagnostik sein. Bei frühzeitigem Beginn der Wachstumshormonbehandlung kann eine fast normale Endgröße erreicht werden, bei zeitgerechter Sexualhormonsubstitution verläuft die körperliche Entwicklung regelrecht. Wesentliche Voraussetzungen für eine normale Lebensqualität können dadurch erfüllt werden.

## Hodenhochstand (Kryptorchismus)

**Ätiologie/Pathogenese.** Der vollständige Deszensus der Hoden ist Voraussetzung für eine normale Spermatogenese. Er erfolgt normalerweise während der Fetalzeit und ist bei der Geburt beendet. Im angloamerikanischen Sprachraum wird jeder unvollständige Deszensus als Kryptorchismus bezeichnet, im deutschen Sprachraum nur der im Bauchraum liegende Hoden. Eine Ektopie liegt vor, wenn der Hoden an einer Stelle liegt, die er normalerweise nicht erreicht. Die Ätiologie ist unklar. Störungen der Sekretion und Wirkung von Gonadotropinen und Testosteron gehen häufig mit einem Maldescensus testis einher. Anatomische Hindernisse können ebenfalls den normalen Deszensus verhindern.

**Einteilung.** Je nach Lokalisation ist folgende Einteilung möglich:

- *Bauchhoden* sind nicht tastbar. Die Unterscheidung von der bilateralen Anorchie gelingt durch den Nachweis eines Testosteronanstiegs nach hCG-Stimulation oder laparoskopisch.
- *Leistenhoden* sind im Inguinalbereich tastbare Hoden, die nicht in das Skrotum luxiert werden können. Die Unterscheidung von einer supra- oder epifaszialen Ektopie ist nur intraoperativ möglich.

- *Gleithoden* liegen im unteren Bereich des Leistenkanals und können von dort unter Anspannung der Samenstranggebilde in das Skrotum luxiert werden, gleiten aber stets wieder zurück. Spontan gelangen Gleithoden nicht ins Skrotum.
- Abzugrenzen sind die *Pendelhoden*, die spontan abwechselnd im Leistenkanal und im oberen Skrotalfach liegen. Es handelt sich um eine Normvariante, die keiner Behandlung bedarf.

Die Untersuchung sollte in warmer Umgebung und entspannter Atmosphäre stattfinden. Sie sollte im Stehen, Liegen und Sitzen (Schneidersitz) durchgeführt werden.

Therapie. Die Inzidenz maligner Tumoren ist in kryptorchiden Hoden erhöht. Daran scheint auch eine operative Lagekorrektur (Orchidopexie) nichts zu ändern (98). Daher ist eine lebenslange, regelmäßige Kontrolle notwendig. Obwohl ein primärer Defekt des Hoden Ursache für den Maldeszensus sein könnte, scheinen der histologische Befund und die spätere Fertilität (Spermiogenese) sich weiter zu verschlechtern, wenn der Hodenhochstand nicht frühzeitig behandelt wird (55).

Während des ersten Lebenshalbjahrs sollte die Behandlung noch nicht beginnen, da in dieser Zeit noch mit einem Spontandeszensus gerechnet werden kann. Danach kommt eine hormonelle oder chirurgische Therapie in Frage.

Die *hormonelle Behandlung* wird mit hCG und/oder GnRH durchgeführt. Die hCG-Behandlung wird entsprechend den Empfehlungen der Arbeitsgemeinschaft Pädiatrische Endokrinologie (APE) durchgeführt im 1. Lebensjahr mit 500 IE/Woche × 5 intramuskulär, im 2.–6. Lebensjahr mit 1000 IE/Woche × 5 und ab dem 7. Lebensjahr mit 2000 IE/Woche × 5. Eine bessere Erfolgsquote scheint die kombinierte Behandlung mit GnRH und hCG zu haben. Dazu werden 3 × 2 Sprühstöße à 0,2 mg GnRH intranasal über 4 Wochen verabreicht. Danach werden 3 × 1500 IE hCG in wöchentlichen Abständen intramuskulär injiziert. Da Rezidive häufig sind, ist auch bei erfolgreicher Therapie eine regelmäßige Nachkontrolle notwendig. In diesen Fällen kann die hormonelle Therapie wiederholt

werden. Bei erfolgloser hormoneller Therapie oder primär bei Hodenhochstand mit Begleithernie, Ektopie, Voroperation und in der Pubertät kommt nur die *operative Behandlung* in Betracht. Auch bei fachgerechter Technik ist in ca. 1 % der Fälle mit einer Hodenatrophie zu rechnen (144).

## Literatur

1 Aittomäki, K.: The genetics of XX gonadal dysgenesis. Amer. J. hum. Genet. 54 (1994) 844
2 Albright, F., A. M. Butler, A. O. Hampton, P. Smith: Syndrome characterized by osteitis fibrosa disseminata, areas of pigmentation and endocrine dysfunction, with precocious puberty in females. Report of five cases. New Engl. J. Med. 216 (1937) 727
3 Amati, P., P. Gasparini, J. Slotogora: A gene for premature ovarian failure associated with eylid malformation maps to chromosome 3q22-q23. Amer. J. hum. Genet. 58 (1996) 1089
4 Andersson, S., D. M. Berman, E. P. Jenkins, D. W. Russell: Deletion of steroid $5\alpha$-reductase 2 gene in male pseudohermaphroditism. Nature 354 (1991) 159
5 Apter, D., R. Vihko: Serum pregnenolone, progesterone, 17-hydroxyprogesterone, testosterone and $5\alpha$-dihydrotestosterone during female puberty. J. clin. Endocrinol. 45 (1977) 1039
6 Attie, M. K., N. R. Ramirez, F. A. Conte: The pubertal growth spurt in eight patients with true precocious puberty and growth hormone deficiency: evidence for a direct role of sex steroids. J. clin. Endocrinol. 71 (1990) 975
7 Baker, T. G.: A quantitative and cytological study of germ cells in the human ovaries. Proc. roy. Soc. Lond. (Biol.)158 (1963) 417
8 Benirschke, K., F. Naftolin, R. Gittes, G. Khudr, S. S. C. Yen, F. H. Allen, Jr.: True hermaphroditism and chimerism. Amer. J. Obstet. Gynecol. 113 (1972) 449
9 Bierich, J. R.: Störungen der sexuellen Reifung. In Bettendorf, G., M. Breckwoldt: Reproduktionsmedizin. Fischer, Stuttgart 1989 (S. 240)
10 Billewicz, W. Z., M. Fellowes, A. M. Thomson: Pubertal changes in boys and girls in Newcastle upon Tyne. Ann. hum. Biol. 8 (1981) 211
11 Biro, F. M., A. W. Lucky, G. A. Huster, J. A. Morrison: Hormonal studies and physical maturation in adolescent gynecomastia. J. Pediat. 116 (1990) 450
12 Blanco-Garcia, M., D. Evain-Brion, M. Roger, J. C. Job: Isolated menses in prepubertal girls. Pediatrics 76 (1985) 43
13 Boepple, P. A., M. J. Mansfield, M. F. Wierman et al.: Use of a potent long acting agonist of gonadotropin-releasing hormone in the treatment pf precocious puberty. Endocr. Rev. 7 (1986) 24
14 Bohnet, H. G.: New aspects of oestrogen/gestagen-induced growth and endocrine changes in individuals with Turner syndrome. Europ. J. Pediat. 145 (1986) 275

15 Bose, H. S., T. Sujiwara, J. F. Strauss III, W. L. Miller: The pathophysiology and genetics of congenital lipiod adrenal hyperplasia. New Engl. J. Med. 335 (1996) 1870

16 Boyar, R. M., R. . Moore, W. Rosner et al.: Studies of gonadotropin-gonadal dynamics in patients with androgen insensitivity. J. clin. Endocrinol. 47 (1978) 1116

17 Brown, T. R., D. B. Lubahn, E. M. Wilson, D. R. Joseph, F. S. French, C. J. Migeon: Deletion of the steroid-binding domain of the human androgen receptor gene in one family with complete androgen insensitivity syndrome: evidence for further genetic heterogeneity in this syndrome. Proc. nat. Acad. Sci. 85 (1988) 8151

18 Brown, T. R., D. B. Lubahn, E. M. Wilson, F. S. French, C. J. Migeon, J. L. Corden: Functional characterization of naturally occurring mutual androgen receptors from subjects with complete androgen insensitivity. Molec. Endocrinol. 4 (1990) 1759

19 Burstein, S., M. M. Grumbach, S. L. Kaplan: Early determination of androgen-responsiveness is important in the management of microphallus. Lancet II (1979) 983

20 Cara, J. F., R. L. Rosenfield: Insulin-like growth factor I and insulin potentiate luteinizing hormone-induced androgen synthesis by rat ovarien theca-interstitial cells. Endocrinology 123 (1988) 733

21 Cameron, N.: Weight and skinfold variation at menarche and the critical body weight hypothesis. Ann. hum. Biol. 3 (1976) 279

22 Chang, C. S., J. Kokontis, S. T. Liao: Molecular cloning of human and rat complementary DNA encoding androgen receptors. Science 240 (1988) 324

23 Chang, H. J., R. D. Clark, H. Bachman: The phenotype of 45,X/46,XY mosaicism: an analysis of 92 prenatally diagnosed cases. Amer. J. hum. Genet. 46 (1990) 156

24 Chung, B., J. Picado-Leonard, M. Haniu et al.: Cytochrome P-450c17 (steroid 17α-hydroxylase/17,20-lyase): Cloning of human adrenal and testis cDNAs indicates the same gene is expressed in both tissues. Proc. nat. Acad. Sci. 84 (1987) 407

25 Conte, F. A., M. M. Grumbach, S. L. Kaplan: A diphasic pattern of gonadotropin secretion in patients with the syndrome of gonadal dysgenesis. J. clin. Endocrinol. 40 (1975) 670

26 Conte, F. A., M. M. Grumbach, Y. Ito et al.: A syndrome of female pseudohermaphroditism, hypergonadotropic hypogonadism, and multicystic ovaries associated with missense mutations in the gene encoding aromatase (P450arom). J. clin. Endocrinol. 78 (1994) 1287

27 Copeland, K. C.: Effects of acute high dose and chronic low dose estrogen on plasma somatomedin-C and growth in patients with Turner's syndrome. J. clin. Endocrinol. 66 (1988) 1278

28 Crowley, W. F., M. Filicori, D. I. Spratt, N. F. Santoro: The physiology of gonadotropin-releasing hormone (GnRH) secretion in men and women. Recent Progr. Horm. Res. 41 (1985) 473

29 Danon, M., J. D. Crawford: The McCune-Albright syndrome. Ergebn. inn. Med. Kinderheilk. 55 (1987) 81

30 de la Chapelle, A.: The etiology of maleness in XX men. Hum. Genet. 58 (1981) 105

31 de Sa, D. J.: Follicular ovarian cysts in stillbirths and neonates. Arch. Dis. Childh. 50 (1975) 45

32 Döhler, K. D., J. L.Hancke, S. S. Srivastava, C. Hofmann, J. E. Shryne, R. A. Gorski: Participation of estrogens in female sexual differentiation of the brain; neuroanatomical, neuroendocrine and behavioral evidence. In De Vries, G. J., J. P. C. De Bruin, H. B. M. Uylings, M. A. Corner: Sex differences in the brain. Progr. Brain Res. 61 (1984) 99 ff.

33 Döhler, K. D.: The special case of hormonal imprinting, the neonatal influence of sex. Experientia 42 (1986) 759

34 Döring, G. K.: Über die relative Sterilität in den Jahren nach der Menarche. Geburtsh. u. Frauenheilk. 23 (1963) 30

35 Dittmann, R. W.: Pränatal wirksame Hormone und Verhaltensmerkmale von Patientinnen mit den beiden klassischen Varianten des 21-Hydroxylase-Defektes. Ein Beitrag zur Psychoendokrinologie des Adrenogenitalen Syndroms. Europäische Hochschulschriften, Reihe VI Psychologie. Peter Lang, Frankfurt/M. 1989 (S. 130 ff.)

36 Eberle, A. J., J. T. Sparrow, B. S. Keenan: Treatment of persistent pubertal gynecomastia with dihydro-testosterone heptanoate. J. Pediat 109 (1986) 144

37 Eberlein, W. R., A. M. Bongiovanni, I. T. Jones, W. C. Yakovac: Ovarian tumors and cysts associated with sexual precocity. Report of 3 cases and review of the literature. J. Pediat. 57 (1960) 484

38 Egli, C. A., S. M. Rosenthal, M. M. Grumbach, J. M. Montalvo, B. Gondos: Pituitary gonadotropin-independent male-limited autosomal dominant sexual precocity in nine generations: Familial testotoxicosis. J. Pediat. 106 (1985) 33

39 Ehrhardt, A. A.: Psychosexual adjustment in adolescence in patients with congenital abnormalities of their sex organs. In Vallet, H. L., I. H. Porter: Genetic Mechanisms of Sexual Development. Academic, New York 1979 (pp. 473 ff.)

40 Ehrhardt, A. A., R. Epstein, J. Money: Fetal androgens and female gender identity in the early-treated adrenogenital syndrome. Johns Hopk. med. J. 122 (1968) 160

41 Ehrhardt, A. A., H. F. L. Meyer-Bahlburg: Effects of prenatal sex hormones on gender-related behavior. Science 211 (1981) 1312

42 Faiman, C., J. S. D. Winter: The control of gonadotropin secretion in complete testicular feminization. J. clin. Endocrinol. 39 (1974) 631

43 Fakhry, J., A. Khoury, P. S. Kotval, R. A. Noto: Sonography of autonomous follicular ovarian cysts in precocious pseudopuberty. J. Ultrasound Med. 7 (1988) 597

44 Ferguson-Smith, M. A.: Karyotype-phenotype correlations in gonadal dysgenesis and their bearing on the pathogenesis of malformations. J. med. Genet. 2 (1965) 142

45 Ferguson-Smith, M. A., P. N. Goodfellow. SRY and primary sex reversal syndromes. In Scriver, C. R. et al.: The Metabolic and Molecular Basis of Inherited Disease, 7th ed. McGraw-Hill, New York 1995 (pp. 739 ff.)

46 Feuillan, P. P., T. Shawker, S. R. Rose, J. Jones, R. K. Jeevanram, B. C. Nisula: Thyroid abnormalities in the McCune-Albright syndrome: Ultrasonography and hormonal studies. J. clin. Endocrinol. 71 (1990) 1596

47 Fontoura, M., R. Brauner, C. Prevot, R. Rappaport: Precocious puberty in girls: early diagnosis of a slowly progressing variant. Arch. Dis. Childh. 64 (1989) 1170

48 Goldstein, J. L., M.S. Brown: The low-density lipoprotein pathway and its relation to atherosclerosis. Ann. Rev. Biochem. 46 (1977) 897

49 Griffin J. E.: Androgen resistance – The clinical and molecular spectrum. New Engl. J. Med. 326 (1992) 611

50 Grino, P. B., R. F. Isidro-Gutierrez, J. E. Griffin, J. D. Wilson: Androgen resistance associated with a qualitative abnormality of the androgen receptor and response to high dose androgen therapy. J. clin. Endocrinol. 68 (1988) 578

51 Grumbach, M. M., J. R. Ducharme, R. E. Moloshok: On the fetal masculinizing action of certain oral progestins. J. clin. Endocrinol. 19 (1959) 1369

52 Grumbach, M. M., S. L. Kaplan: The neuroendocrinology of human puberty: an ontogenetic perspective. In Grumbach, M. M., P. C. Sizonenko, M. L. Aubert: Control of the Onset of Puberty. Williams & Wilkins, Baltimore 1990

53 Grumbach, M.M., F. A. Conte: Disorders of sex differentiation. In Wilson, J. D. et al.: Williams Textbook of Endocrinology, 9th. ed. Saunders, Philadelphia 1998 (p. 1303)

54 Grumbach, M. M., D. M. Styne: Puberty: Ontogeny, neuroendocrinology, physiology, and disorders. In Wilson, J. D., D. W. Foster: Williams Textbook of Endocrinology, 8th. ed. Saunders, Philadelphia 1992 (p. 1166)

55 Hadziselimovic et al.: Development of cryptorchid testes. Europ. J. Pediat. 146, Suppl. (1987) 8

56 Hall, P. F.: Role of cytochromes P-450 in the biosynthesis of steroid hormones. Vitam. and Horm. 42 (1985) 315

57 Harnden, D.G., N. MacLean, A. O. Langlands: Carcinoma of the breast and Klinefelter's xyndrome. J. med. Genet. 8 (1971) 460

58 Hartz, A. J., P. N. Barboriak, A. Wong, K. P. Katayama, A. A. Rimm: The association of obesity with infertility and related menstrual abnormalities in women. Int. J. Obesity 3 (1979) 57

59 Heinze, F., W. M. Teller, H. L. Fehm, A. Joos: The effect of cyproterone acetate on adrenal cortical funktion in children with precocious puberty. Europ. J. Pediat. 128 (1978) 81

60 Hensleigh, P. A., J. D. Woodruff: Differential maternal-fetal response to androgenizing luteoma or hyperreactio luteinalis. Obstet. gynecol. Surv. 33 (1978) 262

61 Heufelder, A. E.: Gonads in trouble: follicle stimulating hormone receptor gene mutation as a cause of inherited streak ovaries. Europ. J. Endocrinol. 134 (1996) 296

62 Hill, N. C. W., L. W. Oppenheimer, K. E. Morton: The aetiology of vaginal bleeding in children. A 20-year review. Brit. J. Obstet. Gynaecol. 96 (1989) 467

63 Hiort, O., Q. Huang, G. H. G. Sinnecker et al.: Rapid characterization of mutations of the androgen receptor in patients with androgen insensitivity syndromes: application for diagnosis, genetic counseling, and therapy. J. clin. Endocrinol. 77 (1993) 262

64 Hiort, O., A. Wodtke, D. Struve, A. Zoellner, G. H .G. Sinnecker and the German Collaborative Intersex Study Group: Detection of point mutations in the androgen receptor gene using non-isotopic single strand conformation polymorphism analysis. Hum. Mol. Genet. 3 (1994) 1163

65 Hiort, O., H. Willenbring, N. Albers et al.: Molecular genetic analysis and hCG stimulation tests in the diagnosis of prepubertal patients with partial 5α-reductase deficiency. Europ. J. Pediat. 155 (1996) 445

66 Hiort, O., G. H. G. Sinnecker, H. Willenbring, A. Lehners, A. Zöllner, D. Struve: Nonisotopic single strand conformation analysis of the 5α-reductase type 2 gene for the diagnosis of 5α-reductase deficiency. J. clin. Endocrinol. 81 (1996) 3415

67 Hiort, O., G. H. G. Sinnecker, P.-M. Holterhus, E. M. Nitsche, K. Kruse: The clinical and molecular spectrum of androgen insensitivity syndromes. Amer. J. med. Genet. 63 (1996) 21

68 Hiort, O., G. H. G. Sinnecker, P. M. Holterhus, E. M. Nitsche, K. Kruse: Inherited and de novo androgen receptor gene mutations: Investigation of single case families. J. Pediat. 132 (1998) 939

69 Hochman, H. I., D.M. Judge, S. Reichlin: Precocious puberty and hypothalamic hamartoma. Pediatrics 67 (1981) 236

70 Holland, F. J., S. E. Kirsch, R. Selby: Gonadotropin-independent precocious puberty ("Testotoxicosis"): Influence of maturational status on response to ketoconazole. J. clin. Endocrinol. 64 (1987) 328

71 Holterhus, P.-M., H. T. Brüggenwirth, O. Hiort et al.: Mosaicism due to a somatic mutation of the androgen receptor gene determines phenotype in androgen insensitivity syndrome. J. clin. Endocrinol. 82 (1997) 3584

72 Hryb. D. J., M. S. Khan, W. Rosner: Testosterone-estradiol binding globulin binds to human prostatic cell membranes. Biochem. biophys. Res. Commun. 128 (1985) 432

73 Hsu, L. Y. F.: Prenatal diagnosis of 45,X/46,XY mosaicism – A review and update. Prenatal Diagn. 9 (1989) 31

74 Ilicki, A., R. Prager Lewin, R. Kauli, H. Kaufman, A. Schachter, Z. Laron: Premature thelarche – natural history and sex hormone secretion in 68 girls. Acta paediat. scand. 73 (1984) 756

75 Illig, R., M. Tolksdorf, G. Mürset, A. Prader: LH and FSH responses to synthetic LH-RH in children and

adolescents with Turner's and Klinefelter's syndrome. Helv. paediat. Acta 30 (1975) 221

76 Imperato-McGinley, J., L. Guerrero, T. Gautier, R. E. Peterson: Steroid 5-alpha-reductase deficiency in man: an inherited form of male pseudohermaphroditism. Science 186 (1974) 1213

77 Imperato-McGinley, J. L., R. E. Peterson, T. Gautier, E. Sturla: Male pseudohermaphroditism secondary to 5-alpha-reductase deficiency – a model for the role of androgens in both the development of the male phenotype and the evolution of a male gender identity. J. Steroid Biochem. 11 (1979) 637

78 Imperato-McGinley, J. L., R. E. Peterson, T. Gautier, E. Sturla: Androgens and the evolution of male-gender identity among male pseudohermaphrodities with 5α-reductase deficiency. New Engl. J. Med. 300 (1979) 1233

79 Imperato-McGinley J, T Gautier, M Pichardo, C. Shackleton: The diagnosis of 5α-reductase deficiency in infancy. J. clin. Endocrinol. 63 (1986) 1313

80 Jacobs, P. A., J. A. Strong: A case of human intersexuality having a possible XXY sex-determining mechanism. Nature 183 (1959) 302

81 Jacobs, P. A., A. Ross: Structural abnormalities of the Y chromosome in man. Nature 210 (1966) 352

82 Jameson, J. L., A. Arnold: Recombinant DNA strategies for determining the molecular basis of endocrine disorders. J. clin. Endocrinol. 70 (1990) 301

83 Jensen, E. V., T. Suzuki, T. Kawashima, W. E. Stumpf, P. W. Jungblut, E. R. DeSombre: A two-step mechanism for the interaction of estradiol with rat uterus. Proc. nat. Acad. Sci. 59 (1968) 632

84 Jones, H. W. Jr.: Nonadrenal female pseudohermaphroditism. In Josso, N. (Hrsg.): The Intersex Child. Pediatric and Adolescent Endocrinology. Karger, Basel 8 (1981) 65 ff.

85 Josso, N.: L'hormone anti-müllerienne: une foetoprotéine? Arch. franç. Pédiat. 32 (1975) 109

86 Kai, H., O. Nose, Y, Iida, J. Ono, T. Harada, H. Yabuuchi: Female pseudohermaphroditism caused by maternal congenital adrenal hyperplasia. J. Pediat. 95 (1979) 418

87 Kaluzewski, B., A. Jokinen, H. Hortling, A. de la Chapelle: A theory explaining the abnormality in 45,X/46,XY mosaicism with non-fluorescent Y chromosome. Presentation of 3 cases. Ann. Genet. 21 (1978) 5

88 Kaplan, S. L., M. M. Grumbach: Pathophysiology and treatment of sexual precocity. J. clin. Endocrinol. 71 (1990) 785

89 Kaplowitz, P. B.: Diagnostic value of testosterone therapy in boys with delayed puberty. Amer. J. Dis. Child. 143 (1989) 116

90 Keenan, B. S., W. J. Meyer, A. . Hadjian, H. W. Jones, C. J. Migeon: Syndrome of androgen insensitivity in man: absence of 5α-dihydrotestosterone binding protein in skin fibroblasts. J. clin. Endocrinol. 38 (1974) 1143

91 Kelch, R. P., S. L. Kaplan, M. M. Grumbach: Suppression of urinary and plasma follicle-stimulating hormone by exogenous estrogens in prepubertal and pubertal children. J. clin. Invest. 52 (1973) 1122

92 King, W. J., G. L. Greene: Monoclonal antibodies localize oestrogen receptor in the nuclei of target cells. Nature 307 (1984) 745

93 King, J. C., E. L. P. Anthony, D. M. Fitzgerald, E. G. Stopa: Luteinizing hormone-releasing hormone neurons in human preoptic/hypothalamus: differential intraneural localization of immunoreactive forms. J. clin. Endocrinol. 60 (1985) 88

94 Knobil, E.: The neuroendocrine control of the menstrual cycle. Recent Prog. Horm. Res. 36 (1980) 53

95 Knorr, D., F. Bidlingmaier, O. Butenandt, H. Fendel, R. Ehrt-Wehle: Plasma testosterone in male puberty. Acta Endocrinol. (Kph.) 75 (1974) 181

96 Koopman, P., J. Gubay, N. Vivian, P. Goodfellow, R. Lovell-Badge: Male development of chromosomally female mice transgenic for Sry. Nature 351 (1991) 117

97 Korth-Schütz, S., L. S. Levine, M. I. New: Serum androgens in normal prepubertal and pubertal children and in children with precocious puberty. J. clin. Endocrinol. 42 (1976) 117

98 Krabbe, S., J. G. Berthelsen, P. Volsted et al.: High incidence of undetected neoplasia in maldescended testes. Lancet I (1979) 999

99 Kremer, H., E. Mariman, B. J. Otten et al.: Cosegregation of missense mutations of the luteinizing hormone receptor gene with familial male-limited precocious puberty. Hum. Mol. Genet. 2 (1993) 1779

100 La Spada, A.R., E.M. Wilson, K.H. Fischbeck et al.: Androgen receptor gene mutations in X-linked spinal and bulbar muscular atrophy. Nature 352 (1991) 77

101 Laue, L., D. Kenigsberg, O. H. Pescovitz et al.: Treatment of familial male precocious puberty with spironolactone and testolactone. New Eng. J. Med. 320 (1989) 496

102 Largo, R. H., A. Prader: Pubertal development in swiss boys. Helv. paediat. Acta 38 (1983) 211

103 Largo, R. H., A. Prader: Pubertal development in swiss girls. Helv. paediat. Acta 38 (1983) 229

104 Lee, P. A., F. J. Gareis: Gonadotropin and sex steroid response to luteinizing hormone-releasing hormone in patients with premature adrenarche. J. clin. Endocrinol. 43 (1976) 195

105 Lee, P. A.: Normal ages of pubertal events among American males and females. J. adolesc. Hlth Care 1 (1980) 26

106 Leshin, M., J. E. Griffin, J. D. Wilson: Hereditary male pseudohermaphroditism associated with an unstable form of 5α-reductase. J. clin. Invest. 62 (1978) 685

107 Link, K., R. M. Blizzard, W. S. Evans, D. L. Kaiser, M. W. Parker, A. D. Rogol: The effect of androgens on the pulsatile release and twenty-four-hour mean concentration of growth hormone in peripubertal males. J. clin. Endocrinol. 62 (1986) 159

108 Lubahn, D. B., D. R. Joseph, P. M. Sullivan, H. F. Willard, F. S. French, E. M. Wilson: Cloning of human androgen receptor complementary DNA and localization to the X chromosome. Science 240 (1988) 327

109 Lyon, A. J., R. De Bruyn, D. B. Grant: Transient sexual precocity and ovarian cysts. Arch. Dis. Childh. 60 (1985) 819

110 MacDonald, P. C., J. D. Madden, P. F. Brenner, J. D. Wilson, P. K. Siiteri: Origin of estrogen in normal men and in women with testicular feminization. J. clin. Endocrinol. 49 (1979) 905

111 Madan, K., L. Gooren, J. Shoemaker: Three cases of sex chromosome mosaicism with a nonfluorescent Y. Hum. Genet. 46 (1979) 295

112 Malinak, L. R., G. V. Miller: Bilateral multicentric ovarian luteomas of pregnancy associated with masculinization of a female infant. Amer. J. Obstet. Gynecol. 91 (1965) 251

113 *Manuel, M., K.P. Katayama, H.W. Jones:* The age of occurrence of gonadal tumors in intersex patients with a Y chromosome. Am. J. Obstet. Gynecol. 124 (1976) 293

114 Marcelli, M., W. D. Tilley, C. M. Wilson, J. D. Wilson, J. E. Griffin, M. J. McPhaul: A single nucleotide substitution introduces a premature termination codon into the androgen receptor gene of a patient with receptor-negative androgen resistance. J. clin. Invest. 85 (1990) 1522

115 Marcelli, M., S. Zoppi, P. B. Grino, J. E. Griffin, J. D. Wilson, M.J . McPhaul: A mutation in the DNA-binding domain of the androgen receptor gene causes complete testicular feminization in a patient with receptor-positive androgen resistance. J. clin. Invest. 87 (1991) 1123

116 Marshall, W. A., J. M. Tanner: Variations in pattern of pubertal changes in girls. Arch. Dis. Childh. 44 (1969) 291

117 Marshall, W. A., J. M. Tanner: Variations in the pattern of pubertal changes in boys. Arch. Dis. Childh. 45 (1970) 13

118 Mauras, N., R. M. Blizzard, K. Link: Augmentation of growth hormone secretion during puberty: evidence for a pulse amplitude-modulated phenomenon. J. clin. Endocrinol. 64 (1987) 596

119 Masica, D. N., J. Money, A. A. Ehrhardt: Fetal feminization and female gender identity in the testicular feminizing syndrome of androgen insensitivity. Arch. sex. Behav. 1 (1971) 131

120 McCune, D. J., H. Bruch: Osteodystrophia fibrosa. Report of a case in which the condition was combined with precocious puberty, pathologic pigmentation of the skin and hyperthyroidism, with a review of the literature. Amer. J. Dis. Child. 54 (1937) 806

121 McLaren, A., E. Simpson, K. Tomonari, P. Chandler, H. Hogg: Male sexual differentiation in mice lakking H-Y antigen. Nature 312 (1984) 552

122 McPhaul, M. J., M. Marcelli, W. D. Tilley, J. E. Griffin, R. F. Isidro-Gutierrez, J. D. Wilson: Molecular basis of androgen resistance in a family with a qualitative abnormality of the androgen receptor and responsive to high-dose therapy. J. clin. Invest. 87 (1991) 1413

123 Mellon, P. L., J. J. Windle, P. C. Goldsmith, C. A. Padula, J. L. Roberts, R. I. Weiner: Immortalization of hypothalamic GnRH neurons by genetically targeted tumorigenesis. Neuron 5 (1990) 1

124 Miller, W. L., R. . Auchus, D. H. Geller: The regulation of 17,20-lase activity. Steroids 62 (1997) 133

125 Money, J., A. A. Ehrhardt: Man and woman. Boy and girl. The Johns Hopkins University, Baltimore 1972

126 Money J., M. Schwartz: Dating, romantic and non-romantic friendships, and sexuality in 17 early-treated adrenogenital females, aged 16–25. In Lee, P. A., L. P. Plotnick, A. A. Kowarski, C. J. Migeon: Congenital Adrenal Hyperplasia. University Park Press, Baltimore 1977 (pp. 419 ff.)

127 Money J., M. Schwartz, V. G. Lewis: Adult erotosexual status and fetal hormonal masculinization and demasculinization: 46,XX congenital virilizing adrenal hyperplasia and 46,XY androgen-insensitivity syndrome compared. Psychoneuroendocrinology 9 (1984) 405

128 Moore, R. J., J. E. Griffin, J.D. Wilson: Diminished 5α-reductase activity in extracts of fibroblasts cultured from patients with familial incomplete male pseudohermaphroditism, type 2. J. biol. Chem. 250 (1975) 7168

129 Müller, M., F. Bidlingmeier, C. Förster, D. Knorr: Psychosexuelles Verhalten von Frauen mit adrenogenitalem Syndrom. Helv. paediat. Acta 37 (1982) 571

130 Mueller, R. F.: The Denys-Drash syndrome. J. med. Genet. 31 (1994) 471

131 Mürset, G., M. Zachmann, A. Prader, J. Fischer, A. Labhart: Male external genitalia of a girl caused by a virilizing adrenal tumor in the mother. Acta Endocrinol. (Kph.) 65 (1970) 627

132 Nielsen, J.: Diabetes mellitus in patients with aneuploid chromosome aberrations and in their parents. Humangenetik 16 (1972) 165

133 Nielsen, J., B. Pelsen: Follow-up 20 years later of 34 Klinefelter males with karyotype 47,XXY and 16 hypogonadal males with karyotype 46,XY. Hum. Genet. 77 (1987) 188

134 Nihoul-Fékété, C., S. Lortat-Jacob, O. Cachin, N. Josso: Preservation of gonadal function in true hermaphroditism. J. pediat. Surg. 19 (1984) 50

135 Nowakowski, H., W. Lenz. Genetic aspects in male hypogonadism. Recent Prog. Horm. Res. 17 (1961) 53

136 O'Malley, B. W.: The steroid receptor superfamily: more excitement predicted for the future. Mol. Endocrinol. 4 (1990) 363

137 O'Rahilly, #.: The development of the vagina in the human. Birth Defects 13 (1977) 123

138 Page, D. C., R. Mosher, E. M. Simpson et al.: The sex-determining region of the Y chromosome encodes a finger protein. Cell 51 (1987) 1091

139 Palmer, M. S., A. H. Sinclair, P. Berta et al.: Genetic evidence that ZFY is not the testis-determining factor. Nature 342 (1989) 937

140 Pallister, P. D., J. M. Opitz: The Perrault syndrome: autosomal recessive ovarian dysgenesis with facultative, non-sex limited sensorineural deafness. Amer. J. med. Genet. 4 (1979) 239

141 Partsch, C.-J., R. Hümmelink, F. Lorenzen, W. G. Sippell und die deutsche Decapeptyl-Depot Studiengruppe: Bedeutung und Charakteristika des LHRH-Testes in der Diagnostik der vorzeitigen

Pubertätsentwicklung bei Mädchen: Der stimulierte LH/FSH-Quotient differenziert zwischen zentraler Pubertas praecox und prämaturer Thelarche. Mschr. Kinderheilk. 137 (1989) 284

142 Partsch, C.-J., R. Hümmelink, W. G. Sippell: Reference ranges of lutropin and follitropin in the Culiberin test in prepubertal and pubertal children using a monoclonal immunoradiometric assay. J. clin. Chem. clin. Biochem. 28 (1990) 49

143 Peterson, R. E., J. Imperato-McGinley, T. Gautier, E. Sturla: Male pseudohermaphroditism due to steroid 5α-reductase deficiency. Amer. J. Med. 62 (1977) 170

144 Petrykowski, W., M. B. Ranke: Zur Therapie des Hodenhochstandes. Stellungnahme der Arbeitsgemeinschaft Pädiatrische Endokrinologie (APE), Deutsche Gesellschaft für Pädiatrie und Sektion Pädiatrische Endokrinologie. Endokrinol.-Inform. 15 (1991) 20

145 Pinsky, L., M. Kaufman, C. Straisfeld, B. Zilahi, C. St.-G. Hall: 5α-reductase activity of genital and nongenital skin fibroblasts from patients with 5α-reductase deficiency, androgen insensitivity, or unknown forms of male pseudohermaphroditism. Amer. J. med. Genet. 1 (1978) 407

146 Polhemus, D. W.: Ovarian maturation and cyst formation in children. Pediatrics 11 (1953) 588

147 Price, P., J. A. H. Wass, J. E. Griffin et al.: High dose androgen therapy in male pseudohermaphroditism due to 5α-reductase deficiency and disorders of the androgen receptor. J. clin. Invest. 74 (1984) 1496

148 Ranke, M. B., H. Pflüger, W. Rosendahl et al.: Turner syndrome: spontaneous growth in 150 cases and review of the literature. Europ. J. Pediat. 141 (1983) 81

149 Ranke, M. B., F. Haug, W. F. Blum, W. Rosendahl, A. Attanasio, J. R. Bierich. Effect on growth of patients with Turner's syndrome treated with low estrogen doses. Acta Endocrinol. (Kph.) 276, Suppl. (1986) 153

150 Reichlin, S.: Neuroendocrinology. In Wilson, J. D. et al.: Williams Textbook of Endocrinology, 9th. ed. Saunders, Philadelphia 1998 (p. 165)

151 Reiter, E. O., H. E. Kulin, S. M. Hamwood: The absence of positive feedback between estrogen and luteinizing hormone in sexually immature girls. Pediat. Res. 8 (1974) 740

152 Richman, R. A., L. R. Kirsch: Testosterone treatment in adolescent boys with constitutional delay in growth and development. New Engl. J. Med. 319 (1988) 1563

153 Ris-Stalpers, C., G. G. J. M. Kuiper, P. W. Faber et al.: Aberrant splicing of androgen receptor mRNA results in the synthesis of a nonfunctional receptor protein in a patient with androgen insensitivity. Proc. nat. Acad. Sci. 87 (1990) 7866

154 Rosenfeld, R. G.: Non-conventional growth hormone therapy in Turner syndrome: the United States experience. Horm. Res. 33 (1990) 137

155 Rosenfield, R. L.: Diagnosis and management of delayed puberty. J. clin. Endocrinol. 70 (1990) 559

156 Rosenthal, S. M., M. M. Grumbach, S. L. Kaplan: Gonadotropin-independent familial sexual precocity with premature leydig and germinal cell maturation (familial testotoxicosis): effects of a potent luteinizing hormone-releasing factor agonist and medroxyprogesterone acetate therapy in four cases. J. clin. Endocrinol. 57 (1983) 571

157 Rubin, R. T., J. M. Reinisch, R. F. Haskett: Postnatal gonadal steroid effects on human behavior. Science 211 (1981) 1318

158 Rutgers, J. L., R. E. Scully: The androgen insensitivity syndrome (testicular feminization): a clinicopathologic study of 43 cases. Int. J. gynecol. Pathol. 10 (1991) 126

159 Sai, T. J., S. Seino, C. Chang et al.: An exonic point mutation of the androgen receptor gene in a family with complete androgen insensitivity. Amer. J. hum. Genet. 46 (1990) 1095

160 Sakiyama, R., W. M. Pardridge, N. A. Musto: Influx of testosterone-binding globulin (TeBG) and TeBG-bound sex steroid hormones into rat testis and prostate. J. clin. Endocrinol. 67 (1988) 98

161 Salardi, S., L. F. Orsini, E. Cacciari, L. Bovicelli, P. Tassoni, A. Reggiani: Pelvic ultrasonography in premenarcheal girls: relation to puberty and sex hormone concentrations. Arch. Dis. Childh. 60 (1985) 120

162 Schibler, D., C. G. D. Brook, H. P. Kind, M. Zachmann, A. Prader: Growth and body proportions in 54 boys and men with Klinefelter's syndrome. Helv. paediat. Acta 29 (1974) 325

163 Schmitt, K., W. Tulzer, L. Hohenauer: Luteom der Mutter als mögliche Ursache eines Pseudohermaphroditismus femininus externus beim Neugeborenen. Klin. Pädiat. 202 (1990) 117

164 Schmitt-Ney, M., H. Thiele, P. Kaltwasser et al. Two novel SRY missense mutations reducing DNA binding identified in XY females and their mosaic fathers. Amer. J. hum. Genet. 56 (1995) 862

165 Shenker, A., L. Laue, S. Kosugi et al.: A constitutively activating mutation of the luteinizing hormone receptor in familial male precocious puberty. Nature 365 (1993) 652

166 Shozu, M., K. Akasofu, H. Takenori, Y. Kubota: A new cause of female pseudohermaphroditism: placental aromatase deficiency. J. clin. Endocrinol. 72 (1991) 560

167 Siiteri, P. K., J. D. Wilson: Testosterone formation and metabolism during male sexual differentiation in the human embryo. J. clin. Endocrinol. 38 (1974) 113

168 Simpson, J. L., N. Blagowidow, A. O. Martin: XY gonadal dysgenesis: genetic heterogeneity based upon clinical observations, H-Y antigen status and segregation analysis. Hum. Genet. 58 (1981) 91

169 Sinclair, A. H., P. Berta, S. Palmer et al.: A gene from the human sex-determining region encodes a protein with homology to a conserved DNA-binding motif. Nature 346 (1990) 240

170 Sinnecker, G., R. P. Willig, N. Stahnke, W. Braendle: 46,XY Reine Gonadendysgenesie (Swyer-Syndrom). Klinische und endokrinologische Befunde. Mschr. Kinderheilk. 130 (1982) 795

171 Sinnecker, G.: Orientierungshilfe zur Einteilung des Minderwuchses. Fortschr. Med. 107 (1983) 247

172 Sinnecker, G., O. Hiort, M. Mitze, F. Donn, S. Neumann: Immunohistochemical detection of a sex hormone binding globulin like antigen in tissue sections of normal human prostate, benign prostatic hypertrophy and normal human endometrium. Steroids 52 (1988) 335

173 Sinnecker, G., R. P. Willig, N. Stahnke, W. Braendle: Precocious pseudopuberty associated with multiple ovarian follicular cysts and low plasma oestradiol concentrations. Europ. J. Pediat. 148 (1989) 600

174 Sinnecker, G., S. Köhler: Sex hormone-binding globulin response to the anabolic steroid stanozolol: Evidence for its suitability as a biological androgen sensitivity test. J. clin. Endocrinol. 68 (1989) 1195

175 Sinnecker, G. H. G., R. P. Willig: Pubertal development may be mediated by the influx of sex hormone-binding globulin (SHBG) bound steroid hormones into target tissues (abstract). Horm. Res. 33, Suppl. 3 (1990) 2

176 Sinnecker, G. H. G.: Ontogeny of plasma sex hormone-binding globulin, testosterone, free testosterone, T/SHBG-ratio and oestradiol in the female. Evidence for sex hormone-independent SHBG-regulation during puberty (abstract). J. Steroid Biochem. 36, Suppl. (1990) 104S.

177 Sinnecker, G., O. Hiort, P. W. L. Kwan, R. A. DeLellis: Immunohistochemical localization of sex hormone-binding globulin in normal and neoplastic breast tissue. Horm. metab. Res. 22 (1990) 47

178 Sinnecker, G. H. G., E. Nitsche, I. Reiss, O. Hiort, K. Kruse.: Unfavourable effect of spontaneous puberty on final height in a girl with Ullrich-Turner syndrome treated with recombinant human growth hormone (abstract 97). Horm. Res. 37, Suppl. 4 (1992) 26

179 Sinnecker G. H.G.: Sexualhormon bindendes Globulin. Physiologische Bedeutung im Wirkungsmechanismus der Steroidhormone und klinische Bedeutung für die Diagnostik endokriner Erkrankungen. Thieme, Stuttgart 1992

180 Sinnecker, G. H. G., R. Sinnecker, R. Mühlenberg, O. Hiort: Gender assignment in patients with partial androgen insensitivity syndrome: Significance of genotype and assessment of androgen receptor function (Abstract 23). Horm. Res. 44, Suppl.1 (1995) 6

181 Sinnecker, G. H. G., O. Hiort, L. Dibbelt et al.: Phenotypic classification of male pseudohermaphroditism due to steroid 5αreductase deficiency. Amer. J. med. Genet. 63 (1996) 223

182 Sinnecker, G. H. G., O. Hiort, E. M. Nitsche, P.-M. Holterhus, K. Kruse: Functional assessment and clinical classification of androgen sensitivity in patients with mutations of the androgen receptor gene. Europ. J. Pediat. 156 (1997) 7

183 Sippell, W. G., C.-J. Partsch, R. Hümmelink, F. Lorenzen: Langzeittherapie mit dem Retard-LHRH-Agonisten Decapeptyl-Depot bei Mädchen mit Pubertas praecox vera. Ergebnisse einer internationalen Multizenterstudie. Gynäkologe 24 (1991) 108

184 Sizonenko, P. E., L. Paunier: Hormonal changes in puberty III: Correlation of plasma dehydroepiandrosterone, testosterone, FSH, and LH with stages of puberty and bone age in normal boys and girls and in patients with Addison's disease or hypogonadism or with premature or late adrenarche. J. clin. Endocrinol. 41 (1975) 894

185 Sklar, C.A., S. L. Kaplan, M. M. Grumbach: Evidence for dissociation between adrenarche and gonadarche: studies in patients with idiopathic precocious puberty, gonadal dysgenesis, isolated gonadotropin deficiency, and constitutionally delayed growth and adolescence. J. clin. Endocrinol. 51 (1980) 548

186 Sorgo, W., E. Kiraly, J. Homoki et al.: The effects of cyproterone acetate on statural growth in children with precocious puberty. Acta Endocrinol. (Kph.) 115 (1987) 44

187 Stahnke, N., A. Ilicki, R. P. Willig: Effect of cyproterone acetate (CA) on growth and endocrine function in precocious puberty. Acta paediat. scand. 277, Suppl. (1979) 32

188 Stahnke, N., K. Lingstaedt, R. P. Willig: Oxandrolone increases final height in Turner's syndrome. Pediat. Res. 19 (1985) 620

189 Stanhope, R., C. G. D. Brook: Oxandrolone in low dose for constitutional delay of puberty in boys. Arch. Dis. Childh. 60 (1985) 379

190 Stanhope, R., J. Adams, H. S. Jacobs, C. G. D. Brook: Fluctuation of breast size in isolated premature thelarche. Acta paediat. scand. 74 (1985) 454

191 Stanhope, R., J. Adams, H. S. Jacobs, C. G. D. Brook: Ovarian ultrasound assessment in normal children, idiopathic precocious puberty, and during low dose pulsatile gonadotrophin releasing hormone treatment of hypogonadotrophic hypogonadism. Arch. Dis. Childh. 60 (1985) 116

192 Stanhope, R., C. G. D. Brook: Clinical diagnosis of disorders of puberty. Brit. J. Hosp. Med. 35 (1986) 57

193 Stanhope, R., P. Hindmarsh, P. J. Pringle, P. Holownia, J. Honour, C. G. D. Brook: Oxandolone induces a sustained rise in physiological growth hormone secretion in boys with constitutional delay of growth and puberty. Pediatrician 14 (1987) 183

194 Stanhope, R., C. R. Buchanan, G. C. Fenn, M. A. Preece: Double blind placebo controlled trial of oxandrolone in the treatment of boys with constitutional delay of growth and puberty. Arch. Dis. Childh. 63 (1988) 501

195 Steiner, M. M., S. A. Hadawi: Sexual precocity, association with follicular cysts of ovary. Amer. J. Dis. Child. 108 (1964) 28

196 Stewart, D. A., C. T. Netley, E. Park: Summary of clinical findings of children with 47,XXY, 47,XYY and 47,XXX karyotypes. Birth Defects 18 (1982) 1

197 Strel'chyonok O. A., G. V. Avvakumov, L. I. Survilo: A recognition system for sex-hormone-binding protein-estradiol complex in human decidual endometrium plasma membranes. Biochim. biophys. Acta 802 (1984) 459

198 Stocco, D. M., B. J. Clark: The role of the steroidogenic acute regulatory protein in steroidogenesis. Steroids 62 (1997)

199 Tanner, J. M., R. H. Whitehouse, M. Takaishi: Standards from birth to maturity for height, weight, height velocity and weight velocity; British children, 1965. Arch. Dis. Childh. 41 (1966) 454

200 Tanner, J. M.: Trends towards earlier menarche in London, Oslo, Copenhagen, the Netherlands and Hungary. Nature 234 (1973) 95

201 Themmen, A. P. N., H. G. Brunner: Luteinizing hormone receptor mutations and sex differentiation. Europ. J. Endocrinol. 134 (1996) 533

202 Tint, G. S., G. Salen, A. K. Batta et al.: Correlation of severity and outcome with plasma sterol levels in variants of the Smith-Lemli-Opitz syndrome. J. Pediat. 127 (1995) 82

203 Trembley R. R., T. P. Foley Jr., P. Corvol et al.: Plasma concentration of testosterone, dihydrotestosterone, testosterone-estradiol binding globulin, and pituitary gonadotropins in the syndrome of male pseudohermaphroditism with testicular feminization. Acta Endocrinol. (Kph.) 70 (1972) 331

204 Tsuchiya, K., R. Reijo, D. C. Page, C. M. Disteche: Gonadoblastoma: molecular definition of the susceptibility region on the Y chromosome. Amer. J. hum. Genet. 57 (1995) 1400

205 van Niekerk, W. A., A. E. Retief: The gonads of human true hermaphrodites. Hum. Genet. 58 (1981) 117

206 Verp, M. S., J. L. Simpson: Abnormal sexual differentiation and neoplasia. Cancer Genet. Cytogenet. 25 (1987) 191

207 Wachtel, S. S., S. Ohno, G. C. Koo, E. A. Boyse: Possible role for H-Y antigen in the primary determination of sex. Nature 257 (1975) 235

208 Wagner, T., J. Wirth, J. Meyer et al.: Autosomal sex reversal and campomelic dysplasia are caused by mutations in and around the SRY-related gene SOX9. Cell 79 (1994) 1111

209 Walsh, P. C., J. D. Madden, M. J. Harrod et al.: Familial incomplete male pseudohermaphroditism, type 2: decreased dihydrotestosterone formation in pseudovaginal perineoscrotal hypospadias. New Engl. J. Med. 291 (1974) 944

210 Warren, M. P.: The effects of exercise on pubertal progression and reproductive function in girls. J. clin. Endocrinol. 51 (1980) 1150

211 Weinstein, L. S., A. Shenker, P. V. Gejman et al.: Activating mutations of the stimulatory G protein in the McCune-Albright syndrome. NewEngl. J. Med. 325 (1991) 1688

212 Wennink, J. M., H. A. Delemarre-van de Waal, H. van Kessel, G .H. Mulder, J. P. Foster, J. Schoemaker: Luteinizing hormone secretion patterns in boys at the onset of puberty measured using a highly sensitive immunoradiometric assay. J. clin. Endocrinol. 67 (1988) 924

213 Wheeler, M., D. Peakman, A. Robinson, G. Henry: 45,X/46,XY mosaicism: contrast of prenatal and postnatal diagnosis. Amer. J. med. Genet. 29 (1988) 565

214 Wierman, M. E., D. E. Beardsworth, M.J . Mansfield et al.: Puberty without gonadotropins. A unique mechanism of sexual development. New Engl. J. Med. 312 (1985) 65

215 Willig, R. P., K. Mahnke, N. Stahnke, J. C. Commentz, G. Sinnecker, P. Winkler: Height predictions and final height in boys with constitutional delay of growth and puberty (abstract). Horm. Res. 33, Suppl. 3 (1990) 34

216 Winter, J. S. D., C. Faiman: Pituitary-gonadal relations in male children and adolescents. Pediat. Res. 6 (1972) 126

217 Winter, J. S. D., S. Taraska, C. Faiman: The hormonal response to hCG stimulation in male children and adolescents. J. clin. Endocrinol. 34 (1972) 348

218 Winter, J. S. D., C. Faiman, F. I. Reyes: Sex steroid production by the human fetus: Its role in morphogenesis and control by gonadotropins. Birth Defects 13 (1977) 41

219 Wyshak, G., R. E. Frisch: Evidence for a secular trend in age of menarche. New Engl. J. Med. 306 (1982) 1033

220 Zachmann, M., A. Prader, H. P. Kind, H. Häflinger, H. Budlinger: Testicular volume during adolescence. Cross-sectional and longitudinal studies. Helv. paediat. Acta 29 (1974) 61

221 Zachmann, M., S. Studer, A. Prader: Short-term testosterone treatment at bone age of 12 to 13 years does not reduce adult height in boys with constitutional delay of growth and adolescence. Helv. paediat. Acta 42 (1987) 21

# 6 Störungen des Wachstums

W. Kiess

Kinder und Jugendliche wachsen. Daraus ergibt sich, daß sich die Kinderheilkunde mit der Physiologie und Pathophysiologie von Wachstum, Differenzierung, Organogenese und Entwicklung befaßt. Die Beschäftigung mit dem Phänomen Wachstum ist charakteristisch für das Fach Kinderheilkunde. In den vergangenen Jahren wurden interdisziplinär von Biologen, Biochemikern, Molekulargenetikern, Epidemiologen und Klinikern gerade auf dem Gebiet des Wachstums große wissenschaftliche Fortschritte erzielt. Diese Fortschritte haben nicht nur unser theoretisches Wissen um das Phänomen Wachstum sehr erweitert, sondern haben bereits direkt in die klinische Praxis Aufnahme gefunden. Die Therapie von Wachstumsstörungen hat in den letzten Jahren erhebliche Veränderungen erfahren (6, 23, 48, 63, 75):

- Die Anwendung von molekulargenetischer Technik und von monoklonalen Antikörpern hat bedeutsame Erkenntnisse über das hypophysäre Wachstumshormon (GH) erbracht; die cDNA des GH wurde charakterisiert und kloniert. Regulatorische Mechanismen auf GH-Ebene wurden erforscht (17, 20). Die Evolution des Hormons wurde verfolgt und es wurde erkannt, wie vielschichtig die Sekretion des GH durch Neuropeptide und andere Einflüsse reguliert werden kann. DNA-bindende Peptidfaktoren, die direkt für die GH-Genregulation in der Hypophyse und die Entwicklung der Hypophyse selbst verantwortlich sind, wurden charakterisiert (16).
- Entscheidende Fortschritte bei der Erforschung der Wirkmechanismen des GH, seiner zellulären Rezeptoren und seines Serumbindungsproteins wurden erzielt (12, 18, 27). Die Signalübertragungswege des GH sind heute bekannt (26, 42). Überraschend war dabei die Erkenntnis, daß der GH-Rezeptor keine intrinsische Tyrosinkinaseaktivität besitzt, wie es sonst für die Wirkung des Hormons für eine große Anzahl von Peptidhormon-

rezeptoren der Fall ist, sondern die Wirkung des Hormons über Wechselwirkung mit sog. Janus-like Kinasen signalisiert (34, 36, 45).
- Durch die rekombinante Gentechnologie ist es gelungen, große Mengen des früher in nur sehr geringem Umfang zur Verfügung stehenden GH zu gewinnen. Eine mögliche Kontamination des früher aus Hypophysen von Leichen gewonnenen menschlichen GH durch Krankheitserreger (Beispiel: Erreger der Creutzfeld-Jakob-Krankheit) ist heute durch die gentechnologische Herstellung des Hormons ausgeschlossen. Ethische, soziokulturelle, ökonomische und medizinische Probleme bei der undifferenzierten und unkontrollierten Applikation des GH etwa im Bereich von Bodybuilding und Sport aber auch in der Medizin werden heute offensichtlich und müssen verstärkt diskutiert werden (9, 29, 39, 43, 89).
- Die Insulin-like growth factors (IGF) wurden als Mediatoren eines Teils der GH-Wirkung erkannt. Die Gene der IGF wurden lokalisiert und kloniert und ihre Funktion und Wirkungsmechanismen sind erforscht. Die Rezeptoren und Bindungsproteine der IGF sind charakterisiert (36, 41, 45, 69). Klinische Studien belegen die zentrale Rolle, die diese Peptide im Stoffwechselgeschehen des Organismus spielen.

Mit diesen modernen wissenschaftlichen Entwicklungen und Erkenntnissen erwächst heute ein neues Verständnis des Phänomens Wachstum. Die Komplexität des Wachstums ist Teil des dynamischen Flußbilds aller Stoffwechselabläufe des Organismus. Folgende Faktoren sind für die Regulation der Wachstumsprozesse verantwortlich:

- endokrine Faktoren,
- autokrine Faktoren,
- parakrine Faktoren,
- intrakrine Faktoren.

## Physiologische Grundlagen

## Allgemeine Grundlagen des Wachstums

Zum Wachstum gehören Zellvermehrung und -wachstum. Eine große Anzahl von Genen wird mit der Induktion von Zellwachstum und Zellvermehrung reguliert und exprimiert. Dazu gehören z. B. Gene für Histone, Thymidinkinase, Ornithindekarboxylase, Dihydrofolatreduktase, und Calmodulin. Andere wachstumsassoziierte Gene sind die Gene für Vimentin, für den Interleukin-(IL-)2-Rezeptor, den Transferrinrezeptor, β-Aktin, Glykolyseenzyme, GAPDH (Glyceraldehydphosphatdehydrogenase), ADP-(Adenosindiphosphat-) / ATP-(Adenosintriphosphat-)Träger, Cathepsin B und Cycline (71). Sowohl Umwelteinflüsse als auch endogene Steuerungsvorgänge bestimmen die Aktivierung oder Suppression dieser Gene (22, 47, 71).

> Damit ist das menschliche Wachstum das Endresultat gut aufeinander abgestimmter Vorgänge: Endogene *Zeitgeber* und endogene *Faktoren* beeinflussen das Wachstum ebenso wie soziokulturelle und *andere* exogene *Faktoren* (Abb. 6.**1**).

Der Einfluß letzterer Faktoren wird dadurch verdeutlicht, daß z. B. ein gutes Nahrungsangebot zu verstärktem Wachstum führt: Kinder mit alimentärer Adipositas sind häufig groß. Auch die Tatsache, daß innerhalb der letzten 100 Jahre die mittlere Erwachsenengröße von Männern in Mitteleuropa um ca. 14,5 cm von 165 cm auf 179,5 cm zugenommen hat, ist wohl vor allem soziokulturellen, nutritiven und anderen exogenen Faktoren zu zuschreiben. In einigen hochentwickelten Ländern wie der Schweiz ist diese Entwicklung in den letzten Jahren gestoppt. Hier stößt der säkulare Trend, wonach auf Grund exogener Ursachen Nachkommen eine größere Endlänge erreichen als vorhergehende Generationen, an Grenzen. Diese Grenzen werden durch endogene Faktoren wie genetische, biochemische und biophysikalische Faktoren vorgegeben (23, 87).

> Biochemisch und zellbiologisch sind alle Wachstumsprozesse im Gesamtorganismus

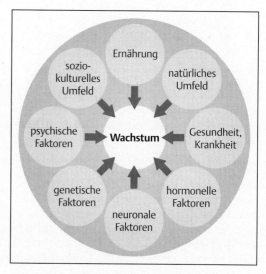

Abb. 6.**1**   Regulation des Wachstums. Neben hormonellen Faktoren regulieren endogene und exogene Faktoren die Wachstumsvorgänge im Gesamtorganismus.

> als Resultat der pleiotypischen Antwort einer Zelle zu sehen (22).

Diese Reaktion auf einen Wachstumsstimulus umfaßt die Stimulation von DNA- und RNA-Synthese, Proteinsynthese, Glucose- und Aminosäurentransport und Ionenflux. Innerhalb der pleiotypischen Zellantwort unterscheidet man zwischen Vorgängen,

- die in der Frühphase einer mitogenen Antwort induziert werden und
- Vorgängen, die die fortgeschrittene oder Spätphase der Zellproliferationsantwort repräsentieren.

In der *Frühphase* der Zellproliferationsantwort werden binnen Sekunden oder Minuten, nachdem ein Wachstumsstimulus die Zelle erreicht hat, Protoonkogene induziert und Ionenkanäle aktiviert. In der *Spätphase* werden nach Stunden Glucosestoffwechsel, Aminosäureneinstrom, Proteinsynthese und schließlich RNA- und DNA-Synthese stimuliert (22, 27, 36, 47, 71). Bei jedem Wachstumsprozeß kommt nicht nur eine Proliferationsantwort, sondern auch eine „Negativantwort" mit Degradations- und Umbauvorgängen vor. Von vielen Zellbiologen wird dieses Phänomen mit dem Schlagwort des „Yin und Yang des Wachstums" gekennzeichnet. Ein Osteoblast, der für Knochenwachstum und Knochenmatrixvermehrung mitverantwortlich ist, wird z. B. erst aktiv, wenn mittels Osteoklastentätigkeit ein zunächst von einem Matrixumbau herrührender Stimulus der Proliferation geschaffen ist. Zelltod und Degradationsvorgänge werden damit zum Ausgangspunkt für Zellerneuerung und Wachstum.

Eine besondere Rolle spielt bei diesen „Negativvorgängen" des Wachstums der *programmierte Zelltod (Apoptose)*. Durch die natürlich vorgegebene Begrenzung der Lebensdauer einer Zelle wird die Gewebserneuerung garantiert und ohne Nekrosevorgänge besonders auch durch hormonelle Faktoren reguliert (37). Apoptose ist durch Fehlen von Zelleakage und von Entzündungsvorgängen, und durch Fragmentierung von zellulärer DNA und spezifische ultrastrukturelle Veränderungen der betroffenen Zelle charakterisiert (37).

## Endokrine Regulation des Wachstums

Wachstumsvorgänge werden mit Hilfe von Botensubstanzen und Signalüberträgern reguliert (36, 45, 69). Nicht nur klassische endokrine Regelkreise, sondern auch lokale Regulationsprozesse übernehmen die Steuerung von Wachstumsvorgängen im Körper (Abb. 6.**2**).

Bei der endokrinen Regulation sezerniert eine hormonaktive Drüse ein Hormon, das im Blut zu einem entfernten Zielgewebe transportiert wird. Im *parakrinen* Modell wirkt der Wachstumsfaktor, der von einer Zelle gebildet wird, auf eine benachbarte Zelle eines anderen Zelltyps. Im *autokrinen* Modell wirkt das Syntheseprodukt eines Zelltyps auf diese Zelle oder eine Zelle desselben Typs. Bei der *intrakrinen* Regulation braucht eine Wirksubstanz die synthetisierende Zelle nicht zu verlassen, sondern beeinflußt im Zellinnern ihren eigenen Bildungsort (Abb. 6.**3**).

Jedes Hormon oder jede Botensubstanz wirkt über spezifische Rezeptoren. Rezeptoren sind als Bindungsstellen für einen Wirkstoff oder ein

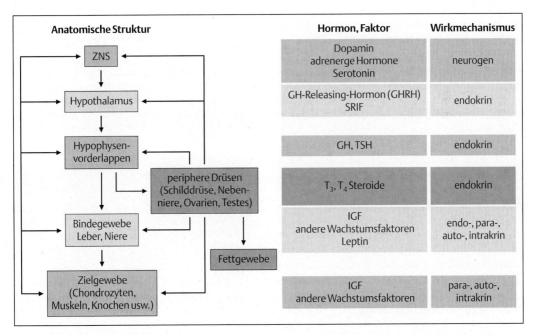

Abb. 6.**2** Endokrine Kontrolle des Wachstums. Zentralnervöse, hypothalamische, hypophysäre, periphere und lokale Faktoren regeln das Wachstum eines Gesamtorganismus. Insbesondere Rückkopplungsprozesse (feedback) sorgen für eine Feinabstimmung der hormonellen Wachstumskontrolle.

SRIF = Somatostatin

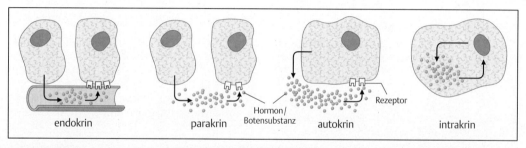

**Abb. 6.3** Wirkmechanismen der Wachstumsregulation über Hormone und Wachstumsfaktoren.

Hormon charakterisiert. Nach der Bindung des Wirkstoffs oder Hormons an den Rezeptor wird die Aktivierung eines Signalübertragungswegs eingeleitet. Über sekundäre Botensubstanzen kommt es zu einer spezifischen biologischen Wirkung, die für das entsprechende Hormon spezifisch ist (52, 63). Die wichtigsten Hormone und Botenstoffe, die für die Wachstumsregulation verantwortlich sind, werden im folgenden dargestellt:

### GH-Genetik und Struktur

Die beiden beim Menschen bekannten GH-Gene sind auf dem langen Arm des Chromosoms 17 (17q22-q24) lokalisiert. Die beiden Gene, hGH-N und hGH-V, kodieren Prohormone, die proteolytisch zur aktiven Form prozessiert werden (Abb. 6.**4**).

Etwa 5–15 % der Plasmakonzentration des GH entfallen auf die sog. 20-K-Form, die deutlich weniger bioaktiv als die 22-K- Form ist (5, 32). Spezifische Transkriptionsfaktoren wie GHF-1 gewährleisten eine exakte Regulation der GH-Synthese und -Sekretion durch die somatotropen Zellen der Hypophyse. Das hGH-N-Gen ist dabei in der Hypophyse für die Transkription des GH verantwortlich. In der Fetalzeit scheinen das humane Plazentalaktogen (hPL) und das hGH-V-Genprodukt, das besonders in der Plazenta transkribiert wird, die Rolle des Wachstumshormons zu übernehmen und fetale Wachstumsprozesse zu stimulieren (32, 36).

### Regulation der Hypophysenentwicklung

Die Ontogenese der Hypophysenzellen wird durch eine Kaskade von gewebsspezifischen

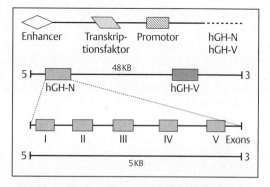

**Abb. 6.4**   GH-Gen. Die GH-Gene sind auf dem langen Arm des Chromosoms 17 (17q22-q24) lokalisiert. Spezifische Transkriptionsfaktoren wie z. B. GHF-1 regulieren in den somatotropen Zellen die Expression der beiden GH-Gene. Die Lokalisation und der genetische Angriffspunkt der GH-Genregulation ist im oberen Abschnitt der Abbildung gezeigt. Im unteren Abschnitt der Abbildung ist die GH-Genstruktur schematisch abgebildet. Die GH-Gene kodieren Prohormone, die proteolytisch zur aktiven Form prozessiert werden. Dabei entstehen (32):

- eine 22-K-Form mit 191 Aminosäuren und einem Molekulargewicht von 21,5 kD,
- eine 20-K-Form mit 176 Aminosäuren und einem Molekulargewicht von 20 kD.
  Nur ca. 5–15 % der Plasmakonzentration des GH entfallen auf die 20-K-Form, die deutlich weniger bioaktiv als die 22K-Form zu sein scheint. Das hGH-Gen ist für die Transkription des GH in der Hypophyse verantwortlich, während das hGH-V-Gen nahezu ausschließlich in der Plazenta exprimiert wird. Eine besondere Rolle dieser GH-Variante in der Schwangerschaft wird postuliert.

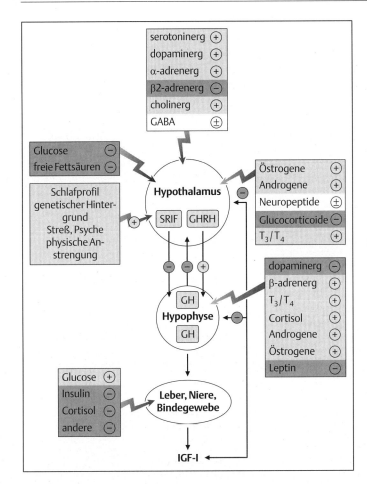

Abb. 6.**5** Regulation
der GH-Sekretion.

GABA Gammaaminobuttersäure
SRIF Somatostatin

Regulatoren bestimmt. In der Frühphase ist der wichtigste dieser Regulatoren das Transkriptionsfaktorgen *prop-1* (= prophet of pit-1). Die Differenzierung der somatotropen Zellen der Hypophyse induziert das Transkriptionsfaktorgen *pit-1* (16, 48). Mutationen dieser Gene führen zu charakteristischen Hypophysenausfällen und einem Phänotyp, der durch extremen Kleinwuchs charakterisiert ist (48, 53).

## Regulation der GH-Sekretion

Unter zentralnervöser Kontrolle steuern hypothalamische Faktoren Synthese und Sekretion des GH in der Hypophyse (Abb. 6.**5**).

Etwa 65 % der Variabilität der Synthese- und Sekretionsrate des GH sind aber nicht von hormonellen Faktoren, sondern von Alter und Gewichtsrelation (Bodymass-Index) abhängig

(63, 75). Die GH-Sekretion erfolgt pulsatil und periodisch. Hohe GH-Spiegel treten insbesondere in Abhängigkeit vom Schlafzyklus während der Nacht auf. Das GH-Sekretionsmuster wird dabei über hypothalamische Faktoren gesteuert (14, 82). Das hypothalamische Somatostatin/SRIF inhibiert die GH-Sekretion, ebenso wie das im Blut zirkulierende IGF-I auf hypophysärer Ebene. Das hypothalamische GHRH dagegen stimuliert die GH-Synthese und -Sekretion der Hypophyse. IGF-I, Somatostatin- und GHRH-Einflüsse ihrerseits werden von neuronalen und hormonellen Faktoren moduliert (Abb. 6.**5**) (14, 52). Die Sekretion des GH ist beim Fasten, beim insulinabhängigen Diabetes, durch leichten Glucocorticoidexzeß und bei einer Schilddrüsenüberfunktion erhöht, im Alter, bei Adipositas und bei starkem Glucocorticoidexzeß erniedrigt. Die Pulsatilität der GH-Sekretion wird durch das GH-Bindungsprotein (s. unten) geglättet und moduliert. Schwere Krankheit oder Schockzustände führen zu zeitlich unterschiedlichen Veränderungen in der GH-Sekretion und -Wirkung: GH-Übersekretion und -Resistenz werden bei katabolen Zuständen beschrieben.

### GH-Rezeptor

Das hypophysäre GH wirkt über spezifische, zelluläre GH-Rezeptoren, die insbesondere in der Leber und im Knorpelgewebe vorkommen. Die Bindung des GH an Rezeptor ist speziesspezifisch. So erkennt der menschliche GH-Rezeptor nur menschliches GH mit hoher Affinität. Eine trunkierte Form des GH-Rezeptors, in dem der intrazytoplasmatische Anteil fehlt, ist im Plasma nachweisbar. Diese Form des GH-Rezeptors wird als GH-Bindungsprotein bezeichnet (5, 34, 42). Eine der pulsatilen GH-Sekretion entsprechende zirkadiane Schwankung der Serumkonzentration des GH-Bindungsproteins ist beschrieben (25). Das für den menschlichen GH-Rezeptor und das GH-Bindungsprotein kodierende Gen ist auf dem Chromosom 5 lokalisiert (1, 42). Der zelluläre GH-Rezeptor besteht aus einer glykolisierten Polypeptidkette von 620 Aminosäuren. 8 potentielle Glykosylierungsstellen des Proteingrundgerüsts sind bekannt. Der zytoplasmatische Anteil des Rezeptormoleküls umfaßt ca. 40 % des gesamten Moleküls (Abb. 6.**6**).

Der GH-Rezeptor besitzt keine intrinsische Tyrosinkinaseaktivität. Er unterscheidet sich damit von der Mehrheit der Rezeptoren für Wachstumsfaktoren (Insulin-, IGF-I-, EGF-, PDGF-Rezeptor usw.), die Tyrosinkinaseaktivität entfalten und mittels Phosphorylierung und Dephosphorylierung von zellulären Substraten wie z. B. IRS-1 und IRS-2 und MAP-Kinasen eine Signalübertragung bewirken (70, 77). Die sekundären Signalüberträger des GH-Rezeptors sind dagegen mit dem Rezeptor nichtkovalent assoziierte Kinasen (Janus-like Kinasen), die ihrerseits zur Phosphorylierung und Transaktivierung von Transkriptionsfaktoren (STATs) führen. Die biologische Wirkung des GH-Bindungsproteins liegt vermutlich in der Bindung von freiem GH, dessen biologische Halbwertszeit im Blut von ca. 20 Minuten in der freien Form auf mehrere Stunden in der gebundenen Form verlängert wird (5, 42).

### Biologische Wirkung von GH

GH stimuliert das Knochenwachstum. Dabei ist das Wachstum langer Röhrenknochen stärker GH-abhängig als das anderer Knochen, wie z. B. der Wirbel. Die biologische Wirkung des hypophysären GH erschöpft sich aber nicht in der Stimulation des longitudinalen Knochenwachstums. Unter den vielfältigen metabolischen Wirkungen des GH sind vor allem zu nennen:

- Stimulation von Lipolyse, Gluconeogenese, Proteinsynthese, Ketogenese,
- Synthese von freien Fettsäuren.

Man nimmt heute an, daß GH auch immunmodulatorisch wirkt und anabole Effekte am Skelettmuskel besitzt. GH führt zu einem Zuwachs an Lean bodymass und damit zu einer Reduktion des Körperfetts. Die metabolischen Effekte des GH werden bei therapeutischen Ansätzen mit GH im Erwachsenenalter genutzt (36, 73). GH kann eine Insulinresistenz bewirken. Diese Tatsache ist bei einer Therapie insbesondere mit

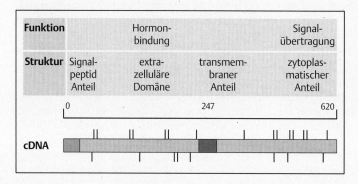

| Funktion | | Hormon-bindung | | Signal-übertragung |
|---|---|---|---|---|
| **Struktur** | Signal-peptid Anteil | extra-zelluläre Domäne | transmem-braner Anteil | zytoplas-matischer Anteil |

0                              247                              620

cDNA

Abb. 6.**6**  Modell des von der Struktur der cDNA des Leber-GH-Rezeptors und des GH-Bindungsproteins abgeleiteten GH-Rezeptors (42, 77). Potentielle Glykosylierungsstellen des GH-Rezeptorproteins sind angegeben (I).

hohen GH-Dosen zu berücksichtigen. Schließlich stimuliert GH die Synthese und Freisetzung von IGF-I und IGFBP-3. IGF-I gilt als wichtigster Mediator der biologischen Wirkung des GH. Dennoch ist heute klar, daß GH selbst direkt auf Knorpel- und Fettzellen wirkt. Wahrscheinlich induziert GH z. B. die Selektion von proliferationsfähigen Knorpelzellklonen. IGF-1 führt dann zur Expansion und Proliferation dieser Zellpopulation (= Dualeffektortheorie) (18, 27, 36, 52).

## Wachstumsfaktoren

Nachdem Salmon u. Daughaday ihre Hypothese, daß es einen Vermittler zwischen GH und dessen wachstumsstimulierender Wirkung geben müsse, formuliert hatten, wurden die beiden IGF (IGF-I und IGF-II) zunächst unter verschiedenen Synonymen (MSA = multiplication stimulating activity = Ratten-IGF-II, NSILA = nonsuppressible insulin like activity, Somatomedin A und C) charakterisiert. Neben den IGF sind heute eine Vielzahl von Wachstumsfaktoren (GF) charakterisiert und kloniert. Viele dieser GF sind gewebsselektiv:

- Epidermal growth factor (EGF), Fibroblast growth factor (FGF) und der Platelet derived growth factor (PDGF) wirken vornehmlich auf Bindegewebszellen und Zellen mesodermalen Ursprungs.
- Der Nerve growth factor (NGF) bewirkt die Differenzierung von Ganglienzellen.
- Die Transforming growth factors -α und -β (TGF) üben gewebsspezifisch unterschiedliche proliferationsbezogene Wirkung aus.
- Die Colony-stimulating factors (CSF), Interleukine und Interferone wirken vornehmlich auf immunkompetente Zellen, während das Erythropoetin die Proliferation der roten Reihe des Knochenmarks stimuliert. Erythropoetin hat durch seine therapeutische Anwendung zur Behandlung von Anämien bei der terminalen Niereninsuffizienz aber auch durch mißbräuchliche Anwendung im Hochleistungssport etwa beim Doping durch Radsportler Bekanntheit erlangt.

Für alle GF werden endokrine, parakrine, autokrine und intrakrine Wirkprinzipien postuliert (Abb. 6.**2** u. 6.**3**) (36, 63).

## IGF-Genetik und -Struktur

Die Gene für IGF-I und IGF-II liegen beim Menschen auf dem Chromosom 12 bzw. 11 (Tab. 6.**1**).

Die IGF sind Polypeptide mit einem Molekulargewicht von ca. 7,5 kD. Ihre Sekundärstruktur wird durch 3 intramolekulare Disulfidbrücken bestimmt. Ungefähr 40 % der Aminosäuren der IGF stimmen mit denen des Proinsulins überein (Abb. 6.**7**).

Die Struktur der IGF-Gene wird durch eine Reihe von Introns und Exons, die große Präcursor-Proteine kodieren, charakterisiert. Die biologische Bedeutung dieser relativ komplexen Genstruktur der IGF ist noch immer nicht bekannt (36, 69).

Tabelle 6.**1** Insulin-like growth factors (IGF) als GH-abhängige Wachstumsfaktoren (45, 69)

| | IGF-I | IGF-II |
|---|---|---|
| Genlokalisation | Chromosom 12 | Chromosom 11 |
| Molekulargewicht | ca. 7,5 kD | ca. 7,5 kD |
| Bildungsort | Leber, Niere, Bindegewebe, Tumorzellen | Leber, Niere, Bindegewebe, embryonal, Tumor |
| Regulation | GH Ernährung | wenig GH-abhängig |
| Serumspiegel | altersabhängig 170–350 ng/ml (Erw.) | 570–650 ng/ml |
| Zellulärer Wirkungsmechanismus (Rezeptor) | IGF-I-Rezeptor | IGF-II/Mannose-6-PO₄-Rezeptor IGF-I-Rezeptor |
| Biologische Wirkung | Mediator der GH-Wirkung, anabole Wirkung, insulinähnlich | fetales Wachstum, Tumoren, ZNS-Entwicklung, insulinähnlich |
| Diagnostische Bedeutung | erhöhte Serumspiegel bei Akromegalie, erniedrigte Spiegel bei GH-Mangel und Mangelernährung | erhöhte Serumspiegel bei Tumorhypoglykämien |

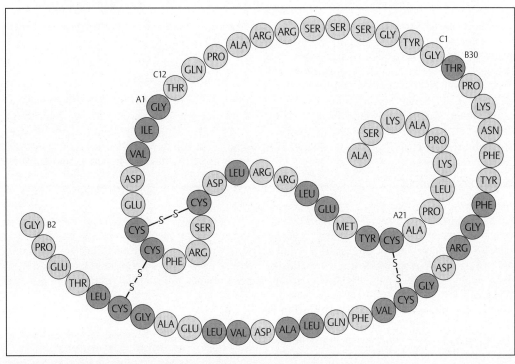

**Abb. 6.7**   Primärstruktur des IGF-I. Die schwarzen Symbole markieren Aminosäuren, die im Proinsulinmolekül identisch sind.

## Regulation der IGF-Synthese

Insbesondere Leber und Niere synthetisieren IGF. Es wird heute aber davon ausgegangen, daß viele unterschiedliche Gewebe und vor allem Bindegewebsfibroblasten in der Lage sind, IGF zu bilden. Die Expression des IGF-I-Gens wird in vielen, aber nicht allen Geweben von GH gesteuert. Die Synthese und Freisetzung von IGF-II ist dagegen GH-unabhängig. Andere Hormone wie Testosteron, Östrogen, Glucocorticoide und andere GF stimulieren die Genexpression und Transkription insbesondere von IGF-I. Katabole Zustände wie Unterernährung, Hungern, Fasten inhibieren die IGF-I-Bildung, ohne Einfluß auf die Synthese von IGF-II zu nehmen. Die Synthese und Sekretion von IGF-I ist beim Menschen altersabhängig. Bis zum 6. Lebensjahr sind nur relativ niedrige IGF-I-Serumspiegel um 50 ng/ml zu messen. Anschließend steigen die Serumkonzentrationen für IGF-I bis zur Pubertät an. IGF-II wird beim Menschen unabhängig vom Alter gebildet. Bei einigen Säugetierspezies ist dagegen eine Altersabhängigkeit und entwicklungsgeschichtliche Regulation der mRNA-Expression und Synthese von IGF-II sehr ausgeprägt. In der Fetalzeit werden besonders bei der Ratte große IGF-II-Mengen gebildet. Postnatal fallen die IGF-II-Spiegel dagegen bei der Ratte dramatisch ab. Es ist unklar, ob dem IGF-II auch beim Menschen eine Rolle als fetaler Wachstumsfaktor zukommt. Gezielte Ausschaltung des IGF-II-Gens bei Mäusen führt aber zu extremem, intrauterinem Kleinwuchs. In verschiedenen Tumoren und menschlichen Zellinien findet sich eine relativ hohe IGF-Gen-Expression. Besonders in embryonalen Tumoren (Neuroblastom und Wilms-Tumor) und manchen Sarkomen ist eine IGF-II-Gen-Amplifizierung nachgewiesen worden. Die biologische Bedeutung des IGF-II-Gens für die Tumorentstehung ist dabei unklar (Tab. 6.1) (36, 63, 69).

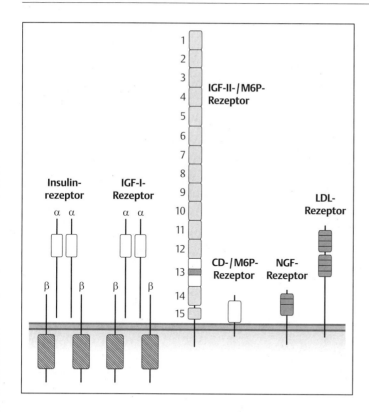

Abb. 6.**8** IGF-Rzeptoren. Der IGF-I-Rezeptor besitzt große Homologie mit dem Insulinrezeptor. der IGF-II-/M6P-rezeptor ähnelt in seiner Struktur Tansportproteinen wie dem LDL-Rezeptor.

| CD-/M6P-Rezeptor | kationenabhängiger Mannose-6-Phosphat-Rezeptor |
|---|---|
| LDL | Low-density-Lipoprotein |
| NGF | Nerve growth factor |

### Wirkmechanismen der IGF

Die IGF wirken endokrin, parakrin und autokrin (Abb. 6.**3**). Wie alle Hormone binden die IGF an spezifische Rezeptoren. 2 Klassen von IGF-Rezeptoren sind bekannt (Abb. 6.**8**).

Der *IGF-I-Rezeptor* ist ein heterotetrameres Glykoprotein, das aus 2 α-Bindungseinheiten und aus 2 β-Untereinheiten besteht. Die β-Untereinheiten besitzen wie viele GF-Rezeptoren und Protoonkogene Tyrosinkinaseaktivität (s. oben). Der IGF-I-Rezeptor besitzt bis zu 80 % Homologie mit dem Insulinrezeptor. Die mitogene Wirkung der IGF erfolgt über den IGF-I-Rezeptor. Die vielfältigen Stoffwechselwirkungen der IGF werden ebenfalls über den IGF-I- oder aber über den Insulinrezeptor übertragen (36, 45).

Der *IGF-II-Rezeptor* ist ein multifunktionales Glykoprotein mit einem Molekulargewicht von ca. 300 kD. Der IGF-II-Rezeptor ist mit dem kationenunabhängigen Mannose-6-Phosphat-(M6P-)Rezeptor identisch. Dieser Rezeptor transportiert lysosomale Enzyme in die Lysosomen der Zellen, wo sie enzymatisch aktiv werden. Die Bindung von IGF-II an den IGF-II-M6P-Rezeptor inhibiert die Aufnahme von lysosomalen Enzymen in die Zelle und möglicherweise auch den Transport der Enzyme innerhalb der Zelle. Damit ist IGF-II als ein anaboler, pleiotroper GF in der Lage in katabole Stoffwechselprozesse einzugreifen.

Die Signalübertragungswege der IGF-Rezeptoren sind heute weitgehend bekannt. Autophosphorylierung des Rezeptors und Phosphorylierung von intrazellulären Substraten wie MAP-Kinase, Phosphatidyl-Inositol-3-Kinase und IRS-1 und IRS-2 sind für die biologische Wirkung des IGF-I-Rezeptors von Bedeutung. Der IGF-II/M6P-Rezeptor scheint dagegen über G-Proteine zu wirken (45, 63).

### IGF-Bindungsproteine

Die IGF kommen im Blut nicht in freier Form, sondern an Bindungsproteine (IGFBP) gekoppelt vor. Auch im Gewebe scheint der Hauptteil der IGF an lokal gebildete IGFBP gebunden vorzu-

Tabelle 6.**2**    IGF-Bindungsproteine (IGFBPs) und ihre Charakteristika. Hauptaufgaben der IGFBPs sind die Reservoirfunktion als IGF-Trägerproteine sowie die Rolle als lokale Modulatoren der IGF-Wirkung (41). IGF-unabhängige Wirkungen von IGFBPs sind beschrieben

| | Molekular-gewicht | Glyko-sylierung | Vorkommen | Regulation | Funktion |
|---|---|---|---|---|---|
| IGFBP-1 | 25–28 kD | – | Amnion, Plazenta | Glucose, Insulin, Schwangerschaft | metabolisch Modulation der IGF-Wirkung |
| IGFBP-2 | 31–34 kD | (–) | ZNS, Serum | Insulin, Glucose | metabolisch Modulation der IGF-Wirkung erhöht bei malignen Erkrankungen |
| IGFBP-3 | 29 und 53 kD (150 kD) | + | Serum | GH Ernährung | IGF-Reservoir im Serum, verstärkt IGF-Effekte, IGF-unabhängig |
| IGFBP-4 | 24–25 kD | – | Serum, Knochen, Fibroblasten | ? | inhibiert IGF-Effekte |
| IBFBP-5 | 34 kD | + | Liquor, ZNS, SV-40-transformierte Fibroblasten, Knochen | ? | IGF-II-spezifisch ? |
| IGFBP-6 | 22 (32) kD | (+) | Osteosarkom, Lunge, ZNS | ? | Modulation der IGF-Wirkung |

+    vorhanden
(+)  wenig ausgeprägt
–    nicht vorhanden

(–)  unwesentlich
?    nicht bekannt

liegen. *Sechs Klassen von IGFBP* mit unterschiedlichem Molekulargewicht, unterschiedlicher Struktur und biologischer Wirkung sind bekannt (Tab. 6.**2**) (36, 41).

Die IGFBP verlängern die biologische Halbwertszeit der IGF erheblich. Andererseits dämpfen die IGFBP im Blut die Wirkung der IGF, indem pro Zeiteinheit nur relativ geringe Mengen von freiem IGF zur Bindung an zelluläre Rezeptoren und damit zur Ausübung einer biologischen Wirkung zur Verfügung gestellt werden. Sowohl inhibierende als auch stimulierende Wirkungen der IGFBP auf IGF-induzierte biologische Effekte sind bekannt. Die aus klinischer Sicht bedeutsamsten IGFBP sind:

- IGFBP-1,
- IGFBP-2,
- IGFBP-3.

*IGFBP-1* wird stark durch nutritive Einflüsse reguliert und kommt in hoher Konzentration in Amnionflüssigkeit und der Plazenta vor. *IGFBP-*

*2* ist das dominierende IGFBP im Liquor und ZNS. *IGFBP-3* ist das hauptsächliche IGF-Reservoir im Serum. IGFBP-3 wird vom hypophysären GH reguliert und reflektiert wie IGF-I die integrierte GH-Sekretion des Organismus (Tab. 6.**2**) (36, 41). IGF-unabhängige Wirkungen der IGFBP sind beschrieben worden.

## Biologische Wirkung der IGF

Die IGF sind potente Mitogene für Zellen in vitro. Ihre stimulierende Wirkung auf DNA-Synthese und Zellproliferation üben die IGF zusammen mit anderen GF wie EGF, PDGF und den TGF aus. Die IGF wirken auf eine Vielzahl unterschiedlicher Zelltypen wie Fibroblasten, Glia-, Knorpel- und Epithelzellen. Wie ihr Name sagt, besitzen die IGF insulinähnliche metabolische Wirkung. Sie stimulieren die Glucoseutilisierung und die Lipid- und Glykogensynthese, während sie die Lipolyse in Adipozyten hemmen. Eine Stimulation sämtlicher sog. pleiotroper Effekte (22, 69) in Zellen in vitro wie Ionenflux, Glucose-

und Aminosäuretransport, DNA- und RNA-Synthese und Proteinsynthese durch die IGF ist belegt. Darüber hinaus spielen die IGF eine Rolle bei der Differenzierung von Myoblasten *und* Fettzellvorstufen (69).

In vivo vermittelt IGF-I gemäß der Somatomedinhypothese von Salmon u. Daughaday die Wirkung des GH. Die wachstumsstimulierende Wirkung der IGF beruht vor allem in direkten Effekten auf Osteoblasten, Knorpelzellen und Fibroblasten. Im Zusammenhang mit GH wird diese Wirkung noch verstärkt (18, 27). Dabei wird die Synthese von DNA, RNA, Kollagen- und Nichtkollagenprotein im Knorpel-Knochen-Gewebe stimuliert. Die IGF üben darüber hinaus eine inhibierende Wirkung auf die Synthese und Freisetzung des hypophysären GH aus (69). Die Beziehung zwischen GH und IGF ist derjenigen zwischen ACTH und Cortisol bzw. TSH und Thyroxin vergleichbar. In vivo senkt IGF-I die Plasmakonzentrationen von Glucose, freien Fettsäuren und Insulin. Die glomeruläre Filtrationsrate und der vaskuläre Tonus werden durch die parenterale Gabe von IGF erhöht.

## Schilddrüsenhormone

Das Vorhandensein einer ausreichenden Menge an Schilddrüsenhormonen ist Voraussetzung für einen funktionell aktiven Stoffwechsel, ohne den GH und IGF-I ihre wachstumsstimulierende Wirkung nicht ausüben. Schilddrüsenhormone wirken dabei einerseits direkt auf Knorpel- und Knochenzellen und erhöhen die Sensitivität der Zielgewebe für die Proliferationsantwort auf IGF und GH. Andererseits stimulieren T$_3$ und T$_4$ die lokale Produktion von IGF-I und ermöglichen eine ausreichende Synthese von GH in der Hypophyse (Abb. 6.2). Besonders bei der Knochenreifung spielen die Schilddrüsenhormone eine Rolle (52, 63).

## Sexualhormone

Im Pubertätswachstumsschub wird die Knochenreifung und die zeitgerechte Induktion des Wachsens durch Sexualhormone wie Testosteron und Estradiol sichergestellt. Dabei beschleunigen diese Hormone die Knochenentwicklung stärker als das Knochenwachstum. Die Sexualhormone sind damit insbesondere auch für den Epiphysenschluß und für die Wachstumsbeendigung verantwortlich (52, 63). Aber auch vor der Pubertät spielen Androgene und Östrogene eine wichtige permissive Rolle bei der Regulation des Wachstums (28). Testosteron und Östrogene erhöhen die GH-Synthese und -Sekretionsrate der Hypophyse (Abb. 6.2).

## Glucocorticoide

Geringe Mengen von Glucocorticoiden der Nebennierenrinde sind für das Wachstum wichtig bzw. ermöglichen es erst. Dagegen wirken sie in hoher Konzentration wachstumshemmend. Insbesondere die exogene Gabe von Hydrocortison in Dosen über 45 mg/m$^2$/Tag bewirkt eine gestörte Knochenentwicklung und Wachstumshemmung (34). Auch Glucocorticoide wirken einerseits direkt an der Knorpelzelle (Abb. 6.2) und andererseits indirekt über das Endokrinium auf das Wachstum. Dabei beeinflussen Glucocorticoide die Synthese von IGFBP in Leber und Bindegewebe und inhibieren oder stimulieren dosisabhängig die GH-Synthese in der Hypophyse. Niedrige Dosen von Corticosteroiden sind für die Zellproliferation in vitro unabdingbar und wirken mit den IGF synergistisch (6, 52, 63).

# Auxologie und klinische Untersuchung

## Allgemeine klinische Untersuchung und Anamnese

Die Erfassung und Beurteilung von Wachstumsvorgängen liefert einen sensitiven Überblick über das Wohlergehen eines jeden Kindes. Umgekehrt ist der allgemeine Gesundheitszustand eines Kindes für die Beurteilung von Wachstumsprozessen entscheidend. Das Fehlen oder Vorhandensein von *Dysmorphiezeichen* und die Beurteilung der *Pubertätsentwicklung* eines Kindes sind bei jeder klinischen Untersuchung zu dokumentieren. *Ernährungszustand*, anamnestische Hinweise auf *chronische Erkrankungen* oder das Vorhandensein einer *organischen Störung*, z. B. pulmonaler, kardialer oder renaler Ursache, müssen bei der Beurteilung der Wachstumssituation

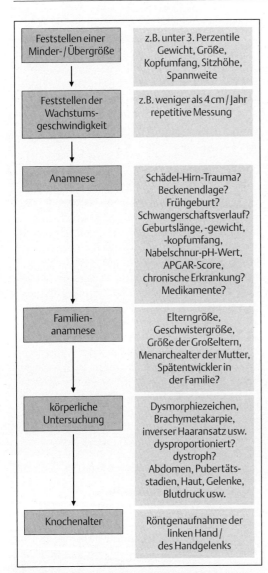

| | |
|---|---|
| Feststellen einer Minder-/Übergröße | z.B. unter 3. Perzentile Gewicht, Größe, Kopfumfang, Sitzhöhe, Spannweite |
| Feststellen der Wachstums-geschwindigkeit | z.B. weniger als 4 cm/Jahr repetitive Messung |
| Anamnese | Schädel-Hirn-Trauma? Beckenendlage? Frühgeburt? Schwangerschaftsverlauf? Geburtslänge, -gewicht, -kopfumfang, Nabelschnur-pH-Wert, APGAR-Score, chronische Erkrankung? Medikamente? |
| Familien-anamnese | Elterngröße, Geschwistergröße, Größe der Großeltern, Menarchealter der Mutter, Spätentwickler in der Familie? |
| körperliche Untersuchung | Dysmorphiezeichen, Brachymetakarpie, inverser Haaransatz usw. dysproportioniert? dystroph? Abdomen, Pubertäts-stadien, Haut, Gelenke, Blutdruck usw. |
| Knochenalter | Röntgenaufnahme der linken Hand/ des Handgelenks |

Abb. 6.**9** Wichtige anamnestische und klinische Daten zur Beurteilung eines Kleinwuchses.

eines Kindes berücksichtigt werden. Ebenso wichtig wie die körperliche Untersuchung ist das sorgfältige Erheben der *Familien-* und *Eigenanamnese*. Das Wachstum eines Kindes kann nur im Zusammenhang mit seiner Familiengeschichte und seiner eigenen Lebensgeschichte beurteilt werden: *Geburts-, Schädel-Hirn-Traumen* oder *Infektionen des ZNS* können einen GH-Mangel verursacht haben. Ein *spätes Menarchealter der Mutter* kann ein Hinweis auf eine konsti-

tutionelle Entwicklungsverzögerung sein. Die *Wachstumsdaten aller Familienangehörigen* sollen erhoben werden. Die Kenntnis des *psychosozialen Umfelds* eines Kindes ist wichtig, um nichtorganische Ursachen einer Wachstumsstörung zu erfassen. *Genetische Ursachen* von Wachstumsstörungen sind bei der Familienanamnese zu eruieren.

Ein einfaches Schema zur Beurteilung des Kleinwuchses ist in Abb. 6.**9** dargestellt.

> Es ist hervorzuheben, daß zur Bewertung der Wachstumssituation eines Kindes, neben der Feststellung der *aktuellen Größe*, die Berechnung der *Wachstumsgeschwindigkeit* entscheidend ist.

Hierzu müssen anamnestische Daten, z. B. die gesetzlichen Vorsorgeuntersuchungen, bei der Untersuchung vorliegen.

Liegt der Verdacht nahe, daß eine Wachstumsstörung Folge einer chronischen Erkrankung ist, ergänzen die in Abb. 6.**10** aufgeführten *Laboruntersuchungen* das vorgestellte diagnostische Vorgehen.

Diese Laboruntersuchungen sollen, in Abhängigkeit von Anamnese und klinischem Befund, bei unklarem Kleinwuchs eher großzügig durchgeführt werden. Eine *Chromosomenanalyse* ist insbesondere bei kleinwüchsigen Mädchen zum Ausschluß eines Ullrich-Turner-Syndroms indiziert. *Endokrinologische Spezialuntersuchungen* von Schilddrüse, Nebennieren und Gonaden werden ausführlich in den entsprechenden Kapiteln dieses Buches besprochen. Ein abgestuftes Vorgehen zur Abklärung eines Kleinwuchses ist in Abb. 6.**11** dargestellt.

Immer muß bei einer Wachstumsstörung zunächst eine sorgfältige Untersuchung und Erhebung von Familien- und Eigenanamnese durchgeführt werden. Die genaue *Messung von Größe, Gewicht* und *Kopfumfang* gehört zur Basis jeder Untersuchung. Zum *Screeninguntersuchungsprogramm* bei Kleinwuchs infolge einer Störung im GH-IGF-System wird unter Berücksichtigung der Altersabhängigkeit die Bestimmung von IGFBP-3 und IGF-I im Serum herangezogen. Die Laborbestimmung von IGF-II, Prokollagen III und Urin-GH bleibt wenigen Speziallabors vorbehalten und ist wenig hilfreich. Bei Verdacht auf GH-Mangel sind 2 GH-Stimulationstests (Tab. 6.**3**) indiziert.

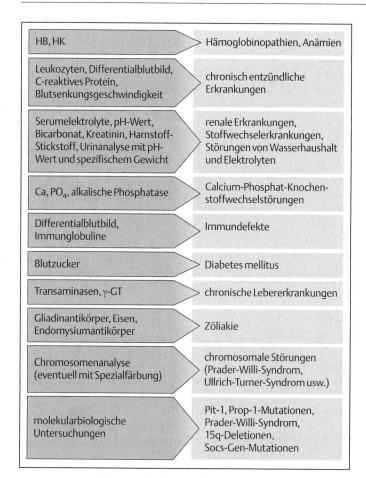

Abb. 6.**10** Labordiagnostik bei Kleinwuchs ohne Berücksichtigung von endokrinen Basis- oder Funktionsuntersuchungen.

| | |
|---|---|
| HB, HK | Hämoglobinopathien, Anämien |
| Leukozyten, Differentialblutbild, C-reaktives Protein, Blutsenkungsgeschwindigkeit | chronisch entzündliche Erkrankungen |
| Serumelektrolyte, pH-Wert, Bicarbonat, Kreatinin, Harnstoff-Stickstoff, Urinanalyse mit pH-Wert und spezifischem Gewicht | renale Erkrankungen, Stoffwechselerkrankungen, Störungen von Wasserhaushalt und Elektrolyten |
| Ca, PO$_4$, alkalische Phosphatase | Calcium-Phosphat-Knochenstoffwechselstörungen |
| Differentialblutbild, Immunglobuline | Immundefekte |
| Blutzucker | Diabetes mellitus |
| Transaminasen, γ-GT | chronische Lebererkrankungen |
| Gliadinantikörper, Eisen, Endomysiumantikörper | Zöliakie |
| Chromosomenanalyse (eventuell mit Spezialfärbung) | chromosomale Störungen (Prader-Willi-Syndrom, Ullrich-Turner-Syndrom usw.) |
| molekularbiologische Untersuchungen | Pit-1, Prop-1-Mutationen, Prader-Willi-Syndrom, 15q-Deletionen, Socs-Gen-Mutationen |

Tabelle 6.**3**    Stimulationstest der GH-Sekretion bei Verdacht auf GH-Mangel

**Pharmakologische GH-Sekretionstests:**

- Arginin: (0,5 g/kg L-Arginin-Monohydrochlorid (10 %) über 30 Minuten intravenös, Blutabnahmen bei –15, 0, 15, 30, 45, 60, 90 und 120 Minuten nach Gabe)
- Insulin: (bei Ausgangsblutzucker über 50 mg/dl: 0,1 E/kg Körpergewicht intravenös, Blutabnahmen mit Blutzucker und Cortisolbestimmung: basal, 15, 30, 45, 60, 90 Minuten nach Gabe)
  - L-DOPA: (unter 12,5 kg Körpergewicht 125 mg per os, 12–25 kg 250 mg per os, über 25 kg 500 mg per os, Blutabnahmen: basal, 30, 45, 60, 90 Minuten nach Gabe)
  - Clonidin (150 µg/m² Körperoberfläche per os, Blutabnahmen: basal, 15, 30, 45, 60, 90 Minuten nach Gabe)
  - GHRH: (1 µg/kg Körpergewicht, Blutabnahmen: basal, 15, 30, 45, 60, 90 Minuten nach Gabe) (nur zur Testung der Hypophyse geeignet)

**Physiologische GH-Stimulationstests:**

- Schlaf: (12- bzw. 24-Stunden-Profil, Blutabnahme alle 20 Minuten in vorbereitete Röhrchen, Gewährleistung von Tiefschlaf, ggf. EEG-Kontrolle)
  - Exercise (Treppensteigen, Fahrradergometer)

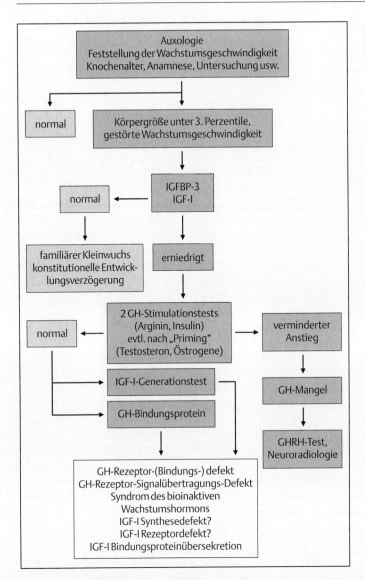

Abb. 6.11 Algorithmus zum diagnostischen Vorgehen bei Kleinwuchs.

Beim Nachweis eines GH-Mangels müssen weiterführende *neuroradiologische Untersuchungen*, am besten ein *MRT des Schädels*, durchgeführt werden (20, 23, 24, 31, 63, 75, 82).

### Meßverfahren

Zur Beurteilung des Wachstums müssen auxologische Parameter wie *Größe, Gewicht* und *Kopfumfang* bestimmt werden. Diese und andere relevante auxologische Parameter wie *Hautfaltendicke* oder *Sitzhöhe* müssen hinreichend genau mittels geeigneter Meßinstrumente erfaßt werden. Bei allen wiederholten Messungen eines Kindes muß dasselbe Instrument benutzt werden (87). Verschiedene Meßlatten, Stadiometer und Meßschalen zur Messung der liegenden Länge bei Säuglingen und Kleinkindern, die nicht stehen können, sind heute verfügbar. Für wissenschaftliche Beobachtungen der Kurzzeitwachstumskinetik sind sog. knemometrische Verfahren etabliert (21), die in der klinischen Praxis derzeit noch wenig gebäuchlich sind. Um Meßfehler möglichst klein zu halten, wäre es sinnvoll, die Messungen bei einem Kind von ein und demselben Untersucher durchführen zu lassen. Diese Forderung wird im klinischen Alltag häufig nicht erfüllt (87).

## Wachstumskurven

Die bei einem Kind erhobenen Meßdaten sind nur zu interpretieren, wenn sie korrekt in eine *Perzentilenkurve* (Abb. 6.**12**) oder in ein *Somatogramm* übertragen werden.

Vergleichstabellen mit der Angabe von *Standardabweichungen* können ebenfalls zur Analyse von Meßdaten herangezogen werden (Tab. 6.**4 a-d**) (23, 50, 51, 64, 79).

Die benutzten Referenzkurven müssen für die Population, aus der das entsprechende Kind stammt, relevant sein. Die hier dargestellten Referenzwerte von Reinken u. van Oost (64) sind an deutschen Kindern erhoben und gelten entsprechend für deutsche Kinder. Leider wird das Postulat, effiziente und effektive *Wachstumskontrollen* durchzuführen, in Deutschland bei den Kindervorsorgeuntersuchungen immer noch nicht genügend ernstgenommen, obwohl seit vielen Jahren auf hierbei bestehende Probleme hingewiesen wird (35).

Für wissenschaftliche Zwecke wird die Größe eines Kindes häufig als *Standard deviation score (SDS)* berechnet.

Damit kann die Größe von Kindern unterschiedlichen Alters verglichen werden. Der SDS errechnet sich aus der Größe des untersuchten Kindes, der durchschnittlichen Größe von Kindern des entsprechenden Alters und Geschlechts und der zugehörenden Standardabweichung (Tab. 6.**4 a** u. **b**):

$$SDS = \frac{\text{Größe in cm} - \text{Durchschnittsgröße in cm}}{\text{Standardabweichung in cm}}$$

Zum Vergleich der Wachstumsdaten eines Kindes mit den Daten normaler, gesunder Kinder werden heute meistens *Perzentilenkurven* herangezogen (Abb. 6.**12** u. Tab. 6.**4 c-d**). Dabei ist absolut unerläßlich, daß diese für das untersuchte Kind auch repräsentativ sind. Für viele Länder und ethnische Gruppen sind heute Perzentilenkurven verfügbar. In jüngster Zeit sind

krankheitsspezifische Wachstumskurven (z. B. für Kinder mit Ullrich-Turner-, Russel-Silver-Syndrom usw.) publiziert worden. Solche Kurven eignen sich besonders zur Überprüfung von Therapiekonzepten. Perzentilenkurven werden als Referenz herangezogen, da sie eine rasche Einordnung des Kindes in seinen Wachstumskanal ermöglichen und unter Berücksichtigung von Knochen- und chronologischem Alter eine pathologische Entwicklung erfassen lassen. Liegt ein Meßwert z. B. auf der 25. Perzentile für das betreffende Alter und Geschlecht, so bedeutet dies, daß von 100 Kindern desselben Alters und Geschlechts 75 größer und 25 kleiner als dieses Kind sind. Kinder, deren Meßwerte unter die 3. Perzentile bzw. über die 97. Perzentile einzuordnen sind, bzw. mehr als 2 SD hinsichtlich eines Wachstumsparameters von ihrer Referenzpopulation abweichen, sollen eingehender untersucht werden (Abb. 6.**9**–6.**11**). Allerdings sollte man sich immer vor Augen führen, daß z. B. immer noch jeweils 3 % aller normalen, gesunden Kinder der Referenzpopulation hinsichtlich Größe, Gewicht oder Kopfumfang über bzw unter der 97. bzw. 3. Perzentile liegen. Die 3-%-Grenze stellt eine willkürliche Schwelle dar. Andere Untersucher schlagen die 5. oder 10. Perzentile als Schwellenwert zu weiterer diagnostischen Maßnahmen vor. Das Verhältnis von Aufwand, Kosten und Invasivität zu dem zu erwartenden Gewinn für das einzelne Kind beispielsweise hinsichtlich der Endgröße muß bei solchen Überlegungen aber gewahrt werden. Besonders wichtig ist die Erfassung des Schneidens der Perzentilen. Weichen die Meßdaten eines Kindes um mehr als 15 Perzentilenpunkte von dem dem Kind bisher eigenen Perzentilenkanal ab, werden ebenfalls sofort weitere diagnostische Schritte nötig (6, 7, 52, 63, 75).

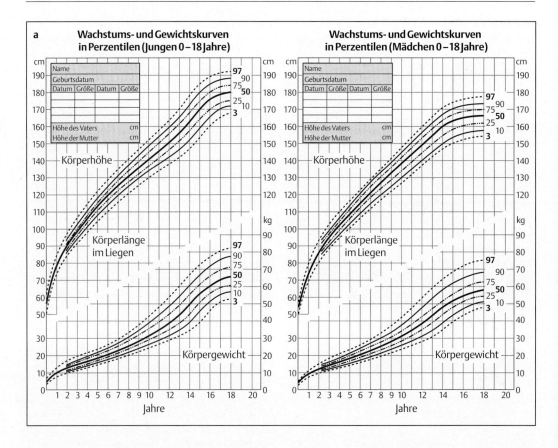

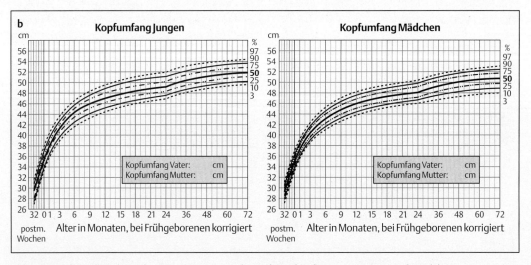

Abb. 6.**12 a, b**   Körperlänge/-größe, Körpergewicht und Kopfumfang von Jungen und Mädchen in Perzentilenkurven:
**a**   Körperlänge/-größe und Körpergewicht von Jungen und Mädchen von 0–18 Jahren (nach Reinken u. van Oost).
**b**   Kopfumfang von Jungen und Mädchen von Geburt bis zum 6. Lebensjahr (nach Reinken u. van Oost).

Tabelle 6.**4 a**  Körperlänge/Größe von Jungen und Mädchen von 1–18 Jahren. Mittelwert ± SD (nach Reincken u. van Oost)

| Alter (Jahre) | Jungen | Mädchen |
|---|---|---|
| 1 | 76,1 ± 2,9 | 74,8 ± 2,0 |
| 2 | 88,5 ± 2,6 | 87,8 ± 3,3 |
| 3 | 98,3 ± 3,4 | 96,8 ± 3,6 |
| 4 | 105,3 ± 4,0 | 104,5 ± 4,1 |
| 5 | 112,1 ± 3,9 | 111,1 ± 4,3 |
| 6 | 118,4 ± 4,3 | 117,9 ± 4,6 |
| 7 | 125,1 ± 4,9 | 124,7 ± 4,6 |
| 8 | 130,9 ± 5,2 | 130,7 ± 4,8 |
| 9 | 136,5 ± 5,5 | 135,9 ± 5,1 |
| 10 | 141,4 ± 5,9 | 141,6 ± 5,5 |
| 11 | 146,1 ± 6,4 | 147,1 ± 6,1 |
| 12 | 150,7 ± 7,3 | 153,5 ± 6,8 |
| 13 | 158,1 ± 8,1 | 159,0 ± 6,6 |
| 14 | 165,2 ± 8,7 | 161,7 ± 5,7 |
| 15 | 172,1 ± 7,7 | 165,7 ± 5,2 |
| 16 | 176,8 ± 6,8 | 167,0 ± 5,1 |
| 17 | 178,8 ± 6,7 | 166,8 ± 5,0 |
| 18 | 179,9 ± 6,4 | 167,0 ± 5,1 |

Tabelle 6.**4 b**  Körpergewicht von Jungen und Mädchen von 1–18 Jahren. Mittelwerte und obere und untere Abweichung (nach Reincken u. van Oost)

| Alter (Jahre) | Jungen | Mädchen |
|---|---|---|
| 1 | 9,9 ± 1,1 | 9,5 ± 0,9 |
| 2 | 12,8 ± 1,2 | 12,4 ± 1,6 |
| 3 | 15,4 ± 1,6 | 14,7 ± 1,6 |
| 4 | 17,3 ± 2,0 | 17,0 ± 1,9 |
| 5 | 19,3 ± 2,5 | 19,2 ± 2,2 |
| 6 | 21,7 ± 2,8 | 21,5 ± 5,0 / 4,5 |
| 7 | 24,5 ± 3,6 | 24,4 ± 6,0 / 5,0 |
| 8 | 27,4 ± 6,0 / 5,5 | 27,3 ± 6,5 / 5,5 |
| 9 | 30,4 ± 8,0 / 6,5 | 30,2 ± 8,5 / 6,0 |
| 10 | 33,5 ± 9,0 / 7,0 | 33,4 ± 9,0 / 7,0 |
| 11 | 36,3 ± 9,0 / 7,5 | 37,1 ± 10,5 / 7,5 |
| 12 | 39,9 ± 11,0 / 10,5 | 41,4 ± 12,0 / 10,0 |
| 13 | 45,9 ± 12,0 / 11,0 | 46,6 ± 13,0 / 12,0 |
| 14 | 51,4 ± 13,0 / 12,0 | 48,4 ± 16,0 / 14,0 |
| 15 | 56,0 ± 15,0 / 13,0 | 51,9 ± 16,0 / 13,0 |
| 16 | 60,1 ± 16,0 / 14,0 | 54,2 ± 16,0 / 11,0 |
| 17 | 63,7 ± 16,0 / 13,0 | 56,3 ± 15,0 / 10,0 |
| 18 | 65,2 ± 15,0 / 12,0 | 58,0 ± 14,0 / 10,0 |

Tabelle 6.**4 c**  Perzentilen für BMI für Jungen (5–17 Jahre)

| Alter (Jahre) | %ile | Asiatisch | Schwarz | Spanisch | Weiß | USA gesamt |
|---|---|---|---|---|---|---|
| 5 | 5 | 13,2 | 13,7 | 13,8 | 13,7 | 13,7 |
|  | 15 | 14,0 | 14,4 | 14,6 | 14,4 | 14,4 |
|  | 50 | 15,0 | 15,5 | 15,9 | 15,5 | 15,6 |
|  | 75 | 15,3 | 16,2 | 17,2 | 16,4 | 16,5 |
|  | 85 | 15,5 | 16,8 | 18,0 | 17,1 | 17,2 |
|  | 95 | 17,1 | 18,1 | 19,4 | 18,1 | 18,3 |
| 6 | 5 | 13,3 | 13,8 | 13,8 | 13,8 | 13,8 |
|  | 15 | 14,1 | 14,4 | 14,7 | 14,4 | 14,5 |
|  | 50 | 15,0 | 15,5 | 16,0 | 15,6 | 15,6 |
|  | 75 | 15,5 | 16,4 | 17,4 | 16,6 | 16,7 |
|  | 85 | 15,7 | 17,0 | 18,2 | 17,3 | 17,4 |
|  | 95 | 17,8 | 18,8 | 20,2 | 18,9 | 19,0 |

Tabelle 6.**4 c**   **(Fortsetzung)** Perzentilen für BMI für Jungen (5–17 Jahre)

| Alter (Jahre) | %ile | Asiatisch | Schwarz | Spanisch | Weiß | USA gesamt |
|---|---|---|---|---|---|---|
| 7 | 5 | 13,5 | 14,0 | 14,0 | 13,9 | 13,9 |
|  | 15 | 14,3 | 14,6 | 14,9 | 14,6 | 14,7 |
|  | 50 | 15,2 | 15,8 | 16,2 | 15,8 | 15,8 |
|  | 75 | 15,8 | 16,7 | 17,7 | 16,9 | 17,0 |
|  | 85 | 16,1 | 17,4 | 18,6 | 17,7 | 17,8 |
|  | 95 | 18,8 | 19,9 | 21,2 | 19,9 | 20,0 |
| 8 | 5 | 13,7 | 14,2 | 14,2 | 14,1 | 14,1 |
|  | 15 | 14,5 | 14,8 | 15,1 | 14,9 | 14,9 |
|  | 50 | 15,6 | 16,1 | 16,6 | 16,2 | 16,2 |
|  | 75 | 16,4 | 17,3 | 18,3 | 17,5 | 17,5 |
|  | 85 | 16,9 | 18,3 | 19,5 | 18,6 | 18,6 |
|  | 95 | 20,2 | 21,3 | 22,7 | 21,4 | 21,5 |
| 9 | 5 | 13,9 | 14,4 | 14,4 | 14,3 | 14,3 |
|  | 15 | 14,7 | 15,1 | 15,4 | 15,1 | 15,1 |
|  | 50 | 16,0 | 16,5 | 17,0 | 16,6 | 16,6 |
|  | 75 | 17,2 | 18,1 | 19,1 | 18,3 | 18,4 |
|  | 85 | 17,9 | 19,4 | 20,7 | 19,7 | 19,7 |
|  | 95 | 21,7 | 22,9 | 24,4 | 23,0 | 23,1 |
| 10 | 5 | 14,1 | 14,6 | 14,7 | 14,6 | 14,6 |
|  | 15 | 15,0 | 15,4 | 15,6 | 15,4 | 15,4 |
|  | 50 | 16,6 | 17,1 | 17,6 | 17,1 | 17,2 |
|  | 75 | 18,0 | 19,0 | 20,0 | 19,2 | 19,2 |
|  | 85 | 19,1 | 20,6 | 21,9 | 20,9 | 20,9 |
|  | 95 | 23,2 | 24,4 | 25,9 | 24,5 | 24,6 |
| 11 | 5 | 14,4 | 14,9 | 15,0 | 14,9 | 14,9 |
|  | 15 | 15,4 | 15,8 | 16,1 | 15,8 | 15,8 |
|  | 50 | 17,1 | 17,7 | 18,1 | 17,7 | 17,8 |
|  | 75 | 18,9 | 19,9 | 20,9 | 20,1 | 20,1 |
|  | 85 | 20,0 | 21,6 | 22,9 | 21,9 | 21,9 |
|  | 95 | 24,3 | 25,5 | 27,1 | 25,6 | 25,7 |
| 12 | 5 | 14,8 | 15,3 | 15,4 | 15,3 | 15,3 |
|  | 15 | 16,0 | 16,3 | 16,6 | 16,3 | 16,3 |
|  | 50 | 17,8 | 18,3 | 18,8 | 18,4 | 18,4 |
|  | 75 | 19,6 | 20,6 | 21,7 | 20,8 | 20,9 |
|  | 85 | 20,7 | 22,3 | 23,6 | 22,6 | 22,6 |
|  | 95 | 25,1 | 26,3 | 27,9 | 26,4 | 26,5 |
| 13 | 5 | 15,4 | 15,9 | 15,9 | 15,9 | 15,9 |
|  | 15 | 16,6 | 17,0 | 17,3 | 17,0 | 17,0 |
|  | 50 | 18,4 | 19,0 | 19,5 | 19,1 | 19,1 |
|  | 75 | 20,2 | 21,2 | 22,3 | 21,5 | 21,5 |
|  | 85 | 21,1 | 22,8 | 24,2 | 23,2 | 23,2 |
|  | 95 | 25,6 | 26,9 | 28,5 | 27,0 | 27,1 |
| 14 | 5 | 16,0 | 16,5 | 16,6 | 16,5 | 16,5 |
|  | 15 | 17,3 | 17,7 | 18,0 | 17,7 | 17,7 |
|  | 50 | 19,2 | 19,7 | 20,2 | 19,8 | 19,8 |
|  | 75 | 20,8 | 21,9 | 23,0 | 22,1 | 22,1 |
|  | 85 | 21,8 | 23,4 | 24,8 | 23,7 | 23,7 |
|  | 95 | 26,3 | 27,6 | 29,2 | 27,6 | 27,8 |
| 15 | 5 | 16,7 | 17,2 | 17,3 | 17,2 | 17,2 |
|  | 15 | 18,0 | 18,3 | 18,6 | 18,3 | 18,4 |
|  | 50 | 19,9 | 20,5 | 21,0 | 20,5 | 20,6 |
|  | 75 | 21,5 | 22,5 | 23,6 | 22,8 | 22,8 |
|  | 85 | 22,5 | 24,1 | 25,6 | 24,5 | 24,5 |
|  | 95 | 27,2 | 28,5 | 30,1 | 28,5 | 28,7 |

Tabelle 6.**4 c** **(Fortsetzung)** Perzentilen für BMI für Jungen (5–17 Jahre)

| Alter (Jahre) | %ile | Asiatisch | Schwarz | Spanisch | Weiß | USA gesamt |
|---|---|---|---|---|---|---|
| 16 | 5 | 17,3 | 17,9 | 18,0 | 17,9 | 17,9 |
| | 15 | 18,6 | 18,9 | 19,2 | 18,9 | 19,0 |
| | 50 | 20,6 | 21,2 | 21,7 | 21,3 | 21,3 |
| | 75 | 22,2 | 23,3 | 24,4 | 23,6 | 23,6 |
| | 85 | 23,4 | 25,1 | 26,5 | 25,4 | 25,4 |
| | 95 | 28,2 | 29,6 | 31,2 | 29,6 | 29,8 |
| 17 | 5 | 17,8 | 18,4 | 18,4 | 18,3 | 18,3 |
| | 15 | 19,2 | 19,6 | 19,9 | 19,6 | 19,6 |
| | 50 | 21,2 | 21,7 | 22,3 | 21,8 | 21,8 |
| | 75 | 22,9 | 23,9 | 25,1 | 24,2 | 24,2 |
| | 85 | 23,8 | 25,5 | 27,0 | 25,9 | 25,9 |
| | 95 | 28,6 | 29,9 | 31,6 | 30,0 | 30,1 |

Tabelle 6.**4 d** Perzentilen für BMI für Mädchen (5–17 Jahre)

| Alter (Jahre) | %ile | Asiatisch | Schwarz | Spanisch | Weiß | USA gesamt |
|---|---|---|---|---|---|---|
| 5 | 5 | 13,0 | 13,3 | 13,5 | 13,0 | 13,1 |
| | 15 | 13,6 | 14,0 | 14,3 | 13,7 | 13,8 |
| | 50 | 14,5 | 15,4 | 15,5 | 14,9 | 15,1 |
| | 75 | 15,2 | 16,6 | 17,1 | 15,8 | 16,1 |
| | 85 | 15,7 | 17,7 | 18,1 | 16,5 | 16,9 |
| | 95 | 16,6 | 19,8 | 19,6 | 18,1 | 18,5 |
| 6 | 5 | 13,3 | 13,6 | 13,8 | 13,3 | 13,4 |
| | 15 | 13,8 | 14,2 | 14,5 | 14,0 | 14,1 |
| | 50 | 14,6 | 15,5 | 15,6 | 15,0 | 15,2 |
| | 75 | 15,5 | 17,0 | 17,5 | 16,1 | 16,4 |
| | 85 | 16,1 | 18,1 | 18,5 | 16,9 | 17,2 |
| | 95 | 17,4 | 20,7 | 20,5 | 18,9 | 19,3 |
| 7 | 5 | 13,4 | 13,8 | 13,9 | 13,5 | 13,6 |
| | 15 | 14,0 | 14,4 | 14,7 | 14,1 | 14,3 |
| | 50 | 14,9 | 15,8 | 15,9 | 15,3 | 15,4 |
| | 75 | 16,1 | 17,5 | 18,0 | 16,7 | 17,0 |
| | 85 | 16,7 | 18,8 | 19,2 | 17,6 | 17,9 |
| | 95 | 18,4 | 21,8 | 21,6 | 20,0 | 20,4 |
| 8 | 5 | 13,5 | 13,9 | 14,0 | 13,5 | 13,6 |
| | 15 | 14,2 | 14,6 | 14,9 | 14,3 | 14,4 |
| | 50 | 15,3 | 16,2 | 16,3 | 15,7 | 15,8 |
| | 75 | 16,8 | 18,3 | 18,8 | 17,4 | 17,7 |
| | 85 | 17,7 | 19,8 | 20,2 | 18,6 | 18,9 |
| | 95 | 19,6 | 23,1 | 22,9 | 21,2 | 21,7 |
| 9 | 5 | 13,6 | 14,0 | 14,1 | 13,6 | 13,7 |
| | 15 | 14,4 | 14,8 | 15,1 | 14,5 | 14,6 |
| | 50 | 15,8 | 16,7 | 16,9 | 16,2 | 16,4 |
| | 75 | 17,7 | 19,2 | 19,7 | 18,3 | 18,6 |
| | 85 | 18,8 | 21,0 | 91,4 | 19,7 | 20,1 |
| | 95 | 20,9 | 24,5 | 24,3 | 22,6 | 23,0 |
| 10 | 5 | 13,9 | 14,2 | 14,4 | 13,9 | 14,0 |
| | 15 | 14,8 | 15,2 | 15,5 | 14,9 | 15,0 |
| | 50 | 16,5 | 17,4 | 17,6 | 16,9 | 17,1 |
| | 75 | 18,7 | 20,2 | 20,8 | 19,3 | 19,6 |
| | 85 | 20,0 | 22,3 | 22,7 | 21,0 | 21,4 |
| | 95 | 22,4 | 26,1 | 25,8 | 24,1 | 24,5 |

Tabelle 6.**4 d**   **(Fortsetzung)** Perzentilen für BMI für Mädchen (5–17 Jahre)

| Alter (Jahre) | %ile | Asiatisch | Schwarz | Spanisch | Weiß | USA gesamt |
|---|---|---|---|---|---|---|
| 11 | 5 | 14,3 | 14,7 | 14,9 | 14,4 | 14,5 |
| | 15 | 15,4 | 15,8 | 16,1 | 15,5 | 15,6 |
| | 50 | 17,3 | 18,3 | 18,4 | 17,7 | 17,9 |
| | 75 | 19,7 | 21,3 | 21,9 | 20,4 | 20,7 |
| | 85 | 21,2 | 23,5 | 24,0 | 22,2 | 22,6 |
| | 95 | 23,8 | 27,6 | 27,4 | 25,6 | 26,1 |
| 12 | 5 | 15,0 | 15,4 | 15,5 | 15,0 | 15,1 |
| | 15 | 16,1 | 16,6 | 16,9 | 16,3 | 16,4 |
| | 50 | 18,2 | 19,2 | 19,3 | 18,6 | 18,8 |
| | 75 | 20,7 | 22,4 | 22,9 | 21,4 | 21,7 |
| | 85 | 22,2 | 24,6 | 25,1 | 23,2 | 23,6 |
| | 95 | 25,2 | 29,1 | 28,9 | 27,0 | 27,5 |
| 13 | 5 | 15,8 | 16,1 | 16,3 | 15,8 | 15,9 |
| | 15 | 16,9 | 17,4 | 17,7 | 17,1 | 17,2 |
| | 50 | 19,0 | 20,0 | 20,2 | 19,4 | 19,6 |
| | 75 | 21,5 | 23,2 | 23,8 | 22,2 | 22,5 |
| | 85 | 23,0 | 25,4 | 25,9 | 24,0 | 24,4 |
| | 95 | 26,3 | 30,3 | 30,0 | 28,1 | 28,6 |
| 14 | 5 | 16,5 | 16,8 | 17,0 | 16,5 | 16,6 |
| | 15 | 17,7 | 18,1 | 18,5 | 17,8 | 18,0 |
| | 50 | 19,6 | 20,7 | 20,8 | 20,1 | 20,2 |
| | 75 | 22,1 | 23,8 | 24,3 | 22,8 | 23,1 |
| | 85 | 23,5 | 25,9 | 26,4 | 24,5 | 24,9 |
| | 95 | 26,9 | 31,0 | 30,7 | 28,8 | 29,3 |
| 15 | 5 | 17,0 | 17,4 | 17,5 | 17,0 | 17,1 |
| | 15 | 18,1 | 18,6 | 19,0 | 18,3 | 18,4 |
| | 50 | 20,0 | 21,1 | 21,2 | 20,5 | 20,6 |
| | 75 | 22,3 | 24,0 | 24,6 | 23,1 | 23,4 |
| | 85 | 23,8 | 26,2 | 26,7 | 24,8 | 25,2 |
| | 95 | 27,2 | 31,3 | 31,0 | 29,1 | 29,6 |
| 16 | 5 | 17,2 | 17,6 | 17,8 | 17,3 | 17,4 |
| | 15 | 18,4 | 18,9 | 19,2 | 18,5 | 18,7 |
| | 50 | 20,2 | 21,3 | 21,4 | 20,7 | 20,9 |
| | 75 | 22,5 | 24,2 | 24,8 | 23,2 | 23,5 |
| | 85 | 24,0 | 26,5 | 27,0 | 25,1 | 25,5 |
| | 95 | 27,5 | 31,6 | 31,4 | 29,4 | 29.9 |
| 17 | 5 | 17,5 | 17,9 | 18,1 | 17,6 | 17,7 |
| | 15 | 18,6 | 19,1 | 19,5 | 18,8 | 18,9 |
| | 50 | 20,6 | 21,6 | 21,8 | 21,0 | 21,2 |
| | 75 | 23,0 | 24,7 | 25,3 | 23,7 | 24,1 |
| | 85 | 24,5 | 26,9 | 27,5 | 25,5 | 25,9 |
| | 95 | 28,8 | 33,0 | 32,8 | 30,8 | 31,3 |

## Genetische Zielgröße

▌ Die Kenntnis der Elterngrößen ist zur Beurteilung der Größe eines Kindes essentiell.

Die genetische Zielgröße wird bestimmt, indem die nach Möglichkeit vom Untersucher selbst gemessenen Größen von Vater und Mutter eines Kindes addiert werden. Der resultierende Wert wird durch 2 dividiert. Anschließend werden hierzu 6,5 cm addiert, wenn es sich um einen Jungen handelt, oder 6,5 cm subtrahiert, wenn es sich um ein Mädchen handelt. Um dem säkularen Trend gerecht zu werden, wird heute von manchen Untersuchern die genetische Zielgröße für Jungen mit der mittleren Elterngröße plus 10,2 cm, die für Mädchen mit der mittleren Elterngröße minus 2,6 cm angegeben. 90–95 % aller gesunden Kinder eines Elternpaars werden statistisch gesehen eine Endgröße erreichen, die im Bereich der so berechneten genetischen Zielgröße liegt (11, 75).

> Wenn die zu erwartende Endgröße eines Kindes von der genetischen Zielgröße deutlich abweicht, müssen diagnostische Maßnahmen veranlaßt werden (11, 75).

## Knochenalterbestimmung und Endgrößenvoraussage

Wachstum und Pubertätsentwicklung sind eng mit dem Knochenalter korreliert (49, 52). Die Bestimmung des Knochenalters mittels standardisierter Röntgenaufnahmen wird zur Endlängenvoraussage unter Benutzung von Referenztabellen herangezogen. Es existieren verschiedene Techniken zur radiologischen Bestimmung des Knochenalters.

> Die am weitesten verbreitete Methode zur Knochenalterbestimmung ist die mittels einer *Röntgenaufnahme der linken Hand* und *des linken Handgelenks*.

Beim sehr jungen Kind mit einem Alter unter 6 Monaten ist eine *Röntgenaufnahme des Knies* und der *Fußwurzelknochen* zur Knochenalterbestimmung besser geeignet. Hand und Handgelenk bieten viele Informationen bzgl. der Knochenreife, da in einer Röntgenaufnahme viele Ossifikationszentren gleichzeitig beurteilt werden können.

2 Methoden zur Knochenalterbestimmung sind heute vor allem gebräuchlich:

- Bei der *Greulich*- und *Pyle-Methode* wird eine individuelle Röntgenaufnahme in ihrem Gesamterscheinungsbild mit Referenzröntgenaufnahmen im Greulich- und Pyle-Atlas verglichen. Dabei wird das Knochenalter der Aufnahme zugeordnet, die dem Aussehen der individuellen Aufnahme am nächsten kommt (19).
- Die *Tanner-Whitehouse-Methode* ist etwas komplizierter. Hierbei werden 20 Knochen der Hand und des Handgelenks einzeln begutachtet und ihre Knochenreife nach feststehenden Kriterien mit Punktzahlen versehen. Alle Punktzahlen tragen schließlich zur Errechnung des Knochenalters bei (80).

Es ist wichtig, sich bei jeder Knochenalterbestimmung die nicht unerhebliche Standardabweichung der Methoden vor Augen zu führen. Zur Berechnung der Endgröße eines Kindes werden das chronologische Alter, das Knochenalter sowie die individuelle Größe herangezogen. Um eine höhere Genauigkeit der Endgrößenvoraussage zu erreichen, können weitere Informationen wie die Wachstumsgeschwindigkeit oder der Eintritt der Menarche bei der Endlängenberechnung mitberücksichtigt werden.

Die 3 am häufigsten benutzten Methoden zur Endlängenberechnung sind:

- Tanner-Whitehouse-(TW2-)-Methode,
- Roche-Wainer-Thissen-Methode,
- Bailey-Pinneau-Methode (3, 80, 90).

Bei der Bailey-Pinneau-Methode wird der Prozentsatz der bereits erreichten Erwachsenengröße bestimmt. Bei der TW2- und der Roche-Wainer-Thissen-Methode werden Regressionsgleichungen basierend auf dem Wachstum normaler Kinder zur Endlängenberechnung herangezogen. Alle 3 Methoden haben Vor- und Nachteile (90).

## Körperproportionen

Die Bestimmung von Körperproportionen ist klinisch bei einigen Kleinwuchsformen wie den Skelettdysplasien und nach Wirbelsäulenbestrahlung wichtig. Die Rumpflänge kann über die Bestimmung der Sitzhöhe ermittelt werden. Subtraktion der Sitzhöhe von der Gesamtgröße des Kindes ergibt die subischiale Beinlänge. Die brauchbarste Bestimmung der Körperproportionen ist die Berechnung des Verhältnisses zwischen Ober- und Unterlänge (63, 75). Die Unterlänge wird dabei als die Beinlänge vom Symphysenoberrand gemessen, die Oberlänge errechnet sich aus Körperhöhe minus Unterlänge. Der Quotient von Ober- zu Unterlänge ist altersabhängig (Abb. 6.**13**), weicht er um mehr als 2 SD vom Mittelwert ab, so liegt ein dysproportionierter Kleinwuchs vor. Auch die Bestimmung der Armspann-

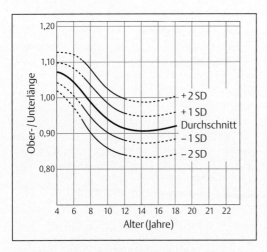

Abb. 6.**13**  Normalwerte für das Verhältnis von Ober- zu Unterlänge (nach Sippel).

weite ergibt Hinweise für das Vorliegen einer Dysproportionierung.

### Wachstumsgeschwindigkeit und ICP-Modell

Eine einzelne Messung eines Wachstumsparameters repräsentiert nur eine statische Größe und ermöglicht dementsprechend keine Aussage über den dynamischen Vorgang des Wachsens. Die *Wachstumsgeschwindigkeit*, ermittelt aus 2 zeitlich voneinander getrennt vorgenommenen Messungen und ausgedrückt als Größenänderung in Zentimetern pro Jahr, repräsentiert dies sehr viel eher. Auch für die Wachstumsgeschwindigkeit existieren Perzentilenkurven (Abb. 6.**14**).

Die Berechnung der Wachstumsgeschwindigkeit steht im Vordergrund jeder Untersuchung von Wachstumsstörungen (Abb. 6.**9**, 6.**11** u. 6.**14**).

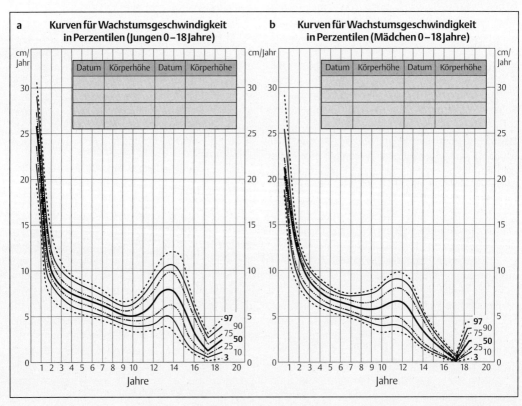

Abb. 6.**14 a, b**  Wachstumsgeschwindigkeit von Jungen und Mädchen von Geburt bis zum 18. Lebensjahr dargestellt in Perzentilenkurven (nach Reinken u. van Oost).

Die Wachstumsgeschwindigkeit ist abhängig vom Alter und Geschlecht eines Kindes: Während die mittlere Wachstumsgeschwindigkeit im 1. Lebensjahr über 20 cm/Jahr beträgt, fällt sie im 2. Lebensjahr auf durchschnittlich 9 cm/Jahr und erreicht bis zum Eintritt der Pubertät nur noch eine Geschwindigkeit von 5 cm/Jahr. Jungen wachsen im Durchschnitt in den ersten 6 Lebensmonaten 14 cm.

Im sog. *Infancy-childhood-puberty- (ICP-)Modell des Wachstums* wird die Bedeutung der Wachstumsphase in der frühen Kindheit vom 6. Lebensmonat bis zum 3. Lebensjahr als *Infancy-childhood growth spurt (ICGS)* hervorgehoben (33). Der Eintritt des Pubertätswachstumsschubs, im ICP-Modell als *Puberty growth spurt* bezeichnet, ist die zweite sehr wichtige Größe bei der Beurteilung der Wachstumsgeschwindigkeit. Die Hauptwirkung des hypophysären GH auf das kindliche Wachstum beginnt am Ende des 1. Lebensjahrs und fällt damit mit dem Beginn des ICGS zusammen. Bei 30–50 % aller Kinder mit Wachstumsstörungen und/oder Malnutrition ist der Beginn des ICGS verspätet, bei Kindern mit GH-Mangel fehlt er. Ein verspäteter ICGS-Beginn führt immer zu einer reduzierten Erwachsenengröße (33). Ein verfrühter Pubertätswachstumsschub kommt bei Kindern mit Pubertas praecox oder Kindern mit AGS vor und führt ebenfalls zu einer herabgesetzten Endgröße. Es kommt in diesen Situationen zu einem frühzeitigen Verknöchern der Wachstumsfugen und damit zu einem verfrühten Wachstumsabschluß. Umgekehrt erreichen Kinder mit konstitutioneller Entwicklungsverzögerung, die nur verspätet ihre pubertätsbedingte Wachstumsakzeleration durchlaufen, in der Regel ihre normale Zielgröße.

# Kleinwuchs

## Primärer Kleinwuchs

Beim primären Kleinwuchs liegen primäre Störungen des Skelettwachstums infolge eines genetischen Defekts oder einer pränatalen Störung vor (63, 75). Häufig sind diese Kleinwuchsformen von Geburt an vorhanden und phänotypisch ausgeprägt. Mitunter manifestiert sich ein primärer Kleinwuchs aber nicht sofort nach der Geburt, sondern wird wie z. B. bei der Hypochondroplasie erst später bemerkbar. Primäre Störungen des Wachstums sind (23, 63, 75):

- Skelettdysplasien,
- primordialer Kleinwuchs,
- intrauterine Wachstumsretardierung (Tab. 6.**5**–6.**7**),
- Chromosomenstörungen,
- Syndrome mit bereits intrauterin einsetzender Kleinwuchssymptomatik.

### Familiärer Kleinwuchs

Ein primärer Kleinwuchs liegt auch beim familiären Kleinwuchs vor. Bei dieser Kleinwuchsform ist das genetische Potential des Wachstums eingeschränkt, ohne daß pathologische Stoffwechselprozesse oder biochemische Defekte vorliegen bzw. bekannt sind. Die Diagnose eines familiären Kleinwuchses liegt nahe, wenn folgende Befunde erhoben werden:

- die Eltern und/oder andere Verwandte ersten Grades des betroffenen Kindes sind ebenfalls klein,
- die Endgröße des Kindes wird innerhalb 10 cm der mittleren Elterngröße berechnet,
- das Knochenalter des Kindes ist in Relation zum chronologischen Alter normal,
- das Längenwachstum bewegt sich parallel der 3. Perzentile,
- chronische Erkrankungen sind ausgeschlossen,
- außerdem darf das Kind keine Stigmata eines mit Kleinwuchs einhergehenden Syndroms aufweisen (Tab. 6.**6** u. 6.**7**).

Falls nur ein entfernter Verwandter klein ist, die Eltern, Geschwister und Großeltern eines Kindes aber für ihre Population normal groß sind, ist ein familiärer Kleinwuchs eher unwahrscheinlich (7, 52, 72, 75).

Tabelle 6.**5**    Genetische Befunde bei Skelettdysplasien (19a)

| Syndrome | Chromosom | Gen/Protein | Vererbung |
|---|---|---|---|
| Thanatophore Dysplasie | 4p | FGFR-3p | AD |
| Achondroplasie | 4p | FGFR-3 | AD |
| Hypochondroplasie | 4p | FGFR-3 | AD |
| Crouzon-Syndrom | 10q | FGFR-2 | AD |
| Apert-Syndrom | 10q | FGFR-2 | AD |
| Pfeiffer-Syndrom | 8p/10q | FGFR-1/FGFR-2 | AD |
| Diastrophische Dysplasie | 5q | DTDST | AR |
| Achondrogenesis 1 B | 5q | DTDST | AR |
| Pseudochondroplasie | 19p | COMP | AD |
| Multiple epiphysäre Dysplasie, Typ Fairbanks | 19p | COMP | AD |
| Osteogenesis imperfecta | 7q/l 7q | Typ-I-Kollagen | AD |
| Spondyloepiphysäre kongenitale Dysplasie | 12q | Typ-II-Kollagen | AD |
| Spondylometaphysäre Dysplasie | 12q | Typ-II-Kollagen | AD |
| Kniest-Dysplasie | 12q | Typ-II-Kollagen | AD |
| Vorzeitige Osteoarthrose | 12q | Typ-II-Kollagen | AD |
| Stickler-Syndrom | 12q/6p | Typ-I-/-XI-Kollagen | AD |
| Multipie epiphysäre Dysplasie, Typ Ribbing | 1p | Typ-IX-Kollagen | AD |
| Metaphysäre Dysplasie, Typ Schmid | 6q | Typ-X-Kollagen | AD |
| Chondrodysplasia punctata | Xp | Arylsulfatase E | XLR |
| Metaphysäre Dysplasie, Typ Jansen | 3p | PTH-/PTHrP-Rezeptor | AD |
| Fibröse Dysplasie, McCune-Albright | 20q | $G_{s\alpha}$-Protein | |
| Pseudohypoparathyreoidismus Typ Ia | 20q | $G_{s\alpha}$-Protein | AD |
| Metaphysäre Dysplasie, Typ McKusick | 9p | CHH-Gen | AR |
| Hypophosphatasie | 1p | ALP | AD |
| Osteopetrosis mit renaler tubulärer Azidose | 8q | Carboanhydrase II | AR |
| Kampomele Dysplasie | 17q | SOX9 | AD |
| Pyknodystostase | 1q | Kathepsin K | AR |
| Multipie kartilaginäre Exostosen Typ 1 | 8q | EXT1 | AD |
| Trichorhinopholangeale Dysplasie Typ 2 | 8q | EXT1 (contigous gene syndrome) | AD |
| Larsen-Syndrom | 3p | | AD |
| Kleidokraniale Dysplasie | 6p | | AD |

AD        autosomal dominant
ALP       alkalische Phosphatase
AR        autosomal rezessiv
CHH       Cartilage hair hypoplasia
COMP      Cartilage oligomeric matrix protein
DTDST     diastrophische Dysplasie-Sulfat-Transporter
EXT       Exostosen
FGFR      Fibroblast growth factor receptor
PTH       Parathormon
PTHRP     PTH-related peptide
SOX9      Transkriptionsfaktor
XLR       X-gebunden rezessiv

**Tabelle 6.6** Die häufigsten erworbenen Ursachen eines intrauterinen Kleinwuchses

- Plazentainsuffizienz
- EPH-Gestose
- HELLP-Syndrom
- Alkohol
- Röteln
- Nikotin
- Hydantoin
- Heroin

EPH     Ödeme, Proteinurie, Hypertoniesyndrom
HELLP   Hämolyse, erhöhte Transaminasen- und Bilirubinwerte und niedrige Thrombozytenzahlen

**Tabelle 6.7** Wichtige mit pränatalem Kleinwuchs einhergehende Fehlbildungsdysmorphiesyndrome (6, 7, 75)

- Ullrich-Turner-Syndrom
- Russell-Silver-Syndrom
- Noonan-Sndrom
- Prader-Willi-Sndrom
- Bloom-Syndrom
- Dubowitz-Syndrom
- Cornelia-de-Lange-Syndrom
- Mulibrey-Syndrom (mit Pericarditis constrictiva)
- Progerie
- Seckel-Syndrom
- Smith-Lemli-Opitz-Syndrom

Eine Therapie mit pharmakologischen Dosen von GH wird von manchen Autoren empfohlen. Aus moralischen, volkswirtschaftlichen und humanitären Gründen stoßen solche Überlegungen an ethische Grenzen. Die Kosten für die Allgemeinheit und der Aufwand für Kind und Eltern müssen bei allen Therapieüberlegungen dem zu erwartenden Endlängenzuwachs sowie dem psychischen und sozioökonomischen Gewinn gegenübergestellt werden. Manche Autoren bezweifeln auch den medizinischen Nutzen und sehen Gefahren bei der Anwendung von Wachstumshormon bei Patienten ohne GH-Mangel wie die Entwicklung einer Glucoseintoleranz, einer Akzeleration des Knochenalters und einer damit verbundenen möglichen Endlängenverschlechterung (9, 29, 39).

## Skelettdysplasien

Mehr als 200 Skelettdysplasiesyndrome sind heute bekannt (19a). Ihnen liegt ein angeborener Stoffwechseldefekt, der Knochenentwicklung oder/und Knochenwachstum betrifft, zugrunde (66, 75, 78). Abnorme biochemische oder histologische Befunde sind charakteristisch. Der der Erkrankung zugrunde liegende Stoffwechseldefekt ist inzwischen bei vielen Skelettdysplasien bereits bekannt. So liegt bei der *Hypophosphatasie* ein Defekt der alkalischen Phosphatase vor. Bei der *Osteogenesis imperfecta* sind Synthesedefekte oder eine pathologische Prozessierung des Typ-I-Kollagens beschrieben. Bei der *Dysostosis multiplex* sind Defekte im Glykosaminoglykanstoffwechsel bekannt. Synthesedefekte des Typ-II-Kollagens sind bei den *spondyloepiphysären Dysplasien* und bei der *Stickler-Arthrophthalmopathie* gefunden worden. Mutationen des FGF-Rezeptor-3-Gens sind für die *Achondroplasie* und die *Hypochondroplasie*, eine Reihe von *Kraniosynostosen* wie den Morbus Crouzon und die *thanatophore Dysplasie* verantwortlich. Die letzteren Mutationen verursachen eine erhöhte Rezeptoraktivierung. Dabei ist noch unklar, ob dadurch Wachstumsprozesse am Knochen stimuliert oder Apoptose und Differenzierung des Skeletts induziert werden (66).

Die Skelettdysplasien, deren Ursache in Form von Gendeletionen, Mutationen oder biochemischen Defekten bekannt sind, werden nach ätiologischen bzw. pathogenetischen Gesichtspunkten eingeteilt. Tab. 6.5 gibt eine Übersicht über genetische Befunde bei Skelettdysplasien (19a). Ansonsten müssen weiterhin klinische und radiologische Kriterien zu einer phänotypischen Klassifizierung genutzt werden. Die *Achondroplasie*, das *Ellis-van-Creveld-Syndrom*, die *spondylometaphysären Dysplasien* und die meisten *Epiphysenstörungen* werden meistens aufgrund einer schweren Dysproportionierung bereits bei der Geburt erkannt und mittels röntgenologischer Diagnostik klassifiziert (66, 78). Die *Mukopolysaccharidosen* werden aufgrund klinischer Parameter wie der mentalen Retardierung, der kardiovaskulären Veränderungen und der charakteristischen Skelettdysplasie (Dysostosis multiplex) diagnostiziert. Eine erhöhte und veränderte Ausscheidung von *Oligosacchariden im Urin* ist das biochemische Korrelat der Mukopolysaccharidosen. Der Kleinwuchs ist bei vielen Skelettdysplasien ausgeprägt: Die mittlere Erwachsenengröße für Männer mit Achondroplasie beträgt z. B. nur 132 cm, für Frauen mit dieser Erkrankung sogar nur 123 cm. Bei der autosomal dominant vererbten *Hypochondroplasie* ist meist eine weniger ausgeprägte Dysproportionierung und eine höhere Erwachsenengröße als bei der Achondroplasie zu erwarten. Bei dieser Skelettdysplasie sind deshalb genaue Messungen der Armspannweite, der Rumpflänge und des Verhältnisses Oberlänge ÷ Unterlänge zur Feststellung einer klinisch wenig auffallenden Dysproportionierung wichtig. Therapeutisch wird in klinischen Studien derzeit bei einzelnen Skelettdysplasien und insbesondere bei den Hypochondroplasien GH eingesetzt (2). Die kurzfristige Beschleunigung der Wachstumsgeschwindigkeit durch exogen zugeführtes GH ist erwiesen. Dagegen ist die Wirkung hinsichtlich einer Steigerung der Endlänge bei den therapierten Kindern nicht gesichert. Die Frage, ob eine GH-Therapie die Dysproportionierung der Skelettdysplasien sogar noch verstärken kann, ist wichtig, bleibt derzeit aber ebenfalls ungeklärt. Bei der Achondroplasie und anderen Skelettdysplasien werden als therapeutische Ultima ratio gliedmaßenverlängernde Operationen durchgeführt. Das Gesamterscheinungsbild der Patienten mit einer mehr oder weniger schweren Dysproportionierung kann dabei nach neueren Erkenntnissen entscheidend verändert werden (40, 65).

## Chromosomale Aberrationen

Chromosomale Aberrationen führen sehr häufig zu Störungen des Wachstums. Deletionen des Chromosoms 5 und des langen Arms des Chromosoms 15, letztere für das Prader-Willi-Syndrom beschrieben, führen zu primordialem Kleinwuchs. Die Trisomien 21, 15 und 18 sind durch mitunter sehr ausgeprägte Mindergröße charakterisiert. Bei der Trisomie 21 beträgt die Erwachsenengröße für Männer 135–170 cm, die für Frauen 127–158 cm (63, 75).

Das Leitsymptom des **Ullrich-Turner-Syndroms**, das mit einer Frequenz von 1 : 2000 bis 1 : 5000 aller neugeborenen Mädchen häufig vorkommt, ist der oft erhebliche Kleinwuchs. Richtungsweisend für die Diagnose können sein:

- Cubita valga,
- Pterygium colli,
- weiter Mamillenabstand,
- Schildthorax,
- Brachymetakarpie und Fußrückenödeme,
- assoziierte Herzfehler,
- das Ausbleiben der Pubertätsentwicklung infolge der Gonadendysgenesie.

Bei Mädchen mit **Ullrich-Turner-Syndrom** finden sich alle Variationen und Ausprägungsformen der XX/XO-Chromosomenkonstellation. Der Chromosomenbefund korreliert dabei weder mit der Gonadendysgenesie noch mit dem Ausprägungsgrad der Wachstumsstörung. Das Ullrich-Turner-Syndrom ist die häufigste Ursache eines schweren Kleinwuchses beim Mädchen. Die Erwachsenengröße beträgt für unbehandelte Frauen mit Ullrich-Turner-Syndrom abhängig von ihrer genetischen Zielgröße 134–157 cm (55, 62). Bei Kleinwuchs unklarer Genese ist bei Mädchen entsprechend immer eine Chromosomenuntersuchung zu veranlassen (Abb. 6.**10**).

Die Wachstumsstörung ist bei allen chromosomalen Aberrationen multifaktoriell bedingt. Bestimmte Gene, wie z. B. solche für Transkriptionsfaktoren beim Ullrich-Turner-Syndrom, scheinen für die Wachstumsstörung aber entscheidend zu sein. Häufig sind bereits Geburtsgewicht und -länge reduziert. Viele Chromosomenaberrationen führen darüber hinaus in Knorpel- und Knochenzellen zu Störungen des Stoffwechsels und damit zu einem reduzierten Wachstumspotential. Assoziierte Fehlbildungen etwa des Herzens und der Nieren oder zusätzliche endokrine Störungen wie eine Hypothyreose bei Trisomie 21 tragen ebenfalls zur Wachstumsstörung bei. Beim Ullrich-Turner-Syndrom verstärkt das Ausbleiben des Pubertätswachstumsschubs den Kleinwuchs.

Die Behandlung der Wachstumsstörungen von Patienten mit Chromosomenanomalien muß von der Gesamtsituation des betroffenen Kindes abhängig gemacht werden. Kardiale, renale oder endokrine Erkrankungen sollen adäquat behandelt werden. Die Anwendung von anabolen Steroiden, z. B. bei der Trisomie 21, resultiert häufig nur in einer temporären Beschleunigung des Wachstums und nicht in einem echten Gewinn bzgl. der Endlänge (52, 75).

Beachtliche therapeutische Erfolge wurden bei Kindern mit Ullrich-Turner-Syndrom durch die Gabe von GH allein (2–4E/m²/Tag subkutan) oder in Kombination mit Oxandrolon erzielt (55, 62). Häufig profitieren Mädchen mit XO-Konstellation von einer GH-Therapie auch bzgl. der Körperproportionen, da beim Ullrich-Turner-Syndrom häufig eine Dysproportionierung zugunsten der Oberlänge vorliegt. Da sich im 2. Lebensjahrzehnt bei Frauen mit Ullrich-Turner-Syndrom eine schwere Osteoporose entwickeln kann, ist bei einer Gonadendysgenesie eine Östrogensubstitution auch zur Verhinderung der Osteopathie dringend angezeigt. Die Tatsache, daß Kindern mit Ullrich-Turner-Syndrom heute auch im Hinblick auf das Wachstumsproblem geholfen werden kann, macht eine frühe Diagnose dieser Chromosomenanomalie erforderlich (62).

## Stoffwechseldefekte

Eine Reihe von Stoffwechseldefekten manifestiert sich bereits kurz nach Geburt oder innerhalb der ersten Lebensjahre mit auffälligen Wachstumsparametern. Einige der Glykogenspeicherkrankheiten, besonders die Glykogenose Typ I, sowie Störungen des Aminosäurenstoffwechsels und des Proteinmetabolismus führen in der Regel zu Kleinwuchs und zu einer allgemeinen Entwicklungsverzögerung. Lysosomale Speicherkrankheiten wie der Morbus Gaucher, der Morbus Niemann-Pick und die Mukolipidosen sind ebenfalls mit einem primären Kleinwuchs verbunden (52, 63, 75).

Bei der Glykogenose Typ 1 liegt ein Defekt der Glucose-6-Phosphatase vor, der unbehandelt zu Kleinwuchs, Entwicklungsverzögerung und ausgeprägter Hepatomegalie führt. Hypoglykämien und hohe Serumspiegel von Lactat, Lipiden und Harnsäure sind das biochemische Korrelat der Typ-I-Glykogenose. Eine erfolgreiche Behandlung der Hypoglykämien führt nicht selten zu befriedigendem Wachstum.

Eine sehr seltene, pathophysiologisch interessante metabolische Ursache einer bereits bei Geburt manifesten Mindergröße ist ein konnataler Diabetes mellitus. Hier zeigt sich die biologische Funktion des Insulins als fetaler Wachstumsfaktor: Kinder mit konnatalem Diabetes haben ein reduziertes Geburtsgewicht und eine reduzierte Geburtslänge. Wenn nach der Geburt die Diagnose gestellt und die regelrechte Behandlung mit Insulin initiiert wird, erreichen diese Patienten ein normales Wachstum und eine normale Erwachsenengröße (63, 75).

## Intrauteriner Kleinwuchs

Ein intrauteriner Kleinwuchs (intrauterine growth retardation [IUGR]) ist durch ein reduziertes Geburtsgewicht charakterisiert. Gleichzeitig liegt eine Reduktion von Geburtslänge, Kopfumfang und Hautfaltendicke vor.

> Eine IUGR tritt häufig bei intrauterinen Infektionen, toxischer Schädigung des Fetus, intrauteriner Mangelversorgung des Fetus und schwerwiegenden Erkrankungen der Mutter während der Schwangerschaft auf (Tab. 6.**5**).

Zu unterscheiden sind folgende IUGR-Formen:

- IUGR-Formen, bei denen die Reduktion des Geburtsgewichts im Vordergrund steht,
- IUGR-Formen, bei denen Länge und Gewicht gleichermaßen reduziert sind.

Eine in ihrer Wirksamkeit gesicherte Therapie gibt es für viele dieser Wachstumsstörungen nicht. Zur Zeit werden weltweit Studien durchgeführt, die den Effekt von GH auf das Wachstum von Kindern mit IUGR untersuchen. Die relativ schlechte Prognose von Kindern mit Mikrozephalie und IUGR bzgl. der neurologischen und psychomentalen Entwicklung ist therapeutisch ebenfalls schwer beeinflußbar.

Es gilt heute als gesichert, daß manche IUGR-Formen für die Entwicklung eines metabolischen Syndroms im Erwachsenenalter prädisponieren: so sollen Erwachsene, die als zu leicht und zu klein geboren worden waren, häufiger einen Diabetes mellitus Typ 2, eine arterielle Hypertonie und eine Adipositas entwickeln, als Erwachsene, die proportioniert und normgewichtig geboren waren.

## Infektionen

Die pränatale Infektion mit *Röteln, Toxoplasmose, Zytomegalie* oder *Herpes simplex* führt nahezu immer zu einem Neugeborenen, das Small for date ist und eine IUGR aufweist. Sehr häufig gleicht sich die Mindergröße dieser Kinder im Gegensatz zu Frühgeborenen, die keine Infektion und keine Komplikationen erlitten haben, im späteren Leben nicht aus. Auch die *konnatale Lues* und in einigen Fällen eine *HIV-Infektion während der Gestation* können einen intrauterinen Kleinwuchs verursachen. Pathogenetisch wird für diese Kleinwuchsformen eine allgemeine Schädigung der somatischen Zellen durch die Allgemeininfektion angenommen. Eine spezifische Therapie dieser Wachstumsstörungen gibt es nicht (63).

## Toxine

Eine häufige Ursache für eine IUGR stellt die Exposition des Fetus gegenüber toxischen Substanzen, weitaus am häufigsten *Nikotin* und *Alkohol,* dar (Tab. 6.**6**). Medikamente wie das *Hydantoin* spielen dagegen zahlenmäßig nur eine geringe Rolle bei der Entstehung einer IUGR. Während Kinder von Raucherinnen offenbar bis auf die Gedeih- und Wachstumsstörung wenig beeinträchtigt sind, fallen Kinder mit Alkoholembryo- oder -fetopathie durch zahlreiche Fehlbildungen und Behinderungen auf. Ein Aufholwachstum während des Kleinkindesalters wird bei manchen Kindern mit Alkoholembryopathie auch ohne spezifischeTherapie beobachtet (63).

## Fetale Mangelversorgung

*Plazentare Infarzierungen* und eine über das normale Maß hinausgehende *Involution der Plazenta* in den letzten Gestationswochen sind häufig Ursache einer IUGR. Hypoglykämien, die – wenn sie unerkannt bleiben – die psychomentale Entwicklung des Kindes beeinträchtigen können, sind z. B. aufgrund der reduzierten Glykogenspeicher in der Leber bei Kindern mit IUGR nicht selten. Da keine eindeutigen endokrinen, ernährungsbedingten, toxischen oder metabolischen Störungen bei Kindern mit dieser Art der intrauterinen Wachstumsstörung gefunden werden, ist eine adäquate Therapie bisher nicht möglich. Die früher versuchte Gabe von großen Glucosemengen an die Mutter von intrauterin erkannten IUGR-Feten ist nicht sinnvoll. Wie erwähnt sind Studien, die einen günstigen Effekt

von GH bei IUGR-Syndromen untersuchen, weltweit begonnen worden. Es bleibt aber offen, ob mit einer GH-Therapie zusätzlich zur temporären Wachstumsbeschleunigung auch die Endlänge verbessert werden kann (9).

## Maternale Erkrankungen

Schwere *EPH-Gestosen* (Ödeme, Proteinurie, Hypertoniegestose) oder das *HELPP-Syndrom* (Hämolyse, erhöhte Transaminasen- und Bilirubinwerte und niedrige Thrombozytenzahlen), das durch hohen Blutdruck, Transaminasenerhöhung und Thrombopenie der Mutter während der Schwangerschaft charakterisiert ist, führen nicht nur zu Frühgeburtlichkeit und perinatalen Komplikationen (akutes Atemnotsyndrom usw.), sondern auch zu Mangelgeburt und IUGR (Tab. 6.**6**). Nur etwa 30 % dieser Kinder mit einer schweren IUGR zeigen postnatal ein Aufholwachstum, so daß sie eine für ihre genetische Zielgröße normale Endgröße erreichen. Perinatal oder in der Neonatalzeit insbesondere zur Behandlung des akuten Atemnotsyndroms bzw. der bronchopulmonalen Dysplasie verabreichte Glucocorticoide behindern möglicherweise das Wachstum des Kindes auch langfristig (63).

## Syndrome mit primärem Kleinwuchs

Einige konnatale Entwicklungsanomalien können mit einem primären Kleinwuchs einhergehen (Tab. 6.**7**). Die 3 wichtigsten dieser Störungen sind (54, 63, 75):

- Russell-Silver-Syndrom,
- Noonan-Syndrom,
- Prader-Willi-Syndrom.

### Russell-Silver-Syndrom

Häufige Symptome des meist sporadisch auftretenden Syndroms (Abb. 6.**15**) sind:

- dysproportionierter Kleinwuchs von Geburt an,
- dreiecksförmiges Gesicht,
- Asymmetrien der Extremitäten,
- mentale Retardierung,
- Klinodaktylie des Kleinfingers.

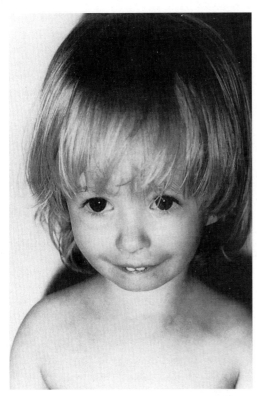

Abb. 6.**15** 2jähriges Mädchen mit Russel-Silver-Syndrom mit Kleinwuchs, Beinlängendifferenz und Mikrozephalie.

### Noonan-Syndrom

Beim Noonan-Syndrom findet man die typischen Zeichen des Ullrich-Turner-Syndroms, die Chromosomenanalyse ergibt aber einen normalen Karyotyp. In etwa 20% der Fälle ist ein autosomal dominanter Erbgang nachweisbar. Während beim Ullrich-Turner-Syndrom Anomalien des linken Herzens auftreten, sind beim Noonan-Syndrom *Pulmonalstenosen* und andere *Rechtsherzfehler* zu finden.

Folgende typische Zeichen treten auf:

- Fußrückenödeme,
- mentale Retardierung (50%),
- nichtimmunogener Hydrops bei Geburt,
- Cubitus valgus,
- Wirbelsäulenanomalien.

Häufige Symptome sind (54):

- tiefer Haaransatz,
- breiter Mamillenabstand,
- Pterygium colli,
- Störungen der Blutbildung,
- Lese- oder Rechenschwäche.

Zur Behandlung des schweren Kleinwuchses beim Russell-Silver-Syndrom und beim Noonan-Syndrom wird GH analog der Therapie beim Ullrich-Turner-Syndrom eingesetzt. Der therapeutische Effekt ist bei einzelnen Kindern beeindruckend. Einzelne betroffene Kinder profitieren von der Therapie mit GH aber in keiner Weise.

### Prader-Willi-Syndrom

Bei ca. 70% der betroffenen Patienten liegt eine Deletion eines Teils des väterlichen Chromosoms 15 (q11.2-q13) vor. Klinische Symptome sind:

- muskuläre Hypotonie bei der Geburt,
- mentale Retardierung,
- Mikromelie,
- schwere Adipositas mit unstillbarer Eßsucht,
- Hypogonadismus,
- Kleinwuchs.

Eine Glucoseintoleranz ist bei vielen Patienten nachweisbar. Die unstillbare Eßsucht bringt für Patient und Familie häufig unlösbare Probleme mit sich. Elterninitiativen und Gruppen von Betroffenen versuchen hier Linderung zu schaffen (86). Kontaktadressen für Selbsthilfegruppen sind über pädiatrisch-endokrinologische Zentren zu erhalten. In Studien wird derzeit geprüft, ob die Patienten von einer GH-Behandlung mit einer verbesserten Mobilität und einem verbesserten Fettmasse/Lean-bodymass-Quotienten profitieren.

## Sekundärer Kleinwuchs

Bei einem sekundären Kleinwuchs liegen der Störung des Skelettwachstums extraossäre Faktoren wie chronische Organkrankheiten, psychosoziale Probleme, angeborene Stoffwechselerkrankungen oder endokrine Störungen zu Grunde. Häufig ist der sekundäre Kleinwuchs konstitutioneller Art (= konstitutionelle Verzögerung von Wachstum und Entwicklung [KEV]). Kinder mit sekundärem Kleinwuchs erreichen mit Hilfe einer adäquaten Therapie eine normale Erwachsenengröße. Bei der KEV wird eine normale Erwachsenengröße meist auch ohne Therapie erzielt. Damit unterscheiden sich sekundäre Wachstumsstörungen deutlich von den primären Kleinwuchsformen, bei denen das Knochenwachstum in der Regel reduziert bleibt (52, 63, 75). Einige Untersuchungen, die zur Diagnostik sekundärer Wachstumsstörungen unentbehrlich sein können, sind in den Abb. 6.**9**–6.**11** zusammengefaßt.

## Konstitutionelle Verzögerung von Wachstum und Entwicklung (KEV)

**Häufigkeit.** In der endokrinologischen Sprechstunde der Universitäts-Kinderklinik München hatten ca. 40 % aller in den Jahren 1983–1985 wegen Kleinwuchs vorgestellten Kinder eine KEV (67). In Baltimore lag der Anteil aller Kinder mit KEV, die in den Jahren 1963–1972 in der dortigen pädiatrisch-endokrinologischen Abteilung untersucht wurden, bei ca. 35 % aller kleinwüchsigen Kinder, eine Zahl, die sich mit Vergleichsdaten aus Los Angeles in den Jahren 1980–1988 deckt und sich bis heute nicht geändert hat.

> Damit ist die KEV die häufigste Wachstumsstörung, die zusammen mit dem familiären Kleinwuchs ca. 50 % aller Kleinwuchsformen ausmacht.

Im Gegensatz zum genetischen Kleinwuchs ist die Prognose der KEV hinsichtlich der zu erwartenden Endlänge gut, da die meisten Kinder mit KEV eine für ihre Familie normale Erwachsenengröße erreichen (23, 49, 63).

**Klinik.** Eine KEV ist durch folgende Symptome gekennzeichnet:

- retardiertes Knochenalter,
- familiäre Häufung einer Entwicklungsverzögerung,
- verspäteter Eintritt des betroffenen Kindes in die Pubertät.

Das Knochenalter ist dabei um mehr als 2 SD, d. h. mehr als 6–12 Monate, retardiert. Ein verspätetes Menarchealter der Mutter, ein später Pubertätseintritt des Vaters oder der Geschwister werden anamnestisch erhoben. Gewöhnlich ist die Wachstumsgeschwindigkeit dieser Kinder bis auf einen kurzen Zeitraum in den ersten beiden Lebensjahren, wo eine Wachstumsverlangsamung auftritt, normal. Das Wachstum verläuft parallel zur oder auf der 3. Perzentile. Da die Geschlechtsreife verspätet einsetzt, kommt es zu einer Verspätung des dann normal ablaufenden Pubertätswachstumsschubs. Die Mindergröße der betroffenen Kinder wird damit besonders zu Beginn des durchschnittlichen Pubertätsalters auffällig. Nicht unerhebliche psychische Belastungen im Umgang mit deutlich größeren und „reiferen" Altersgenossen sind besonders bei Jungen häufig. Kinder mit KEV wachsen aber längere Zeit als ihre Altersgenossen und erreichen als Erwachsene daher in der Regel eine normale Endgröße (23, 49, 72).

**Therapie.** Häufig sind gerade Jungen mit KEV psychisch belastet. Ein therapeutisches Eingreifen wird in diesen Fällen trotz der auch ohne Therapie günstigen Endlängenprognose dringend empfohlen. Die kurzzeitige Anwendung von Androgenderivaten beim Jungen bringt dabei weder eine Verbesserung noch eine Verschlechterung der Endlänge. Hohe Dosen von Testosteron bewirken aber eine Beschleunigung des Wachstumsfugenschlusses und haben damit einen negativen Effekt auf die Endlänge. Kurzfristige Kontrollen des Knochenalters sind bei der Anwendung von Androgenen zwingend notwendig. Das synthetische Androgenderivat Oxandrolon in einer Dosierung von 0,1 mg/kg/Tag oder Testosteron in 4wöchigen Abständen, als 100 mg-Depotpräparat intramuskulär gegeben, bieten sich als kurzfristige Therapie über die Dauer von 3–6 Monaten für Jungen mit KEV an. Sehr niedrig dosierte Östrogenpräparate stellen eine Möglichkeit zurTherapie der KEV bei Mädchen dar (63, 72, 75).

## Unterernährung/Fehlernährung

Wachstum wird multifaktoriell beeinflußt (Abb. 6.**1**). Insbesondere Ernährungsfaktoren wie Fehl-, Unter- und Überernährung haben einen erheblichen Einfluß auf das Wachstum eines Kindes.

Der säkulare Trend, nach dem die mittlere Erwachsenengröße für Männer in Mitteleuropa in den letzten 100 Jahren um ca. 14 cm zugenommen hat, ist vor allem auf Ernährungsfaktoren zurückzuführen. Umgekehrt ist die häufigste Ursache für eine Mindergröße weltweit und besonders in den armen Ländern der Erde eine Mangel- und Unterernährung der Kinder. Sowohl ein *Proteinmangel (Kwashiorkor)* als auch eine *kalorische Unterernährung (Marasmus)* verursachen eine Wachstumsretardierung. Auch ein bloßer *Mangel an essentiellen Aminosäuren* oder *an Spurenelementen* wie Zink, Eisen und Vitaminen führt zu einem reduzierten Wachstumspotential (38).

Bereits nach kurzem Fasten erfolgt ein starker Abfall des IGF-I und etwas weniger ausgeprägt des IGFBP-3 (36). Damit wird in Zeiten von Malnutrition eine der wichtigsten Achsen der endokrinen Wachstumsregulation, die GH-IGF-Achse, inhibiert. Eine adäquate und ausgeglichene Ernährung aller Kinder dieser Welt ist seit langem eines der Hauptziele von WHO und UNICEF. Heute scheinen wir von diesem Ziel weiter denn je entfernt zu sein. Die Fruchtlosigkeit der bisherigen Anstrengungen sollte aber gerade Ärzte anspornen, auf diesem so wichtigen Gebiet zu helfen.

## Gastrointestinale Störungen

Wie bei vielen chronischen Erkrankungen, so kommt es insbesondere bei Erkrankungen des Magen-Darm-Trakts zu Wachstumsstörungen. Wie auf S. 228 beschrieben, ist der Einfluß von Substratangebot und Ernährung auf das Wachstum groß. *Chronisches Erbrechen* und *chronische Durchfälle*, wie sie bei Infektionen, Entzündungen und Tumoren des Magen-Darm-Trakts, aber auch bei Nahrungsmittelintoleranz vorkommen, führen zu ungenügender Nahrungsresorption. Die *Proteinintoleranz* bei Zöliakie oder Kuhmilchunverträglichkeit, eine *Fettmalabsorption* infolge einer Pankreasinsuffizienz bei zystischer Fibrose oder beim Shwachman-Syndrom, oder ein *Disaccharidasemangel* und andere Assimilationsstörungen können eine Wachstumsstörung verursachen (23, 63, 75).

Beim Morbus Crohn können allein eine Wachstumsretardierung, eine milde Anämie aufgrund eines Eisenmangels sowie Entzündungszeichen wie eine erhöhte Blutkörperchensenkungsgeschwindigkeit auf die Erkrankung hinweisen. Die gastrointestinale Symptomatik kann dabei gering sein.

Eine glutensensitive Enteropathie oder Zöliakie ist durch Bestimmung von Antigliadin- und Endomysiumantikörpern sowie letzendlich durch eine Dünndarmbiopsie zu diagnostizieren. Eine Wachstumsstörung kann einziges klinisches Symptom einer Zöliakie sein. Ein Schweißtest sowie die Trypsinbestimmung im Plasma und DNA-analytische Untersuchungen sind beim Verdacht, daß eine Mindergröße Folge einer Malabsorption bei zystischer Fibrose sein könnte, indiziert.

## Nierenerkrankungen

Bis zu 50 % aller Kinder mit chronischer Niereninsuffizienz, die dialysiert werden, sind kleinwüchsig. Kinder mit konnatalen Nephropathien sind dabei häufiger und in stärkerem Ausmaß von Kleinwuchs betroffen als Kinder mit erworbenen Nephropathien. Eine in den ersten beiden Lebensjahren auftretende chronische Niereninsuffizienz führt unbehandelt nahezu immer zu einem schweren Kleinwuchs. Dies ist besonders durch die Reduktion und das verzögerte Einsetzen des ICGS (S. 248) (33) zu erklären. Häufig ist bei Kindern mit chronischer Niereninsuffizienz eine körperliche Entwicklungsverzögerung vorhanden und der Pubertätswachstumsschub ist reduziert. Chronische Mangelernährung, Azidose und renale Osteopathie sind bekannte Ursachen für den Kleinwuchs. Eine renale Anämie hemmt das Längenwachstum zusätzlich. Resistenz des Knorpel- und Knochengewebes gegenüber Insulin, GH und Wachstumsfaktoren sind als endokrine Störungen bei chronischer Niereninsuffizienz beschrieben worden. Eine erniedrigte Zahl von GH-Rezeptoren in GH-Zielgeweben sowie niedrige GHBP-Spiegel erklären die GH-Resistenz. Ein gestörtes Gleichgewicht auf der Ebene der IGF und der IGFBP führt darüber hinaus zu einer weiteren schweren Störung der hormonellen Wachstumsregulation. Niedermolekulare IGFBP sind in ihrer Konzentration im Plasma niereninsuffizienter Kinder erhöht. Die Konzentration von freiem IGF-I und damit des biologisch wirksamen IGF ist vermindert. Die Behandlung der renalen Insuffizienz selbst, die Bekämpfung ihrer Ursache und der Ausgleich der metabolischen Azidose und des sekundären Hyperparathyreoidismus müssen Grundlage der Therapie niereninsuffizienter Kinder sein. Mehrere Studien dokumentieren darüber hinaus den therapeutischen Nutzen von hochdosiertem GH (4 E/m$^2$/Tag subkutan) beim renalen Kleinwuchs (63). Daher wird die GH-Behandlung von niereninsuffizienten Kindern in Deutschland und einigen anderen Ländern von den Krankenkassen finanziert. Eine Therapie mit GH soll beim renalen Minderwuchs früh, d. h. präpubertär, einsetzen. Mögliche Nebenwirkungen einer hochdosierten GH-Therapie sollten gerade bei Kindern mit chronischer Niereninsuffizienz streng beachtet und vermieden werden. Es ist zu bedenken, daß eine gestörte Glucosetoleranz, eine Steigerung der glomerulären Filtrationsrate, die die Nierenleistung der Patienten zusätzlich verschlechtern könnte, sowie Veränderungen im Plasmalipidmuster unter der GH-Therapie auftreten können. Die klinische und laborchemische Überwachung der GH-Therapie bei Patienten mit renalem Kleinwuchs ist entsprechend indiziert.

### Kardiovaskuläre Störungen

Kinder mit angeborenen Herzfehlern mit hämodynamischer Wirksamkeit sind in ca. 30 % der Fälle kleinwüchsig.

> Häufig ist hier die Wachstumsstörung Folge der kalorischen Mangelversorgung durch Flüssigkeitseinschränkung, hypokalorische Ernährung und Kongestion der Darmschleimhaut.

Eine chronische Gewebshypoxie mag darüber hinaus für die Störung des Wachstums ätiopathogenetisch relevant sein. Auch wenn eine kardiale Kachexie nicht vorliegt, kann ein erhöhter Grundumsatz z. B. bei Tachykardie oder pulmonaler Hypertension mit Tachydyspnoe zu einer Substratmangelsituation führen. Dabei gilt als Regel, daß eine Wachstumsretardierung um so ausgeprägter ist, je früher die kardiale Insuffizienz einsetzt.

> Die operative Korrektur eines Herzfehlers führt sehr häufig zum Aufholwachstum, während palliative Maßnahmen am Herzen die Wachstumsstörung wenig beeinflussen. Bei später vollständiger Korrektur eines Herzfehlers nach früher Herzinsuffizienz im Kleinkindesalter ist eine bereits eingetretene Einschränkung der Endlängenprognose nicht mehr rückgängig zu machen.

Zusätzliche Fehlbildungen oder Störungen, die mit dem Herzvitium assoziiert sind oder dieses mitbedingen, beeinflussen die Wachstumsprognose von Kindern mit kardiovaskulären Störungen maßgeblich. Zu diesen Syndromen oder Störungen gehören die Trisomie 21, das Ullrich-Turner-Syndrom, die Rötelnembryopathie und die CHARGE-Assoziation (4, 23, 63, 75).

### Lungenerkrankungen

Eine schwere pulmonale Insuffizienz im frühen Kindesalter verursacht oft eine ausgeprägte Wachstumsstörung. Sowohl beim Asthma bronchiale als auch bei der Mukoviszidose ist dabei wiederum die multifaktorielle Genese der Wachstumsstörung zu bedenken (74, 75). Beim Asthma spielt häufig eine systemische Glucocorticoidtherapie als Ursache des Kleinwuchses eine größere Rolle als die Grunderkrankung selbst (S. 262). Bei der zystischen Fibrose tragen Pankreasinsuffizienz, chronische Infektionen, Mangelernährung und pulmonal-kardiale Faktoren wie ein sich entwickelndes Cor pulmonale zur Wachstumsstörung bei. Eine spezifische Therapie des pulmonalen Kleinwuchses ist nicht bekannt (63, 75).

### Psychosoziale Störungen (Deprivation)

Die Häufigkeit des Deprivations- oder psychosozialen Kleinwuchses wird im deutschsprachigen Raum immer noch unterschätzt. In englischen Untersuchungen wird angegeben, daß bei in einer pädiatrisch-endokrinologischen Spezialsprechstunde vorgestellten kleinwüchsigen Kindern in bis zu 20 % der Fälle eine psychosoziale Ursache für die Wachstumsstörung besteht (63, 67). In der endokrinologischen Spezialambulanz der Universitäts-Kinderklinik München belief sich die Zahl dieser Patienten immerhin auf 6 %

aller wegen Mindergröße vorgestellter Kinder (67).

Typische Symptome bei Kindern mit psychosozialem Kleinwuchs sind:

- auffälliges Verhalten,
- gestörte soziale Interaktion,
- transitorischer GH-Mangel.

Die Diagnose wird dadurch bestätigt, daß nach einem Milieuwechsel ein Aufholwachstum stattfindet. Die beschriebenen endokrinen und psychosozialen Störungen sind generell reversibel. Diese Differentialdiagnose der Wachstumsstörungen muß immer bedacht werden. Interventionen sollten frühzeitig erfolgen. Die Dunkelziffer dieser besonderen Spielart der Kindesmißhandlung ist mindestens ebenso hoch wie die der übrigen Formen der Mißhandlung. Dabei ist zu berücksichtigen, daß der GH-Mangel bei Kindern mit psychosozialern Kleinwuchs reversibel ist, falls eine geeignete psychosoziale Intervention wie Familientherapie und Milieuwechsel stattfindet (63, 67).

## Stoffwechselstörungen

Der metabolische Kleinwuchs ist zumeist als primärer Kleinwuchs einzustufen, da viele Stoffwechselerkrankungen z.B. lysosomale Erkrankungen, eine Wachstumsstörung durch direkte Skelettveränderungen verursachen. Eine sekundäre Wachstumsstörung ist bei diabetischen Kindern mit extrem schlechter Stoffwechseleinstellung auch heute noch in Einzelfällen zu beobachten. Ein Aufholwachstum ist nach einer Verbesserung der Glucosehomöostase zu erwarten. Bestehen bei schlechter Stoffwechseleinstellung neben dem Kleinwuchs Symptome wie Vollmondgesicht, Stammfettsucht, Hepatomegalie und Knochenalterretardierung, liegt ein Mauriac-Syndrom vor. In der Regel führt eine unbefriedigende Stoffwechseleinstellung beim insulinpflichtigen Diabetes mellitus heute allerdings nicht mehr zu einem Kleinwuchs.

## Chronische Infektionen

Ein konnataler GH-Mangel kommt X-chromosomal dominant vererbt in Assoziation mit einer Agammaglobulinämie vor. Dieses seltene Krankheitsbild zeigt beispielhaft eine direkte Beziehung zwischen Immunsystern und Endokrinium (Tab. 6.**8**).

Im übrigen kommt es aber bei allen schweren Infektionen, ob diese auf dem Boden eines Immundefekts entstehen oder nicht, zu einem Wachstumsstillstand oder zumindest zu einer Wachstumsretardierung. In Entwicklungsländern sind chronische Infektionen nach Mangel- und Fehlernährung die zweithäufigste Ursache

**Tabelle 6.8** Entwicklungsanomalien, Systemerkrankungen und genetische Syndrome, die fakultativ mit Hypopituitarismus (GH-Mangel) einhergehen können

Hypophysenanomalien:
- angeborenes Fehlen der Hypophyse
- Mutationen von pit-1, prop-1
- Hypopituitarismus mit abnormer Sella turcica
- Syndrom der leeren Sella (empty sella syndrome)
- familiärer Hypopituitarismus mit weiter Sella
- septooptische Dysplasie

Entwicklunsstörungen des Gehirns:
- Anenzephalie
- Holoprosenzephalie
- transsphenoidale Enzephalozele

Gesichtsfehlbildungen mit Hypophysenanomalie:
- Lippen-Kiefer-Gaumen-Spalte mit assoziierter Hypophyseninsuffizienz
- solitärer zentraler Schneidezahn
- Rieger-Syndrom (iridodentale Dysplasie)

Syndrome mit komplexer Symptomatik:
- CHARGE-Assoziation (coloboma, heart disease, atresia choanae, retarded growth, and/or central nervous anomalies, genital anomalies, ear anomalies, deafness)
- orokraniodigitales Syndrom
- hypothalamisches Hamartom-Analatresie-Polydaktylie-Syndrom
- sensoneurale Taubheit
- Gonadendysgenesie (S. 252)
- Börjeson-Forssman-Lehmann-Syndrom
- Aarskog-Syndrom

Hämatologische Erkrankungen:
- Hämochromatose
- Hämoglobinopathien
- Fanconi-Anämie

Systemerkrankungen:
- Sarkoidose
- Erkrankungen des RES (angeborene [familiäre?] Histiocytosis X)
- Neurofibromatose

RES redikuloendotheliales System

eines Kleinwuchses. In tropischen und subtropischen Ländern sind dabei chronische Infektionen wie die Schistosomiasis, Hakenwurmerkrankungen oder andere parasitäre Erkrankungen Hauptursache für Wachstumsstörungen. In den Industrienationen spielen chronische Infektionen als Ursache eines Kleinwuchses noch bei der Mukoviszidose sowie bei erworbenen und angeborenen Immundefekten wie AIDS, der chronischen Granulomatose, schwerem kombiniertem Immundefekt und einer Hypo-/Agammaglobulinämie eine Rolle. Eine zelluläre Resistenz gegenüber GH und Insulin, chronische Mangelernährung und ein erhöhter Grundumsatz bei Fieber und bei der Entzündungsreaktion sind einige der Faktoren, die schließlich zur Wachstumsstörung führen. Es muß betont werden, daß gewöhnliche Infekte viraler Genese oder adäquat behandelte bakterielle Infektionen wie Otitis media oder Pneumonie das Wachstum nicht beeinträchtigen. Ausreichende Ernährung und die kausale Behandlung der chronischen Infektion ermöglichen ein normales Wachstum, so daß eine spezifische wachstumsstimulierende Therapie nicht erforderlich ist.

## Medikamente und ZNS-Bestrahlung

Die Behandlung maligner Erkrankungen mit Zytostatika und Glucocorticoiden verursacht nicht selten eine transiente oder bleibende Wachstumsstörung, die einen Kleinwuchs zur Folge hat (63). Der Effekt der Glucocorticoide auf das Wachstum wird auf S. 237 besprochen. Selten wird eine Pubertas praecox nach Zytostatikatherapie und Bestrahlung des ZNS als Folge einer zentralen Regulationsstörung beobachtet. Die Verkürzung der Wachstumsphasen führt wie bei der idiopathischen Pubertas praecox zu einer Reduktion der Endlänge des Kindes. Folge einer Bestrahlung des ZNS sind darüber hinaus sehr häufig ein partieller oder kompletter GH-Mangel und eine sekundäre Hypothyreose. Beim Einsatz von Glucocorticoiden und Zytostatika muß auch aufgrund der Wachstumsproblematik eine möglichst niedrige Dosierung unter strengster Indikationsstellung angestrebt werden. Die routinemäßige Bestrahlung des ZNS bei der Leukämiebehandlung im Kindesalter ist wegen der hohen Nebenwirkungsrate verlassen worden (6, 63).

Der bei Tumorpatienten iatrogen ausgelöste GH-Mangel muß frühzeitig erfaßt und mit GH substituiert werden. Eine erhöhte Rezidivrate maligner Erkrankungen ist während der GH-Therapie nicht beobachtet worden.

## Hämatopoetische Erkrankungen

Wachstums- und Hormonstörungen werden bei einer Reihe von *Anämien* beobachtet. Ein hypogonadotroper Hypogonadismus, ein Hypoparathyreoidismus sowie eine Nebennierenrindeninsuffizienz und ein sog. „Bronzediabetes" treten bei der *Thalassämie* auf. Häufige Transfusionen und die daraus folgende Hämosiderose verursachen diese endokrinen Funktionsausfälle und Störungen in der GH-IGF-Achse, die zunehmend erkannt werden. Die Therapie mit Chelatbildnern wie Desferal verhindert oder verzögert diese endokrinologischen Komplikationen. Werden die angesprochenen endokrinen Ausfälle adäquat behandelt, wachsen Kinder mit Thalassämie normal.

Anders verhält es sich bei der homozygoten Form der *Sichelzellanämie*, wo es zwar nicht zu endokrinen Ausfällen, dafür aber bereits ab dem 2. Lebensjahr zu einem in seiner Genese unklaren Kleinwuchs kommt. Die *Fanconi-Anämie* wird autosomal rezessiv vererbt. Ein schwerer Kleinwuchs ist dabei mit Mikrozephalie, Mikrophthalmus, Herz- und Nierenanomalien und Aplasie von Radius und Daumen assoziiert (63). Auch hier ist die Genese der Wachstumsstörung unklar. Bei einigen Formen der *konnatalen Granulozytopenie*, wie dem *Shwachman-Syndrom* und dem *Kostman-Syndrom*, kommt es ebenfalls zu einer Wachstumsverlangsamung. Ursächlich sind hier für den Kleinwuchs chronische Infektionen und Hormonresistenzen vor allem auf der GH-Ebene, beim Shwachman-Syndrom zusätzlich eine Malabsorption, verantwortlich. Die Therapie besteht in der Behandlung der Grundkrankheit. Bei der Fanconi-Anämie wird der therapeutische Effekt einer GH-Therapie untersucht.

## Endokrine Erkrankungen

### Störungen der GH-Achse

Der GH-Mangel wird in Kap. 1 (S. 5 ff.) besprochen.

Tabelle 6.**9**   Pseudo-GH-Mangel-Syndrome (36, 75)

| | Vererbung | Charakteristikum | GH-Spontan-sekreion | IGF-I | IGF-I nach GH | Therapie |
|---|---|---|---|---|---|---|
| Laron-Zwergwuchs (GH-Rezeptor-defekte) | ar | Stirnhöcker, hohe Stimme, verlangsamte Entwicklung, Hypoglykämie | hoch | niedrig | niedrig | IGF-1 |
| Syndrom des bioinaktiven GH | ? | | hoch | niedrig | hoch | GH |
| IGF-I-Gendefekt | ar | Dysmorphiezeichen, mentale Retaridierung, Akromikrie | hoch, normal | niedrig | niedrig | IGF-1 |
| IGF-I-Resistenz (IGF-Bindungs-protein-Überschuß) | ? | hohe IGFBP-Spiegel | hoch | hoch | hoch | ? |
| IGF-I-Resistenz (IGF-I-Rezeptor-defekt) | ? | | hoch | hoch | hoch | unmöglich |
| Psychosozialer Minderwuchs | nein | Wachstum bei Milieumangel | niedrig | niedrig | ? | Milieu-wechsel |

ar   autosomal rezessiv
?    unbekannt

## GH-Rezeptor-Defekte

Zahlreiche *Mutationen auf der Ebene des* GH-Rezeptors und seiner Signalüberträger sind als seltene Ursachen eines schweren Kleinwuchses, der klinisch dem Bild eines kompletten GH-Mangels gleicht, bekannt (Abb. 6.**6** u. Tab. 6.**9**) (1, 13, 34, 42, 44, 68, 77, 84).

Nach der ersten Beschreibung von kleinwüchsigen Patienten mit sehr hohen basalen GH-Spiegeln durch Laron im Jahre 1965 ist dieses Krankheitsbild in den vergangenen 25 Jahren einschließlich der ihm zugrundeliegenden molekularen Biologie und Genetik aufgeklärt worden.

Folgende Merkmale charakterisieren die Pseudo-GH-Mangel-Syndrome mit Ausnahme des psychosozialen Kleinwuchses (Tab. 6.**9**):

- extremer Kleinwuchs,
- Mikrophallus,
- prominente Stirn,
- hohe Fistelstimme und familiäre Häufung mit z. T. autosomal rezessiver Vererbung,
- Neigung zu schweren Hypoglykämien.

Früher wurde der *Laron-Zwergwuchs* auf die Synthese eines bioinaktiven GH-Moleküls zurückgeführt. Heute ist klar, daß diese Erkrankung durch Defekte im GH-Rezeptor-Molekül verursacht wird (Abb. 6.**6**). Typisches biochemisches Korrelat für den Laron-Zwergwuchs ist ein pathologischer IGF-I-Generationstest: Nach Gabe von GH in einer Dosierung von 2 E/m$^2$/Tag subkutan über 7 Tage steigt der IGF-I-Spiegel nicht über 50 ng/ml bzw. 20 % an (36). In vielen Fällen ist durch die Bestimmung des Serum-GH-Bindungsproteins, das die extrazelluläre Domäne des GH-Rezeptors darstellt, eine verminderte GH-Bindungskapazität meßbar (13). Bei normalen GH-Bindungsproteinspiegeln kann eine gestörte GH-Rezeptor-Signalübertragung bei normaler Hormonbindung im Sinne eines Signalübertragungsdefekts angenommen werden (5, 13, 42, 44, 77). Eine Therapie für diese kleine Gruppe von Patienten ist heute mit rekombinantem IGF-I möglich (84).

Die Erforschung der Ursachen der Pseudo-GH-Mangel-Syndrome ist wichtig, da durch das Studium dieser „Experimente der Natur" viel über die physiologischen Abläufe der endokrinen Wachstumsregulation zu erfahren ist (1, 34, 68).

*IGF-I-Rezeptor-Defekt, biologische Inaktivierung von IGF-I und IGF-I-Synthesedefekt*

Defekte in der Synthese und Verfügbarkeit der IGF selbst, der IGFBP und der Funktion der IGF-Rezeptoren sind bisher hypothetische Störungen, die einen Kleinwuchs verursachen könnten (81). Da den IGF eine universelle Rolle bei der Stoffwechselregulation zukommt, die über die metabolische Wirkung des GH selbst hinausgeht, ist anzunehmen, daß komplette Deletionen bzw. schwere Defekte in diesem IGF-IGFBP-IGF-Rezeptor-System letal oder phänotypisch sehr auffallend sind. Es wurden inzwischen kleinwüchsige Kinder beschrieben, bei denen ein Überschuß an IGFBP, ein IGF-I-Rezeptor-Defekt oder ein IGF-I-Synthesedefekt als Ursache eines schweren Kleinwuchses postuliert wurden (81). Bei 2 Patienten mit *Seckel-Syndrom*, die an der Universitäts-Kinderklinik in Leipzig behandelt werden, sind z. B. hohe IGF-I- und IGFBP-3-Spiegel im Serum vorhanden. Fibroblasten dieser Kinder sezernieren große Mengen an IGFBP-3, während die Sequenz des IGF-I-Rezeptor-Gens bei diesen Patienten normal ist (Brommer u. Mitarb., unveröffentlichte Daten).

### Erworbene GH-Resistenz

Eine relative Resistenz gegenüber der Wirkung von GH wird

- beim Diabetes mellitus,
- beim Hungern und Fasten,
- bei der Einnahme von Östrogenen,
- bei schweren Leber- und Nierenerkrankungen

gefunden. Insbesondere bei der Niereninsuffizienz ist dies von klinischer Relevanz (s. renaler Kleinwuchs, S. 257).

Als Ursachen für die GH-Resistenz wurden postuliert (63):

- Rezeptordefekte,
- Rezeptor-Down-Regulation,
- Veränderungen bei der Signalübertragung.

### Störungen der Schilddrüsenfunktion
(s. Kap. 2, S. 38 ff.)

Das Knochenalter von Kindern mit Hypothyreose ist in der Regel deutlich retardiert, das von Kindern mit Schilddrüsenüberfunktion häufig akzeleriert. Ein normales Wachstum ist nur bei adäquatem Angebot von Schilddrüsenhormonen möglich. Bei der GH-Behandlung von Kindern mit GH-Mangel wird nicht selten ein latenter Schilddrüsenhormonmangel manifest. Dieser muß mit Schilddrüsenhormonen substituiert werden (29, 52, 63, 75).

### Störungen der Pubertätsentwicklung
(s. Kap. 5, S. 209 ff.)

Bei Pubertas praecox vera oder Pseudopubertas praecox kommt es zu einer Wachstumsbeschleunigung, gleichzeitig aber auch zu einer starken Akzeleration des Knochenalters (31, 52, 63). Infolge eines frühzeitigen Epiphysenschlusses resultiert hieraus im Fall einer nicht rechtzeitigen Behandlung der Grundkrankheit eine schwere Reduktion der Erwachsenengröße der betroffenen Kinder.

Auch ein verspätetes Einsetzen oder gar Ausbleiben der Pubertätsentwicklung kann einen Kleinwuchs bedingen. Ein Ausbleiben des Pubertätswachstumsschubs und damit ein Wachstumsknick zum Zeitpunkt der normalen Pubertätsentwicklung sind für diese Art von Wachstumsstörung verantwortlich (33). Die Bedeutung der Steroidhormone, insbesondere von Östrogenen und Testosteron, für die endokrine Regulation des Wachstums und die Knochenreifung wird durch diese Störungen verdeutlicht. Ein Ausbleiben des Pubertätswachstumsschubs wurde früher auch für die Mindergröße der Pygmäen Afrikas in ursächlichen Zusammenhang gebracht. Heute werden allerdings noch andere, subtilere Anomalien der GH-IGF-Achse für die Kleinheit der Pygmäen verantwortlich gemacht (63).

### Cushing-Syndrom

Eine sehr seltene endokrine Ursache eines Kleinwuchses stellt das Cushing-Syndrom dar. Folgende Merkmale sind für die diagnostische

Abklärung des Cushing-Syndroms wegweisend:

- arterielle Hypertonie,
- Stammfettsucht,
- rundes Gesicht,
- Steroidakne (Akne bei infantilem Reifestatus),
- Nackenhöcker,
- Striae,
- psychische Auffälligkeiten,
- Wachstumsknick.

Gegenüber Kindern mit alimentärer oder „einfacher" Adipositas fallen Kinder mit Cushing-Syndrom gerade wegen der Wachstumsstörung auf: Übergewichtige Kinder sind aufgrund des Substratüberangebots eher groß. Anomalien in der Hypophysen-Nebennieren-Leptin-Achse sind für einen Teil der Wachstumsstörung beim Cushing-Syndrom verantwortlich (8). Die Therapie der Wachstumsstörung beim Cushing-Syndrom zielt darauf ab, den pathologischen Überschuß an Glucocorticoiden zu normalisieren. Viel häufiger ist das iatrogene Cushing-Syndrom. Die z. T. irreversible Wachstumsstörung ist eine der wichtigsten Nebenwirkungen einer systemischen Glucocorticoidbehandlung.

# Hochwuchs

Der Hochwuchs ist viel seltener als der Kleinwuchs. Auch gibt es weniger Formen von Hochwuchs als von Kleinwuchs. Die Phantasie der Menschen wurde durch Kinder mit Hochwuchs aber mindestens ebenso stark erregt wie durch kleinwüchsige Kinder (63). Die Ursachen eines Hochwuchses sind in Tab. 6.**10** zusammengefaßt.

Tabelle 6.**10**   Ursachen des Hochwuchses (56, 75, 91)

| Konstitutionelle Entwicklungsbeschleunigung: |
| --- |
| • genetisch:<br>  – familiärer Hochwuchs<br>• Stoffwechselstörungen:<br>  – Marfan-Syndrom<br>  – Homozystinurie<br>• hormonelle Störungen:<br>  – GH-Exzeß (hypophysärer Hochwuchs)<br>  – $G_{s\alpha}$-Mutationen<br>  – Hyperthyreose<br>  – überschießende Östrogen- oder Androgenproduktion (Pubertas praecox und Pseudopubertas praecox)<br>• konnatale Syndrome:<br>  – Sotos-Syndrom<br>  – Wiedemann-Beckwith-Syndrom<br>  – Weaver-Syndrom<br>• Adipositas (Adiposogigantismus)<br>• chromosomale Aberrationen:<br>  – Klinefelter-Syndrom (XXY)<br>  – XYY-Syndrom<br>  – fragiles X-Syndrom |

Mit Hilfe einfacher differentialdiagnostischer Überlegungen ist die Ursache eines Hochwuchses beim Kind in der Regel rasch zu finden.

## Primärer Hochwuchs

Beim primären Hochwuchs liegt eine primäre Störung des Skelettsystems infolge eines genetischen Defekts oder einer pränatalen Störung vor. Häufig sind die Formen des primären Hochwuchses bereits bei oder kurz nach Geburt klinisch ausgeprägt (10, 63, 91).

### Familiärer Hochwuchs

Ein familiärer Hochwuchs liegt in folgender Situation vor:

- die Größe eines Kindes liegt mehr als 2 SD über dem Normbereich für das Alter oder über der 97. Perzentile,
- Dysmorphiezeichen oder klinische Zeichen einer Stoffwechselerkrankung fehlen,
- bei mindestens einem Verwandten ersten Grades ist ein Hochwuchs bekannt (23, 24).

### Syndrome mit primärem Hochwuchs

Die häufigsten Syndrome, die mit primärem Hochwuchs einhergehen, sind in Tab. 6.**10** aufgeführt.

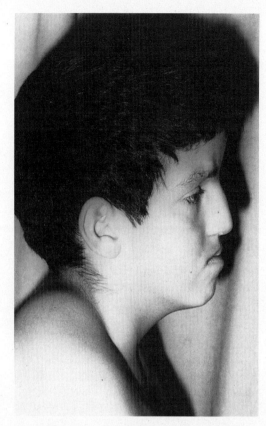 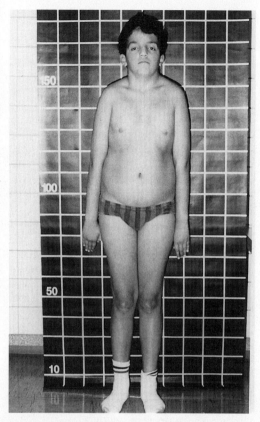

Abb. 6.**16 a, b** 11jähriger Junge mit Sotos-Syndrom mit Hochwuchs, Hypertelorismus, prominenter Stirn.

**Sotos-Syndrom.** Dieses Syndrom ist durch folgende Merkmale charakterisiert:

- vorspringende Stirn,
- Makrozephalie,
- antimongoloide Lidachse,
- Hypertelorismus,
- hoher Gaumen,
- mitunter durch eine mentale Retardierung,
- Hände und Füße sind übermäßig vergrößert.

Nicht immer ist die Erwachsengröße exzessiv, da das Knochenalter nicht selten akzeleriert und die Wachstumsphase dadurch verkürzt ist. Endokrine Störungen kommen beim Sotos-Syndrom nur selten vor (Abb. 6.**16**).

Eine Therapie des Hochwuchses ist nicht indiziert (56, 76).

**Weaver-Syndrom.** Leitsymptome des Weaver-Syndroms sind:

- konnatale Makrosomie,
- tiefe, rauhe Stimme,
- neurologische Auffälligkeiten,
- Makrozephalie.

Eine Therapie des Großwuchses ist prinzipiell durch die Gabe von Androgenen beim Jungen und Östrogenen beim Mädchen (S. 266) möglich.

**Wiedemann-Beckwith-Syndrom.** Dieses Syndrom wird auch als *Exomphalos-Makroglossie-Gigantismus-Syndrom (EMG-Syndrom)* bezeichnet. Neben dem Hochwuchs fallen folgende Merkmaler auf:

- vergrößerte Zunge,
- Omphalozele,
- großer Nabelbruch,
- häufig findet man eine Hemihypertrophie und ein Kerbenohr.

Der Hochwuchs ist meist bereits bei Geburt vorhanden. Das Knochenalter ist akzeleriert, die Erwachsenengröße liegt meist in der oberen Norm. *Wilms-Tumoren* und *Nebennierenrindenkarzinome* kommen gehäuft vor. Über Veränderungen im IGF-II-Gen und im Wilms-Tumor-Suppressor-Gen (WT-1) beim Wiedemann-Beckwith-Syndrom wurde berichtet.

Die genetischen Grundlagen des Beckwith-Wiedemann-Syndroms sind komplex. Autosomal dominante Vererbung mit unterschiedlicher Penetranz wurde beschrieben. Eine 3fach erhöhte Übertragung durch die Mutter wurde gefunden. Dies legt einen Imprinting-Effekt nahe. In einigen Fällen des Beckwith-Wiedemann-Syndroms wurden chromosomale Rearrangements im Gebiet von 11p15 gefunden. In dieser Region des Chromosoms 11 findet sich das Gen für IGF-II. Derzeit nimmt man an, daß das Überwiegen von väterlichen 11p15-Kopien (uniparental/paternal disomy) oder alternativ Mutationen im Bereich des mütterlichen 11p15 zur phänotypischen Ausprägung des Syndroms führen. Ein einzelnes Gen als mögliche Ursache für das Bechwith-Wiedemann-Syndrom ist noch nicht gefunden worden. Auch bei anderen Syndromen mit überschießendem Wachstum sind Hinweise, daß IGF-II und der IGF-II-Rezeptor ursächlich an der Wachstumsstörung beteiligt sind, gefunden worden. Diese Befunde sind nicht unumstritten (36, 63).

**Weitere Syndrome.** Zu den primären Hochwuchsformen gehören auch der Hochwuchs beim *Klinefelter-Syndrom*, das durch einen XXY-Chromosomensatz (oder XXXY oder -XXXXY) bedingt wird, und der Hochwuchs beim *XYY-Syndrom*. Störungen der Gonadenentwicklung und der Testosteronsynthese sind beim Klinefelter-Syndrom bekannt. Eine *mentale Retardierung* der Patienten mit diesen Hochwuchsformen und ein *eunuchoider Habitus* kommen beim Klinefelter-Syndrom vor (63).

## Stoffwechselstörungen

Folgende Stoffwechselstörungen führen charakteristischerweise zu Hochwuchs:

- Homozystinurie,
- Marfan-Syndrom.

**Homozystinurie.** Bei der autosomal rezessiv vererbten Homozystinurie kommt es zu einem Hochwuchs mit Arachnodaktylie und mentaler Retardierung. Die Extremitäten, insbesondere Finger und Zehen, erscheinen übermäßig lang. Diagnostisch ist die pathologisch erhöhte Ausscheidung von Homocystin im Urin.

**Marfan-Syndrom.** Das Marfan-Syndrom ist eine autosomal dominant erbliche Bindegewebsstoffwechselstörung (defektes Fibrillin). Folgende Symptome sind charakteristisch:

- Spinnenfingrigkeit,
- exzessive Länge der Extremitäten,
- Überstreckbarkeit der Gelenke,
- abnorm dehnbare Haut.

Patienten mit Marfan-Syndrom haben ein erhöhtes Risiko aufgrund einer Medianekrose der Aorta dissezierende Aneurysmen zu entwickeln. Typisch ist der plötzliche Herztod bei hochgewachsenen Sportlern mit Marfan-Syndrom. Dislokation der Linse, Kolobom, Katarakt und Megalokornea sind bei Patienten mit Marfan-Syndrom häufig. Sekundäre Folgen des Hochwuchses bei diesen Stoffwechselstörungen sind insbesondere Skoliose und Kyphose, die eine Einschränkung der respiratorischen Kapazität zur Folge haben können.

## Sekundärer Hochwuchs

Sekundäre Hochwuchsformen werden durch extraossäre Faktoren ausgelöst und unterhalten. Eine Kombination von primärem und sekundärem Hochwuchs liegt vor, wenn ein familiärer Hochwuchs durch eine konstitutionelle Entwicklungsbeschleunigung akzentuiert wird.

## Konstitutionelle Beschleunigung von Wachstum und Entwicklung

Wie die KEV, führt eine konstitutionelle Entwicklungsbeschleunigung gewöhnlich zu einer normalen Erwachsenengröße. Ein akzeleriertes Knochenalter bei früh-normaler Pubertätsentwicklung ist typisch. Beim gleichzeitigen Vorliegen eines familiären Hochwuchses liegen Zielgröße und prospektive Erwachsenengröße aber über der Norm (63, 75).

## Endokrine Erkrankungen

Bei einer länger unentdeckt gebliebenen Hyperthyreose kommt es zu einem überschießenden Wachstum. Das Knochenalter ist in der Regel mäßig beschleunigt. Die Erwachsenengröße der betroffenen Kinder ist normal. Die Behandlung der Schilddrüsenüberfunktion korrigiert die Wachstumsstörung.

Kinder mit unbehandelter Pubertas praecox (s. Kap. 5, S. 210) haben eine starke Wachstums- und Entwicklungsbeschleunigung. Ein stark akzeleriertes Knochenalter, ein vorzeitiger Wachstumsabschluß und eine erhebliche Einschränkung der Erwachsenengröße sind typisch (S. 210). Auch bei der Pseudopubertas praecox liegt ein stark akzeleriertes Knochenalter vor. Auch hier ist die Endlängenprognose deutlich reduziert. Bei einer unklaren Entwicklungsbeschleunigung sollte immer bei Jungen und Mädchen ein AGS ausgeschlossen werden. Dies gilt auch, wenn bei einem Mädchen keine Virilisierung vorliegt. Auch beim unbehandelten AGS ist die Endlängenprognose deutlich reduziert, da es zu einem verfrühten Epiphysenschluß kommt.

Ein hypophysärer Hochwuchs infolge einer Überfunktion des Hypophysenvorderlappens mit hohen GH-Spiegeln ist extrem selten. Die Erkrankung wird auf S. 19 besprochen. Isolierte Adenome der Hypophyse kommen beim McCune-Albright-Syndrom infolge einer somatischen Mutation des Exons 8 im $G_{s\alpha}$-Gen vor (15, 63).

## Alimentärer Hochwuchs (Adiposogigantismus)

Kinder mit alimentärer Adipositas sind häufig groß. Untersuchungen der Städtischen Gesund-

heitsbehörde München aus dem Jahre 1989 zeigen, daß 20% aller Schulkinder in München übergewichtig sind. Ein alimentärer Hochwuchs ist entsprechend häufig. Der sog. Adiposogigantismus beruht einerseits auf Störungen im psychosozialen Umfeld der betroffenen Kinder, andererseits sind Gene, die zu einer Adipositas prädisponieren, identifiziert (8). Eine Therapie muß in einer psychologischen Intervention bestehen. Ziel einer solchen Intervention muß eine langfristige Verhaltensänderung bzgl. der Nahrungsaufnahme in der betroffenen Familie sein. Medikamentöse Therapieansätze werden derzeit erarbeitet und schließen Analoga des Fettgewebshormons, Leptin, sowie Antagonisten des Neuropetid Y mit ein (8).

# Medikamentöse Hochwuchsbehandlung

> Je nach persönlicher Einstellung des Arztes wird es bei einer errechneten Endlänge von über 187–189 cm bei Mädchen bzw. 195–200 cm bei Jungen zu einer Empfehlung, eine *wachstumsbremsende Therapie* einzusetzen, kommen.

In Nordamerika wird eine solche Therapie sehr viel seltener erwogen als in Europa. Soziokulturelle Faktoren beeinflussen sowohl das klinische Vorgehen des Arztes als auch die Entscheidung zur Therapie durch die betroffenen Familien (10, 63, 75, 91). Nach einer retrospektiven Untersuchung in Frankfurt bedauerten ca. 15% der behandelten hochwüchsigen Mädchen, sich therapiert haben zu lassen (85).

**Wirkprinzip.** Mit der Anwendung von Sexualhormonen wird beabsichtigt, die Knochenreifung zu beschleunigen und damit den Schluß der Epiphysenfugen zeitlich vorzuverlegen. Damit wird die Wachstumsdauer verkürzt und die endgültige Erwachsenengröße reduziert. Testosteron, das bei Jungen zur wachstumsbremsenden Therapie eingesetzt wird, beschleunigt dabei das Knochenalter pro Therapiejahr um ca. 1,8 Jahre. Die bei Mädchen angewandten Östrogene beschleunigen das Knochenalter pro Therapiejahr zwar nur um ca. 1,4 Jahre, inhibieren aber ebenso wie Gestagene zusätzlich die

Tabelle 6.**11**    Therapie des Hochwuchses mit Sexualhormonen (85, 91)

| Therapie des Hochwuchses beim Jungen | | |
|---|---|---|
| *Sexualhormon* | *Dosierung und Applikationsart* | *Präparatebeispiel* |
| Depottestosteron | 250 mg/Woche intramuskulär | Testoviron Depot |
| **Therapie des Hochwuchses beim Mädchen** | | |
| *Sexualhormon* | *Dosierung und Applikationsart* | *Präparatebeispiel* |
| Östrogene: | | |
| • Ethinylestradiol | 0,1–0,3 mg täglich per os | Progynon C |
| • konjugierte Östrogene | 6–8 mg täglich per os | Presomen |
| • Estradiolvalerat | 40 mg intramuskulär alle 14 Tage | Progynon-Depot 40 |
| Dazu zyklisch am 22.–28. Tag: | | |
| Gestagene: | | |
| • Norethisteron | 10 mg täglich | Primolut N |
| • Norethisteronacetat | 10 mg täglich | Primolut Nor |
| • Dydrogesteron | 10 mg täglich | Duphaston |

Bioaktivität der IGF, indem sie die Synthese von IGFBP stimulieren. Dadurch wird das Gleichgewicht zwischen IGF und IGFBP gestört und das Wachstumspotential weiter vermindert.

**Therapieplan.** Bei Jungen wird hochdosiert Testosteron z. B. als Depotpräparat intramuskulär in Abständen von 2–4 Wochen gegeben. Die Dosis beträgt 250 mg/Woche (Tab. 6.**11**).

Oral oder sublingual zu verabreichende Präparate dürfen nicht zur Anwendung kommen (91). Die Behandlung sollte bei einem Knochenalter von 12–13 Jahren beginnen und ca. 1–2 Jahre dauern. Da der Haupteffekt der Therapie bei Jungen in den ersten 6 Behandlungsmonaten erzielt wird, ist aber häufig eine Behandlung bis zum endgültigen Epiphysenfugenschluß nicht nötig. Die Längeneinsparung beträgt in der Regel bei einer Therapiedauer von 1–2 Jahren ca. 6 cm der Erwachsenengröße.

Bei hochwüchsigen Mädchen werden Östrogene oral in einer Dosierung von 2–8 mg/Tag konjugiertes Östrogen oder – heute weniger empfohlen – 0, 1–0,3 mg/Tag Ethinylestradiol kontinuierlich gegeben. Alternativ kann statt der oralen Östrogene auch alle 2 Wochen ein Östrogendepotpräparat intramuskulär verabreicht werden (Tab. 6.**11**) (91). Zur Erzielung einer Abbruchblutung wird jede 4. Woche zusätzlich für 6 Tage ein Gestagen in einer Dosierung von ca. 10 mg/d zugegeben (Tab. 6.**11**). Die Behandlung sollte beim Mädchen bei einem Knochenalter von 10–11 Jahren begonnen werden. Wenn die Menarche einmal eingetreten ist, ist eine wachstumsbremsende Therapie kaum mehr sinnvoll. Das Ende der Therapie wird in der Regel durch den Epiphysenfugenschluß signalisiert. Die Endlänge kann unter diesen Bedingungen um bis zu ca. 50 % der noch zu erwartenden Wachstumsrate verringert werden. Bei einer Behandlungsdauer von 1,5–2 Jahren bedeutet dies eine Einsparung der Erwachsenengröße von ca. 4,5 cm. Die verwendete Östrogendosis ist hoch und liegt bis zu einem Faktor von 10 über der Dosis, die in Präparaten, die zur Empfängnisverhütung eingesetzt werden, enthalten ist (10, 24, 46, 75, 85, 88, 91).

### Nebenwirkungen

*Bei Jungen*: Es kommt im Laufe der Therapie häufig zu einer Gewichtszunahme. Ödeme, Hypertonie und eine Verstärkung der Akne werden ebenfalls beobachtet. Die Hoden bleiben klein, wenn die Therapie früh in der Pubertät begonnen wird. Wenn schon eine pubertätsbedingte Hodenvergrößerung vorhanden war, werden die Hoden im Verlauf der Therapie kleiner. Hodengröße und Spermiogramm normalisieren sich fast immer innerhalb von 1–2 Jahren nach Absetzen der Therapie.

*Bei Mädchen*: Hier sind Gewichtszunahme, Übelkeit und Ödembildung häufig. Erhöhte Thrombozytenaggregationsfähigkeit und hohe Triglyceridspiegel werden oft gemessen (85). Thrombosen, Mensesirregularität und später auftretende Fertilitätsstörungen scheinen dagegen nur selten ausgelöst zu werden. Dennoch sind es gerade diese potentiellen Nebenwirkungen, die eine wachstumsbremsende Therapie beim hochwüchsigen Mädchen nur bei sehr streng gestellter Indikation zulassen (10, 46, 85, 91). Um eine Nausea in den ersten Behandlungstagen zu vermeiden, wird empfohlen, die Therapie mit einer geringeren Östrogendosis zu beginnen und innerhalb der ersten Tage auf die volle Dosis zu steigern (91).

**Therapieüberwachung.** Zu Beginn der Therapie sind kurzfristige Kontrollen erforderlich, um evtl. Nebenwirkungen und psychologische Probleme zu besprechen. Später sind 3- bis 6monatliche Kontrollen angezeigt. Alle 6 Monate sollte eine Knochenalterbestimmung durchgeführt werden. Beim Mädchen werden Triglyceride, Transaminasen, Bilirubin und Antithrombin III kontrolliert. Beim Jungen muß das Hodenvolumen bei jeder Untersuchung sorgfältig registriert werden (24, 85, 91). Die Therapie wird in der Regel bei Mädchen bei einem Knochenalter von spätestens 15 Jahren und bei Jungen bei einem Knochenalter von spätestens 17 Jahren beendet. Auch nach Absetzen der Therapie sind Kontrollen angezeigt (s. oben).

## Schlußfolgerung

Wachstumsstörungen sind eines der häufigsten Symptome im Kindesalter, die zum Arztbesuch führen. Die psychosozialen, physischen, ökonomischen, volkswirtschaftlichen, humanitären und allgemeinbiologischen Folgen von Wachstumsstörungen sind sehr groß (63, 86). Die Kenntnis der Wachstumsstörungen und der realistisch möglichen Therapieformen muß deshalb zum Repertoir jedes Kinder betreuenden Arztes gehören. Wünschenswert bleibt dabei aber die Konsultation des pädiatrisch-endokrinologisch oder auxologisch tätigen Spezialisten. Pathogenese und Pathophysiologie vieler mit Klein- oder Hochwuchs einhergehenden Störungen sind heute bekannt. Eine rationale Diagnostik und Therapie ist für viele Wachstumsstörungen heute möglich.

### Literatur

1  Amselem, S., P. Duquesnoy, O. Attree et al.: Laron dwarfism and mutations of the GH-receptor gene. New Engl. J. Med. 321 (1989) 989–995
2  Appan, S., S. Laurent, M. Chapman et al.: Growth and growth hormone in hypochondroplasia. Acta paediat. scand. 79 (1990) 796–803
3  Bailey, N., S. Pinneau: Tables for predicting adult height from skeletal age. J. Pediar. 14 (1952) 423–428
4  Bauer, M., B. Meiler, H. Schmidt, H. P. Schwarz, W. Kiess: CHARGE-Assoziation: Störung der GH-IGF-I-Achse als mögliche Ursache des Kleinwuchses. Mschr. Kinderheilk. 146 (1998) 222–224
5  Baumann, G.: Circulating binding proteins for human growth hormone. In Müller, E. E, D. Cocchi, V. Locatelli: Advances in Growth Hormone and Growth Factor Research. Springer, Berlin 1989
6  Besser, G. M., A. G. Cudworth: Clinical Endocrinology. Lippincott, Philadelphia 1987
7  Bierich, J. R., H. Enders, U. Heinrich, R. Huenges, M. B. Ranke, D. Schoenberg: Stunted growth with more or less normal appearance. Europ. J. Pediat. 139 (1982) 214–238
8  Blum, W. F., Kiess, W., Rascher, W.: Leptin – the Voice of Adipose Tissue. Barth, Mannheim 1997
9  Brook, C. G. D.: Views on GH treatment in idiopathic shortness of stature. Acta paediat. 87 (1998) 485–486
10  Butenandt, O.: Hochwuchs. Pädiat. Prax. 30 (1984) 313–321
11  Butenandt, O.: Die Berechnung der endgültigen Körpergröße. Pädiat. Prax. 14 (1974) 1–2
12  Cunningham, B. C., P. Jhurani, P. Ng et al.: Receptor and antibody epitopes in human growth hormone identified by homolog-scanning mutagenesis. Science 243 (1989) 1330–1336
13  Daughaday, W. H., B. Trivedi: Absence of serum GH binding protein in patients with GH receptor deficiency (Laron dwarfism). Proc. nat. Acad. Sci. 84 (1987) 4636–4640
14  Dieguez, C., M. D. Page, M. E. Scanlon: GH neuroregulation and its alterations in disease states. Clin. Endocrinol. 28 (1988) 109–143

15 Dötsch, J., W. Kiess, J. Hänze, R. Repp, W. F. Blum, W. Rascher: $G_{s\alpha}$ mutation at codon 201 in pituitary adenoma causing gigantism in a 6-year-old boy with McCune-Albright syndrome. J. Clin. Endocrinol. 81 (1996) 3839–3842

16 Dutour, A.: A new step understood in the cascade of tissue-specific regulators orchestrating pituitary lineage determination: the prophet of pit-1 (Prop-1). Europ. J. Endocrinol. 137 (1997) 616–617

17 Frohman, L. A., J. 0. Jansson: Growth hormone releasing hormone. Endocr. Rev. 7 (1986) 223–253

18 Green, H., M. Morikawa, T Nixon: A dual effector theory of GH action. Differentiation 29 (1985) 195–198

19 Greulich, W. W., S. L Pyle: Radiographic Skeletal Development of the Hand and Wrist, 2nd ed. Stanford University Press, Stanford 1959

19a Hagenäs, L.: Skeletal dysplasias. In Kelnar, C. J. H., M. O. Savage, H. F. Stirling, P. Saenger: Growth Disorders. Chapman & Hall, London 1998 (pp. 337–355)

20 Herber, S. M., R, Kay: Aetiology of growth hormone deficiency. Arch. Dis. Childh. 62 (1987) 735–736

21 Hermanussen, M., K. Geiger-Benoit, W. G. Sippel: Catch-up growth following transfer from three times weekly i.m. injections of hGH in GH defieient children. Acta Endocrinol. 109 (1985) 163–169

22 Hershko, A., P Mamont, R. Shield et al.: Pleiotypic response. Nature 232 (1971) 206–211

23 Hesse, V.: Wachstum und Reife. In Meng, W., R. Ziegler: Endokrinologie. Fischer, Stuttgart 1997 (S. 105–131 u. 628–644)

24 Hindtmarsh, P. C., R. Stanhope, B. E. Kendall et al.: Tall stature: a clinical, endocrinological and radiological study. Clin. Endocrinol. 25 (1986) 223–231

25 Hochberg, Z., T. Amit, Z. Zadik: Twenty-four-hour profile of plasma GH-binding protein. J. clin. Endocrinol. 72 (1991) 236–239

26 Iida, K., Takahashi, Y., Kaji et al.: GH insensitivity syndrome with high GHBP levels caused by a heterozygous splice site mutation of the GH receptor gene producing a lack of intracellular domain. J. clin. Endocrinol. 83 (1998) 531–537

27 Isakson, O. G. P, S. Eden, J. O. Jansson: Mode of action of pituitary growth hormone on target cells. Ann. Rev. Physiol. 47 (1985) 483–499

28 Jansson, J. O., S. Ekberg, S. O. Isaksson et al.: Imprinting of GH secretion, body growth, and hepatic steroid metabolism by neonatal testosterone. Endocrinology 117 (1985) 1881–1889

29 Jorgensen, J. O. L: Human GH replacement therapy: pharmacologieal and clinical aspects. Endocr. Rev. 12 (1991) 189–207

30 Jorge, H. J., S.M. Alicia, B. Cesar: Etiology and association of GH deficiency. Acta Endocrinol.. 113, Suppl. (1986) 113–117

31 Kappy, M. S.: Regulation of growth in children with chronic illness. Therapeutic implications for the year 2000. Amer. J. Dis. Child. 141 (1987) 489–493

32 Karin, M., L. Theill, J. L. Castrillo: Tissue-specific expression of the GH gene and its control by GH-factor-l. Rec. Progr. Hormone Res. 46 (1990) 43–57

33 Karlberg, J.: The infancy-childhood growth spurt. Acta paediat. scand. 367, Suppl. (1990) 111–118

34 Kelly, P. A., L. Djiane, M. C. Postel-Vinay et al.: The PRL/GH receptor family. Endocr. Rev. 12 (1991) 235–251

35 Kiess, W., R. Dickerhoff, O. Butenandt: Gesetzliche Kindervorsorgeuntersuchungen – Ineffizienz und Ineffektivität der Wachstumskontrolle. Pädiat. Prax.30 (1984) 205–210

36 Kiess, W., U. Kessler, S. Schmitt, B. Funk: GH and IGF-I: basic aspects. In Flyvbjerg, A., H. Orskov, K. G. M. M Alberti: GH and IGF-1 in Human and Experimental Diabetes: Basic and Clinical Aspects. John Wiley, Chichester 1993

37 Kiess, W., B. Gallaher: Hormonal control of programmed cell death/apoptosis Europ. J. Endocrinol. 138 (1998) 482–491

38 Laitinen, R., E. Vkori, S. Dahlström et al.: Zinc, copper, and growth status in children and adolescents. Pediat. Res. 25 (1989) 323–326

39 Lantos, J., M. Siegler, L. Cuttler: Ethical issues in growth hormone therapy. J. Amer. med. Ass. 261 (1989) 1020–1024

40 Laron, Z.: Limb Lengthening: Past, Present, and Future. Freud, Tel Aviv 1995

41 Lamson, G., L. C. Giudice, R. G. Rosenfeld: IGF binding proteins: structural and molecular relation ships. Growth Factors 5 (1991) 19–28

42 Leung, D. W., S. A. Spencer, G. Cachianes et al.: GH receptor and serum binding protein: purification, cloning and expression. Nature 330 (1987) 537–543

43 Milner, R. D. G: Proper use of GH. Arch. Dis. Childh. 65 (1990) 70–71

44 Netchine, I., P. Talon, F. Dastot, F. Vitaux, M. Goossens, S. Amselem: Extensive phenotypic analysis of a family with GH deficiency caused by a mutation in the GHRH receptor gene. J. clin. Endocrinol. 83 (1998) 432–436

45 Nissiey, S. P, W Lopeszinsky: IGF receptors. Growth Factors 5 (1991) 29–43

46 Normann, E. K., O. Trygstad, S. Larsen, K. Dahl Jorgensen: Height reduction in 539 tall girls treated with three different dosages of cthinyloestradiol. Arch. Dis. Childh. 66 (1991) 1275–1278

47 Pardee, A. B.: Biochemical and molecular events regulating cell proliferation J. Pathol. 149 (1986) 1–2

48 Parks, J. S.: How, and how hard, should we look for mutated growth genes ? Clinical Courier 16 (1997) 30–31

49 Prader, A.: Delayed adolescence. Clin. Endocrinol. Metab. 4 (1975) 143–150

50 Prader, A., R. H. Aster, L. Molinari et al.: Physical growth in Swiss children from birth to 20 years of age. Helv. paediat. acta 45, Suppl. (1980) 4–45

51 Prader, A., R. H. Largo, L. Molinari et al.: Physical growth in Swiss children from birth to 20 years of age. Helv. paediat. acta 52, Suppl. (1989) 1–12

52 Prader, A.: Wachstum und Entwicklung. In Labhart, A.: Klinik der Inneren Sekretion, 3. Aufl. Springer, Berlin 1978

53 Radovick, S., L. E. Cohen, F. E. Wondisford: The molecular basis of hypopituitarism. Horm. Res. 49, Suppl. 1 (1998) 30–36

54 Ranke, M. B., P Heidemann, C. Knupfer et al.: Noonan syndrome: growth and clinical manifestations in 144 cases. Europ. J. Pediat. 148 (1988) 220–227

55 Ranke, M. B., H. Pflnger, W Rosendahl et al.: Turner syndrome: spontaneous growth in 150 cases and review of the literature. Europ. J. Pediat. 141 (1983) 81–88

56 Ranke, M. B., J. R. Bierich: Cerebral gigantism of hypothalamic origin. Europ. J. Pediat. 140 (1983) 109–111

62 Ranke, M. B., R. G. Rosenfeld: Turner syndrome: growth promoting therapies. International Congress Series 924. Excerpta Medica, Amsterdam 1991

63 Rappaport, R., P. Sizonenko: Pediatric Endocrinology. Saunders, Philadelphia 1996 (pp. 1–62)

64 Reinken, L., G. van Oost: Longitudinale Körperentwicklung gesunder Kinder von 0 bis 18 Jahren. Körperlänge, -höhe, Körpergewicht und Wachstumsgeschwindigkeit. Klin. Pädiat. 204 (1992) 129–133

65 Rimoin, D. L.: Limb lengthening: past, present, and future. Growth 7 (1991) 4–6

66 Rimoin, D. L.: Molecular defects in the chondrodysplasias. Clinical Courier 16 (1997) 24–25

67 Roithmeier, A., W. Kiess, M. Kopecky, G. Fuhrmann, 0. Butenandt:: Psychosozialer Minderwuchs. Mschr. Kinderheilk. 133 (1985) 760–763

68 Rosenbloorn, A. L., J. G. Aguirre, R. G. Rosenfeld, P. L. Fielder: The little women of Loja–GH–receptor deficiency in an inbred population of southern Ecuador. New Engl. J. Med. 323 (1990) 1367–1374

68b Rosner, B., R. Prineas, J. Loggie, S. R. Daniels: Percentiles for body mass index in US children 5 to 17 years of age. J. Pediat. 132 (1998) 211–222

69 Rotwein, P: Structure, evolution, expression and regulation of IGF-1 and IGF-2. Growth Factors 5 (1991) 3–18

70 Roupas, P, A. C. Herington: Cellular mechanisms in the processing of GH and its receptor. Molec. cell. Endocrinol. 61 (1989) 1–12

71 Rozengurt, E.: Early signals in the mitogenic response. Science 234 (1986) 161–166

72 Shalet, S. M.: Treatment of constitutional delay in growth and puberty (CDGP). Clin. Endocrinol. 31 (1989) 81–86

73 Shalet, S. M.: The diagnosis of GH deficiency in children and adults. Endocr. Rev. 19 (1998) 203–223

74 Shoat, M., T Shoat, R. Kedem et al.: Childhood asthma and growth outcome. Arch. Dis. Childh. 62 (1987) 63–65

75 Sippel, W.: Störungen des Wachstums und der Entwicklung. In Betke, K., W. Künzer, J. Schaub: Keller/ Wiskott: Lehrbuch der Kinderheilkunde. Thieme, Stuttgart 1991 (S.219–234)

76 Sotos, J. F, P. R. Dodge, D. Muirhead et al.: Cerebral gigantism in childhood: a syndrome of excessively rapid growth with acromegalic features and a nonprogressive neurologic disorder. New Engl. J. Med. 271 (1964) 109–116

77 Spencer, S. A., D. W Leung, P. J. Godowski et al.: Growth hormone receptor and binding protein. Rec. Progr. Hormone Res. 46 (1990) 165–181

78 Spranger, J.: Classification of skeletal dysplasias. Acta paediat. scand. 377, Suppl. (1991) 138–142

79 Tanner, J. M., R. H. Whitehouse, M. Takaishi: Standards from birth to maturity for height, weight, height velocity and weight velocity. Arch. Dis. Childh. 41 (1966) 454–471 u. 613–635

80 Tanner, J. M., W. H. Whitehouse, W. A. Marshall et al.: Assessment of Skeletal Maturity and Prediction of Adult Height (TW20 Method). Academic, New York 1975

81 Tollefsen, S. E., E. Heath-Monnig, M. A. Cascieri et al.: Endogenous IGF binding proteins eause IGF-1 resistance in cultured fibroblasts from a patient with short stature. J. clin. Invest. 87 (1991) 1241–1250

82 Vanderschueren-Lodeweyckx, M.: Assessment of GH secretion: what are we looking for practically? Horm. Res. 33, Suppl. (1990) 1–6

83 Vimpani, G. B., A. E Vimpani, G. P Ligard et al.: Prevalence of severe growth hormone deficiency. Brit. med. J. 2 (1977) 427–430

84 Walker, J. L., M. Ginalska-Malinowska, T. E. Romer et al.: Effects of the infusion of IGF-1 in a child with GH insensitivity syndrome (Laron dwarfism). New Engl. J. Med. 324 (1991) 1483–1488

85 Weimann, E., S. Bergmann, H. J. Böhles. Oestrogen treatment of constitutional tall stature: a risk-benefit ratio. Arch. Dis. Childh. 78 (1998) 148–151

86 Weiss, J. O., J. G. Halt. Support groups for individuals with growth problems and their families. Growth 7 (1991) 6–8

87 Werther, G. Measuring height: to stretch or not to stretch. Lancet 351 (1998) 309–310

88 Whitelaw, U. J., T. N. Foster, W. H. Graham: Estradiol valerate: its effects on anabolism and skeletal age in the prepubertal girl. J. clin. Endocrinol. 23 (1963) 1125–1129

89 Wolf, E., K. Rapp, G. Brem: Expression of metallothionein-GH fusion genes in transgenic mice results in disproportionate skeletal gigantism. Growth Develop. Aging 55 (1991) 117–127

90 Zachmann, U., B. Sobraditio, M. Frank et al.: Bayley-Pinneau, Roche-Wainer Thissen, and Tanner height predictions in normal children and in patients with various pathologic conditions. J. Pediat. 93 (1978) 749–755

91 Zachmann, M.: Großwuchs. In: Reinhardt, D., G. A. von Harnack: Therapie der Krankheiten des Kindesalters. Springer, Berlin 1991 (S. 52–55)

# 7 Diabetes mellitus im Kindesalter

W. Kiess

In Deutschland sind derzeit ca. 16 000 Kinder und Jugendliche unter 16 Jahren an Diabetes mellitus juvenilis (Typ-1-Diabetes) erkrankt (61). Die Zahl der Diabetespatienten in Deutschland wird insgesamt auf ca. 4 Mio. geschätzt (Diabetes mellitus Typ 1 und 2 zusammengenommen). Damit ist der Diabetes mellitus die häufigste chronische Erkrankung in Deutschland. Die medizinischen, psychosozialen und sozioökonomischen Folgen des Diabetes sind sehr groß. Seit der Entdeckung des Insulins vor über 75 Jahren durch Banting u. Best und dem ersten therapeutischen Einsatz dieses Hormons bei Diabetespatienten im Jahre 1922 sind bahnbrechende Neuerungen hinsichtlich der Behandlung der Diabeteserkrankung selbst und mancher ihrer Akut- und Spätkomplikationen erzielt worden (11). Die Heilung dieser schwerwiegenden Stoffwechselstörung bleibt aber weiterhin ein nicht erreichtes Ziel. Dennoch lassen neue Erkenntnisse in der Immunologie, Transplantationsimmunologie und Molekularbiologie eine Heilung oder befriedigende Behandlung des Diabetes mellitus juvenilis nicht mehr ganz als Utopie erscheinen. Insbesondere Gentransfer oder Transplantation von fetalem Pankreas stellen theoretische Heilungschancen für Kinder und Jugendliche mit Typ-1-Diabetes dar. Bis zur endgültigen Heilung aber bedarf der Diabetes mellitus einer fächerübergreifenden Behandlung durch Kinderärzte, Kinderdiabetologen, Psychologen, Sozialpädagogen, Ophthalmologen, Nephrologen, Ernährungsberater, Krankenschwestern und Diabetesberater. Darüber hinaus muß die Betreuung des diabetischen Kindes in seinem eigenen psychosozialen Umfeld angestrebt werden. In hohem Maße muß dabei die Familie des Kindes miteinbezogen werden.

## Physiologie der Glucosehomöostase

Die Regulation des Stoffwechselgleichgewichts erfolgt auf vielen miteinander verknüpften Ebenen. In Abb. 7.1 ist das Prinzip des durch Insulin regulierten Regelkreises des Glucosestoffwechsels dargestellt.

Beim Stoffwechselgesunden wird der Blutglucosespiegel innerhalb enger Grenzen von etwa 60–160 mg/dl (3,3–8,9 mmol/l) konstant gehalten. Im kybernetischen Modell stellt man sich zentralnervöse, neurale, endokrine und peptiderge Einflüsse vor, die über die Stellgrößen Insulin/Glucagon über den Regler Pankreas die Regelgröße Blutglucose steuern (16). Als beim Gesunden relevante Störgröße ist in diesem Modell die unterschiedliche Glucoseresorption und in geringerem Umfang ein erhöhter Glucosebedarf und -verbrauch bei gesteigerter körperlicher Aktivität, langem Fasten oder schweren Krankheiten zu sehen. Es ist wichtig, die Glucosehomöostase nicht isoliert vom Gesamtstoffwechsel zu sehen, da Insulin weitere Stoffwechselfunktionen beeinflußt:

- in der Leber hemmt Insulin die Glykogenolyse, Glykoneogenese und Ketogenese,
- im Fettgewebe stimuliert das Hormon die Lipogenese und hemmt die Lipolyse; außerdem stimuliert Insulin dort die Synthese und Sekretion von Leptin durch differenzierte Adipozyten (43),
- im Muskel fördert Insulin die Protein- und Glykogensynthese und sichert dadurch die Energiebereitstellung (Abb. 7.2).

Die Glucoseaufnahme ist in einer Reihe von Geweben im Gegensatz zu Muskel, Fettgewebe und Leber insulinunabhängig. Dies gilt für periphere Nerven, ZNS, Erythrozyten und Nieren. Ein Ausfall der enteralen Glucoseaufnahme (Fasten, Hungern und schwere Erkrankungen)

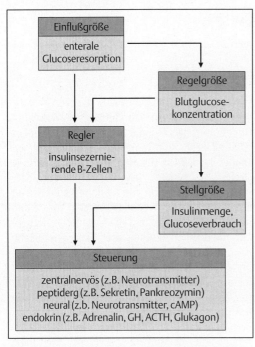

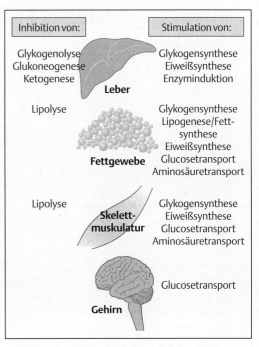

Abb. 7.**1**   Kybernetisches Modell des Stoffwechsel-
gleichgewichts am Beispiel der insulingeregelten
Glucosehomostase.
ACTH    adrenokortokotropes Hormon
cAMP    zyklisches Adenosinmonophosphat
GH      Wachstumshormon

Abb. 7.**2**   Zielorgane und physiologische Wirkungen
des Insulins.

bewirkt glucagoninduziert eine vermehrte Glucoseproduktion in der Leber. Zunächst kommt
es dabei zu vermehrter Glykogenolyse später
auch zu einer erhöhten Glukoneogenese. Der
Blutzucker bleibt dadurch trotz fehlenden enteralen Nachschubs konstant. Durch die Erniedrigung des Insulinspiegels beim Fasten kommt es

aber auch zu einer gesteigerten Lipolyse im Fettgewebe. Die vermehrt freigesetzten Fettsäuren
und Ketonkörper dienen der Skelettmuskulatur
und in geringerem Umfang dem ZNS als Energie-
quelle. Beim Stoffwechselgesunden kommt es
trotz hoher Ketonkörperproduktion nicht zur
manifesten Ketoazidose (10, 12, 46).

## Physiologie der Insulinsekretion und -wirkung

Beim Menschen liegt das insulinkodierende Gen
auf dem Chromosom 11. Das Gen selbst wird
nur in der β-Zelle der Bauchspeicheldrüse exprimiert. Insulin wird als Prä-Proinsulin im endoplasmatischen Retikulum synthetisiert. Abb. 7.**3**
zeigt schematisch die Aufeinanderfolge von Prä-
proinsulinprozessierung zu Proinsulin (innerhalb weniger als einer halben Stunde) und die
Wanderung von verschiedenen Insulinvorstufen
in Vesikeln von einem zellulären Kompartment
zum anderen.

Insulin wird in Sekretgranula gespeichert und
auf den Stimulus eines Sekretagogons hin sezerniert (Tab. 7.**1**).
Dabei werden äquimolare Mengen von Insulin und C-Peptid (= connecting peptide) freigesetzt. Selbst unter Fastenbedingungen und beim
Fehlen starker sekretagoger Stimuli fällt der
basale Insulinspiegel im Blut nicht unter 5μE/ml
ab. Wichtigster und stärkster Stimulus der Insulinsekretion ist Glucose bzw. möglicherweise
eine Reihe seiner physiologischen Metaboliten

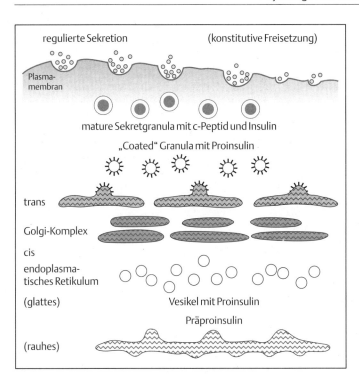

Abb. 7.**3** Synthese- und Sekretionsweg des Insulins in den B-Zellen des Pankreas.

Innerhalb der Abbildung:

regulierte Sekretion  (konstitutive Freisetzung)

Plasmamembran

mature Sekretgranula mit c-Peptid und Insulin

„Coated" Granula mit Proinsulin

trans

Golgi-Komplex

cis

endoplasmatisches Retikulum

(glattes)  Vesikel mit Proinsulin

Präproinsulin

(rauhes)

---

Tabelle 7.**1**  Substanzen und Stimuli, die die Freisetzung von Insulin aus den B-Zellen fördern oder auslösen

Nutritiva:
- Glucose und Glucosemetabolite
- Aminosäuren
- freie Fettsäuren
- Ketonkörper

Hormone:
- GIP
- Glukagon
- hGH
- hPL
- Glucocorticoide
- Östrogene

Neuronale Einflüsse:
- Parasympathikus
- β₂-adrenerge Substanzen

Ionen:
- Calcium
- (Magnesium, Kalium)

Pharmaka:
- Theophyllin
- Phosphodiesteraseinhibitoren
- orale Antidiabetika (Sulfonylharnstoffe usw.)

GIP   gastrointestinales Polypeptidhormon
hGH   humanes Wachstumshormon
hPL   humanes Plazentalaktogen

---

(10, 66, 75). Andere Peptidhormone des Pankreas wie z. B. das Amylin werden in engem Zusammenhang mit der Insulinsekretion gebildet und ausgeschüttet (41). Die Regulation der Insulinexpression, d. h. die physiologisch adäquate Synthese und Sekretion von maturem Insulin, könnte auf vielen Ebenen erfolgen: Beginnend mit der Transkription des Insulingens und endend bei der Insulinsekretion selbst. Postsekretorische Schritte wie die Insulinclearance und die Insulinaufnahme in Zellen und eine etwaige intrazelluläre Degradation sollen hier nur erwähnt werden. Eine große Zahl von Forschungsgruppen hat in den letzten Jahren besonders die Regulation auf der Ebene der Transkription des Insulingens mittels molekularbiologischer Methoden untersucht. Die Analyse der Insulin-Gen-Promoter-Sequenzen und die Charakterisierung von Protein-Promoter-Interaktionen (als Protein wären hier verschiedene Transkriptionsfaktoren denkbar) halfen, die Regulation des Insulingens auf dieser Ebene zu klären. Durch Einschleusung klonierter Promoter-Regionen in DNA-Sequenzen von Zellkultursystemen wurde die biologische Relevanz einer solchen

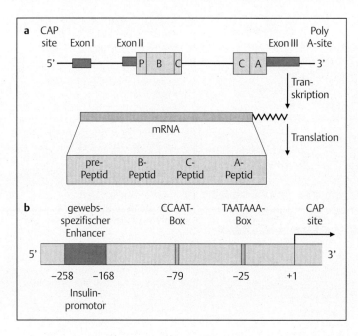

Abb. 7.**4 a, b**  Insulinogen, beim Menschen auf dem kurzen Arm des Chromosoms 11 lokalisiert:

**a**  Struktur des Insulinogens. Exon II und III enthalten die für das Propeptid (P) und die A-, B- und C-Kette kodierenden Sequenzen.

**b**  Struktur des Insulinpromotors. Die Positionen der klassisischen Promotorsequenzen der CAT-Box und der TATA-Box sind eingezeichnet.

Regulation erkannt. Die Struktur des Insulingens ist in Abb. 7.**4** dargestellt.

Die klassischen Bestandteile einer Gensequenz sind darin zu erkennen. Die sog. CAP-Site zeigt die Stelle der Gensequenz an, an der die Synthese der mRNA beginnt. Die Nukleotidsequenz, die innerhalb des Promoters den korrekten Beginn der Transkription markiert, wird als klassische TATA-Box angesehen. Eine sog. CAAT-Box ist innerhalb der meisten Promoter-Sequenzen, die in Säugetiergenen vorkommen, enthalten und entspricht beim Insulingen der Nukleotidsequenz 83–79. Die exakte Rolle der einzelnen Regulatorsequenzen ist noch nicht völlig geklärt. Die Insulingentranskription wird dadurch initiiert, daß sich ein großer DNA-Proteinkomplex bildet, der die katalytische Reaktion der RNA-Polymerase II erlaubt. In Geweben, in denen das Insulingen nicht exprimiert bzw. transkribiert wird, verhindert eine als „Silencer" bezeichnete DNA-Sequenz die Formation des Protein-DNA-Komplexes. Dadurch wird die RNA-Polymerase II daran gehindert, die Transkription zu beginnen (70). Die genaue Kenntnis dieser Vorgänge auf molekularer Ebene könnte zur Entwicklung möglicher gentherapeutischer Ansätze und damit zur Heilung des Typ-1-Diabetes führen (S. 309).

Wie alle Proteohormone wirkt auch Insulin über die Bindung an spezifische, hochaffine Rezeptoren, die von vielen Zelltypen in der Zellmembran exprimiert werden. Der beim Menschen auf dem Chromosom 19 kodierte Insulinrezeptor ist ein glykosyliertes Heterotetramer mit einem Molekulargewicht von über 400 kDa. Er besteht aus 2 α-Bindungseinheiten und aus 2 β-Untereinheiten. Letztere reichen in das Zytoplasma der Zelle und besitzen Tyrosinkinaseaktivität (Abb. 7.**5**).

Dagegen repräsentieren die α-Untereinheiten den Hauptteil der extrazytoplasmatischen Abschnitte des Rezeptors und enthalten die Insulinbindungsstellen, sind damit also für die Hormonspezifität des Rezeptors verantwortlich. Der Insulinrezeptor gehört zusammen mit zahlreichen anderen Peptidhormonrezeptoren sowie Onkogenen zur großen Familie von Tyrosinkinasen. Die Autophosphorylierung von Tyrosinresten des Rezeptors sowie die Phosphorylierung und Dephosphorylierung intrazellulärer Substrate übermitteln das Signal der Insulinwirkung über den Insulinrezeptor. Die Rolle von cAMP, G-Proteinen und Phosphoinositolphosphaten als sekundäre Botensubstanzen des Insulinrezeptorsignals ist immer noch unklar. Ein intrazelluläres Netzwerk von Phosphokinasen und Phosphorylasen ermöglicht eine sehr spezifische und fein abgestimmte Regulation des Insulinsignals auf Postrezeptorebene (Abb. 7.**6**).

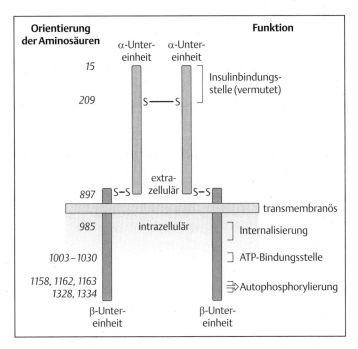

Abb. 7.**5** Struktur des Insulinrezeptors gemäß der nach der cDNA abgeleiteten Aminosäurensequenz. Abgebildet sind die jeweils für Bindung oder Rezeptoraktivität entscheidenden Epitope des Rezeptormoleküls (nach Moller u. Flier). Der Insulinrezeptor besteht aus jeweils 2 über Disulfidbrücken miteinander verbundenen α- und β-Untereinheiten. Die β-Untereinheiten besitzen Tyrosinkinaseaktivität und werden autophosphoryliert, während die extrazellulären α-Untereinheiten die Ligandbindungstellen aufweisen. es ist von potentiell therapeutischem Interesse, daß der Rezeptor für den Wachstumsfaktor IGF-1 bis zu 85 % Homologie mit dem Insulinrezeptor aufweist. Eine weitere Tyrosinkonase, der sog. Insulinrezeptor-Related-Rezeptor (IRR) weist ebenfalls große Homologie mit dem Insulinrezeptor auf.

ATP     Adenosintriphosphat

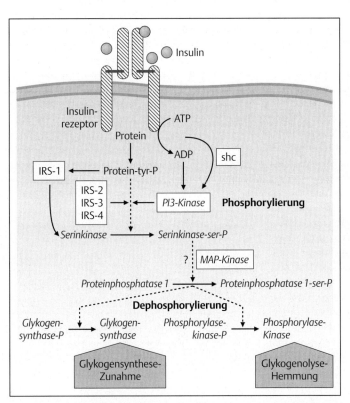

Abb. 7.**6** Signalübertragungskaskade des Insulinrezeptors. Durch die Bindung des Insulins an die α-Untereinheit des Rezeptors wird die β-Untereinheit des Rezeptors phosphorylisiert (-P). Gleichzeitig kommt es zur Phpsphorylierung und Dephophorylierung zellulärer Substrate. Solche Phosphorylierungs- und Dephosphorylierungsreaktionen führen zur Aktivierung der Glykogensynthase und einer Reihe weitere insulinabhängiger Enzyme.

ADP     Adenosindiphosphat
ATP     Adenosintriphosphat
IRS     Insulin-Rezeptor-Substrat
MAP    mitogenaktivierte Protease

Es ist heute bekannt, daß die 2 Insulinrezeptorsubstrate, IRS-1 und IRS-2, eine Schlüsselrolle bei der Signalübertragung des Insulinrezeptors spielen. Sowohl IRS-1 als auch IRS-2 sind kloniert und sequenziert. Transgene Knock-out-Tiere, bei denen eines der Gene, die die beiden Insulinrezeptorsubstrate kodieren, deletiert ist, sind hergestellt worden. Beide Deletionsmutanten leiden an einem Diabetes, überleben aber und sind phänotypisch wenig betroffen. Das Insulinsignal kann auch mit den Effektorkaskaden anderer Hormone und Wachstumsfaktoren, die ihr Signal über Phosphorylierungs- und Dephosphorylierungsreaktionen übermitteln, verknüpft werden (58). Es sind entsprechend alternative Signalübertragungswege denkbar, die die Deletion eines Signalübertragungswegs ausgleichen können. Die Tatsache, daß ein Rezeptor den Signalübertragungsweg eines anderen Rezeptors teilt oder mitbenutzt, wird als Rezeptorkreuzreaktion (receptor crosstalk) bezeichnet (10, 50, 58).

Eine Translokation von Glucosetransportern aus dem intrazellulären Reservoir in die Zellmembran und damit an die Zelloberfläche ermöglicht den Einstrom von Glucose in das Zellinnere. Mindestens 4 Typen solcher Glucosecarrier sind bis heute isoliert und sequenziert. Bei konstant hoher extrazellulärer Insulinkonzentration kommt es zu einer Down-Regulation der zellulären Insulinrezeptoren durch Internalisierung der Rezeptoren. Dies bedeutet eine Aufnahme von Rezeptoren in das Zellinnere. Die Zellmembran enthält dadurch weniger Insulinrezeptoren, es stehen also weniger Signalüberträger (Rezeptoren) für das Insulinsignal zur Verfügung. Biologische Effekte des Insulins wie z. B. die Stimulation des Glucoseeinstroms in die Zelle können auf diese Weise moduliert werden. Die Bindung von Insulin an ein Insulinrezeptormolekül kann auch bewirken, daß die Affinität benachbarter Insulinrezeptoren für Insulin abnimmt. Dieses biochemische Prinzip, das als „negative Kooperativität" des Insulinrezeptors bezeichnet wird, stellt eine weitere Feinregulation des Glucosestoffwechsels dar. Sowohl im Prozeß der Insulinsynthese und -sekretion als auch in der Insulinwirkungskaskade (Abb. 7.6) sind genetische und erworbene Defekte, die klinisch zum Diabetes mellitus führen, denkbar oder bereits nachgewiesen: Bei der Hyperproinsulinämie, bei der mehr als 15 % der Gesamtinsulinmenge als Proinsulin in die Zirkulation abgegeben wird, oder bei der *Unreife der Insulinsekretion des Neugeborenen (Frühgeborenen)* liegt eine transiente Störung der Insulinsynthese und -sekretion vor. Letztere ist beim Diabetes infolge Mukoviszidose permanent. *Punktmutationen und Deletionen im Insulinrezeptorgen* (58) können zu einem geänderten Bindungsverhalten des Rezeptormoleküls gegenüber Insulin oder zu einer Störung in der Prozessierung des Insulinrezeptormoleküls während der Neusynthese führen. Mindestens 19 natürlich vorkommende Punktmutationen des Rezeptorgens und 2 große Deletionen sind bisher bei Patienten mit Insulinresistenz entdeckt worden. Darüber hinaus sind zahlreiche Aminosäuresubstitutionen, die Stop-Kodons oder Nonsense-Kodons bedingen, bekannt. Diese genetisch fixierten Veränderungen des Insulinrezeptormoleküls führen zu funktionell inaktiven Rezeptoren (4a, 10, 58). *Defekte im Bereich der Tyrosinkinasesequenz* bewirken eine Störung der Phosphorylierungskaskade, die ja für das Insulinsignal von entscheidender Bedeutung ist. Zellen von Patienten, die Defekte bei der Signalübertragung aufweisen, binden über ihrer Oberflächenrezeptoren Insulin mit hoher Affinität und ausreichender Kapazität (Rezeptorzahl pro Zelle) und sind dennoch nicht in der Lage auf Insulin mit einer adäquaten biologischen Antwort zu reagieren (Abb. 7.6). Die

Tabelle 7.2    Ätiologische Klassifikation des Diabetes mellitus (nach 4a)

I. Diabetes mellitus Typ 1:
- A immunmediiert
- B idiopathisch

II. Diabetes mellitus Typ 2

III. Andere spezifische Formen (Tab. 7.9):
- A genetische Defekte der β-Zellfunktion
- B genetische Defekte in der Insulinwirkung
- C Krankheiten des exokrinen Pankreas
- D Endokrinopathien
- E medikamenten- oder giftinduziert
- F Infektionen
- G ungewöhnliche Formen
   von immunmediiertem Diabetes
- H andere genetische Syndrome,
   die mit Diabetes assoziiert sind

IV. Gestationsdiabetes

Bildung von Autoantikörpern gegen verschiedene Epitope des Insulinrezeptors ist eine seltene Ursache eines *familiären Diabetes*. Von diesen Patienten isolierte Antikörper waren bei der Erforschung der Physiologie der Insulinwirkung sehr hilfreich (10, 46, 66). Basierend auf dem pathophysiologischen Konzept der Biosynthese, Sekretion und metabolisch-biologischen Wirkung des Insulins ist heute eine ätiopathogenetische Klassifizierung des Diabetes mellitus möglich. Eine neue Klassifizierung des Diabetes mellitus ist vor kurzem von der Amerikanischen Diabetes Assoziation (ADA) vorgestellt und als gültige Lehrmeinung (= position statement) angenommen worden (4a). Statt des bisher häufig verwendeten Begriffs insulinabhängiger Diabetes mellitus (IDDM) wird jetzt nur noch der Begriff Diabetes mellitus Typ 1 benutzt und diese Diabetesform vom Diabetes mellitus Typ 2 abgegrenzt (Tab. 7.**2**).

## Pathophysiologie des Diabetes mellitus Typ 1

Im Hinblick auf die Pathophysiologie des Diabetes mellitus sind zu unterscheiden:

- akute diabetische Stoffwechselentgleisung,
- Vorgänge im Verlauf der chronischen Erkrankung,
- beim Auftreten von Spätfolgen des Diabetes zu messende Veränderungen.

**Akute diabetische Stoffwechselentgleisung.**
Die akute diabetische Stoffwechselentgleisung ist Folge eines relativen oder absoluten Insulinmangels. Es kommt zu ungebremster hepatischer Glucoseproduktion und gleichzeitig zu einer erniedrigten Glucoseutilisierung in der Peripherie (Leber, Muskel, Fettgewebe). Überschreitet die Blutglucosekonzentration die Nierenschwelle, d. h. die Transportkapazität der Niere für Glucose (etwa 160–180 mg/dl [bzw. 8,9–10 mmol/l]), kommt es zur Urinausscheidung von Glucose zusammen mit freiem Wasser und Elektrolyten. Folgen der Glukosurie sind Polyurie und Polydipsie mit Dehydratationsgefahr. Folgen der durch Insulinmangel hervorgerufenen Proteolyse und Lipolyse sind zunehmender Muskelschwund, Müdigkeit, Schwäche und Gewichtsabnahme (Tab. 7.**3**).

Durch Anstieg der freien Fettsäuren im Blut und Hemmung der Fettsäuresynthese in den Geweben kommt es zur verstärkten Ketogenese und beim Überschreiten der Pufferkapazität zur metabolischen Azidose. Zum respiratorischen Ausgleich der metabolisehen Azidose setzt eine Hyperventilation ein. Müdigkeit, Bewußtseinseintrübung, Erbrechen, Übelkeit und Acetongeruch kennzeichnen den Übergang zum ketoazidotischen Koma (Tab. 7.**4**).

Tabelle 7.**3**   Symptome bei Erstmanifestation eines Diabetes mellitus im Kindesalter

- Polyurie
- Polydipsie
- Enuresis
- Gewichtsabnahme
- Übelkeit
- Erbrechen
- Mattigkeit
- Schwäche

Tabelle 7.**4**   Symptome und Laborbefunde im Verlauf einer diabetischen Ketoazidose

Klinische Symptome:
- Beeinträchtigung des Bewußtseins
- akutes Abdomen mit Abwehrspannung (Pseudoperitonitis)
- Dehydratation und Exsikkose
- Acetongeruch
- Dyspnoe
- Lufthunger
- Kußmaul-Atmung
- Erbrechen

Laborbefunde:
- Hyperglykämie
- Ketonämie
- Azidose
- Ketonurie
- Glukosurie
- Hyperkaliämie
- Hyponatriämie
- Hypophosphatämie

**Folgen eines chronischen absoluten oder relativen Insulinmangels.** Diese sind im wesentlichen auf die Hyperglykämie zurückzuführen. Die Hyperglykämie ist zumeist durch eine unzureichende Stoffwechselkontrolle bedingt: Das glykosylierte Hämoglobin (HbAlc) liegt deutlich über den Normalwerten. Die Blutzuckerkonzentrationen liegen häufig über 160 mg/dl (8,9 mmol/l) mit der Folge einer Glukosurie. *Pilzinfektionen* der Haut und Schleimhäute, juckende Dermatosen und eine *erhöhte Infektanfälligkeit* infolge von Störungen der zellulären und humoralen Immunität können auftreten. Bei adoleszenten Diabetikerinnen mit schlechter Stoffwechselkontrolle ist eine *Candidavaginitis* häufig. Bei Adoleszenten mit schlecht eingestelltem Diabetes sind *Panaritien* nicht selten. Die *Fertilität* im Erwachsenenalter kann gestört sein, sekundäre Amenorrhöen sind seltene aber beschriebene Komplikationen. Beim schlecht eingestellten Kind mit Diabetes mellitus Typ 1 traten früher *Wachstumsstörungen* auf (13, 33). Das sog. *Mauriac-Syndrom* stellt dabei eine Extremform der chronischen Stoffwechselentgleisung mit Kleinwuchs dar. Polyurie mit sekundärer Enuresis und Polydipsie sind häufige Probleme eines schlecht eingestellten diabetischen Kindes (34).

**Spätfolgen des Diabetes.** Auch beim Auftreten von Folgeerkrankungen spielt die chronische Hyperglykämie eine entscheidende Rolle. Starke Schwankungen der Blutzuckerkonzentration können unabhängig von der chronischen Hyperglykämie pathologische Veränderungen an den Blutgefäßen hervorrufen. Die *metabolischen* und *histopathologischen Vorgänge*, die zu den fälschlicherweise als Spätkomplikationen bezeichneten Folgeerkrankungen des Diabetes führen, sind weitgehend aufgeklärt. Als gesichert gilt, daß die chronische Hyperglykämie die Ansammlung nichtenzymatisch glykosylierter Eiweißprodukte in Geweben und Gefäßwänden bewirkt. Glucose bildet mittels kovalenter, nichtenzymatischer Reaktionen mit im Blut zirkulierenden oder im Gewebe fixierten Proteinen sog. Amadori-Addukte. Kollagene der Arterienwände und Proteine der glomerulären Basalmembranen werden dabei bevorzugt glykosyliert. Manche dieser Glykoproteine werden zu sog. *Advanced glycosylation end products (AGE)* umgewandelt und akkumulieren in Proteinen mit langer biologischer Halbwertszeit. Diese AGE bilden komplex vernetzte Makromoleküle und spielen eine wichtige Rolle in der Pathogenese der diabetischen Folgeerkrankungen. Spezifische Rezeptoren für durch AGE modifizierte Proteine sind auf Makrophagen identifiziert und charakterisiert worden. Diese Rezeptoren scheinen für die Clearance der AGE und von anderen modifizierten Proteinen eine große Bedeutung zu haben. Der Niere kommt eine wichtige Rolle bei der Eliminierung der AGE zu. In Geweben von Diabetikern werden stark erhöhte Konzentrationen von AGE gefunden. Die Konzentration der AGE in Serum und Geweben korreliert mit der Nierenfunktion bzw. dem Grad der Nephropathie der untersuchten Patienten mit Typ-1-Diabetes (52, 54, 55). Proteine mit niedrigem oder mittlerem Molekulargewicht, die aus dem Serum von Dialysepatienten mittels Hämodialyse nicht entfernt werden können, sollen eine zusätzliche Rolle in der Pathogenese der Diabetesspätkomplikationen haben. Diese Substanzen werden als „Mittelmoleküle" oder „Urämietoxine" bezeichnet (76). Ob diese mit den durch AGE modifizierten Proteinen in Beziehung stehen, ist noch unklar. Beide Molekülklassen erhöhen die Permeabilität der Endothelien und die Gewebsinvasion von Monozyten/Makrophagen. Sie initiieren also Vorgänge, die jede diabetische Folgeerkrankung kennzeichnen. Zu diesen Folgeerkrankungen zählen:

- Mikro- und Makroangiopathie,
- Retinopathie,
- Nephropathie,
- Neuropathie,
- Arthropathie,
- arterielle Hypertonie.

# Ätiopathogenese des Diabetes mellitus Typ 1

## Genetik

Verwandte ersten Grades eines Typ-I-Diabetikers haben ein etwa 20- bis 30fach erhöhtes Risiko, an einem Diabetes zu erkranken (Tab. 7.**5**) (1, 51).

Etwa die Hälfte aller identischen Zwillinge sind konkordant für einen Typ-1-Diabetes. Die andere Hälfte dieser Zwillinge entwickelt dagegen keinen Diabetes mellitus, obwohl sie identische Gene besitzen (62, 79). Umwelteinflüsse müssen also für das Auslösen der Diabetesentwicklung bei genetisch prädisponierten Personen verantwortlich sein.

Sicher ist, daß nicht ein einziges „Diabetesgen" für die Prädisposition zum Diabetes verantwortlich ist: männliches Geschlecht gilt als geringer Risikofaktor, einen Diabetes zu entwickeln, liegt das Verhältnis von männlichen zu weiblichen Diabetespatienten doch bei ca. 1,2 : 1 (51). Bestimmte immungenetische Marker wie Immunglobulin-G-Heavy-chain-Allotypen und die Expression von mikrosomalen Schilddrüsenantikörpern und Magenparietalzellantikörpern korrelieren ebenfalls mit einer erhöhten Bereitschaft, einen Typ-1-Diabetes zu entwickeln. Bestimmte *HLA-(Human-leucocyte-antigen-)Proteine*, die generell die immunologische Identität eines Gesamtorganismus ausmachen,

sind am stärksten mit der Diabetesgenese verknüpft (7, 85).

Die wichtigsten Antigene, die die individuelle Identität eines Organismus kennzeichnen, sind die sog. *MHC-(Major-histocompatibility-complex-)* Proteine. Die MHC-Proteine kontrollieren, auf welche Antigene und in welchem Ausmaß ein Individuum mit einer Immunantwort reagiert. Man unterscheidet Klasse-I-, -II- und -III-MHC-Moleküle, deren genetische Kodierung allesamt auf dem kurzen Arm des Chromosoms 6 liegt (Abb. 7.**7**).

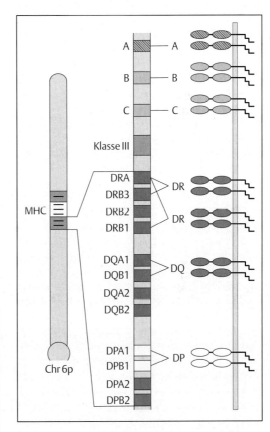

Tabelle 7.**5**   Risiko eines Kindes, an Typ-1-Diabetes zu erkranken

| Risiko | Angaben in % |
| --- | --- |
| Kind einer diabetischen[1] Mutter | 2– 4 % |
| Kind eines diabetischen[1] Vaters | 5– 7 % |
| Geschwister eines diabetischen[1] Kindes | 5– 7 % |
| Kind diabetischer[1] Eltern | 20–40 % |
| Eineiige Zwillinge | 30–40 % |
| Ein Geschwister und ein Elternteil diabetisch[1] | 5–12 % |
| HLA-identisch (DR3, DR4) | 30 % |
| HLA-identisch (DR3 oder DR4) | 20 % |
| Risiko in der Gesamtbevölkerung insgesamt | 0,2–0,5 % |

[1] Typ-1-Diabetes

Abb. 7.**7**   Immungenetik des IDDM. Klasse-II-MHC-Gene sind vor allem für die genetische Prädisposition zum Diabetes verantwortlich. Allele der DQB1-, DQA1- und DRB1-Loci (HLA-DR3, -DR4 und –DR1) erhöhen, HLA-DR2- und –DR5-Expression senkt das Risiko, einen Diabetes zu entwickeln. Die Klasse-I-MHC-Allele HLA-B8 und -B15 sind ebenfalls häufiger bei Patienten mit Diabetes als bei Kontrollpersonen anzutreffen. MHC   Major histocompatibility complex

*Klasse-I-Moleküle* wie HLA-A, -B, und -C spielen bei der Antigenpräsentierung von Makrophagen (antigen-presenting cells [APC]) an zytotoxische T-Zellen eine entscheidende Rolle. *Klasse-II-Moleküle* (HLA-DR, -DQ, und -DP) binden Peptide, die aus extrazellulärem Material phagozytierten Fremdproteins (Antigen) hervorgehen und exponieren dieses Fremdmaterial gegenüber T-Helfer-Lymphozyten, die die zelluläre und humorale Immunantwort steuern. Die Genregion der *Klasse-III-MHC-Proteine* schließt Gene für das 21-Hydroxylasegen (s. Kap. 3), den Komplementfaktor C4, sowie Tumor-Nekrose-Faktor-(TNF-)$\alpha$ und -$\beta$ ein (80). Bereits seit ca. 25 Jahren ist bekannt, daß eine erhöhte Expression der MHC-Klasse-I-Moleküle HLA-B8 und -B15 bei Diabetespatienten besteht. Eine primäre Assoziation mit HLA-DR1, HLADR3 und HLA-DR4, also Klasse-II-MHC-Proteinen mit Diabetes mellitus Typ 1 wurde ebenfalls beschrieben. Bei 95 % der Patienten mit Typ-1-Diabetes ist DR3 und/oder DR4 nachweisbar (10). Im Gegensatz zu DR3 und DR4 zeigen HLADR2 und DR5 eine inverse Relation mit dem Vorkommen eines Diabetes mellitus Typ 1: Für Menschen, die diese beiden Klasse-II-MHC-Gene exprimieren, reduziert sich das Risiko, einen Diabetes zu entwickeln, auf ca. 1/10 des Risikos der Allgemeinbevölkerung, d. h. auf ca. 1 : 2500. Daten, die eine Korrelation zwischen HLA-Loci und Diabetesrisiko erhärten, wurden mittels konventioneller, serologischer Methoden sowie Gewebetypisierung von Lymphoblastenkulturen gewonnen. Restriktions-Fragment-Längen-Polymorphismen (RFLP) sowie moderne Methoden der Molekularbiologie wie die Polymerasekettenreaktion (PCR) und die Generation von transgenen Tieren werden in jüngerer Zeit eingesetzt, um die genetischen Grundlagen der Diabetesprädisposition weiter auszuloten. Mittels solcher Methoden wurde z. B. festgestellt, daß Individuen mit einem HLA-DQ-$\beta$-Allel, das für die Aminosäure Asparaginsäure in Position 75 kodiert, ein 200- bis 300faches Risiko gegenüber der Allgemeinbevölkerung haben, einen Typ-1-Diabetes zu entwickeln. In transgenen Mäusen führt die Überexpression des Klasse-I-MHC-Moleküls H2K in pankreatischen B-Zellen direkt zur Entwicklung eines Diabetes mellitus (80). Dieses Gen ist an den Insulin-Promoter gekoppelt und scheint direkt, also ohne eine T-Zellinfiltration

des Pankreas oder andere Immunprozesse einen Diabetes hervorzurufen. Das spricht für eine nichtimmunologische Rolle der Klasse-I-MHC-Moleküle im Prozeß der Diabeteserkrankung (2). In einem anderen Modell führte die ektope Expression von Klasse-II-MHC-Molekülen und INF-$\gamma$ in der Region des Insulingen-Promoters in $\beta$-Zellen bei transgenen Mäusen zur Entwicklung eines Diabetes mellitus (69). Auch in diesen Experimenten zeigte sich, daß einzelne Faktoren, die beim Menschen mit der Diabetesentstehung assoziiert sind, bereits für sich allein durch Überexpression im Tiermodell einen Diabetes auslösen können.

Trotz einer großen Zahl von Arbeiten auf dem Gebiet der Genetik des Typ-1-Diabetes, kann die vererbte Prädisposition zur Entwicklung eines Diabetes noch nicht mit ausreichender Präzision angegeben werden. Innerhalb der HLA-D-Region des Chromosoms 6 gibt es zumindest ein zum Diabetes prädisponierendes Gen.

In jüngerer Zeit wurden dagegen eine Reihe von Gendefekten identifiziert, die beim Menschen zu besonderen Diabetestypen (nicht Typ-1-Diabetes) führen. Nach der neuesten ADA-Klassifizierung werden z. B. Defekte des Hepatic-nuclear-factor-1$\alpha$ (HNF-1$\alpha$), dessen Gen auf dem Chromosom 12 kodiert ist, mit einem Diabetes vom Typ MODY (maturity onset diabetes of the young) 3 gleichgesetzt. Ein Defekt des HNF-4$\alpha$, dessen Gen auf dem Chromosom 20 kodiert ist, führt zu einem MODY Typ 1. Schließlich löst auch ein defektes Gen für die Glukokinase, auf dem Chromosom 7 kodiert, einen Diabetes (MODY 1) aus. Deletionen und Defekte mitochondrialer DNA führen ebenfalls teilweise in Assoziation mit Innenohrschwerhörigkeit und sideroachrestischer Anämie zu einem Diabetes mellitus (4a).

## Infektionen

Vor 100 Jahren gab es die ersten Berichte über eine zeitliche Beziehung zwischen dem Ausbruch eines Typ-1-Diabetes und einer viralen Erkrankung. Ebenso wies das gehäufte Auftreten eines Diabetes nach Endemien verschiedener viraler Erkrankungen auf einen Zusammenhang zwischen Virusinfektionen und Diabetesentstehung hin. Wie auf S. 279 beschrieben, sind *exo-*

*gene Faktoren* (Infektionen, Noxen, psychische Stressoren usw.) nötig, um bei genetisch prädisponierten Personen einen Diabetes auszulösen. Vor allem folgende Viren sollen eine Bedeutung für die Diabetesentstehung haben:

- Mumpsvirus,
- Rötelnvirus,
- Influenzavirus,
- Zytomegalievirus,
- Varizellavirus,
- Poliomyelitisvirus,
- Hepatitis-A-Virus,
- andere Viren.

In einer Studie traten bei etwa der Hälfte aller an Mumps erkrankten Kinder Antiinselzellantikörper auf, ohne daß es bei den meisten der Betroffenen zum manifesten Diabetes kam (10; 50). Die *Pankreotropie* vieler Viren (Tab. 7.**6**) gilt heute als gesichert.

In diesem Zusammenhang ist die in den letzten Jahren diskutierte Gefahr einer Diabetesauslösung durch eine *Mumpsimpfung* von Interesse: In wenigen Fällen trat nach einer Mumpsimpfung ein Diabetes auf. Aufgrund der kleinen Fallzahlen ist eine eindeutige epidemiologische Bewertung des Zusammentreffens eines Diabetes mit einer Mumpsviruslebendimpfung nicht möglich (10, 50). Ein zweites wichtiges Beispiel einer Viruserkrankung, die mit der Entstehung eines Diabetes in Zusammenhang gebracht wird, ist die *fetale Rötelninfektion im 1. Schwangerschaftsdrittel*: Ungefähr 50% aller Kinder mit Rötelnembryopathie sollen einen insulinabhängigen Diabetes mellitus entwickeln. Schließlich wurde für das *Coxsackie-B4-Virus* sogar der direkte Nachweis einer diabetogenen Wirkung

**Tabelle 7.6** β-zytotrope Viren

- Coxsackie B4
- Rubella[1]
- Zytomegalie
- Mumps
- Varizellen
- Poliomyelitis
- Hepatitis A
- Influenza

[1] 50% aller Kinder mit Rötelnembryopathie erkranken an Diabetes mellitus Typ 1

erbracht: Nach der Isolation aus dem Stuhl eines akut an Diabetes erkrankten Kindes wurde dieses Virus auf Mäuse übertragen, bei denen kurz nach der Inokkulation und Infektion ein Diabetes manifest wurde (10, 50, 66). Es wird heute angenommen, daß zwischen einer Virusinfektion und dem dadurch ausgelösten Ausbruch des Typ-1-Diabetes eine jahrelange Latenz liegen kann. Über pathogenetische Mechanismen die zum Diabetesausbruch führen könnten, herrscht noch Unklarheit. Immunologische Phänomene oder eine direkte virale Zerstörung der Inselzellen sind als Faktoren eines viral bedingten Diabetes postuliert worden (14, 27).

Sicher ist die langsame Zerstörung der Inselzellen, zu der genetische Faktoren und Umweltkomponenten gleichermaßen beitragen, der häufigste Entstehungsweg für einen Typ-1-Diabetes. Eine perakute virale oder immunpathogenetische Zerstörung des Inselzellapparats, die zum Diabetes führt, ist aber dennoch bei einigen Patienten mit Diabetes zu vermuten. Die vielschichtige Beziehung zwischen Immungenetik, Virusinfektion und Autoimmunität, die schließlich zur Schädigung der Inselzellen und zur Entstehung eines Diabetes führt, wird damit nur noch einmal verdeutlicht (10).

## Autoimmunprozesse

Autoimmunität steht für die augenscheinliche Aufhebung der natürlichen immunologischen Toleranz gegen das Selbst (53). Dabei ist die Manifestation von Autoimmunphänomenen ganz und gar nicht gleichbedeutend mit Krankheit: Im Gegenteil, ein gewisser Grad an Selbstreaktivität (Autoimmunität) scheint ein fester Bestandteil des normalen Immunsystems zu sein. So können Autoantikörper bei den meisten Gesunden im Serum nachgewiesen werden. Eine kontrollierte Suppression von Autoimmunität während der Fetalzeit ist ein wichtiger Teil der sich entwickelnden Immuntoleranz. Autoantikörper mögen dabei sogar dazu dienen, Autoimmunerkrankungen zu verhindern. Mangelnde Vernichtung schädigender T-Zellklone, die Freisetzung von bisher dem Immunsystem verborgenen Antigenen, Veränderungen der immunologischen Identität, eine Kreuzreaktion zwischen Nichtselbst- und Selbstantigenen oder das Ver-

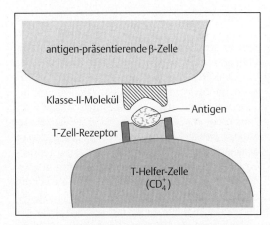

Abb. 7.**8** Rolle des Klasse-II-MHC-Moleküls in der Interaktion von antigenpräsentierender Zelle und T-Helfer-Zelle während der Immunantwort gegen eine pankreatische β-Zelle. Das Klasse-II-Molekül ist für die Antigenpräsentation unabdingbar, was seine Bedeutung für die Diabetesentstehung erklärt.

schwinden einer normalen Suppression von autoreaktiven T-Zellklonen können theoretisch zu Autoimmunerkrankungen führen. Eine Autoimmunerkrankung entsteht per definitionem dann, wenn Autoimmunreaktionen strukturelle oder funktionelle Veränderungen an Zellen oder

Geweben auslösen, die zu klinischen Symptomen führen. Was eine Autoimmunreaktion schließlich zu einer Autoimmunerkrankung werden läßt, ist heute noch weitgehend unbekannt. Man nimmt aber an, daß Autoimmunphänomene ein großes Spektrum darstellen, das vom Auftreten harmloser Autoantikörper bis zur Ausbildung einer schweren Gewebszerstörung reicht (26).

Der erste Schritt jeder Immunantwort ist die Aufnahme und Verarbeitung eines Antigens durch antigenpräsentierende Zellen, in der Regel Makrophagen (Abb. 7.**8**).

Das modifizierte Antigen wird im Zusammenhang mit Klasse-II-MHC-Molekülen, und zu den HLA-D-Proteinen, auf der Zelloberfläche von Makrophagen präsentiert und von T-Helferzellen erkannt (9). Durch die Interaktion der Makrophagen mit den T-Helferzellen kommt es zur Aktivierung der Makrophagen, die schließlich das Lymphokin Interleukin-1 (IL-1), sezernieren. Antigen- und IL-1-Bindung an spezifische Rezeptoren auf T-Lymphozyten stimulieren die Synthese und die Freisetzung einer ganzen Reihe von Monokinen und Lymphokinen. Diese Substanzen, zusammen Zytokine genannt, sind die wichtigsten Mediatoren des Immunsystems (Abb. 7.**9**).

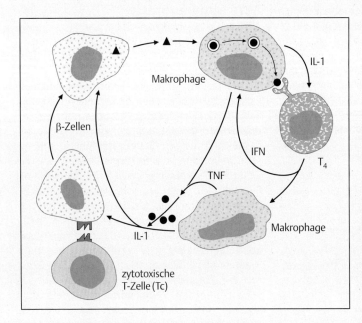

Abb. 7.**9** Modell zur Autoimmunpathogenese der β-Zelldestruktion: Ein β-Zellmembranprotein wird einem T-Helfer-Lymphozyten ($T_4$) entweder direkt oder mittels einer antigenpräsentierenden Zelle präsentiert. Wenn keine T-Suppressor-Zellen diesen Mechanismus unterbrechen, wird eine Kaskade von Effektormechanismen getriggert, die schließlich alle in der Zerstörung der β-Zelle münden: Zum Beispiel werden zytotoxische T-Zellen aktiviert, und Makrophagen produzieren nach ihrer Aktivierung durch T-Lymphozyten Zytokine (z. B. IL-1), die wiederum die Autoimmunantwort verstärken.

APC    antigenpräsentierende Zelle
IFN    Interferon
IL-1   Interleukin-1
Tc     zytotoxische T-Zellen
TNF    Tumor-Nekrose-Faktor
MO     Makrophagen

Zytokine wie das Interferon-γ (IFN-γ), amplifizieren die entstehende Immunantwort, indem sie Makrophagen zu weiterer IL-1-Sekretion triggern. Schließlich kommt es zu einer Rekrutierung von T- und B-Lymphozyten, Killer- (K-) und Natural-Killer- (NK-)-Zellen im Zielgewebe. In jüngerer Zeit wurde herausgestellt, daß sog. T-Helferzellen-1 (Th-1-Zellen) und die sie regulierenden Zytokine INF-γ und IL-12 vorwiegend zelluläre Immunreaktionen mediaren, während T-Helferzellen-2 (Th-2-Zellen ) und ihre Zytokine IL-4 und -10 die Antikörperproduktion fördern. Es wird angenommen, daß besonders Th-1-Zellen an der Entstehung der destruktiven Insulitis beteiligt sind. Th-2-Zellen scheinen dagegen die initialen Phasen des Krankheitsprozeses bei der Diabetesentstehung zu dominieren. Der T-Zell-Wachstumsfaktor IL-2 sowie der B-Zellfaktor (BCGF) führen zu einer klonalen Expansion von B- und T-Zellvorstufen. Schließlich kommt es dann zur Differenzierung von zytotoxischen T-Zellen und T-Suppressorzellen bzw. Plasmazellen. Zusammen mit anderen Komponenten der immunologisch-entzündlichen Reaktion wie Vasodilatation, Gerinnungssystem und der Inhibition der Leukozytenmigration führen diese Immunreaktionen zur Elimination des Antigens und damit zur Beendigung der Immunantwort. Bei der Autoimmunreaktion besteht dabei das initiale Antigen nicht aus Fremd-, sondern aus Selbstantigen (53).

Den beiden Arbeitsgruppen um Nerup in Gentofte und Doniach u. Bottazzo in London kommt neben anderen großes Verdienst bei der Aufklärung der Vorgänge zu, die den Typ-1-Diabetes in die Liste von Autoimmunendokrinopathien einreihen (26). Folgende Hinweise auf eine Autoimmunerkrankung sind beim Diabetes bekannt:

- Die Bereitschaft, einen Diabetes zu entwickeln, ist eng an Gene in der HLA-DR-Region gekoppelt. Diese Genregion ist für viele Immunreaktionen mitverantwortlich (S. 279).
- Zahlreiche Autoimmunphänomene, die die Inselzellen betreffen, sind bekannt: z. B. Insulitis und zellmediierte antipankreatische Autoimmunität sowie zirkulierende Antikörper, die mit zytoplasmatischen Strukturen (ICA) oder Membranoberflächen (ICSA) der normalen Inselzellen reagieren.

- Die Assoziation von Diabetes mit anderen organspezifischen Autoimmunerkrankungen wie Thyreoiditis oder Morbus Addison sowie das Vorhandensein anderer organspezifischer Autoantikörper sprechen für eine Immunpathogenese des Diabetes mellitus Typ 1.
- Interventionsstudien mit immunsuppressiven Medikamenten führen zu Remissionen und einer Unterbrechung der Inselzellzerstörung. Diese therapeutischen Erfolge insbesondere unter Anwendung von Cyclosporin A beweisen die Autoimmunhypothesen zur Diabetesentstehung zusätzlich aus klinischer Sicht. Dabei wurde in doppelblindgeführten klinischen Studien die Beobachtung aus Tierversuchen, daß eine Immunsuppression die β-Zelldestruktion aufhalten kann, bestätigt. Therapeutische Ansätze für die Zukunft beruhen auf diesen Untersuchungen. Der breite klinische Einsatz von Cyclosporin A ist allerdings außerhalb spezifischer Studienprotokolle derzeit nicht gerechtfertigt (4a).

Wie oben beschrieben, ist der Auslöser einer Immunantwort zumeist die Erkennung und Präsentation eines Antigens durch Makrophagen, die damit zu antigenpräsentierenden Zellen werden. Das Autoantigen, das die Autoaggression gegen β-Zellen beim Typ-1-Diabetes verursacht, ist derzeit weiterhin unbekannt. ICA-positive Seren von Kindern mit Diabetesneumanifestation präzipitieren ein Protein mit 64-kDA-Molekulargewicht, das in normalem Inselzellgewebe vorkommt (23, 37). Dieses 64-kDa-Protein ist identisch mit dem im Pankreas vorkommenden Enzym Glutaminsäuredecarboxylase (GAD). Es ist nicht sicher, ob dieses potentielle Diabetesautoantigen inselzellspezifisch ist und ob es tatsächlich das erste und entscheidende Antigen ist, das in der beim Diabetes ablaufenden Immunantwort eine Rolle spielt. Die für die Diabetesentstehung große Bedeutung von Zytokinen, die ja normale Mediatoren und Regulatoren der Immunantwort sind, wird durch folgende Beobachtungen unterstrichen: Die intraperitoneale Injektion von Lympho- und Monokinen führt sowohl bei BB-Ratten, die spontan häufig an Diabetes erkranken, als auch bei BB-Ratten, die normalerweise keinen Diabetes entwickeln, zum raschen Ausbruch eines Diabetes. Die Rolle von IL-1 bei diesem Aspekt der Autoirnmunreaktion wird in Abb. 7.**9** verdeutlicht: Die Interaktion von antigenpräsentierender Zelle und T-Helfer-Lymphozyt führt über die Vermittlung des T-Zell-Rezeptors und über die Sekretion von IL-1 zur klonalen Expansion von zyotoxischen T-Zellen und antikörperproduzierenden B-Zellen. IFN und TNF sind weitere Zytokine, die die beschriebene Immunantwort amplifizieren und funktionell aktivieren. Erst dadurch kommt es zur Antigenvernichtung und/oder zur Gewebsläsion. Das derzeitige Konzept der Autoimmunpathogenese des Diabetes besteht also in folgenden Vorstellungen:

- IL-1 und andere Zytokine wirken zusammen mit Makrophagen, NK-Zellen, K-Zellen, B-Lymphozyten und Endothelzellen als Effektormoleküle bei der β-Zelldestruktion in der Pathogenese der Insulitis.
- Zytotoxische T-Zellen oder/und autoantikörperinduzierte Prozesse tragen im weiteren Verlauf der Autoimmunerkrankung zur Gewebsläsion in den pankreatischen Inseln bei.

## Toxine

Aus Tierexperimenten ist bekannt, daß die β-Zellen des Pankreas durch folgende Toxine spezifisch geschädigt werden können:

- Alloxan,
- Streptozotocin
- Nitrophenylharnstoffe,
- andere Toxine.

Diese Substanzen sollen über spezifische Rezeptoren dosisabhängig zu direkter toxischer Zerstörung der Inselzellen führen oder/und Autoimmunprozesse induzieren, die schließlich ebenfalls einen β-Zelluntergang bewirken. *Pentamidin*, ein Medikament, das zur Behandlung von Pneumocystis carinii, Leishmaniasis und Trypanosomeninfektionen eingesetzt wird, gehört ebenso zur Gruppe der diabetogenen Noxen wie eine Reihe von *Rodentiziden*. Wichtige Rückschlüsse auf die Pathogenese des Typ-1-Diabetes beim Menschen sind gerade aus dem in Tierexperiment induzierten Streptozotocindiabetes gewonnen worden (10, 50, 39).

Neuerdings wird eine Schädigung der Inselzellen durch Nahrungsmittel diskutiert. *Nitrosamine*, die besonders in Rauchfleisch und Schinkenwaren vorkommen, wurden aufgrund folgender epidemiologischer Beobachtungen in Island als mögliche B-Zell-spezifische Noxen identifiziert: In den nördlichen Regionen Islands, wo zur Weihnachts-/Neujahrszeit von den Bewohnern geräuchertes Lammfleisch in großen Mengen verzehrt wird, ist das Vorkommen eines Diabetes bei Jungen, die im Oktober geboren werden, besonders hoch. Dies läßt eine Keimschädigung der Eltern durch die exzessive Nitrosamineinnahme vermuten. In Tierversuchen konnte die diabetogene Wirkung von Nitrosaminen in der Generationenfolge bestätigt werden. Im Zusammenhang mit möglichen Einflüssen der Ernährung auf eine Diabetesentstehung ist interessant, daß gestillte Kinder ein geringeres Risiko haben, einen Diabetes zu entwickeln, als vorwiegend mit *Kuhmilchprodukten* ernährte Kinder. Angesichts der zunehmenden Umweltproblematik und der weltweiten Zunahme von Diabeteserkrankungen (S. 285) sind diese Aspekte der Pathogenese des Diabetes wieder zunehmend in den Blickpunkt des Interesses gerückt (7, 10, 561).

## Epidemiologie

Noch 1960 wurde in der Bundesrepublik die Zahl von Kindern und Jugendlichen unter 15 Jahren mit Typ-1-Diabetes auf nur 3000, im Jahre 1974 auf 6000–8000 geschätzt. Derzeit liegen Berechnungen vor, daß 16.000 Kinder und Jugendliche unter 16 Jahren in Deutschland an Diabetes mellitus erkrankt sind (61). In den USA leiden ca. 2 von 1000 Schulkindern an Typ-1-Diabetes (79).

Weltweit wird seit einigen Jahren eine kontinuierliche Zunahme auch des Typ-1-Diabetes beobachtet: So betrug die Prävalenz des Diabetes bei Schulabgängern in Schottland 1988 250 pro 100.000 gegenüber nur 150 pro 250.000 im Jahre 1958 (49, 50, 56). Die Prävalenz ist dabei regional unterschiedlich: In Industrienationen kommt Diabetes signifikant häufiger vor als in

Entwicklungsländern (10, 50). Diese Tatsache wird hypothetisch auf Unterschiede in Ernährungsgewohnheiten, körperlicher Aktivität und genetischen Faktoren zurückgeführt. Letztere sind für die Prävalenz des kindlichen Diabetes in einer bestimmten Bevölkerung mit Sicherheit ausschlaggebend.

Die Inzidenzraten für Typ-1-Diabetes bei Kindern unter 15 Jahren in verschiedenen Ländern sind in Tab. 7.7 angegeben (56, 61).

Die Wahrscheinlichkeit, daß ein Junge an Diabetes erkrankt, ist geringfügig höher als dies bei einem Mädchen der Fall ist. Außerdem wird in vielen Studien von einer jahreszeitlichen Schwankung der Diabetesinzidenz berichtet: In den Monaten Mai bis Juli scheint es dabei die wenigsten Neumanifestationen zu geben, während Diabeteserstmanifestationen im Frühjahr und Herbst häufiger sind. Betrachtet man die Altersverteilung von Kindern mit neu diagnostiziertem Diabetes, so fällt auf, daß eine Häufung zwischen dem 12.–14. Lebensjahr zu erkennen ist (15, 61). Ein Trend beginnt sich abzuzeichnen,

Tabelle 7.**7** Inzidenzraten (Pro 100 000/Jahr) des Typ-1-Diabetes bei Kindern und Jugendlichen unter 16 Jahren (Stand: 1993)

| Land | Inzidenzrate |
|---|---|
| Japan | 1,7 |
| Deutschland | 2,0 |
| Irland | 6,8 |
| Österreich | 7,0 |
| Großbritannien | 13,5 |
| USA (Minnesota) | 16,0 |
| Schottland | 19,8 |
| Finnland | 28,6 |

wonach immer jüngere Kinder von einer Erstmanifestation betroffen werden (50, 61). Offenbar ist innerhalb einer Bevölkerung die Inzidenz des Diabetes in Gebieten mit niedrigem sozioökonomischen Standard höher als in Gegenden mit höherem Einkommensniveau (15).

# Klinik

## Klassifikation und Diagnose

Der Diabetes mellitus ist klinisch heterogen. Die Hyperglykämie als primäre Manifestation eines Diabetes kann durch zahlreiche Ursachen ausgelöst werden. Folgende Diabetesformen müssen unterschieden werden (Tab. 7.**2** u. 7.**9**):

- *Diabetes mellitus Typ 1*: Beim Typ-1-Diabetes sind ketotische Stoffwechselentgleisungen häufig. Der Untergang von Inselzellen führt zu absolutem oder relativen Insulinmangel. Eine Assoziation mit bestimmten HLA-Typen bedingt eine Prädisposition zu einer durch Viren und/oder Autoimmunprozesse induzierten Insulitis. Der Typ-1-Diabetes kann in jedem Alter vorkommen, tritt aber bevorzugt im Kindes- oder jungen Erwachsenenalter auf.
- *Diabetes mellitus Typ 2*: Beim Typ-2-Diabetes tritt sehr selten eine Ketoazidose auf. Die Mehrheit der betroffenen Patienten ist übergewichtig und im mittleren oder letzten

Lebensdrittel. Dennoch kommt auch diese Diabetesform in jedem Lebensalter vor (59). Insulinabhängigkeit kann zu Zeiten von Streß und im späteren Verlauf der Erkrankung eintreten. Eine autosomal dominante Vererbung eines Typ-2-Diabetes ist beschrieben. Prädispositionsgene werden derzeit gesucht (8).

- *Andere spezifische Diabetesformen* schließen den Diabetes vom Typ MODY 1, vom Typ MODY 2 und MODY 3 ein (S. 286). *Genetische Defekte der Insulinsignalübertragung* (Rabson-Mendenhall-Syndrom, lipoatrophischer Diabetes usw.) sind ebenfalls als spezifische Diabetesformen charakterisiert (4a).
- Ein *sekundärer Diabetes* kommt bei einer Reihe von Syndromen und Krankheiten vor (32). Er kann im Rahmen von Pankreaserkrankungen, Endokrinopathien und genetischen Syndromen auftreten (Tab. 7.**8** u. 7.**9**) (32). Bei diesen Diabetesformen besteht keine HLA-Assoziation, während pathogenetische oder ätiologische Beziehungen zur Grunderkrankung meist gut bekannt sind (S. 286 und Tab. 7.**2** u. 7.**9**).

Tabelle 7.**8**   Erkrankungen, die gehäuft mit einem Diabetes melliltus oder einer gestörten Glucosetoleranz einhergehen

Pankreaserkrankungen:
- neonatal:
  – kongenitales Fehlen der Inselzellen
  – transienter Diabetes des Neugeborenen
  – Frühgeborene (funktionelle Unreife der Insulinsekretion)
- postnatal
  – Trauma
  – Infektionen
  – nephrotisches Syndrom
  – Mukoviszidose
  – Hämochromatose
  – hereditäre rezidivierende Pankreatitis
  – Immundefektdsyndrome
    (z. B.: Common-variable-Immundefekt)

Endokrine Störungen:
- hypoinsulinämisch:
  – Phäochromozytom
  – Somatostatinom
  – Hyperaldosteronismus
  – Hypoparathyreoidismus
  – hypothalamische Läsionen
  – Typ-I-Autoimmunpolyendokrinopathie
  – Thyreoiditis
- hyperinsulinämisch (Insulinresistenz):
  – Glucocorticoidexzeß
  – Östrogen-Progesteron-Überschuß
  – Akromegalie
  – Glukagonom

Tabelle 7.**9**   Angeborene und erworbene Störungen, die gehäuft mit einem Diabetes mellitus oder einer gestörten Glucosetoleranz einhergehen (nach 4a)

A. Genetische Defekte der β-Zellfunktion:
- Chromosom 12, HNF-1α (MODY3)
- Chromosom 7, Glukokinase (MODY 2)
- Chromosom 20 (MODY 1)
- mitochondrialer Diabetes
- andere

B. Genetische Defekte in der Insulinwirkung:
- Typ-A-Insulinresistenz
- Leprechaunismus
- Rabson-Mendenhall-Syndrom
- lipoatrophischer Diabetes
- andere

C. Krankheiten des exokrinen Pankreas:
- Pankreatitis
- Trauma/Pankreatektomie
- Neoplasie
- Mukoviszidose
- Hämochromatose
- fibrokalkuläre Pankreopathie
- andere

D. Endokrinopathien:
- Akromegalie
- Cushing-Syndrom
- Phäochromozytom
- Schilddrüsenüberfunktion
- Somatostatinom
- Aldosteronom
- andere

E. Medikamenten- oder giftinduziert:
- Vacor
- Pentamidin
- Nikotinsäure
- Glucocorticoide
- Schilddrüsenhormon
- Diazoxid
- β-adrenerge Agonisten
- Thiazide
- Dilantin
- α-INF
- andere

F. Infektionen:
- konnatale Röteln
- Zytomegalie
- andere

G. Ungewöhnliche Formen von immunmediiertem Diabetes:
- Stiff-man-Syndrom
- Antiinsulinrezeptorantikörper
- andere

H. Andere genetische Syndrome, die mit Diabetes assoziiert sind:
- Down-Syndrom
- Klinefelter-Syndrom
- Ullrich-Turner-Syndrom
- Wolfram-Syndrom (DIDMOAD-Syndrom)
- Friedreich-Ataxie
- Chorea Huntington
- Laurence-Moon-Bardet-Biedl-Syndrom
- myotone Dystrophie
- Porphyrie
- Prader-Labhardt-Willi-Syndrom
- Progeroidsyndrome
  (Werner-, Cockayne-Syndrom)
- andere

| | |
|---|---|
| HNF | Hepatic nuclear factor |
| MODY | Maturity onset diabetes of the young |
| DIDMOAD | Diabetes insipidus, Diabetes mellitus, Optikusatrophie, Taubheit |

- Bei *gestörter Glucosetoleranz (impaired glucose tolerance [IGT])* liegen die Blutglucosespiegel zwischen normalen und diabetischen Werten. Früher wurde ein solcher Zustand als „Prädiabetes" latenter oder subklinischer Diabetes bezeichnet. Nach internationaler Übereinkunft werden diese Begriffe heute nicht mehr angewandt. Eine IGT kann in einen Diabetes übergehen, sich normalisieren oder über lange Zeit als IGT bestehen bleiben (10, 32).
- Als *Gestationsdiabetes* bezeichnet man eine Glucoseintoleranz, die im Rahmen einer Schwangerschaft auftritt (4a, 4b, 10, 50).

Folgende Kriterien zur Diagnostik eines Diabetes mellitus bzw. einer gestörten Glucosetoleranz beim Kind sind international anerkannt (American Diabetes Association 1998):

- Klassische Symptome (Tab. 7.**2**) und eine Blutglucosekonzentration über 200 mg/dl (11,1 mmol/l) beweisen das Vorliegen eines Diabetes.
- Das zweimalige Vorkommen von Blutglucosewerten über 200 mg/dl (11,1 mmol/l) bedeuten das Vorliegen eines Diabetes.
- Das Auftreten von 2 Nüchternblutzuckerwerten über 126 mg/dl (7 mmol/l) sowie von einem 2-Stunden-Wert während eines oralen Glucosetoleranztests (Tab. 7.**10b**) über 200 mg/dl (11,1 mmol/l) sind ebenso beweisend. Beim oralen Glucosetoleranztest (GTT) werden üblicherweise 1,75 g/kg Glucose bis zu einem Maximum von 75 g Glucose Gesamtmenge verabreicht. Die Durchführung eines intravenösen GTT (Tab. 7.**10a**) ist besonders in der Frühphase der Diabetesentstehung angezeigt (Abb. 7.**10**). Glucosetoleranztests sollen nicht bei Kindern durchgeführt werden, die akut krank, traumatisiert, inaktiv oder für längere Zeit hospitalisiert sind. Diuretika, Nikotinsäure, Betablocker, und hochdosierte Gabe mancher Hormone (wie z. B. von Glucocorticoiden) können das Ergebnis des Glucosetoleranztests verfälschen. Die Durchführung und Interpretation der GTT sind in Tab. 7.**10a** u. 7.**10b** beschrieben (4a, 75).

**Tabelle 7.10a** Durchführung und Beurteilungskriterien des intravenösen Glucosetoleranztests (ivGTT)

Durchführung:
- Normale Ernährung an 2 vorausgehenden Tagen (mindestens 50 % der zugeführten Kalorien sollten aus Kohlehydraten bestehen)
- Nüchternperiode (10–18 Stunden), 2 unabhängige intravenöse Zugänge. Intravenöse Injektion von 40 % Glucose (0,33 g/kg Körpergewicht) innerhalb von 2 Minuten
- Blutabnahme unmittelbar nach Abschluß der intravenösen Injektion:
  - 0, 1, 2, 3, 5, 10, 20, 30 und 60 Minuten nach Injektion (Bestimmung von Blutzucker, c-peptid [Insulin])

Beurteilung:
- Aus der Halbwertszeit (t ½ ) der Glucoseverschwinderate errechnet sich die Kinetik derselben nach folgender Formel:

$$K_{Glucose} = \frac{0,693 \times 100}{t\,½\ in\ Minuten} = \%/Minuten$$

- Normale Konstanten für Kleinkinder (0–2 Jahre) 1,8–6,2 %/Minute und für ältere Kinder (2–16 Jahre) 1,2–3,0 %/Minute

**Tabelle 7.10b** Durchführung und Beruteilungskriterien des oralen Glucosetoleranztests (oGTT)

Durchführung:
- Kohlehydratreiche Ernährung an 2 vorausgehenden Tagen (s. ivGTT)
- 45 g/m2 Körperoberfläche als 20%ige Glucoselösung (oder Oligosaccharid) (nach International Study Group of Diabetes in Children and Adolescents),

bzw.
- 1,75 g/kg Idealgewicht (Idealkörpergewicht berechnet nach Körpergröße) (nach WHO), maximal 75 g (= Erwachsenendosis)
- Blutabnahmen: 0, 30, 60, 90, 120 (und evtl. 180) Minuten

Beurteilung:
- Normalwerte (im venösen Vollblut) bei Kindern:
  - Nüchternwerte unter 115 mg/dl oder 6,4 mmol/l
    120-Minuten-Wert unter 120 mg/dl oder 6,7 mmol/l
- Gestörte Glucosetoleranz (venöses Vollblut) bei Kindern:
  - Nüchternwert bis 120 mg/dl (6,7 mmol/l)
    120-Minuten-Wert über 120 mg/dl (6,7 mmol/l)
- Diabetes mellitus:
  - Nüchternwert über 120 mg/dl (6,7 mmol/l)
    120-Minuten-Wert plus ein weiterer Wert über 180 mg/dl (10,0 mmol/l)

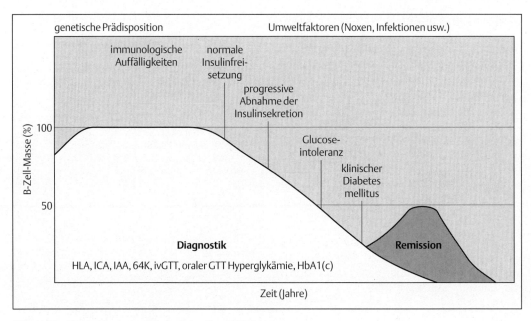

**Abb. 7.10**    Pathogenese und Verlauf des Typ-1-Diabetes.

| GTT | Glucosetoleranztest | | IAA | Insulin autoantibodies |
|---|---|---|---|---|
| HbA1(c) | Hämoglobin A1 (c) | | ICA | Islet cell antibodies |
| HLA | Histokompatibilitätsantigen | | 64K | Typ-1-diabetesassoziiertes Antigen |

Die neue Definition und Klassifizierung des Diabetes durch die American Diabetes Association führt dazu, daß sehr viele Patienten bereits in einem Frühstadium des Diabetes identifiziert werden können (4a).

## Erstmanifestation

### ▣ Leichte Manifestationsform

Die Erstmanifestation eines Diabetes mellitus im Kindesalter ist variabel (Abb. 7.**10**). Allgemein wird von vielen Diabeteszentren berichtet, daß die Erstmanifestation eines Diabetes beim Kind heute häufig relativ undramatisch und ohne ketoazidotisches Koma verläuft. So waren nur 2 von 32 in den Jahren 1990 und 1991 in der Universitäts-Kinderklinik München mit einer Erstmanifestation eines IDDM aufgenommenen Kinder nicht ansprechbar und erfüllten die Kriterien

des diabetischen Komas (Tab. 7.**3**). Bei den meisten Kindern führen offensichtlich *Polydipsie, Polyurie, Mattigkeit* und *Gewichtsverlust* dazu, daß die Familie oder der zugezogene Hausarzt bereits die Diagnose eines Diabetes vermuten und das Kind in das Krankenhaus bringen. Die erwähnten Symptome bestehen manchmal bereits seit Wochen. Bei etwa der Hälfte der Kinder mit Diabeteserstmanifestation ist die Anamnese kürzer als 4 Wochen. Die Polyurie geht nicht selten mit einer *sekundären Enuresis* einher. Bei manchen Kindern ist der Verlauf der Diabeteserstmanifestation nur gekennzeichnet durch zunehmende *Lethargie, Schwäche* und *Gewichtsverlust* (Tab. 7.**3**). Pyogene *Hautinfekte* und *Abszesse* sind eher ungewöhnlich, wohingegen *Windelsoor* beim Kleinkind und *Candidavaginitiden* bei adoleszenten Mädchen manchmal Symptome bei der Diabeteserstmanifestation sein können (10, 34, 39, 75).

## ■ Ketoazidose und Koma

In Deutschland kommen nur noch wenige Kinder mit typischer Ketoazidose zur stationären Aufnahme. In den USA liegt der Prozentsatz der Kinder, bei denen sich der Diabetes mit einer Ketoazidose manifestiert, allerdings noch immer bei 20–30% (34, 75). Kinder, die jünger als 5 Jahre sind, haben ein höheres Risiko, eine diabetische Ketoazidose zu entwickeln als ältere Kinder. Kennzeichen einer ketoazidotischen Stoffwechselentgleisung sind (S. 277 und Tab. 7.**4**):

- Dyspnoe,
- Kussmaul-Atmung,
- Acetongeruch,
- Beeinträchtigung der Bewußtseinslage oder Koma,
- Erbrechen,
- Dehydratation,
- Ketonämie,
- Hyperglykämie,
- Azidose,
- Ketonurie,
- Glukosurie.

Bauchschmerzen und Leukozytose können eine Appendizitis (= Pseudoperitonitis diabetica), eine zusätzliche Erhöhung der Amylase eine Pankreatitis vortäuschen. Bei der ketoazidotischen Stoffwechselentgleisung liegen die Blutzuckerspiegel häufig, aber nicht zwingenderweise über 300 mg/dl (16,6 mmol/l). Es bestehen eine Ketonämie und eine Azidose mit einem pH-Wert unter 7,30 und einem Bicarbonatwert von weniger als 15 mmol/l. Obwohl der Gesamtbestand des Körpers an Natrium, Kalium und Phosphat erniedrigt ist, können ihre Blutspiegel normal sein. Dies muß bei der Therapie der Ketoazidose berücksichtigt werden.

Faktoren, die eine ketoazidotische Stoffwechselentgleisung häufig erst bedingen, sind:

- psychologischer Streß,
- Trauma,
- Infektionen,
- Erbrechen.

Die Indikation für einen chirurgischen Eingriff ist bei einem Kind mit diabetischer Ketoazidose und abdominaler Symptomatik äußerst zurückhaltend zu stellen, da sich Beschwerden nach Rehydratation, Elektrolytausgleich und Insulinsubstitution oft rasch zurückbilden. Ein diabetisches Koma kann sich besonders beim Kleinkind rasch innerhalb weniger Stunden manifestieren (28, 42).

## Differentialdiagnose

Die Leitsymptome Polydipsie, Polyurie, Glukosurie und Hyperglykämie lassen die Diagnose des Diabetes beim Kind leicht stellen. Diagnostische Probleme treten nur selten bei der Abgrenzung einer Diabeteserstmanifestation gegenüber einem Diabetes insipidus, einigen Nierenerkrankungen und seltenen Stoffwechselerkrankungen auf (39).

Beim *Diabetes insipidus* treten ebenfalls eine Polyurie und eine Polydipsie auf. Das spezifische Gewicht des Urins ist aber wegen der erhöhten Wasserausscheidung erniedrigt und Hyperglykämie und Glukosurie fehlen. Bei akuten und chronischen *Glomerulonephritiden* und *Tubulopathien* können eine Polyurie und eine Polydipsie vorkommen. Eine *renale Glukosurie* liegt vor, wenn bei Normoglykämie eine Glukosurie auftritt. Diese ist meist Ausdruck einer Tubulopathie, bei der auch die Rückresorption von Aminosäuren, Phosphat und Bicarbonat gestört ist. Eine solche mit einer Glukosurie einhergehende Tubulopathie stellt das *De-Toni-Debré-Fanconi-Syndrom* dar. Seltener liegt einer Glukosurie die dominant vererbte *familiäre renale Glukosurie* zugrunde. Diese isolierte tubuläre Glucoserückresorptionsstörung ist ohne Krankheitswert und bedarf keiner Therapie.

Eine *transiente Verminderung der tubulären Rückresorption für Glucose* kommt bei Infektionen und bei einer überhöhten Zufuhr von Kohlehydraten z. B. während parenteraler Ernährung oder bei Hyperalimentation vor. Die vermehrte renale Ausscheidung von Fructose oder Galaktose an der Stelle von Glucose deutet auf Störungen im Stoffwechsel dieser beiden Kohlehydrate hin.

Eine *isolierte Ketonurie* ohne Hyperglykämie und Glukosurie kommt im Kindesalter häufig im Rahmen akuter Infektionen vor. Dabei führen Appetitlosigkeit und Erbrechen zu einer gesteigerten Lipolyse und zur erhöhten Ketogenese und der daraus folgenden Ketonurie. Eine Sonderform einer solchen Ketonurie tritt beim sog.

ketonämischen oder azetonämischen Erbrechen auf (34).

Beim *Coma diabeticum* des Kindes müssen differentialdiagnostisch folgende Erkrankungen abgegrenzt werden:

- Ein *nichtketoazidotisches hyperosmolares Koma* mit Blutzuckerwerten über 500 mg/dl (27,8 mmol/l) und einer Osmolalität über 300 mOsm/kg ohne Ketonurie und Ketonämie ist im Kindesalter sehr selten. Die Therapie unterscheidet sich hinsichtlich Rehydratation und Elektrolytausgleich nicht von der bei der Ketoazidose. Allerdings muß die Insulinsubstitution langsamer erfolgen, um einen zu

raschen Glucoseabfall und damit die Gefahr eines Hirnödems zu verhindern (28).
- Eine *Laktatazidose* oder eine *Ketoazidose ohne Hyperglykämie* kommen im Kindesalter nur bei angeborenen Stoffwechselstörungen vor. Störungen im Stoffwechsel der organischen Säuren, manche Aminoazidurien und β-Oxidationsdefekte können mit Azidosen einhergehen. Das Fehlen einer Hyperglykämie unterscheidet diese Situationen eindeutig von der diabetischen Ketoazidose.
- Auch bei *azidotischen Komata durch Vergiftungen* fehlt eine Hyperglykämie. Hiererzu gehört als die häufigste Vergiftungsart mit Azidose die *Salicylatintoxikation.*

## Verlauf

### Remissionsphase

Bei ca. 90% aller Kinder mit Typ-1-Diabetes kommt es 1–4 Wochen nach Erstmanifestation und Beginn der Insulintherapie zur Remissionsphase (honeymoon-period) (Abb. 7.**10**) (23). Dabei fällt der exogene Insulinbedarf von initial etwa 1 IE/kg auf unter 0,5 IE/kg Körpergewicht. Manche Kinder benötigen sogar monatelang kein exogen zugeführtes Insulin mehr. Diese Remissionsphase kann sehr kurz sein oder aber sich bis über eine Dauer von wenigen Jahren erstrecken. 2 Jahre nach Diagnosestellung ist bei nahezu allen Kindern mit Diabetes noch eine Insulinrestsekretion nachzuweisen, nach 5 Jahren Diabetesverlauf noch bei ca. 20% aller Patienten (10, 50, 66, 75). Die Remissionsphase entsteht durch das Vorhandensein von noch intakten Inselzellen und die partielle Erholung des endokrinen Pankreas durch die initiale Insulintherapie. Insulin selbst ist ein wichtiger Wachstumsfaktor für die β-Zellen. Diese Tatsache erklärt, warum bei Patienten, die initial mit hohen Insulindosen behandelt wurden, in der Regel die Remissionsphase signifikant länger anhält, als bei Kindern, die initial mit niedrigen Insulindosen therapiert wurden (23). Patienten und Eltern müssen über den zu erwartenden verminderten Insulinbedarf während der Remission informiert und darauf hingewiesen werden, daß diese transitorische Phase keine Heilung des Diabetes darstellt.

### Folgeerkrankungen („Spätkomplikationen")

Das Manifestationsalter der diabetischen Folgeerkrankungen beginnt bereits am Ende der 2. oder in der 3. Lebensdekade (22, 55, 57). Auch Kinder mit Diabetes weisen bereits typische diabetesassoziierte Probleme auf: In der Regel erreichten Kinder mit Diabetes früher eine um 5 cm reduzierte Endlänge im Vergleich mit ihren gesunden Geschwistern, während heute die Endlänge von Kindern mit befriedigend eingestelltem Diabetes mellitus nicht reduziert ist. Ihre Pubertätsentwicklung ist häufig verzögert. Renale, neuropathische und ophthalmologische Probleme treten schon im Kindesalter auf. Eine *Mikroalbuminurie* oder eine *reduzierte Nervenleitgeschwindigkeit (NLG)* bestehen bei 10% aller adoleszenten Patienten mit Diabetes. Die Mikroalbuminurie gilt als Vorstadium der diabetischen Nephropathie und die Reduktion der NLG als Zeichen der beginnenden Neuropathie. Die Bedeutung einer optimalen Stoffwechseleinstellung mit nahe-normalen Blutzuckerwerten für die Verhinderung bzw. das Hinauszögern von diabetischen Organschädigungen ist besonders durch die Diabetes-Control-and-Complication-Trial- (DCCT-)Studie eindrucksvoll belegt (10, 17, 18, 19, 49, 52). Die Pathomechanismen, die infolge der chronischen Hyperglykämie zu den Folgeerkrankungen führen, sind bereits auf S. 278 diskutiert worden. Die Aktivierung des

Polyol- und des Myoinositolmetabolismus zählen dabei ebenso wie die erwähnten AGE und Mittelmoleküle zu den für die Entstehung von Organschäden relevanten Mechanismen. Grundlage aller diabetischen Folgeerkrankungen ist eine mehr oder weniger rasch voranschreitende *Mikroangiopathie* (64). Infolge der *chronischen Hyperglykämie* und der dadurch ausgelösten Störungen im Stoffwechsel von Makromolekülen wie z. B. von Kollagenen treten Verdickungen der Basalmembranen kleinster Kapillaren auf. Durch Gefäßbrüchigkeit und Proliferation von Endothelzellen entstehen Extravasate. Die anatomischen Veränderungen führen zur funktionellen Störung des Blutflusses in den betroffenen Blutstrombezirken. Mangelversorgung und Akkumulation toxischer Substanzen in den Endstrombahnen der Zirkulation leiten eine fortschreitende Gewebszerstörung ein, wodurch die Mikroangiopathie bereits vor dem Auftreten größerer Nekrosen verstärkt wird (56, 72, 76).

## Nephropathie

Bis zu 40 % aller Patienten mit Diabetes entwickeln nach 25 Jahren Diabetesdauer eine schwere Nephropathie. Nahezu die Hälfte aller Patienten mit Typ-1-Diabetes stirbt schließlich an einer terminalen Niereninsuffizienz (10, 49). Anatomische und funktionelle Veränderungen der Nieren werden bei Versuchstieren schon innerhalb von Tagen nach Diabetesinduktion mittels Streptozotocin beobachtet. Auch beim Menschen kommt es bereits initial bei der klinischen Diabetesmanifestation zu einer Nierenhypertrophie und einer Zunahme der glomerulären Filtrationsleistung.

Intrarenal tritt eine vermehrte Synthese von IGF, IGF-Bindungsproteinen und IGF-Rezeptoren auf. Die erhöhte IGF-Sekretion und -Wirkung erklärt die renale Hypertrophie und wird z. T. für das Fortschreiten proliferativer Veränderungen in der Niere von Patienten mit Diabetes verantwortlich gemacht (65). Der manifesten Nephropathie mit Albuminurie, Einschränkung der Creatininclearance und renalem Hypertonus geht die *Mikroalbuminurie* voraus, die bei mindestens 10 % aller in der Kinderdiabetesambulanz betreuten Jugendlichen mit Diabetes bereits vorliegt. Definiert wird die Mikroalbuminurie dadurch, daß mehr als 15 µg/Minute (oder ca.

30 mg/24 Stunden) Albumin im Urin ausgeschieden werden. Eine Albuminurie dagegen liegt erst vor, wenn mehr als 300 mg/24 Stunden Albumin im Urin erscheinen. Zusammen mit Albumin wird bei der diabetischen Mikroalbuminurie IgG, nicht aber $\beta_2$-Mikroglobulin ausgeschieden. Dies ist ein Hinweis auf die glomeruläre Lokalisation der diabetischen Nierenschädigung. Die eigentliche Proteinurie gilt dabei als der entscheidende prognostische Marker hinsichtlich der Mortalität der Patienten mit Diabetes. So haben erwachsene Patienten mit Proteinurie eine 10- bis 20fach höhere Mortalität als Gesunde derselben Altersgruppe. Die rechtzeitige Erfassung einer Mikroalbuminurie ist deshalb besonders wichtig, da durch eine Verbesserung der Stoffwechselsituation die Progression zur Nephropathie verhindert werden kann (10, 17, 18). Patienten mit Mikroalbuminurie, insbesondere solche mit einer arteriellen Hypertonie, haben ein deutlich erhöhtes Nephropathierisiko. Neben der Stoffwechseleinstellung scheinen aber noch andere Faktoren das Auftreten diabetischer Folgeerkrankungen zu beeinflussen (49, 64). Hierzu zählen:

- genetische, vor Organschäden schützende, die Entwicklung von Folgeerkrankungen fördernde Faktoren,
- Störungen des Lipidstoffwechsels.

Bei der manifesten diabetischen Nephropathie soll eine Einschränkung der Proteinzufuhr auf unter 0,7 g/kg Körpergewicht pro Tag ein weiteres Voranschreiten der Niereninsuffizienz verhindern. Andere Arbeiten ziehen diese Ergebnisse allerdings in Zweifel (83). Beim Kind kann darüber hinaus eine starke Einschränkung der Eiweißzufuhr zu Störungen des Wachstums und der Entwicklung führen. Kein Zweifel besteht daran, daß bei Patienten mit Mikroalbuminurie und manifester Nephropathie eine sorgfältigste Kontrolle des Blutdrucks und ggf. eine optimale Therapie eines manifesten Hypertonus erfolgen muß.

## Retinopathie und andere Augenerkrankungen

Weltweit erblinden jährlich zwischen 30 000 und 40 000 Patienten aufgrund einer *diabeti-*

*schen Retinopathie*. Trotz verbesserter Behandlungsmöglichkeiten in Form von Vitrektomie, Photokoagulation oder Kryotherapie ist die diabetische Retinopathie in den Industrienationen die Hauptursache von Erblindung. 45–60 % aller Patienten mit Diabetes haben nach 20 Jahren eine manifeste Retinopathie. Bei 20 % der Patienten ist bereits nach 10 Jahren Diabetesdauer eine Retinopathie festzustellen (54, 55). Neben der Retinopathie können als weitere Augenerkrankung bei Diabetes eine *Katarakt* oder ein *Glaukom* auftreten. Bei 5 % aller Diabetiker, die jünger als 20 Jahre alt sind, besteht eine Katarakt. Bei diabetischen Kindern unter 15 Jahren und/oder bei einer Diabetesdauer von weniger als 5 Jahren sind Augenläsionen allerdings noch sehr selten. Proliferation von Endothelzellen, Verschluß von Kapillaren und präretinale Neovaskularisation kennzeichnen die diabetische Retinopathie, der wiederum die diabetische Mikroangiopathie zugrunde liegt. Verlust von Perizyten der Retinawand, Mikroaneurysmen, punktförmige Blutungen und Exsudate in der Retina kommen bei nahezu allen Patienten mit Diabetes im Verlauf der Erkrankung vor (54, 76). Die Entwicklung zur proliferativen Retinopathie mit Veränderungen der Retinavenen und sog. *Cotton-wool-Exsudaten* aber bedingt schließlich eine Neovaskularisation mit Einsprossen von Blutgefäßen in den Glaskörper sowie Blutungen und Narbenbildung um die Proliferationszonen. Mehrere Peptidwachstumsfaktoren, die lokal die Endothelzellproliferation unterhalten, wurden als für das Voranschreiten dieser diabetischen Augenkomplikation ursächlich identifiziert. Das *hypophysäre Wachstumshormon (GH)* scheint an der Entwicklung der diabetischen Retinopathie beteiligt zu sein. Eine Hypophysektomie kann die Progredienz einer Retinopathie diabetischer Patienten hemmen. Patienten, die sowohl einen Diabetes als auch einen GH-Mangel haben, entwickeln kaum diabetische Folgeerkrankungen, insbesondere keine Retinopathie. Dies ist möglicherweise auf die fehlende stimulierende Wirkung des GH auf den Kollagenstoffwechsel, die lokale Hyperglykämie im Plättchenaggregat, die Blutgerinnung und die Zusammensetzung von Arteriolenwandungen sowie den Stoffwechsel des Fibronectins zurückzuführen. Das GH-abhängige IGF-1 wird im Auge selbst von einer Vielzahl verschiedener Zelltypen gebildet. Selbst das Linsen-

epithel ist in der Lage, eine trunkierte Form von IGF-1 zu synthetisieren. IGF-1 wirkt gemeinsam mit EGF und FGF chemotaktisch und mitogen auf Gefäßendothelzellen. Die Aufklärung der pathophysiologischen Bedeutung von IGF-1 und GH für die diabetische Retinopathie könnte neue therapeutische Ansätze eröffnen. Dies ist um so wichtiger, als mit zunehmender Diabetesdauer die Anzahl der Patienten mit Retinopathie stark zunimmt. Die Morbidität Erwachsener mit Diabetes wird daher neben der Nephropathie hauptsächlich durch die Retinopathie bestimmt (10, 54, 55, 65). Wiederum wurde durch die DCCT-Studie eindeutig belegt, daß eine gute Stoffwechseleinstellung ohne Hyperglykämie auch die Ausbildung oder Entwicklung einer Retinopathie verhindern kann (17, 18).

## Diabetische Makroangiopathie

Die diabetische Mikroangiopathie betrifft auch die Kapillaren (Vasa vasorum) in den Wänden großer Gefäße. Dies führt zu fortschreitender Arteriosklerose und Lumeneinengung. Aortenaneurysmen mit akzidentellen Rupturen kommen vor. Das Risiko einer koronaren Herzerkrankung oder zerebrovaskulärer Störungen ist beim Vorhandensein eines Diabetes stark erhöht. Übergewicht, Lipoproteinstoffwechselveränderungen, Nikotinabusus usw. sind allerdings neben Diabetes nahezu gleichwertige Risikofaktoren. Die diabetische Makroangiopathie kommt beim Kind nur extrem selten vor. Beim erwachsenen Patienten mit Diabetes muß sie aber erkannt und behandelt werden. Sie stellt im Erwachsenenalter zusammen mit der Nephropathie die Ursache für die hohe Mortalität dar. Insbesondere die frühzeitige und adäquate Behandlung eines Hypertonus beim jungen Patienten mit Diabetes vermag die Entwicklung der Makroangiopathie zu verzögern oder aufzuhalten (10, 57).

## Hypertonie

Bei nicht wenigen Jugendlichen und jungen Erwachsenen mit Typ-1-Diabetes kommt es zur schrittweisen Manifestation einer arteriellen Hypertonie, die mit oder ohne gleichzeitig bestehender Nephropathie auftreten kann. Hohe Insulindosen, die die Natriumrückresorption in der Niere stimulieren, sowie die Nephropathie selbst sind als pathogenetische Faktoren der Hypertonie bei Diabetes bekannt. Eine Hypertonie ist ebenso wie eine Hyperlipoproteinämie und chronische Hyperglykämie ein Risikofaktor per se für vaskuläre Komplikationen. Eine sorgfältige Blutdruckkontrolle und Therapie einer manifesten Hypertonie sind daher gerade beim jungen Patienten mit Diabetes von großer Bedeutung (83, 86).

### Arthropathie

Eine Einschränkung der Beweglichkeit insbesondere in den kleinen Gelenken der Finger und Zehen kompliziert nicht selten den Verlauf eines Diabetes. Man nimmt an, daß das periartikuläre Bindegewebe proliferiert und dabei mechanisch zur Bewegungseinschränkung im Gelenk führt. Das Auftreten solcher Bewegungsstörungen ist zeitlich und pathogenetisch eng mit der Entwicklung der Mikroangiopathie verknüpft und geht zeitlich mit der Entstehung der diabetischen Retinopathie und Nephropathie einher. Langfristig führen die beschriebenen Veränderungen zur Deformität von Händen und Füßen. Eine optimale Stoffwechseleinstellung beugt auch der Entstehung dieser diabetischen Komplikation vor (10).

### Neuropathie

Die diabetische Neuropathie wird deskriptiv als *periphere Neuropathie*, die klinisch oder subklinisch erkennbar ist und im Rahmen eines Diabetes auftritt, definiert. Manifestationen im somatischen und autonomen Anteil des peripheren Nervensystems machen das Krankheitsbild der *diabetischen Polyneuropathie* aus. Klinische Untersuchung, Anamneseerhebung, elektrodiagnostische Tests wie die Messung der NLG sowie die quantitative Untersuchung von Sensorium und autonomen Funktionen dienen dazu, das Ausmaß der diabetischen Neuropathie zu erfassen. Bei Kindern und Jugendlichen mit Diabetes sollten Sensibilität, Sensorik, Muskeleigenreflexe, Himnervenfunktionen sowie einfache autonome Funktionen im Laufe der Langzeitbetreuung regelmäßig geprüft werden. Genaues Ausmaß und zeitliche Frequenz dieser Vorsorgeuntersuchungen ist umstritten.

> Auch die diabetische Neuropathie entsteht im Rahmen der Mikroangiopathie durch Veränderungen der die peripheren Nerven versorgenden Gefäße als Folge einer chronischen Hyperglykämie (22).

## Therapie

### Initialbehandlung

#### *Schwere Dehydratation (Ketoazidose und Coma diabeticum)*

Hauptziele der Therapie sind:

- Rehydratation,
- Elektrolytausgleich
- Korrektur der Azidose.

Die Normalisierung der Blutzuckerspiegel erfolgt gleichzeitig über eine kontinuierliche Insulininfusion (10). Beim Vorliegen eines Komas sollten eine Magensonde und ein Blasenkatheter gelegt werden, um eine Aspiration zu verhindern und eine exakte Bilanzierung durchführen zu können. Das komatöse Kind muß zunächst auf einer Intensiv- oder Wachstation betreut werden. Kontinuierliches EKG-Monitoring ist unerläßlich. Der Zustand des Kindes hinsichtlich Glasgow Coma Scale, Blutdruck, Puls, Atmung, Temperatur und der biochemischen Parameter Blutglucose, Natrium, Kalium, Chlorid, Calcium, Phosphat, Serumosmolarität, Harnstoff-N, Hämatokrit und Blutgase müssen zunächst stündlich, später vierstündlich kontrolliert werden. Glucose und Ketone im Urin sollen regelmäßig gemessen werden. Die Rehydratation darf nicht zu rasch erfolgen, da sonst die Gefahr eines lebensbedrohlichen Hirnödems (s. unten) besteht. Die Entwicklung einer Hypokaliämie durch zu rasche Volumensubstitution, Eintritt von Kalium aus dem Extrazellulärraum in die Zelle und renaler Verlust von Kalium beim Wiedereinsetzen der Diurese muß verhindert werden. Ein Kind mit diabetischer Ketoazidose hat in der Regel 5–15 % seines Körperwassers, 8 mmol/kg Natrium, 6–10 mmol/kg Kalium und 6–10 mmol/kg Chlorid verloren. Dies ist bei der Substitutionstherapie zu berücksichtigen.

### Zeitlicher Verlauf der Behandlung eines Coma diabeticum

Praktischerweise teilt man den zeitlichen Verlauf der Behandlung eines Coma diabeticum in folgende 3 Phasen ein (28, 39, 75):

**Initialphase (Phase 1).** Bei einem pH-Wert von über 7,20 und dem Fehlen von Schockzeichen kann diese initiale Klinikphase übergangen werden und direkt mit den Maßnahmen der Phase 2 begonnen werden. Ansonsten gibt man 20 ml 0,9 % NaCI-Lösung pro kg Körpergewicht innerhalb 1 Stunde. Bei einem pH-Wert zwischen 7,1 und 7,2 und einem Standardbicarbonatwert unter 8 mmol/l kann eine vorsichtige Bicarbonatsubstitution durchgeführt werden. Man gibt dabei maximal 40 mmol/m$^2$ Bicarbonat über 2 Stunden. Bei einem pH-Wert unter 7,10 kann Bicarbonat (bis zu 80 mmol/m$^2$ Bicarbonat über 2 Stunden) verabreicht werden. Bei adäquater Erstversorgung ist eine Bicarbonatgabe heute nur noch selten nötig.

> Die Indikation zur Bicarbonatgabe muß sehr streng gestellt werden, da Bicarbonatgaben die Entwicklung eines Hirnödems fördern können.

**Rehydratationsphase (Phase 2).** Zur Rehydratation gibt man über 8 Stunden ca. 200 ml/h halbisotone, also 0,45 %, NaCI-Lösung. Bei Blutzuckerwerten unter 300 mg/dl (16,7 mmol/l) soll diese Lösung 2,5 % Glucose enthalten, bei Werten über 300 mg/dl gibt man 0,45 % NaCl ohne Glucosezusatz. Bei ausreichender Diurese ist eine vorsichtige Kaliumsubstitution notwendig: Es werden 2 mmol/kg in 8 Stunden infundiert. Bei einem Standardbicarbonatwert unter 15 mmol/l wird in dieser Zeit die Hälfte des Defizits substituiert. In der Phase der Rehydratation sollte innerhalb der ersten 8 Stunden nur die Hälfte des aus Erhaltungsbedarf und Defizit errechneten gesamten Flüssigkeitsbedarfs infundiert werden.

**Langsame Rehydratationsphase (Phase 3).** Über die weiteren 16 Stunden der initialen Behandlungsphase wird nun die zweite Hälfte des Gesamtvolumens aus Erhaltungsbedarf und Defizit verabreicht. Bei Blutglucosewerten über 300 mg/dl (16,7 mmol/l) wird eine halbisotone Lösung, bei Werten unter 300 mg/dl (16,7 mmol/l) eine 0,3 %ige NaCI-Lösung mit 3 % Glucose infundiert. Letztere Lösung erhält man, wenn man 2/3 einer 5 %igen Glucoselösung mit 1/3 einer 0,9 %igen NaCI-Lösung mischt. Kalium wird in dieser Phase als Kaliumphosphatlösung in einer Menge von 3 mmol/kg/16 Stunden nach Einsetzen der Diurese substituiert.

### Insulinbehandlung

Die Insulinbehandlung beim ketoazidotischen Koma beim Kind steht zunächst nicht unmittelbar im Vordergrund. Bei Klinikaufnahme wird 0,1 IE/kg Körpergewicht (maximal 2 IE.) Normalinsulin als Bolus injiziert. Mit Beginn der Infusionstherapie gibt man über einen getrennten Perfusor 0,1 IE Normalinsulin/kg/Stunde. Dabei wird ein Blutzuckerabfall um maximal 50 % innerhalb der ersten 4 Stunden angestrebt, ein rascherer Abfall sollte nicht erfolgen. Ein zu rascher Blutzuckerabfall erhöht das Hirnödemrisiko. Die Insulinzufuhr muß entsprechend den Blutglucosewerten und der einsetzenden Glucosezufuhr reguliert werden. Pro 4 g infundierter Glucose benötigt man etwa 1 IE Normalinsulin (28, 34, 39).

Nach Azidoseausgleich und klinischer Stabilisierung soll möglichst rasch auf die subkutane Gabe von Altinsulin bzw einer freien Mischung von Altinsulin und Verzögerungsinsulin übergegangen werden und der orale Nahrungsaufbau eingeleitet werden.

### Komplikationen während der Behandlung eines diabetischen Komas

Bei der Behandlung des diabetischen Komas kann es iatrogen zu *Hypoglykämien, Hypokalzämien* und *Hypokaliämien* kommen. Eine zu große Zufuhr von Phosphat kann die Hypokalzämie auslösen. Ein ungenügendes Angebot von Kalium führt zur Hypokaliämie. Die gefährlichste Komplikation im Verlauf eines diabetischen Komas ist das *Hirnödem*, das meist Folge einer zu raschen Blutzuckersenkung ist. Wenn die biochemischen Parameter wie Hyperglykämie, Hyponatriämie und Hyperkaliämie einige Stunden nach Behandlungsbeginn eine Normalisierungstendenz aufweisen, der Patient aber über Kopfschmerzen und eine Polyurie klagt, und schließlich zunehmend eintrübt, muß an die Entwicklung eines Hirnödems gedacht werden. *Dilatierte Pupillen* und *Hirndruck* zeigen schließlich klinisch das Vorliegen eines Hirnödems an. *Erhöhter intrakranieller Druck infolge von Flüssigkeitsverschiebungen*, sowie *Infarkte* und *Thrombosen* im Bereich der *Hirngefäße* werden als ätiopathogenetische Faktoren für die Hirnödementwicklung im Rahmen eines Coma diabeticum diskutiert (28, 39, 75).

### ▓ Leichte Dehydratation

Bei etwa 30 % der Patienten mit IDDM ist keine Infusionsbehandlung nötig, da die Dehydratation nur leicht ist und man beginnt gleich mit subkutaner Insulininjektion (S. 295). Der anfängliche Insulinbedarf beträgt etwa 1 IE/kg/Tag. Die Blutglucosespiegel werden im Rhythmus eines Tagesprofils (etwa alle 3–4 Stunden) gemessen und sollen zwischen 60 (3,3 mmol/l) und 160 mg/dl (8,9 mmol/l) liegen.

## Langzeitbehandlung

Die Langzeitbehandlung besteht in der Substitution von Insulin, einer geregelten Ernährung und körperlicher Aktivität. Wie bei vielen anderen chronischen Krankheiten ist eine effektive Therapie nur mit aktiver Mitarbeit des Patienten bzw. seiner Eltern möglich, die eine ausführliche Schulung mit Anleitung zur Stoffwechselselbstkontrolle voraussetzt. Ziele der Behandlung diabetischer Kinder sind eine ausgeglichene Stoffwechsellage mit Blutzuckerwerten zwischen 60 (3,3 mmol/l) und 160mg/dl (8,9 mmol/l) ohne Hypoglykämie und ohne Ketoazidose (19, 39, 40, 42).

### ▓ Insulinbehandlung

#### Konventionelle Insulintherapie

Häufig ist in den ersten Jahren nach Manifestation eine 2malige Gabe einer freien Mischung von Normal- und Verzögerungsinsulin zur Durchführung einer abgewandelten sog. konventionellen Insulintherapie möglich. Das Insulin soll dabei subkutan an Bauch, Hüfte, Oberschenkel oder Oberarm injiziert werden. Initial benötigen die meisten Patienten eine Gesamtinsulindosis von ca. 1,0 IE/kg (bis 1,3 IE/kg) Körpergewicht pro Tag (34). Dabei soll beachtet werden, daß eine hohe initiale Insulindosis und intensive Insulintherapie in den ersten Tagen der Diabetesmanifestation mit einer längeren Remissionsdauer korrelieren. 2/3 der Insulingesamtdosis werden morgens vor dem Frühstück, 1/3 am Abend vor dem Abendessen subkutan gespritzt. Dabei werden am Morgen ca. 30 % Normalinsulin und 70 % Verzögerungsinsulin injiziert (10, 23). Die in Deutschland verwendeten Insulinpräparate sind in Tab. 7.**11** aufgeführt. Am Abend wird ebenfalls zunächst von einem Normalinsulinanteil von ca. 30 % und einem Verzögerungsanteil von 70 % ausgegangen. Häufig ist der relative Bedarf an Normalinsulin aber in den Abendstunden höher, so daß sein Anteil bis zu 50 % beträgt. Beim Kleinkind unter 2 Jahren ist der Normalinsulinbedarf deutlich niedriger (15–20 % der gesamten Insulinmenge). Feste, als Handelspräparate vorliegende Mischungen von Verzögerungs- und Normalinsulin sollen nur gegeben werden, wenn Patient und/oder Familie nicht mit einer freien Mischung zurechtkommen. Besser ist es, von Anfang an das Prinzip der Dosisanpassung und das Wirkprofil von Normalinsulin und von verzögerten Insulinen deutlich zu machen. Aufgrund der im Vergleich mit Schweineinsulinen geringeren Antigenität werden vorwiegend *Humaninsuline* verwendet. Manche Patienten unter Behandlung mit Humaninsulin spüren eine Hypoglykämie weniger gut als unter Therapie mit tierischen Insulinen. Patienten, die von Insulinen tierischen Ursprungs auf Humaninsuline umgestellt werden sollen, müssen entsprechend aufgeklärt werden (10, 30).

Aufgrund ihrer guten Steuerbarkeit werden als *Verzögerungsinsuline* die *NPH-Insuline* bevorzugt. Bei den NPH-Insulinen liegen Protamin und Insulin in isophaner Menge vor. Durch Zusatz von zumeist Zink wird die Kristallisation des Insulins bei neutralem pH-Wert ausgelöst. Die NPH-Insuline können mit Normalinsulin gemischt werden und eignen sich deshalb gut zur freien Mischung. Im Verlauf der Initialtherapie und während der Remissionsphase sollen Patienten und Eltern bzgl. des abnehmenden Insulinbedarfs informiert sein. In der Regel kann nach 1–4 Wochen die Insulingesamtdosis täglich um ca. 10 % reduziert werden. Die Prinzipien der Dosisanpassung der Insulininjektionen in Abhängigkeit vom Blutzuckerspiegel sollen den Patienten und ihren Eltern von Anfang an bekannt sein. Ein guter Überblick über die Insulintherapie wird in einschlägigen diabetologischen Werken gegeben (10). Die Insulinapplikation muß parenteral erfolgen. Die orale oder nasale Gabe von Insulin auch in verkapselter Form führt nicht zu ausreichenden und sicheren Insulinplasmakonzentrationen (10).

### Intensivierte, konventionelle Insulintherapie (ICT)

Durch die amerikanische DCCT-Studie wurde eindrucksvoll nachgewiesen, daß eine flexible Insulintherapie nach intensiver Schulung bei ständiger Stoffwechselkontrolle mittels häufiger Blutzuckermessungen das Risiko von Diabetesfolgeerkrankungen senkt (17, 18). Jedes Insulintherapieprinzip stellt aber nur einen Kompromiß dar (88). Zeiten relativen Insulinmangels wechseln sich dabei mit solchen, in denen relativer Insulinexzeß herrscht, ab. Bei jeder Therapieform muß andererseits ein Kompromiß zwischen der Zahl der auftretenden Hypoglykämien und der Dauer von relativen Insulinmangelzuständen mit Hyperglykämie eingegangen werden. Die Akzeptanz einer Therapieform durch das betroffene Kind selbst und seine Eltern muß ein wichtiger Faktor bei der Entscheidung für oder wider eine Therapieform sein. Es ist unrealistisch und unseres Erachtens nach gefährlich, zu frühzeitig bei kleinen Kindern ein intensiviertes Insulintherapiekonzept (ICT) zu forcieren. Mehrmalige Insulininjektionen pro Tag, z.T. während der Nachtstunden, und die damit häufig notwendigen Blutzuckerkontrollen sind für kein Kind ohne weiteres akzeptabel. Die Akzeptanz der ICT in der Adoleszenz kann und wird durch ihren verfrühten Einsatz reduziert (18, 19, 36, 40).

Entsprechend wird eine ICT mittels Insulinpumpe oder 4- oder mehrmaligen Insulininjektionen erst ab etwa dem 12. Lebensjahr konse-

quent empfohlen (18, 19). Begonnen wird eine ICT nur mit und auf ausdrücklichen Wunsch des diabetischen Kindes. Schlechte Erfahrungen hinsichtlich der Akzeptanz im Pubertätsverlauf wurden gemacht, wenn die ICT auf Wunsch der Eltern oder aus therapeutischem Bedürfnis des betreuenden Arztes heraus unternommen wurde (13, 75) berichtet. Ein einfaches Konzept der ICT sieht folgendermaßen aus:

Zunächst wird die Abendgabe von Normal- und Verzögerungsinsulin gesplittet, die morgendliche Gabe einer freien Mischung von Normal- und NPH-Insulin aber beibehalten. Dabei wird der abendliche Normalinsulinanteil vor der Abendmahlzeit, der Verzögerungsanteil dagegen zwischen 22.00 und 23.00 Uhr verabreicht. Im weiteren Verlauf wird zusätzlich Normalinsulin zur Mittagsmahlzeit eingesetzt. Die Verzögerungsinsulinanteile müssen nach den Blutzuckerwerten sorgfältig an das neue Insulintherapieprofil angepaßt werden. Das Prinzip einer solchen ICT ist in Abb. 7.**11** dargestellt.

Die durchschnittlichen Wirkmaxima von Normalinsulin mit 2–4 Stunden und des Verzögerungsinsulins mit 4–8 Stunden sind aus Abb. 7.**11** ersichtlich und können als Richtwerte beim älteren Kind gelten. Die einzelne Gabe von Normal- oder Verzögerungsinsulin kann dabei mit einer Insulininjektionshilfe (Pen) erfolgen. Vorteil dieser Pens ist die rasche Verfügbarkeit und Bequemlichkeit der Injektionen. Auch ein Pen aber ist nur ein Hilfsmittel und bietet keine

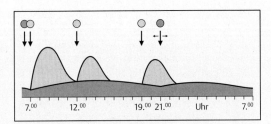

Abb. 7.**11**  Beispiel des Insulinwirkprofils bei intensivierter konventioneller Insulintherapie (ICT). Leere Kreise und weiße Kurvenführung bezeichnen Gabe und Wirkprofil von Altinsulin, graue Kreise und ausgefüllte Kurve zeigen Gabe und Wirkung von Verzögerungsinsulin an. In diesem Beispiel wird vor dem Frühstück Altinsulin und NPH-Insulin gegeben, vor Mittag- und Abendessen wird nur Normalinsulin und als „Spätspritze" um ca. 21.00 Uhr nur Verzögerungsinsulin injiziert.

Garantie für eine bessere Stoffwechseleinstellung (21, 60, 66).

## Dosisanpassung

> Unter Dosisanpassung versteht man die individuelle Anpassung der zu injizierenden Insulinmenge an den aktuellen Blutzuckerwert und den Bedarf des Patienten.

Die Dosisanpassung erfolgt,

- um den bestehenden Blutzuckerwert zu normalisieren,
- um eine gewisse Variabilität hinsichtlich der Ernährung zu ermöglichen.

Damit wird oft auch eine optimierte Stoffwechseleinstellung erreicht. 1 IE Normalinsulin senkt den Blutzucker in der Regel bei Erwachsenen um ca. 30 mg/dl (1,7 mmol/l), bei größeren Kindern um ca. 50 mg/dl (2,8 mmol/l) und bei kleinen Kindern mit einem Körpergewicht unter 25 kg um 100 mg/dl (5,6 mmol/l). Die genauen Werte sollten für jedes Kind individuell für jede Tageszeit bestimmt werden. Dabei wird in der Regel morgens und abends etwas mehr Insulin als am Mittag für das Erreichen eines vergleichbaren Effekts benötigt. Die Dosisanpassung an die Nahrungsaufnahme richtet sich nach den in den Mahlzeiten enthaltenen Broteinheiten (BE) d. h. der Menge an verfügbaren Kohlehydraten. 1 BE entspricht 10 g Kohlehydrat. In der Regel werden am Morgen ca. 2 IE Normalinsulin pro BE, am Mittag ca. 1 IE pro BE und am Abend ca. 1,5 IE. Normalinsulin pro BE benötigt. Diese Relationen sind individuell unterschiedlich. Eine überhöhte Normalinsulingabe verursacht bei unsachgemäßer Dosisanpassung nicht selten Hypoglykämien. Es ist hilfreich, wenn für jeden Patienten ein auf seine Verhältnisse und Bedürfnisse zugeschnittenes Dosisanpassungsmerkblatt entworfen wird. Eine entsprechende theoretische und praktische Anleitung des Patienten ist unbedingt erforderlich (34, 39).

## Insulinpumpentherapie

Die kontinuierliche Insulintherapie mittels *Insulinpumpen* stellt eine besondere Form der ICT dar

(6, 60, 87). Es wird ausschließlich Normalinsulin über einen intrakutanen oder intraperitonealen Katheter injiziert. Die heute verfügbaren Systeme sind sog. *Open-loop-Systeme*. Dabei wird kontinuierlich eine geringe Menge Normalinsulin als Basalrate verabreicht. Sie wird dem physiologischen Insulinbedarf während des Tages angepaßt, in dem in den frühen Morgenstunden mehr Insulin abgegeben wird als z. B. zur späten Nachtzeit oder zur Mittagszeit. Zu den Mahlzeiten wird Normalinsulin als Bolus in Abhängigkeit vom aktuellen Blutzuckerwert und der jeweiligen Mahlzeit aus dem Pumpenreservoir injiziert. Der Patient muß dabei den Blutzuckerwert selbst bestimmen und die benötigte Insulinmenge abrufen (open loop). Neue Monographien beschreiben die technischen und medizinischen Aspekte der Pumpentherapie im Detail (6). Eine Pumpentherapie eignet sich nur für hochmotivierte Jugendliche und Erwachsene mit Diabetes. An der Universitäts-Kinderklinik Berlin wurden z. B. im Jahr 1989 nur 9 Patienten (Alter 12–20 Jahre) von insgesamt 240 langfristig betreuten Kindern und Jugendlichen mit einer Insulinpumpe behandelt. Aufgrund der Gefahr einer unbemerkten Katheterdyskonnektion oder spielerischen Manipulationen an der Pumpe und mangelnder Compliance ist eine solche Therapieform bei jüngeren Kindern eher abzulehnen. Derzeit werden sog. *Closed-loop-Systeme* entwickelt, die über Biosensoren den aktuellen Blutzuckerwert messen und direkt an das Insulinpumpensystem übermitteln. Basalrate und Insulinbolusinjektionen werden dabei automatisch reguliert (*„künstliches Pankreas"*). Diese Systeme werden eine Vielzahl von Vorteilen bieten:

- kontinuierliche Anpassung der Insulinmenge an die aktuellen Blutzuckerwerte,
- absolute Stoffwechselkontrolle, wie sie bisher nur unter Laborversuchsbedingungen im sog. *Glucose-Clamp* erreicht wurde,
- fehlende Notwendigkeit häufiger Einstiche zur Insulingabe und schmerzhafter Blutentnahmen zur Blutzuckerbestimmung.

Die Pumpentherapie weist zahlreiche Probleme auf, unabhängig davon, ob sie im offenen oder geschlossenen System durchgeführt wird. Folgende Komplikationen sind möglich:

- Katheterinfektionen,
- technisches Versagen der Glucosesensoren, Programmteile oder Pumpenmechanik.

Tabelle 7.**11**    Auswahl der wichtigsten in Deutschland erhältlichen Insulinpräparate[1]

| |
| --- |
| **Normalinsuline (Altinsuline):** (Wirkbeginn ca. 15 Minuten nach subkutaner Injektion, maximale Wirkung nach 2 Stunden, Wirkdauer 5–7 Stunden) |
| • Humaninsulin: <br> – H-Insulin (Hoechst) <br> – Velasulin Human (Novo-Nordisk) <br> – Huminsulin Normal (Lilly) <br> – Actrapid HM (Novo-Nordisk) <br> • Schweineinsulin: <br> – Insulin S (Hoechst) <br> – Velasulin (Novo-Nordisk) |
| **Verzögerungsinsuline:** (Wirkbeginn nach 30 Minuten, Wirkmaximum nach 4–6 [– 8] Stunden, Wirkdauer 14 – [20] Stunden) |
| • Humaninsulin: <br> – Basal-H-Insulin (Hoechst) <br> – Insulin Protaphan HM (Novo-Nordisk) <br> – Insulatard HM (Novo-Nordisk) <br> – Huminsulin Basal (Lilly) <br> • Schweineinsulin: <br> – Insulin-Insulatard (Novo-Nordisk) <br> – Depot Insulin S (Hoechst) |
| **Kombinationsinsuline (feste Mischungen aus Normal- [Alt-] und Verzögerungsinsulin):** <br> – Depot-H-15-Insulin (Hoechst) (15 % Altinsulinanteil) <br> – Depot-H-Insulin (Hoechst) (25 % Altinsulinanteil) <br> – Komb-H-Insulin (Hoechst) (50 % Altinsulinanteil) <br> – Profil I (Lilly) 10 % Altinsulinanteil) <br> – Profil II (Lilly) (20 % Altinsulinanteil) <br> – Profil III (Lillly) (30 % Altinsulinanteil) <br> – Pofil IV (Lilly) (40 % Altinsulinanteil) <br> – Insulin Mixtard 15/85 (Novo Nordisk) (15 % Altinsulinanteil) <br> – Insulin Mixtard 30/70 (Novo Nordisk) (30 % Altinsulinanteil) <br> – Insulin Mixtard 50/50 (Novo Nordisk) (50 % Altinsulinanteil) <br> – Insulin Actraphane HM 30/70 (Novo Nordisk) (30 % Altinsulinanteil) |
| **Insulinanaloga:** <br> – Lispro-Kurzzeitinsulin (Lilly) <br> – Langzeit-Insulinanaloga (Hoechst) |

[1] Insulinkonzentrationen: 40 IE/ml (U-40 Insuline). U-100 Insuline der Firmen Novo Nordisk und Hoechst für die entsprechenden Pens und der Firma Lilly für Injektionsspritzen sind gesondert gekennzeichnet (**Cave:** Verwechslung)

Die ständige Überwachung des Systems durch den Patienten bei gleichbleibend hoher Motivation muß gewährleistet sein.

### Insulinanaloga

In jüngerer Zeit wurden Insulinanaloga entwickelt, die entweder einen besonders raschen oder aber einen verzögerten und dafür prolongierten Wirkungseintritt haben (41). Das Insulinanalogon, *Lispro-Insulin*, wird von Insulinpumpenträgern geschätzt. Es eignet sich außerdem hervorragend zum Abdecken von kleinen Mahlzeiten und zur Korrektur von Hyperglykämien (Tab. 7.**11**).

Aufgrund seines schnellen Wirkeintritts kann es ohne Spritz-Eß-Abstand injiziert werden. Ob durch seine Anwendung an Stelle des Normalinsulins eindeutige Vorteile und insbesondere eine verbesserte Stoffwechseleinstellung bei Kindern und Jugendlichen mit Diabetes zu erreichen sind, bleibt abzuwarten und ist eher unwahrscheinlich.

### Dawn-Phänomen

Nicht selten berichten Patienten mit Typ-1-Diabetes über morgendliche Hyperglykämien, mit kontinuierlichem Anstieg des Blutzuckerwerts in den Morgenstunden zwischen 2.00 und 6.00 Uhr. Teilweise liegt diesem Dawn-Phänomen (dawn = Morgendämmerung) die hohe nächtliche Wachstumshormonsekretionsrate, die eine partielle Insulinresistenz zur Folge hat, zugrunde (5, 16). Nach Schätzungen an erwachsenen Patienten mit Diabetes treten morgendliche Hyperglykämien bei 5–10 % aller Patienten auf. Mitunter ist dieses Dawn-Phänomen auszugleichen, indem die Spätmahlzeit verkleinert oder aber die Gabe des Verzögerungsinsulins auf spätere Stunden (z. B. 23.00 Uhr) verlegt wird. Eine wirksame Maßnahme stellt der Einsatz einer Insulinpumpe dar. Die Basalrate wird dabei in den frühen Morgenstunden dem erhöhten Insulinbedarf angepaßt und entsprechend gesteigert. Wichtig ist es, Nüchternhyperglykämien infolge eines Dawn-Phänomens von solchen infolge eines Somogyi-Phänomens abzugrenzen.

## Somogyi-Phänomen

Bei ca. 90 % aller Kinder mit IDDM, die als schlecht einstellbar gelten (engl. briddle diabetes), liegt eine Überdosierung der exogenen Insulinzufuhr vor. Hierbei kann auch als Reaktion auf eine nächtliche Hypoglykämie ein hoher Nüchternblutzuckerwert am Morgen auftreten. Diese morgendliche Hyperglykämie wird als Resultat einer Gegenregulation auf die Hypoglykämie (Somogyi-Phänomen) gesehen. Die Ausschüttung von Glukagon, Adrenalin, Cortisol und GH im Gefolge der Hypoglykämie und ein relativer Insulinmangel nach der Hypoglykämie führen zu einem erhöhten Nüchternblutzuckerwert. Klinisch weisen folgende Symtome auf nächtliche Hypoglykämien hin:

- Abgeschlagenheit,
- Kopfschmerzen,
- Blässe bei morgendlicher Hyperglykämie,
- Schwitzen in den frühen Morgenstunden,
- Angstzustände während des Schlafs bei manchen Kindern.

Für eine Hyperinsulinierung sprechen auch rasche Gewichtszunahme, exzessiver Appetit und wechselnde Glukosurie. Mitunter ist die Bestimmung der Urinzucker- und Urinketonkonzentration am Morgen hilfreich, um ein Dawn-Phänomen von einem Somogyi-Effekt zu unterscheiden. In beiden Situationen liegen hohe Nüchternblutzucker, beim Dawn-Phänomen in der Regel auch ein hoher Urinzucker am Morgen vor. Häufig ist die Glukosurie nach einer Hypoglykämie dagegen geringer und geht mit einer Ketonurie einher. Therapeutisch muß beim Vorliegen eines Somogyi-Effekts die Dosis des Verzögerungsinsulins zunächst um 10 % reduziert werden. Eine nächtliche Blutzuckerbestimmung um ca. 2.00 Uhr erhärtet die Diagnose und beweist die Richtigkeit des therapeutischen Vorgehens.

## Hypoglykämien

Jedes Kind mit IDDM macht im Verlauf seiner Erkrankung Unterzuckerungen durch. Schätzungen ergaben, daß bei 15jähriger Diabetesdauer im Durchschnitt 5000 hypoglykämische Episoden auftreten. Oft bleiben diese Hypoglykämien asymptomatisch. Zu verhindern sind diese Unterzuckerungen, die als Episoden mit Blutzuckerkonzentrationen unter ca. 60 mg/dl (3,3 mmol/l) definiert sind, mit keinem der heute gebräuchlichen Insulintherapieschemata. Widersprüchliche Zahlen über die Hypoglykämieraten aus unterschiedlichen Diabeteszentren, die unterschiedliche Therapiekonzepte vertreten, sind mit kritischer Skepsis zu betrachten (25). In der DCCT-Studie ist ein Anstieg der Hypoglykämierate bei verbesserter Stoffwechseleinstellung gefunden worden (17). Symptome einer Hypoglykämie können sein (Tab. 7.**12**) (3):

- Blässe,
- Zittern,
- Schweißausbruch,
- Tachykardie,
- Konzentrationsstörungen,
- Sehstörungen,
- Übelkeit,
- Unruhe,
- Schwächegefühl.

Jedes dieser Symptome ist beim einzelnen Patienten unterschiedlich ausgeprägt. Die Hypoglykämiesymptomatik hängt vom Anstieg der Katecholamine, des Glukagons und anderer Hormone ab. Neuronale Faktoren, insbesondere eine sich später entwickelnde sensorische Neuropathie beeinflussen die Symptomatik und den Verlauf einer Hypoglykämie zusätzlich (25). Bei *schweren Unterzuckerungen* ist mit Bewußtseinsverlust, Krampfanfällen und Schock zu rechnen. Besonders nach langen physischen Anstrengungen ohne adäquate Kalorienzufuhr und bei akzidenteller Insulininjektion in die Blutbahn ist mit schweren Hypoglykämien zu rechnen.

Tabelle 7.**12**   Hypoglykämiesymptome

- Schweißausbruch/Schwitzen
- Kopfschmerzen
- Aggressivität
- Verwirrtheit
- Mangelnde Konzentrationsfähigkeit
- Unruhe
- Zittern
- Tachykardie
- Schwäche
- Bewußtlosigkeit
- Krampfanfälle

Überhöhte Langzeitinsulindosen bei unbekanntem Ausgangsglucosewert und das Vergessen von notwendigen Mahlzeiten sind die häufigsten Ursachen einer Hypoglykämie. Langfristig ist gerade beim kleinen Kind als Folge rezidivierender Hypoglykämien mit Teilleistungsstörungen und Problemen bei der psychomentalen Entwicklung zu rechnen (42). Sehr viel Aufmerksamkeit haben Berichte auf sich gezogen, nach denen bei manchen Patienten nach der Umstellung von Schweine- oder Rinderinsulinen auf menschliches Insulin eine erhöhte Rate von Hypoglykämien beobachtet worden war (30). Einige Patienten schienen die Hypoglykämien nach Injektion von humanem Insulin nicht mehr zu bemerken. Trotzdem wird die Einstellung mit einem Humaninsulin bei Erstmanifestation eines Diabetes empfohlen, da die Bildung von Insulinantikörpern im Vergleich zu einer Behandlung mit tierischen Insulinen viel geringer ist. Bei Schwangeren mit Diabetes scheinen rezidivierende Hypoglykämien die postnatale psychomotorische Entwicklung des Kindes negativ zu beeinflussen (4b). Die Vermeidung schwerer Hypoglykämien muß demnach bei jedem Patienten mit Diabetes ein wichtiges Therapieziel sein (46). Die Schulung des diabetischen Kindes, seiner Familie und Umgebung muß die Prävention und Behandlung von Hypoglykämien besonders berücksichtigen (10).

### Akute Stoffwechselentgleisungen bei interkurrenten Erkrankungen

Mit Beginn jeder fieberhaften Erkrankung steigt der Insulinbedarf. Dies resultiert aus einer relativen Insulinresistenz der Gewebe und der Prädominanz von Streßhormonen wie Katecholaminen, GH, Gukagon und Cortisol. Auch bei Erbrechen und reduzierter Nahrungsaufnahme muß die normale Insulindosis injiziert werden bzw. die Dosis nach den aktuellen Blutzuckerwerten erhöht werden. Nicht selten kommt es zu einer Ketonurie auch wenn die Hyperglykämie und Glukosurie noch mäßig ausgeprägt sind. Eine Erhöhung der Altinsulindosis um bis zu 20 % der sonst üblichen Menge ist meistens nötig (11). Bei schwerem und rezidivierendem Erbrechen muß die Insulindosis manchmal allerdings auf bis zu 50 % reduziert werden. Wenn das Erbrechen fortbesteht und der Patient keine Flüssig-

keit zu sich nehmen kann, muß eine Krankenhausaufnahme zum parenteralen Elektrolyt- und Flüssigkeitsersatz erfolgen (10, 66, 75).

### Übergewicht

Besonders bei Mädchen mit Diabetes kommt es in der Pubertät häufig zu einem Übergewicht (33). Die Neigung zur Adipositas wird dabei durch iatrogen induzierten Hyperinsulinismus mit dadurch induzierter Polyphagie noch unterstützt. Störungen im Leptinstoffwechsel sind bei Kindern und Jugendlichen mit Diabetes beschrieben worden. Dabei führt ein Hyperinsulinismus zu einem zu hohen Blutspiegel des von Adipozyten gebildeten Hormons, Leptin. Eine Resistenz für Leptin und erhöhte Nahrungsaufnahme könnten die Folgen sein (43). Übergewicht und eine sekundäre Hypercholesterinämie erhöhen das Risiko von diabetischen Folgeerkrankungen. Der Adipositas muß deshalb unbedingt vorgebeugt werden. Eine gesunde, ausgewogene Kost, die nicht nur den Kohlehydratbedarf, sondern auch den täglichen Bedarf an Fetten und Kalorien berücksichtigt, vermag die Entwicklung eines Übergewichts meist zu verhindern.

### Operationen

Wenn bei einem Kind mit Diabetes eine Operation nötig wird und diese dabei elektiv geplant werden kann, sollte eine stationäre Aufnahme am Tag vor dem geplanten Eingriff erfolgen. Das Ausbleiben der normalen Nahrungsaufnahme sowie Veränderungen der Blutzuckerkonzentration durch den Operationsstreß müssen berücksichtigt werden. Am Morgen des Operationstags wird eine 5 %ige Glucoseinfusion in 0,45 NaCl mit 20 mmol KCI pro Liter parenteral gegeben. Dieser Lösung wird Normalinsulin zugesetzt (auf 2–4 g Glucose 1 IE Normalinsulin). Durch 1- bis 2stündlich durchgeführte Blutzuckerkontrollen soll die Infusionsgeschwindigkeit so reguliert werden, daß eine konstante Blutglucosekonzentration um 120 mg/dl (6,7 mmol/l) erreicht wird. Sobald der Patient wieder ansprechbar und in der Lage ist, Nahrung und Flüssigkeit aufzunehmen, soll rasch wieder auf eine subkutane Insulinsubstitution übergegangen werden. Die Zusammenarbeit des Chirurgen mit dem Kinderdiabetologen sowie die rasche Verfügbarkeit von Laborergebnissen wie Blutglucosekonzentration, Blutgasen und Elektrolyten helfen dabei, unnötige Stoffwechselentgleisungen zu vermeiden (11, 39).

## Ernährung

Für jeden Patienten mit Diabetes gilt auch heute noch, daß eine geregelte Kost nach den Grundregeln einer vielseitigen Ernährung eingehalten werden muß. In der Regel sollen 3 Haupt- und 3–4 Zwischenmahlzeiten eingenommen werden. Der Genuß von Kochzucker ist für einen Patienten mit Diabetes nicht grundsätzlich verboten. Die entsprechenden rasch verfügbaren Kohlehydrate müssen mit Insulin abgedeckt werden. Beim Erstellen eines Ernährungsplans für ein Kind mit Diabetes können einige wenige Regeln von großem Nutzen sein:

Der Energiebedarf des Kindes wird zunächst anhand von Tabellen ermittelt (34, 39). 55% dieser Kalorien sollten aus Kohlehydraten, 30% aus Fetten und 15% aus Proteinen gedeckt werden. Je nach den Gewohnheiten des Kindes können 20% der Kalorien auf das Frühstück, 30% auf das Mittagessen und 20% auf das Abendessen verteilt werden. Für die Zwischenmahlzeiten würden entsprechend jeweils 10% der Kalorien auf den Morgen, den Nachmittag und die Abendspätmahlzeit entfallen. Ein hoher Anteil von ungesättigten Fetten z.B. im Verhältnis 1,2:1,0 von ungesättigten zu gesättigten Fetten in der Nahrung sollte angestrebt werden (4a, 75). Die ausreichende Zufuhr von Vitaminen, Spurenelementen und Ballaststoffen ist selbstverständlicher Bestandteil einer gesunden und wohlschmeckenden Ernährung nicht nur bei Diabetes.

Beim Ausarbeiten eines Ernährungsplans für Kinder mit Diabetes sollte immer größtmögliche Rücksicht auf die individuellen Gewohnheiten des Kindes und seine Vorlieben hinsichtlich Essenszeiten, Eßmengen und Geschmacksrichtungen genommen werden. Die meisten Krankenhausküchen sind dazu in Deutschland auch während eines kurzen Aufenthalts eines Kindes bei der Diabeteserstmanifestation leider noch immer nicht in der Lage. Wichtig ist es insbesondere im Rahmen der konventionellen Insulintherapie, daß eine regelmäßige Einnahme der Mahl-

zeiten eingehalten wird. Aus dem für ein Kind einer Alters- und Gewichtsstufe errechneten Kalorienbedarf ergibt sich der Bedarf an Kohlehydraten für dieses Kind. Dieser wird in BE ausgedrückt. 1 BE entspricht 10 g Kohlehydrat. Anhand von Austauschtabellen kann das Kind seinen Kohlehydratbedarf durch Auswahl der entsprechenden kohlehydratenthaltenden Nahrungsmittel sehr variabel und nach seinem Geschmack decken. Das genaue Abwiegen der Nahrung erübrigt sich, wenn Familie und Patient gelernt haben, Gewicht und BE-Gehalt der Nahrung abzuschätzen. Genaues Abwiegen ist unnötig, da einerseits häufig bei Gemüsen, Obst aber auch Getreideprodukten der tatsächliche Kohlehydratanteil schwanken kann, auf der anderen Seite aber eine Ungenauigkeit von 10% bei der BE-Zahl beim größeren Kind nur unwesentliche Blutzuckerschwankungen verursacht. Bei Kleinkindern und Säuglingen ist häufig ein exakter Ernährungsplan schwer durchzuführen (42). Hier muß ein Kompromiß zwischen der Belastung des Kindes durch einen vom Therapeuten erwünschten, dem Kind aber unwillkommenen Essensfahrplan und zu starken Blutzuckerschwankungen bei allzu freier Nahrungsaufnahme gefunden werden. Aufgrund der schnellen Resorption und des damit ausgelösten raschen Blutzuckeranstiegs sollten rasch resorbierbare Kohlehydrate wie Koch-, Trauben- und Malzzucker weniger häufig verwendet werden (71, 75). Zum Süßen stehen Zuckeraustauschstoffe wie Fructose, Sorbit, Mannit und Xylit sowie Zuckerersatzstoffe wie Saccharin, Cyclamat, Aspartam und Acesulfan-K zur Verfügung. Dabei sollen die Zuckeraustauschstoffe als BE berechnet werden, während die Zuckerersatzstoffe nicht im BE-Plan berücksichtigt werden müssen. Die Bedeutung von faserreicher Kost gerade für das Kind mit Diabetes geht daraus hervor, daß ein hoher Gehalt an Ballaststoffen in der Nahrung nicht nur den Blutzuckerverlauf glätten und stabilisieren kann, sondern gleichzeitig die Serumkonzentration von Cholesterin und besonders LDL-Cholesterin senkt (75, 82).

## Körperliche Aktivität und Sport

Wie im Kapitel Physiologie der Glucosehomöostase (S. 271) ausgeführt, kann die Skelettmuskulatur in gewissem Umfang insulinunabhängig

Glucose metabolisieren. Bewegung und körperliche Aktivität im weiteren Sinn sind nicht nur aus diesem Grund unabdingbare Bestandteile der Diabetestherapie und eines Lebens mit Diabetes (39, 40, 50, 66).

> Körperliches Training erhöht die Zahl der verfügbaren Insulinrezeptoren und senkt den Cholesterinspiegel bei gleichzeitiger Erhöhung der HDL- (High-density-lipoprotein)Lipidfraktion.

Leider wird auch heute noch aus Mangel an Information von Eltern, Lehrern und Ärzten Sport oder körperliche Aktivität mancher Kinder mit Diabetes eingeschränkt. Mitunter spielt dabei die Angst vor Hypoglykämien eine Rolle. Dabei gibt es nicht wenige Diabetiker, die trotz eines manifesten Diabetes Hochleistungssport betreiben. Hauptkomplikation sportlicher Anstrengung bei Diabetes ist allerdings tatsächlich das *Hypoglykämierisiko*. Hauptfaktor bei der Hypoglykämieentstehung ist dabei die verbesserte Resorption des Insulins von der Injektionsstelle. Die Auswahl einer Injektionsstelle (z. B. Bauchhaut), die weniger von der anstrengungsbedingten Erhöhung des Blutflusses und damit einer Verbesserung der Insulinresorption betroffen ist, ist eine Möglichkeit, solche Hypoglykämien abzuwenden oder wenigstens abzumildern. Noch relevanter ist die Empfehlung, vor dem Sport und starker körperlicher Betätigung Zusatz-BE einzunehmen bzw. die Insulindosis deutlich zu vermindern. Weitere BE in Form rasch verfügbarer Kohlehydrate wie Fruchtsaft und Obst sollten während der Sportausübung sofort verfügbar gehalten werden. Zusätzlich sollte die Verzögerungsinsulindosis an Tagen starken sportlichen Trainings um mindestens 10–20 % gesenkt werden.

> Kein Sport getrieben werden darf bzw. es muß erst der Stoffwechsel verbessert werden bei Blutzuckerwerten > 250–300 mg/dl (13,9–16,7 mmol/l) und/oder Nachweis von Aceton im Urin.

Unter diesen Umständen können Kinder und Jugendliche mit Diabetes regelmäßig Sport ohne häufige Hypoglykämien treiben (10; 34). Der langfristige Nutzen sportlicher Betätigung zur Vermeidung von diabetischen Organschädigungen kann nicht überschätzt werden!

## Schulungen und Stoffwechselselbstkontrolle

### Schulungen

#### Schulung bei Erstmanifestation

Neben Insulinsubstitution, richtiger Ernährung, adäquater Bewegung und sportlicher Aktivität gilt heute die Diabetesschulung als der vierte Eckpfeiler jeder Diabetestherapie (10, 11, 39, 66).

> Eine strukturierte Schulung eines Patienten mit Diabetes und seiner Familie ist Voraussetzung einer erfolgreichen Diabetesbehandlung.

Die für die Therapie der Erkrankung wesentlichen Aspekte müssen dabei praktisch und theoretisch erlernt werden. An der Universitäts-Kinderkliniken München, Gießen und Leipzig wird die Schulung bei Erstmanifestation eines Diabetes als *Einzelschulung* von Patient und Familie vom Diabetesteam der jeweiligen Klinik durchgeführt. Ein Diabetesteam besteht aus folgenden Mitgliedern:

- Diabetologe,
- Diabetesberater,
- Diätassistent,
- Psychologe.

Nach einer strukturierten Checkliste werden dabei folgende notwendigen Inhalte vermittelt und in der Praxis Relevantes durchgeprobt:

- Grundlagenwissen über Typ-1- und Typ-2-Diabetes,
- Kenntnisse und Fertigkeiten der Selbstkontrolle,
- Insulintherapie,
- Injektionstechniken,
- Hypoglykämie,
- Ernährung bei Diabetes,
- Dosisanpassung,
- Folgeerkrankungen,
- Vererbung,

- Schwangerschaft,
- psychosoziale Fragen.

An anderen Kliniken wird die Schulung bei Erstmanifestation in *Gruppenschulungen* mit bis zu 20 Patienten durchgeführt. Dem Gefühl der Isolation und des Alleinseins kann bei Gruppenschulungen besser begegnet werden (Abb. 7.**13**). Dafür bieten Einzelschulungen den Vorteil, daß individuell auf das Kind und die Familie sehr intensiv eingegangen werden kann und gut mit den individuellen Bedürfnissen und Problemen des einzelnen gearbeitet werden kann. Wichtig bei jeder Schulung ist das Vorhandensein eines *Diabetesschulungszimmers*, in dem in entspannter und spielerischer Atmosphäre unterrichtet werden kann. Durch die in dieser ersten Schulungszeit intensive Beschäftigung mit dem Patienten und seinen Eltern werden tragende Beziehungen für die weitere ambulante Betreuung aufgebaut. Die Zeitdauer des stationären Klinikaufenthalts bei Diabeteserstmanifestation wird durch die intensive Beschäftigung mit dem Kind und seiner Familie zumeist erheblich verkürzt. Sie beträgt in den meisten Kliniken weniger als 14 Tage. Tendenzen wie in Israel, wonach ein Kind mit Diabeteserstmanifestation ohne Ketoazidose von Anfang an ausschließlich ambulant betreut werden soll, sind nur bei einer optimalen personellen Ausstattung des Diabeteszentrums mit mobilem Ambulanzpersonal, das Hausbesuche in großer Zahl durchführen kann, realistisch. Wichtig ist, daß die tägliche Praxis zu Hause bereits während des Klinikaufenthalts erprobt werden kann:

- Techniken der Selbstkontrolle werden praktiziert,
- Nahrungsmitteleinkäufe werden in Kliniknähe zusammen mit der Familie getätigt,
- ein erster Wochenendausflug wird noch von der Klinik aus mitbetreut.

Entscheidend bei der Diabetesschulung aber bleibt, daß eine einzige Schulungseinheit nicht Motivation und Kenntnisse für ein ganzes Leben mit Diabetes bringen kann und daher altersgerecht Wissen und Motivation ständig wiederholt und aufgefrischt werden müssen (35).

## Schulung im Verlauf des Typ-1-Diabetes

Zu den Schulungsanstrengungen bei der Langzeitbetreuung von Kindern und Jugendlichen mit Diabetes können und sollen die im folgenden aufgeführten Veranstaltungen und Einrichtungen gehören. Mit größtem Erfolg werden dabei diese Schulungsmaßnahmen belohnt werden, wenn sie langfristig aus einem kinderdiabetologischen Zentrum heraus geplant, durchgeführt und koordiniert werden.

Folgende Maßnahmen werden beim Gruppenschulungsprogramm durchgeführt:

- strukturierte Elternabende,
- Schulungswochenendausflüge für Jugendliche mit Diabetes,
- strukturierte Schulungswochen für Schulkinder mit Diabetes in einem krankenhausfernen Milieu,
- Kinderfeste und -partys für Familien mit diabetischen Kindern,
- Ferienlager für Kinder und Jugendliche mit Diabetes.

Folgende Maßnahmen werden bei der Einzelschulung durchgeführt:

- Einzelgespräche,
- Diätberatungen,
- individuelle Hausbesuche,
- Einkaufshilfen.

Gruppen- und Einzelschulung können und sollen sich dabei mit ihren Vorteilen ergänzen. Lehrer, Sportlehrer, Erzieher und das familiäre Umfeld des einzelnen diabetischen Kindes sollen über Symptome und Behandlung von Hypoglykämien informiert werden und dazu beitragen, daß Kinder mit Diabetes eine normale psychosoziale Entwicklung durchmachen und in ihrer Gemeinschaft nicht isoliert werden. Derartige optimale psychosoziale Bedingungen tragen wesentlich zu einer optimalen Stoffwechselkontrolle bei (13, 42, 81).

## Stoffwechselselbstkontrolle

Wenn es das Alter und die Situation des Kindes erlauben, sollte beim diabetischen Kind Wert darauf gelegt werden, daß das Kind selbst (zunächst mit Hilfestellung durch die Familie) regelmäßige Stoffwechselkontrollen durchgeführt. Dabei ist die Anzahl und Form dieser Selbstkontrollen von folgenden Faktoren abhängig:

- vom Alter des Kindes,
- von der psychomentalen und kulturellen Situation,
- in gewissem Umfang von der Art der Insulintherapie (ICT, Pumpe, konventionelle Therapie).

Tägliche Blutzuckerkontrollen vor der Insulininjektion und zur Mittagszeit sowie nach Bedarf Urinzuckertests und Testung auf eine Ketonurie sollten vom Schulkind mit konventioneller Insulintherapie durchgeführt werden.

Zusätzliche Blutzuckermessungen bei Anzeichen von Hypoglykämie, bei interkurrenten Erkrankungen sowie bei zusätzlichen Insulingaben z. B. bei der ICT sind individuell in unterschiedlichem Ausmaß nötig.

## Verlaufskontrollen in der Diabetesambulanz

In 3monatigen Abständen sollten das glykosylierte Hämoglobin (HbA1 oder HbA1c) als Marker für eine chronische Hyperglykämie während der vergangenen 3 Monate bei jedem Patienten mit Typ-1-Diabetes gemessen werden (17, 60, 74).

Alle 3 Monate sollen überprüft werden:

- Größe,
- Messung von Gewicht und Blutdruck,
- Beschaffenheit der Injektionsstellen (Abb. 7.**12**),
- Vorliegen etwaiger Hautprobleme,
- neurologische Auffälligkeiten.

Jährlich sollte nach einer Mikroalbuminurie und Hypercholesterinämie gesucht werden.

Bei Kindern, die älter als 10 Jahre sind oder länger als 5 Jahre an einem Diabetes leiden, gehört die jährliche augenärztliche Untersuchung zur Langzeitbetreuung.

Ein offenes und in entspannter Atmosphäre und ohne Zeitdruck geführtes ärztliches Gespräch sollte alle 3 Monate helfen, die Situa-

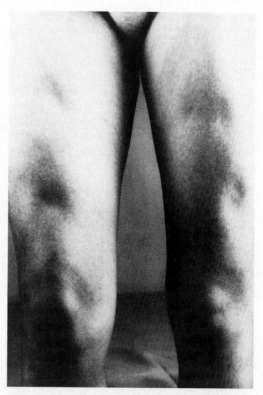

Abb. 7.**12**  Lipatrophie im Spritzstellenbereich am Oberschenkel bei einem 16jährigen Mädchen mit Typ-1-Diabetes nach langjähriger Applikation von Rinderinsulin ohne Spritzstellenwechsel.

tion des Kindes mit Diabetes in seiner Familie neu zu evaluieren und zu konsolidieren. Die Bedeutung von Sozialpädagogen und Psychologen bei der Betreuung von Kindern mit Diabetes ist leider noch nicht überall anerkannt. Gerade dem psychosozialen Aspekt bei der Diabeteslangzeitbetreuung sollte größere Bedeutung zugemessen werden (13). Die computergestützte Sammlung und Beurteilung von Daten während der Langzeitbetreuung von Kindern und Jugendlichen mit Diabetes bietet auch im psychosozialen Bereich Chancen zur besseren Erkennung, Prävention und Therapie von interkurrenten Problemen.

## Naturheilmittel und Alternativmedizin

Wie bei anderen nicht heilbaren Krankheiten werden auch beim Diabetes eine Vielzahl von Heilmitteln und -formen von Laienhelfern, Heilpraktikern, Gesundbetern, Akupunkteuren, Pendlern und selbsternannten Naturheilkundlern mit dem Versprechen einer Heilungsmöglichkeit oder zumindest Palliation angeboten. Die meisten der angebotenen Heilmittel gelten als harmlos. Dabei muß berücksichtigt werden, daß z. B. eine Therapieform, die das tägliche Erscheinen eines Kindes in einer Akupunkturpraxis oder bei einem Pendler erzwingt, durchaus beim betroffenen Kind eine große erwünschte Wirkung (Plazebo, Motivation) und aber auch unerwünschte Nebenwirkung zeigen kann. Das betroffene Kind sieht sich mitunter noch weiter isoliert und entfernt sich von seinen gesunden Spiel- und Schulkameraden noch mehr als dies durch die Erkrankung selbst der Fall ist. Immer wieder gibt es aber gerade für Kinder mit Diabetes angeblich wohlgemeinte Ratschläge, mit der Insulintherapie nicht mehr fortzufahren. Mitunter werden selbst von Ärzten die Diabetestypen (Typ 1 und 2) verwechselt und entsprechend Tablettenbehandlungen anstatt der Insulingabe vorgeschlagen. Eine Schulung der betroffenen Familien, aber auch der Öffentlichkeit muß hier in der Zukunft noch mehr Aufklärungsarbeit leisten.

## Psychologische Betreuung

Diabetes ist eine chronische Erkrankung. Bei Kindern und Jugendlichen mit Diabetes sind die direkt vom Kind erfahrenen Folgen dieser Erkrankung zumeist langfristige Einschränkungen und erlebte Zwänge im täglichen Leben:

- Blutzucker- und Urinzuckerkontrollen müssen durchgeführt werden,
- ein Ernährungsplan muß eingehalten werden,
- Insulin muß injiziert werden.

Die Mehrzahl aller Kinder und Jugendlichen mit Diabetes entwickeln dementsprechend mehr oder weniger ausgeprägte *psychische Störungen*: viele Kinder mit Diabetes weisen Zeichen einer Eßstörung auf (67). Nach häufigen Hypoglykämien besonders in der frühen Kindheit sollen Teilleistungsstörungen und Konzentrationsschwächen auftreten (42, 68). Gefühle von *Schuld* und *Angst* sind bei Patienten und ihren Familien häufig. *Auflehnung gegen die Therapie* und sogar *Negierung der Erkrankung* sind insbesondere bei Jugendlichen mit Diabetes häufig. *Mangelnde Compliance* bei Blutzuckermessung, Erarbeitung eines Ernährungsplans oder Selbstinjektion des Insulins sind gerade bei Jugendlichen häufige Folge einer nicht adäquaten Bewältigung der Chronizität und (Lebens-)Bedrohlichkeit des Diabetes (45). Korrekte Information, Schulung und Beratung in ruhiger und entspannter Atmosphäre können der Entwicklung dieser Probleme nicht selten entgegenwirken. Die professionelle Hilfe von Sozialpädagogen, Psychologen, Diabetesberatern ist hier unverzichtbar. Treffen mit anderen Kindern und Jugendlichen mit Diabetes im Rahmen von Festen, Ferienlagern, strukturierten Schulungswochen (Abb. 7.**13**) oder Freizeitaktivitäten helfen vielen Patienten, Eindrücke von Isolation und „Anderssein" besser verarbeiten zu können.

Entsprechende Programme und Aktivitäten sollten deshalb zu jedem Konzept einer langfristigen Diabetesbetreuung gehören (13, 34, 46, 50, 75).

## Soziale Hilfen

Kinder und Jugendliche mit Diabetes haben grundsätzlich Anspruch auf Hilfe im sozialrechtlichen und steuerrechtlichen Sinn. Die Gewährung von sozialen Hilfen setzt aber immer eine versorgungsärztliche Begutachtung voraus.

Es gilt folgender Leitsatz:

> Kinder mit Diabetes mellitus rechnen grundsätzlich und gehören stets zur Gruppe der mit Insulin schwer einstellbaren Diabetiker, bei denen eine Minderung der Erwerbsfähigkeit (MdE) von 40–60 % anerkannt wird.

Organkomplikationen sind zusätzlich zu bewerten. Die Unterstützung bei der Berufsfindung, der Berufsausbildung und bei der Sicherung des Arbeitsplatzes ist ebenfalls gesetzlich garantiert (34).

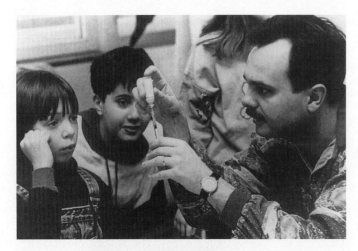

Abb. 7.**13**   Erfahrungsaustausch, Motivation, Hilfe zur Selbständigkeit und Hilfe zur Selbsthilfe sind Schlagworte, die Inhalte und Charakter von Schulungswochen für Kinder und Jugendliche mit Typ-1-Diabetes kennzeichnen sollten.

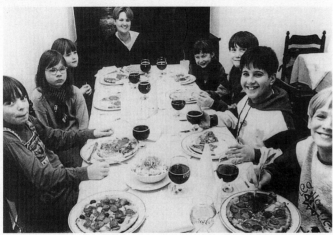

## Schwangerschaft und Schwangerschaftsverhütung

### Schwangerschaft

Bei ca. 0,25 % aller Schwangeren liegt bereits ein Typ-1- oder Typ-2-Diabetes vor oder manifestiert sich ein solcher neu. Eine optimale Stoffwechseleinstellung der Schwangeren ermöglicht eine problemlose Schwangerschaft für Mutter und Kind. Hypoglykämien und ketoazidotische Zustände der Mutter können dagegen Störungen der psychomotorischen Entwicklung und Intelligenz des Kindes verursachen. Eine chronische Hyperglykämie während der Schwangerschaft führt insbesondere beim Kind zu einer Vielzahl von Problemen. Die *perinatale Sterblichkeit* ist bei Kindern diabetischer Mütter bis zu 10fach höher als bei Kindern nichtdiabetischer Mütter. Die Rate von *konnatalen Fehlbildungen* ist bei diesen Kindern mit etwa 2 % 2- bis 4mal so hoch wie in der Gesamtbevölkerung. *Neugeborene einer schlecht eingestellten diabetischen Mutter* sind bei Geburt oft *plethorisch, übergewichtig, groß* und nicht selten *asphyktisch*. Eine transitorische Hypoglykämie, Thrombopenie, Hypokalzämie, Hyperbilirubinämie und Polyglobulie sind häufig. Kinder diabetischer Mütter leiden nicht selten an einem *Atemnotsyndrom*, was die hohe perinatale Sterblichkeit mitbedingt (4b, 73, 75). Eine optimale Stoffwechselkontrolle zum Zeitpunkt der Konzeption scheint die Rate der Mißbildungen des Kindes signifikant zu reduzieren. Ebenso verhindert eine gute Stoffwechselkontrolle der Mutter während der Schwangerschaft die Entwicklung der Makrosomie und der perinatalen Komplikationen. Die Geburt eines Kindes einer diabetischen Mutter stellt eine Risikosituation dar, die einer sorgfältigen Überwachung und Betreuung durch Geburtshelfer und Neonatologen bedarf.

Diabetische Frauen, die eine Schwangerschaft wünschen, müssen um die Bedeutung einer optimalen Stoffwechselkontrolle für das ungeborene Kind wissen. In der Regel ist die Mitarbeit der Schwangeren bei entsprechendem Kinderwunsch sehr gut, so daß die Geburt eines Kindes einer Mutter mit Typ-1-Diabetes heute meist problemlos erfolgt.

## Zukunftsaspekte

### Prävention

Beim Typ-1-Diabetes ist es heute möglich, Risikogruppen zu definieren. Bei Verwandten ersten Grades von Patienten mit Diabetes Typ 1 kann mit Hilfe von Antikörperbestimmungen (ICA, GAD und IAA) sowie mit Hilfe einer HLA-Typisierung die Wahrscheinlichkeit an Diabetes zu erkranken, eruiert werden (12, 48). Liegen hohe Antikörpertiter bei einem Verwandten ersten Grades mit Typ-1-Diabetes vor, so erkrankt dieser mit nahezu 100%iger Wahrscheinlichkeit innerhalb der nächsten 10 Jahre ebenfalls an einem Typ-1-Diabetes. Die entsprechende HLA-Konstellation (S. 279) erhärtet diesen Befund. Das Vorliegen von hohen GAD-, ICA- oder IAA-Titern in der Bevölkerung ohne Vorhandensein von Verwandten mit Typ-1-Diabetes ist dagegen nicht mit einem 100%igem Risiko, einen Diabetes zu entwickeln, verbunden (29, 48). International wird heute im Rahmen eng überwachter Studien nach einem Erkrankungsrisiko gescreent und die Wirksamkeit einer Reihe von Substanzen getestet, die den Ausbruch eines manifesten Diabetes bei Risikopopulationen verhindern oder hinauszögern können (4, 29). Einige dieser Substanzen sind in Tab. 7.13 aufgeführt.

Dem Nicotinamid kam dabei große Bedeutung zu. Als reduzierende Substanz sollte dieses Medikament einen Schutz der β-Zelle vor einer Zerstörung durch oxidative Degradationspro-

### Schwangerschaftsverhütung

Im Rahmen einer langfristigen Betreuung weiblicher Jugendlicher mit Diabetes sollen Fragen der Kontrazeption und Planung einer Schwangerschaft rechtzeitig angesprochen werden.

Zur Kontrazeption werden bei jungen Frauen mit Diabetes, solange keine vaskulären Schäden vorliegen, niedrigdosierte *Östrogen-Gestagen-Kombinationspräparate* empfohlen. Wenn ein Bluthochdruck oder vaskuläre Probleme bestehen, sollen *östrogenfreie Antikonzeptiva* oder andere kontrazeptive Maßnahmen verordnet werden. Hierzu zählen *Spirale*, *Intrauterinpessar* und *Kondome*.

zesse bewirken. Die entsprechende Studie der Deutschen Diabetes-Gesellschaft zur klinischen Prüfung des Nicotinamids zur Prävention des Ausbruchs eines Typ-1-Diabetes bei ICA- und IAA-positiven Verwandten ersten Grades von Diabetespatienten konnte eine Wirksamkeit von Nicotinamid allerdings leider nicht bestätigen (48).

### Therapie

Neue Therapieansätze schließen Medikamente wie Troglitazone, die die Insulinsensitivität erhöhen und besonders beim Typ-2-Diabetes Anwendung finden dürften, sowie Sekretionsprodukte des Pankreas, die zusammen mit Insu-

Tabelle 7.**13** Medikamente, die zur präventiven Behandlung von Personen mit höchstem Diabeteserkrankungsrisiko erprobt werden/wurden

| Substanz | Wirkmechanismus |
|---|---|
| Ketotifen | ? |
| Insulin | Beta-Zell-Wachstumsfaktor |
| Nicotinamid | Antioxidans |
| N-Acetylcystein | Antioxidans/reduzierende Substanz |
| Thioctsäure | ? |

? unklar

Tabelle 7.**14** Möglichkeiten einer zukünftigen Prävention oder Therapie des Typ-1-Diabetes

- Immunisierung (BCG)
- Vermeidung von exogenen Noxen
- Immunsuppression (Cyclosporin A, FK 506 usw.)
- Immunmodulation
- Pankreastransplantation
- Transplantation (fetaler) Inselzellen
- Insulingentransfer
- Wachstumsfaktoren (IGF-1)
- künstliches Pankreas
- medikamentöse Prävention (Tab. 7.**13**)
- Amylin
- Troglitazone (Insulinsensitivierung)

lin sezerniert werden, wie Amylin und C-Peptid, ein (Tab. 7.**14**).

Mehrere neue Ansätze zur Heilung eines Diabetes werden heute diskutiert oder bereits im Experiment oder sogar klinisch erprobt (Tab. 7.**14**). Auf die Möglichkeiten der Immuntherapie, Pankreastransplantation und Gentherapie soll im folgenden etwas näher eingegangen werden.

### Immuntherapie

Am meisten Aufsehen haben in den letzten Jahren Immuninterventionsstudien auf sich gezogen. Durch Cyclosporin A, neuere Immunsuppressiva wie FK506 oder die Gabe von Anti-T-Zell-Antikörpern (72) gelang es, das Fortschreiten der Erkrankung zum absoluten Insulinmangeldiabetes zu verhindern. Eine entscheidende Verlängerung der Remissionsphase oder gar ein Aufhalten der Progredienz zum Diabetes wurde allerdings in keiner Studie erreicht (20, 29, 31). Dennoch haben diese Studien wichtige Hinweise auf die Rolle autoimmunologischer Phänomene bei der Entstehung des Typ-1-Diabetes gegeben. Eine therapeutische Anwendung von Immunmodulatoren und -suppressiva außerhalb kontrollierter Studien an ausgewiesenen Diabeteszentren verbietet sich heute. Ebenso aufsehenerregend sind in jüngster Zeit Versuche, den Ausbruch eines Diabetes durch eine Immunstimulation oder Immunisierung mit BCG zu verhindern. Tatsächlich führte die einmalige Injektion von BCG bei Mäusen, die normalerweise einen Diabetes entwickeln, zur Suppression des Diabetes. Auf einem ähnlichen

Ansatz beruhen Versuche, in denen Mäuse aktiv gegen stimulierte T-Lymphozyten von Patienten mit Diabetes geimpft werden. Tatsächlich läßt sich auch hier im Tierversuch der Ausbruch eines Diabetes verhindern oder verzögern (72). Entsprechende Immunisierungen sind beim Menschen natürlich außerhalb enger Studienprotokolle nicht zulässig (44).

### Künstliches Pankreas

Die Einpflanzung eines künstlichen Pankreas als Closed-loop-System stößt noch immer auf technische Probleme. Einige Details hierzu wurden bereits auf S. 297 diskutiert. Das künstliche Pankreas ermöglicht ohnehin keine Heilung des Diabetes, sondern nur eine verbesserte Behandlung.

### Pankreastransplantation

Die klassische Pankreastransplantation wird heute nur als Kombinationstransplantation bei niereninsuffizienten, erwachsenen Diabetespatienten, denen eine Niere transplantiert wird, empfohlen. Diese Patienten müssen lebenslang immunsuppressiv behandelt werden. Transplantatabstoßung und -dysfunktion sowie die zahlenmäßig geringe Verfügbarkeit geeigneter Transplantate werden immer limitierende Faktoren bei dieser sehr aufwendigen und extremen Therapieform sein (77, 78). Dagegen stellt die Möglichkeit, *fetale Inselzellen* oder *fetale Pankreasinseln* zu *verpflanzen* aufgrund der immunologischen Akzeptanz durch den Empfängerorganismus eine attraktive Möglichkeit einer Pankreastransplantation dar. Wenn statt fetaler Inselzellen Inselgewebe von Erwachsenen zur Transplantation genommen und auf den Einsatz von Immunsuppressiva gerade bei Kindern nach Möglichkeit verzichtet werden soll, bietet sich das *Verkapseln von Inselzellen in Hohlkörper* an, die eine Immunreaktion verhindern (38, 47).

> Der Vorteil der Verpflanzung von Inselzellen bzw. Pankreasinseln besteht gegenüber der Transplantation des kompletten Pankreas darin, daß mehrere Empfänger von einem Spenderorgan profitieren könnten. Bisher ist die Verpflanzung von Inselzellen bzw. Pankreasinseln aber nur im Tierversuch geglückt (84).

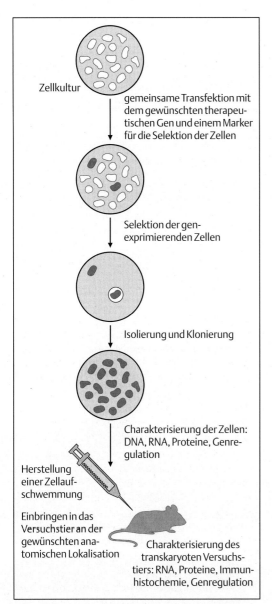

Abb. 7.**14** Generation eines transgenen (transkaryoten) Tieres. Beispiel für eine mögliche Gentherapie bei Typ-1-Diabetes. Dabei wird z. B. das Insilinogen in kultivierte Zellen durch Transfektion eingeschleust. Die transfizierten Zellen werden selektiert, charakterisiert und in die gewünschte anatomische Lokalisation beim Empfängertier gebracht. Überleben die das gewünschte Gen exprimierende Zellen beim Empfängertier, ist dieses in der Lage, das erforderliche Genprodukt (z. B. Insulin) zu produzieren (nach Selden u. Mitarb.).

## Gentherapie

Der wohl eleganteste Weg, eine Heilung des Typ-1-Diabetes zu erzielen, wäre die Einschleusung von Zellen, die glucoseabhängig Insulin synthetisieren können. Das bisher nicht realisierbare Prinzip einer *somatischen* Gentherapie soll im folgenden beschrieben werden: Wie in Abb. 7.**14** dargestellt, besteht der erste Schritt darin, Zellen wie z. B. Bindegewebsfibroblasten eines Versuchstieres (oder eines potentiellen Diabetespatienten) zu isolieren und in Kultur zu bringen.

In vitro werden diese homologen Zellen mit dem therapeutischen Gen transfiziert. Im Falle des Diabetespatienten wäre das erwünschte Gen das Insulingen mit seinen Regulator- und Promotorsequenzen (70). Zellen, die das gewünschte Gen exprimieren, werden anschließend selektiv in vitro vermehrt, isoliert und gereinigt. Schließlich werden die genetisch manipulierten Zellen dem Empfänger z. B. in die Bauchhöhle, das subkutane Fettgewebe oder ein solides Organ injiziert. Der Erfolg einer solchen Gentherapie ist noch immer von der Bewältigung folgender Probleme abhängig:

- Transfizierte Zellen exprimieren häufig das gewünschte Gen nur transient, also nur eine Zeit lang. Sogenannte Stable transfectants, also Zellen, die das gewünschte Gen permanent exprimieren, sind schwer zu erhalten.
- Die Überlebenszeit solcher genetisch veränderter Zellen im Empfängerorganismus ist häufig begrenzt.
- Die Transfektion führt nahezu immer im Falle des Insulingens zu einer ungesteuerten Insulinproduktion. Ständige Hypoglykämien beim Empfänger wären damit vorprogrammiert.
- Technische Probleme bei der Durchführung einer Gentherapie beim Menschen mit nicht abzuschätzenden Folgen für den Patienten bzw. den genetischen Pool der Bevölkerung sind ebenfalls zu bedenken.

Selbst die amerikanischen National Institutes of Health in Bethesda warnen vor vorschnell geweckten Hoffnungen auf rasche klinische Erfolge der Gentherapie. Dennoch stellt die Gentherapie einen attraktiven Ansatz für viele Forschergruppen dar, einer Heilung des Diabetes näherzukommen.

## Schlußbemerkung

Kaum eine andere Erkrankung steht so im Spannungsfeld von Grundlagenforschung und klinischer Langzeitbetreuung wie der Typ-1-Diabetes. Innerhalb dieses Jahrhunderts ist aus der vormals im Kindesalter letalen Erkrankung Typ-1-Diabetes eine behandelbare, chronische Erkrankung des Kindes- und Erwachsenenalters geworden, die bei nahezu jedem Patienten mit Diabetes über Jahrzehnte verläuft. Der Langzeitbetreuung dieser Patienten gebührt daher höchste Priorität. Sie umfaßt heute die Zusammenarbeit vieler Spezialisten wie Diabetologen, Diabetesberater, Psychologen, Ernährungsberater/Diätassistenten, Ophthalmologen u. a. Damit hat die Diabetesbetreuung auch Vorbildcharakter für die fächerintegrierende Langzeitbetreuung anderer chronischer Erkrankungen. Die weitere Erforschung der biochemischen und molekulargenetischen Grundlagen des Typ-1-Diabetes läßt darüber hinaus eine Heilung dieser Erkrankung möglich erscheinen.

## Literatur

1 Allen, C., M. Palta, D. J. D'Alessio: Risk of diabetes in siblings and other relatives of IDDM subjects. Diabetes 40 (1991) 831–836

2 Allison, J., L. L. Campbell, G. Morahan et al.: Diabetes in transgenic mice resulting from overexpression of class J histocompatibility molecules in pancreatic beta cells. Nature 333 (1988) 529–533

3 Aman J., L. Wranne: Hypoglycemia in childhood diabetes. Acta paediat. scand. 77 (1988) 542–547

4a American Diabetes Association: Clinical practice recommendations 1998. Diabet. Care 21, Suppl. 1 (1998) S1–S98

4b American Diabetes Association: Proceedings of the Fourth International Workshop Conference on gestational diabetes mellitus. Diabet. Care, 21, Suppl. 2 (1998) S1–S56

5 Atiea, J. A., E. Creagh, M. Page et al.: Early morning hyperglycemia in insulin dependent diabetes: acute and sustained effects of cholinergic blockade. J. clin. Endocrinol. 69 (1989) 390–395

6 Austenat, E., T. Stahl: Insulin Pump Therapy. de Gruyter, Berlin 1990

7 Barnett, A. H., J. Todd: Pathogenesis of type 1 (insulin dependent) diabetes: implications for the 1990s. Practical Diabetes 7 (1990) 105–108

8 Beguinot, F., H. Häring, W. Kiess et al.: The search for NIDDM genes project: a European Community programme aimed to facilitate the identification of NIDDM genes. Diabetologia 41, Suppl. (1998) 15–16

9 de Berardinis, P., M. Londei, R. E. L. James et al.: Do CD4-positive cytotoxic T cells damage islet beta cells in type 1 diabetes? Lancet 11 (1988) 823–824

10 Berger, M.: Diabetes mellitus. Urban & Schwarzenberg, München 1995

11 Berger, M., V. Jörgens: Praxis der Insulintherapie, 4. Aufl. Springer, Berlin 1990

12 Betterle, C., L. Magrin, F. Presotto et al.: Insulin autoantibodies as markers of potential diabetes mellitus. Lancet I (1989) 223–224

13 Burger, W., B. Weber, L. Enders, R. Hartmann: Therapie des Diabetes mellitus im Kindes- und Jugendalter. Mschr. Kinderkeilk. 139 (1991) 62–68

14 Cahill, G. F: Beta-cell deficiency, insulin resistance, or both? New Engl. J. Med. 318 (1988) 1268–1270

15 Christau, B., H. Kromann, O. Ortved Andersen et al.: Incidence, seasonal and geographical patterns of juveaile-onset insulin-dependent diabetes mellitus in Denmark. Diabetologia 13 (1977) 281–284

16 Cryer, P.E., N. H. White, J. V. Santiago: The relevance of glucose counterregulatory systems with insulin-dependent diabetes mellitus. Endocr. Rev. 7 (1986) 131–139

17 DCCT Research Group: The effect of intensive treatment of diabetes on the development and progression of long-term complications in IDDM. New Engl. J. Med. 329 (1993) 977–986

18 DCCT, American Diabetes Association: Implications of the diabetes control and complicatipons trial. Diabet. Care 16 (1993) 1517–1719

19 Drash, A. L.: The child, the adolescent, and the DCCT. Diabet. Care 16 (1993) 1515–1516

20 Dupre, J., C. R. Stiller: Immune intervention in diabetes: state of the art and future directions. In Ginsberg-Fellner, F., R. C. McEvoy: Autoimmunity and the Pathogenesis of Diabetes. Springer, Berlin 1990

21 Editorial: Insulin pen: mightier than syringe? Lancet 41 (1989a) 307–308

22 Editorial: Diabetic neuropathy. Lancet I (1989b) 1113

23 Editorial: Diabetic honeymoon – prolonged at a price? Lancet I (1989c) 1235–1236

23 Editorial: The 64 K question in diabetes. Lancet 336 (1990) 597–598

25 Editorial: Hypoglycemia and diabetes control. Lancet 338 (1991) 853–855

26 Ginsberg-Fellner, F, R. C. McEvoy: Autoimmunity and the Pathogenesis of Diabetes. Springer, Berlin 1990

27 Guberski, D. L., V. A. Thomas, W. R. Shek et al.: Induction of type I diabetes by Kilhams rat virus in diabetes resistant BB/Wor rats. Science 254 (1991) 1010–1013

28 Harris, G. D., L. Fiordalisi, L. Finberg: Safe management of diabetic ketoacidemia. J. Pediat. 113 (1988) 65–68

29 Heinze, E., H. Kolb, B. Weber: Diabetesfrüherkennung und -prävention in der Pädiatrie. Konsensuskonferenz, Düsseldorf 1991

30  Hepburn, D. A., B. M. Frier: Hypoglycaernic un-awareness and human insulin. Lancet I (1989) 1394

31  Herold, K. C., A. H. Rubenstein: Immunosuppression for insulin-dependent diabetes. New Engl. J. Med. 318 (1988) 701–703

32  Holl, R. W.: Sekundäre Diabetesformen (Übersicht). Mschr. Kinderheilk. 136 (1997) 145–156

33  Holl, R. W., M. Grabert, W. Sorgo, E. Heinze, K. M. Debatin: Contributions of age, gender and insulin administration to weight gain in subjects with IDDM. Diabetologia 41(1998) 542–547

34  Hürter, P.: Diabetes mellitus. In Stolecke, H.: Endokrinologie des Kindes und Jugendalters, 2. Aufl. Springer, Berlin 1992 (S. 581–638)

35  Jacobson, A. M., A. G. Adler, L. J. Derby, B. J. Anderson, L. L. Wolfsdorf: Clinic attendance and glycemic control. Diabet. Care 14 (1991) 599–601

36  Johnson, S. B.: Psychosocial factors in juvenile diabetes: a review. J. behav. Med. 3 (1980) 95–116

37  Jones, D. B., N. R. J. Hunter, G. W Duff: Heatshock protein 65 as a beta-cell antigen of insulin dependent diabetes. Lancet 336 (1990) 583–585

38  Kessler, L., M. Pinget, M. Aprahamian et al.: In vitro and in vivo studies of the properties of an artificial membrane for pancreatic islet encapsulation. Horm. metab. Res. 23 (1991) 312–317

39  Kiess, W.: Therapie des Diabetes mellitus im Kindes- und Jugendalter. Mschr. Kinderheilk. 141 (1993) 737–754

40  Kiess, W., R. Landgraf: Diabetes mellitus in Adoleszenz und Pubertät. Internist 35 (1994) 226–231

41  Kiess, W., T. Kapellen, T. Siebler, A. Dost, J. Deutscher, U. Nietzschmann: Improvements and new potentials in pharmacological therapy of diabetes mellitus in children and adolescents. Horm. Res. 50, Suppl. 1 (1998) 87–90

42  Kiess, W., T. Kapellen, K. Raile et al.: Practical aspects of managing preschool children with diabetes mellitus. Acta Paediat. 87, Suppl. 425 (1998) 67–71

43  Kiess, W., M. Anil, P. Englaro, W. Rascher, W. F. Blum: Serum leptin concentrations in children and adolescents with insulin-dependent diabetes mellitus – relation to metabolic control, disease duration, weight and height. Europ. J. Endocrinol. 138 (1998) 501–509

44  Kolb, H., J. F. Bach, G. S. Eisenbarth et al.: Criteria for immune trials in type I diabetes. Lancet 11 (1989) 686

45  Kovacs, M., S. Iyengar, D. Goldston et al.: Psychological functioning of children with insulindependent diabetes mellitus: a longitudinal study. J. pediat. Psychol. 15 (1990) 619–632

46  Krall, L. P, R. S. Beaser: Joslin Diabetes Manual, 12th ed. Lea & Febiger, Philadelphia 1989

47  Lacy, Pú., O. D. Hegre, A. Gerasimidi-Vazeorz et al.: Maintenance of normoglycemia in diabetic mice by subcutaneous xenografts of encapsulated islets. Science 254 (1991) 1782–1784

48  Lampeter, E. F., A. Klinghammer, W. A. Scherbaum et al. and the DENIS Group: The Deutsche Nicotinamide Intervention Study: an attempt to prevent type 1 diabetes. Diabetes 47 (1998) 980–984

49  Laron, Z., M. Kapp: Prognosis of Diabetes in Children. An Update of Early and Late Complications. Karger, Basel 1989

50  Laron, Z.: Childhood diabetes towards the 21st century. J. pediat. Endocrinol. 11 (1998) 387–402

51  Maclaren, N. K., V. Henson: The genetics of insulin dependent diabetes. Growth 2 (1986) 1–4

52  Makita, Z., S. Radoff, E. J. Raylield et al.: Advanced glycosylated end products in patients with diabetic nephropathy. New Engl. J. Med. 325 (1991) 836–842

53  Mandrup-Poulsen, T, J. Nerup: The autoimmune hypothesis of insulin-dependent diabetes: 1965 to the present. In Ginsberg Fellner, F., R. C. McEvoy: Autoimmunity and the Pathogenesis of Diabetes. Springer, Berlin 1990

54  McNally, P G., P. Swift, A. C. Burden et al.: Longterm metabolic control and diabetic retinopathy. Lancet 11 (1989) 1227–1229

55  Merimee, T.: Diabetic retinopathy – a synthesis of perspectives. New Engl. J. Med. 322 (1990) 978–983

56  Metcalfe, M. A., J. D. Baum: Incidence of insulin dependent diabetes in children aged under 15 years in the British Isles during 1988. Brit. med. J. 302 (1990) 443–447

57  Mogensen, C. E., E. Standl: Prevention and treatment of diabetic late complications. de Gruyter, Berlin 1989

58  Moller, D. E., J. S. Flier: Insulin resistance – mechanisms, syndromes, and implications. New Engl. J. Med. 325 (1991) 938–948

59  Molnar, D.: Insulin secretion and carbohydrate tolerance in childhood obesity. Klin. Pädiat. 202 (1991) 131–135

60  Mortensen, H. B., P. Hougaard: Comparison of metabolic control in a cross-sectional study of 2,873 children and adolescents with IDDM from 18 countries. The Hvidore Study Group on Childhood Diabetes. Diabet. Care 20 (1997) 714–720

61  Neu, A., M. Kehrer, R. Hub, M. B. Ranke: Incidence of IDDM in German children aged 0–14 years. A 6-year population-based study (1987–1993). Diabet. Care 20 (1997) 530–533

62  Olmos, P. A., R. Hern, D. A. Heaton et al.: The significance of the concordance rate for type I (insulin-dependent) diabetes in identical twins. Diabetologia 31 (1988) 747–750

63  Parham, P.: Intolerable secretion in tolerant transgenic mice. Nature 333 (1988) 500–503

64  Pinter, G. G., J. L. Atkins: Role of postglomerular microvessels in pathophysiology of diabetic nephropathy. Assessment and hypothesis. Diabetes 40 (1991) 791–795

65  Press, M., W. V. Tamborlane, R. S. Sherwin: Importance of raised GH levels in mediating the metabolie derangements of diabetes. N. Engl. J. Med. 310 (1984) 810–815

66  Rizza, R. A., D. A. Greene: Diabetes mellitus. Saunders, Philadelphia 1988

67  Roth, R., Borkenstein, M.: Psychosoziale Aspekte in der Betreuung von Kindern und Jugendlichen mit Diabetes. Karger, Basel 1991

68  Ryan, C., A. Vega, A. Drash: Cognitive deficits in adolescents who developed diabetes early in life. Pediatrics 75 (1985) 921–927

69  Sarvetnick, N., D. Liggitt, S. L. Pitts et al.: Insulin-dependent diabetes mellitus induced in transgenic mice by ectopic expression of class II MHC and interferon gamma. Cell 52 (1988) 773–782

70  Selden, R. F, M. J. Skosldewicz, P. S. Russell, H. M. Goodman: Regulation of insulin gene expression. Implications for gene therapy. New Engl. J. Med. 317 (1987) 1067–1076

71  Sheehan, J. P, M. M. Ulchaker, C. F. Doershuk et al.: Diet, cystic fibrosis and diabetes: making friends with the perfect enemy. Lancet 336 (1990) 501–502

72  Shizuru, J. A., G. Taylor-Edwards, B. A. Banks et al.: Immunotherapy of the nonobese diabetic mouse: treatment with an antibody to T-helper lymphocytes. Science 240 (1988) 659–662

73  Schmitt S., D. Burger, P. G. Kühl, W. Kiess. Diabetische Fetopathie. Mschr. Kinderheilk. 144 (1996) 79–86

74  Sobel, D. O., V. Abbassi: Use of fructosamine test in diabetic children. Diabet. Care 14 (1991) 578–583

75  Sperling, M. A.: Diabetes mellitus. In Kaplan, S. A.: Clinical Pediatric Endocrinology. Saunders, Philadelphia 1990

76  Steffes, M. W., S. M. Mauer: Toward a basic understanding of diabetic complications. New Engl. J. Med. 325 (1991) 883–884

77  Sutherland, D. E. R.: Pancreas transplantation or insulin? Lancet 336 (1990) 110

78  Tattersall, R.: Is pancreas transplantation for insulin-dependent diabetics worthwile? New Engl. J. Med. 321 (1989) 112–114

79  Thomson, G., W. P. Robinson, M. K. Kuhner et al.: Genetic heterogeneity, modes of inheritance, and risk estimates for a joint study of Caucasians with insulin-dependent diabetes mellitus. Amer. J. hum. Genet. 43 (1988) 799–816

80  Todd, J. A., T. J. Aitman, R. J. Cornall et al.: Genetic analysis of autoimmune type 1 diabetes mellitus in mice. Nature 351 (1991) 542–547

81  Tynan, W. D.: Adjustment to diabetes mellitus in preschoolers and their mothers. Diabet. Care 13 (1990) 456–457

82  Vogelberg, K.-H.: Nur ein Diätproblem? Persistierende Hyperlipidämien in der Behandlung des Diabetes mellitus. Dtsch. Ärztebl. 86 (1989) 1258–1260

83  Walker, J. D., J. J. Bending, R. A. Dodds et al.: Restriction of dietary protein and progression of renal failure in diabetic nephropathy. Lancet 11 (1989) 1411–1414

84  Warnock, G. L., N. M. Kneternan, E. P. Ryan et al.: Continued function of pancreatic islets after transplantation in type 1 diabetes. Lancet 11 (1989) 570–572

85  Winter, W. E., A. Muir, N. K. Maclaren, M. Obata: Heritable origins of type I (insulin-dependent) diabetes: immunogenetic update. Growth 7 (1991) 1–6

86  Working group on hypertension in diabetes: Statement on hypertension in diabetes mellitus. Arch. intern. Med. 147 (1987) 830–842

87  Wredling, R., U. Adamson, P. E. Lins et al.: Experience of long-term intraperitoneal insulin treatment using a new percutaneous access device. Diabet. Med. 8 (1991) 597–600

88  Zinman, B.: The physiologic replacement of insulin. New Engl. J. Med. 321 (1989) 363–370

# Sachverzeichnis